区域临床检验与病理规范教程

实验室标准化管理

总主编　郑铁生　　　主　编　王惠民　卞修武

副主编　郑　芳　涂建成　邹继华
盛慧明　王　哲　韩安家

人民卫生出版社
PEOPLE'S MEDICAL PUBLISHING HOUSE

图书在版编目（CIP）数据

实验室标准化管理 / 王惠民，卞修武主编 . —北京：
人民卫生出版社，2019
区域临床检验与病理规范教程
ISBN 978-7-117-28562-9

I.①实… Ⅱ.①王…②卞… Ⅲ.①医学检验 – 实
验室管理 – 标准化管理 – 教材　Ⅳ.①R446

中国版本图书馆 CIP 数据核字（2019）第 103578 号

人卫智网　**www.ipmph.com**	**医学教育、学术、考试、健康，**	
	购书智慧智能综合服务平台	
人卫官网　**www.pmph.com**	**人卫官方资讯发布平台**	

区域临床检验与病理规范教程
实验室标准化管理

主　　编：王惠民　　卞修武
出版发行：人民卫生出版社（中继线 010-59780011）
地　　址：北京市朝阳区潘家园南里 19 号
邮　　编：100021
E - mail：pmph @ pmph.com
购书热线：010-59787592　010-59787584　010-65264830
印　　刷：人卫印务（北京）有限公司
经　　销：新华书店
开　　本：850×1168　1/16　印张：22
字　　数：651 千字
版　　次：2019 年 8 月第 1 版　2019 年 8 月第 1 版第 1 次印刷
标准书号：ISBN 978-7-117-28562-9
定　　价：59.00 元

打击盗版举报电话：010-59787491　E-mail：WQ @ pmph.com
（凡属印装质量问题请与本社市场营销中心联系退换）

编者 (以姓氏笔画为序)

王 哲	空军军医大学第一附属医院	陈 捷	四川大学华西医院
王春新	无锡市人民医院	陈发林	福建省临床检验中心
王惠民	南通大学附属医院	郑 芳	天津医科大学医学检验学院
卞修武	陆军军医大学第一附属医院	胡沛臻	空军军医大学第一附属医院
平轶芳	陆军军医大学第一附属医院	姜 傀	迪安诊断技术集团股份有限公司
戎奇吉	宁波美康盛德医学检验所有限公司	秦绪珍	中国医学科学院北京协和医院
许 励	杭州迪安医学检验中心有限公司	顾桂兰	南通瑞恩医学检验所有限公司
孙竹华	泰思特检验医学中心	徐文华	青岛大学医学部
杨 景	陆军军医大学第一附属医院	高志琪	首都医科大学附属北京朝阳医院
杨 静	上海兰卫医学检验所股份有限公司	涂建成	武汉大学中南医院
吴立山	宁波美康盛德医学检验所有限公司	黄宪章	广州中医药大学第二附属医院
吴新忠	广州中医药大学第二附属医院	盛慧明	上海交通大学医学院附属同仁医院
何 君	广州医科大学金域检验学院	章宜芬	南京中医药大学附属医院
谷雅君	天津医科大学医学检验学院	梁纯子	武汉大学中南医院
邹继华	美康生物科技股份有限公司	斯向东	金华市中医医院
沈 瀚	南京大学医学院附属鼓楼医院	韩安家	中山大学附属第一医院
张智弘	南京医科大学第一附属医院	曾 瑄	中国医学科学院北京协和医院

学术秘书

龙中萍　苏州润达汇昌生物科技有限公司

其他参与编写人员

李 霄	南京医科大学第一附属医院	梁英杰	中山大学附属第一医院
林海标	广州中医药大学第二附属医院	邓永健	南方医科大学南方医院

《区域临床检验与病理规范教程》系列教材
出版说明

　　近五年来,国务院和国家卫生健康委员会陆续发布了《关于促进健康服务业发展的若干意见》《关于推进分级诊疗制度建设的指导意见》《关于印发医学检验实验室基本标准和管理规范(试行)的通知》和《关于推进医疗联合体建设和发展的指导意见》等一系列相关文件,在国家层面上给未来的医疗服务模式和要求提供了指导意见。这一重要举措,不仅能促进区域内医学检验检查质量的提升,为医学诊断提供更加科学的依据,也可方便广大群众享受高质量的医疗服务,切实帮助减轻就医负担,有效缓解看病难、看病贵的问题。

　　显然,目前医改的重点还是强基层,最近五年,每年都有 50 个以上的政策文件涉及基层医疗,而在众多的文件中,对基层影响最大的政策就是分级诊疗制度。家庭医生签约制度和医联体制度是推进分级诊疗的重要“抓手”,就在这些政策的叠加下,基层医疗发展进入了新阶段。到 2020 年,家庭医生签约要全覆盖,医保支付方式改革要全覆盖,医联体建设也要覆盖到所有公立医院。

　　为了实现患者能在区域(县域)内自由流动,首先要解决的就是资源共享问题。基层医院的医学检验能力薄弱,病理检查基本上是“空白”,不能满足患者的需求,所以指导意见中已经提出要建立医学检验检查中心,为医联体内各医疗机构提供一体化服务。实现医联体内服务供给一体化、医疗质量质控同质化和检验检查结果互认,已成为每个医联体的硬性任务。检验、病理等资源从科室变为独立医疗机构,已经不是未来,而是正在发生的事情。成立独立医疗机构主要靠两种途径,一种是医联体内将自己检验、病理等资源整合对外开放;一种是社会资本融入,自己开办医学检验中心。这是医疗改革发展的大趋势。

　　目前,我国在医学检验与病理检查项目中,95% 的项目仍在医院检验科和病理科完成,仅有 5% 左右的项目由第三方独立机构承接。在美国和日本等国家,独立实验室已经占据医学检验检查市场的 1/3 以上。所以,我国检验与病理的发展从科室逐步转移到独立检验检查中心,还有很大的调整空间,也是医联体建设的需求。我国的独立医疗机构在检验与病理服务方面还存在严重不足,也是制约其发展的重要因素:①人力资源不足:在全国大部分基层缺乏具备专业水平的检验与病理的技术和管理人才,这已成为全民健康覆盖中最关键的一环。②教育及培训不足:医学是门不断发展的学科,相关专业的继续教育十分重要。在检验与病理方面,我国在继续教育及能力提升方面均需加强。③基础设施不足:具体如专业的实验室设备、设备方面的技术支持、供应链、信息系统、相关质控措施的整合等。④相关质量及能力的认可不足:检验与病理高度专业化,因此需要依据一定的标准进行管理以确保其检测结果的可靠性。

　　检验与病理在疾病检出、确诊、预后、治疗及疾病管理等方面的关键作用及核心价值已是不言而喻的事,为有效解决以上问题,我们自 2016 年 10 月开始进行调研与策划,并于 2017 年 2 月在宁波召开了专家论证会。会议认为,组织国内临床、检验、病理著名专家共同编写一套《区域临床检验与病理规范教程》系列培训教材,用于临床医生、检验检查人员的规范培训,全面提升基层诊疗水平,对深化医药卫生体制改革,实施健康中国战略;对建立科学合理的分级诊疗制度,助力社会办医健康发展;对提高基层医疗卫生水平,促进临床、检验、病理等学科融合发展,都具有深远的历史意义和现实指导意义。

为编好这套培训规范教材,我们专门成立了评审专家委员会,遴选确定了总主编和各分册主编,召开了主编人会议。确定本系列教材共分为三个板块:①《区域临床检验与病理规范教程　机构与运行》:主要讨论区域临床检验与病理诊断机构的建设与运行管理,包括相关政策、法规的解读,机构的规划、建设及其运行中的科学管理等。②《区域临床检验与病理规范教程　实验室标准化管理》:主要讨论实验室的建设与标准化管理的各项要求,为机构中实验室的建设与管理提供标准、规范。③第三板块共有 10 本教材,均以疾病系统命名,重点是评价各检验与病理检查项目在临床疾病中的应用价值,指导临床医生理解和筛选应用检验与病理的检查指标,以减少重复性检查,全面降低医疗费用,同时检验与病理专业人员也可以从中了解临床对检查指标的实际需求。

本套教材的编写,除坚持"三基、五性、三特定"外,更注重整套教材系统的科学性和学科的衔接性,更注重学科的融合性和创新性。特点是:①与一般教科书不同,本套教材更强调了临床指导和培训功能;②参加编写的作者来自 170 多家高校、医疗单位,以及相关企业的著名临床医学、检验医学、病理诊断等专家教授 280 余人,具有较高的权威性、代表性和广泛性;③所有成员都具有较高的综合素质,大家协同编写、融合创新,力图做到人员融合、内容融合,检验与病理融合,临床与检验和病理融合;④本套教材既可作为培训教材,又可作为参考书,助力提高基层医疗水平,促进临床、检验、病理等学科融合发展。

编写出版本套高质量的教材,得到了相关专家的精心指导,以及全国有关院校、医疗机构领导和编者的大力支持,在此一并表示衷心感谢。希望本套教材的出版,能受到全国独立医疗机构、基层医务工作者和住院医师规范化培训生的欢迎,对提高医疗水平、助力国家分级诊疗政策和推进社会办医健康发展做出积极贡献。

由于编写如此庞大的"融合"教材尚属首次,编者对"融合"的理解存在差异,难免有疏漏和不足,恳请读者、专家提出宝贵意见,以便下一版修订完善。

《区域临床检验与病理规范教程》系列教材
目录

总主编　郑铁生

序号	教材名称	主审	主编	副主编
1	区域临床检验与病理规范教程 机构与运行		府伟灵　陈瑜	丁彦青　应斌武 邹炳德　张秀明
2	区域临床检验与病理规范教程 实验室标准化管理		王惠民　卞修武	郑　芳　涂建成 邹继华　盛慧明 王　哲　韩安家
3	区域临床检验与病理规范教程 心血管系统疾病		郑铁生　王书奎	张智弘　贾海波 洪国舜　马　洁
4	区域临床检验与病理规范教程 呼吸系统疾病	步　宏	应斌武　李为民	刘月平　王　凯 沈财成　李海霞
5	区域临床检验与病理规范教程 消化系统疾病	卞修武	丁彦青　张庆玲	胡　兵　关　明 谢小兵　徐文华
6	区域临床检验与病理规范教程 感染与免疫系统疾病		郑　芳　魏　蔚	孙续国　赵　虎 崔　阳　樊祥山
7	区域临床检验与病理规范教程 女性生殖系统与乳腺疾病		张　葵　李　洁	邱　玲　刘爱军 陈道桢　童华诚
8	区域临床检验与病理规范教程 内分泌与代谢系统疾病	张忠辉	府伟灵　梁自文	黄君富　阎晓初 钱士匀　杨　军
9	区域临床检验与病理规范教程 泌尿系统疾病		涂建成　王行环	魏　强　李洪春 徐英春　覃业军
10	区域临床检验与病理规范教程 软组织与骨代谢疾病		韩安家　王　晋	严望军　刘　敏 阎晓初　石怀银
11	区域临床检验与病理规范教程 造血与血液系统疾病		岳保红　武文漫	赵晓武　黄慧芳 刘恩彬　毛　飞
12	区域临床检验与病理规范教程 神经与精神系统疾病		卞修武　朴月善	朱明伟　张在强 李贵星　王行富

《区域临床检验与病理规范教程》系列教材
专家委员会

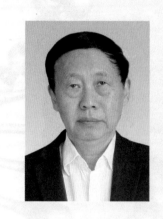

　　王惠民，南通大学附属医院检验科主任技师（二级），第七届国家卫生标准委员会临床检验标准专业委员会委员，第十五届全国高等医药院校临床生化与分子诊断学理事会常务理事，第二届中国生物化学与分子生物学会临床应用生物化学与分子生物学分会理事会理事，中国合格评定国家认可委员会（CNAS）评审员。曾任中华医学会检验医学分会第七、八届委员，中国医院协会临床检验管理专业委员会第一、二、三届委员，江苏省医学会检验学分会第四、五、六、七、八届副主任委员，《临床检验杂志》副主编。承担国家 863 课题子项目 3 项，国家自然科学基金 2 项。获江苏省科技进步二等奖 1 项、三等奖 2 项，国家发明专利 13 项。近年研究方向为医学参考测量，其主导的参考测量实验室获得 CNAS 和国际检验医学溯源联合委员会（JCTLM）认可。以第一作者或通讯作者发表论文 96 篇，主编、参编专著与教材 7 部，曾获"江苏省有突出贡献的中青年专家"、南通市"科技兴市功臣"等荣誉称号。

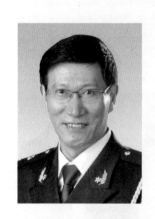

　　卞修武，教授、主任医师，中国科学院院士，全军临床病理学研究所所长，陆军军医大学第一附属医院病理科主任，973 计划项目首席科学家，国家"万人计划"和军队科技领军人才，教育部"长江学者奖励计划"特聘教授，获国家杰出青年基金项目和国家创新研究群体项目。擅长神经（肿瘤）病理诊断。以通讯作者在 *Nature*、*Cell Stem Cell*、*Nature Immunology*、*Science Translational Medicine* 等 SCI 收录期刊发表论文 210 余篇，获国家科技进步一等奖（第一完成人）、"何梁何利基金科学与技术进步奖"和首届全国创新争先奖。担任中华医学会病理学分会前任主任委员，中国医师协会病理科医师分会会长，中国抗癌协会肿瘤转移专业委员会主任委员，国际病理学会（IAP）中国区分会主席，国际肿瘤转移研究学会（MRS）理事，*The Journal of Pathology* 等 SCI 收录期刊编委或主编。

副主编简介

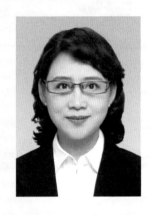

郑芳,天津医科大学教授,博士生导师。全国高等医药院校临床生化与分子诊断学理事会常务理事,中国研究型医院学会检验医学专业委员会委员。1998—2006年留学比利时,获比利时鲁汶大学医学博士学位,并进行博士后研究。一直从事自身免疫病及自身免疫性肿瘤中病理机制方面的研究,近年致力于外泌体中非编码RNA在自身免疫病的发病机制和作为早期标志物的研究。发表论文70篇,SCI收录40余篇,英文专著1部。专利发明申报6项。主编、参编规划教材10余部。承担医学及检验专业本科生、研究生及留学生多门课程的授课。担任《国际检验医学杂志》《现代检验医学杂志》《天津医药》等杂志的编委或特邀审稿专家。

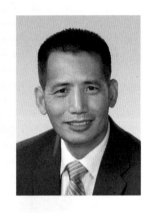

涂建成,教授,博士生导师,武汉大学中南医院/第二临床学院检验系主任,实验诊断学教研室主任。担任全国高等院校医学检验专业校际协作理事会副理事长、全国高等医学院校医学检验专业生化分子仪器及管理学组组长、中华医学会数字医学分会委员、中国中西医结合学会检验医学专业委员会常务委员、《国际检验医学杂志》副主编等职。1995—2006年在美国约翰霍普金斯大学工作11年,2007—2015年任武汉大学中南医院检验科主任。承担本科生和留学生多门课程的授课。发表SCI论文近70篇,第一作者和通讯作者SCI引用超过2 000次,主编、参编规划教材及专著21本。近年致力于非编码RNA在肝癌和肺癌的发病机制和作为早期标志物、Homer作为心血管危险评估和肿瘤标志物的研究。

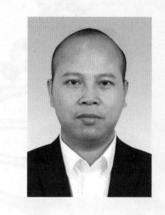

邹继华，生物医学工程硕士，高级工程师。现任美康生物科技股份有限公司总经理。浙江省生物工程学会理事，中国医学装备协会现场快速检测（POCT）装备技术专业委员会常务委员，全国卫生产业企业管理协会实验医学专业委员会委员，宁波市医疗器械行业协会副会长，南昌大学抚州医学院客座教授，浙江医药高等专科学校商学院副院长，获 2016 年度"中国医疗器械行业十大杰出青年"称号。获 46 项国家授权发明专利、38 项国家授权实用新型专利，先后在国内外刊物发表学术论文 13 篇，获宁波市科技进步一等奖 2 项、浙江省科学技术进步三等奖 1 项。

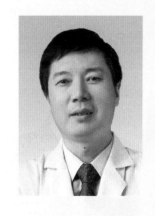

盛慧明，主任技师，硕士生导师。上海交通大学医学院附属同仁医院检验科主任，任上海市妇幼保健协会检验医学专业委员会副主任委员、中国医疗保健国际交流促进会基层检验标准化分会、上海医师协会检验医师分会、上海医学会检验分会和上海市中西医结合学会委员，并担任《中华检验医学杂志》通讯编委及《检验医学》、《现代免疫学》等多本杂志编委和审稿工作。主要研究免疫调节在炎症、自身免疫和肿瘤发生、发展中细胞及分子机制，临床新型血清标记物的筛查、检测。主持国家科学自然基金面上项目、上海市科委自然科学基金等各级课题 10 余项。发表 SCI 论文 20 余篇，授权专利 1 项，主编专著 1 部，参编教材 1 部。

副主编简介

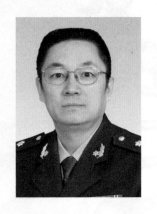

　　王哲，教授，博士生导师，空军军医大学(第四军医大学)基础医学院病理学教研室主任、空军军医大学第一附属医院病理科主任。现任中华医学会病理学分会常务委员、中华医学会病理学分会淋巴造血病理学组组长、中国医师协会病理学分会副会长、中国抗癌协会肿瘤病理专业委员会副主任委员。从事外科病理诊断 10 余年，擅长淋巴造血系统、软组织和男性泌尿生殖系统病理诊断。主要从事肿瘤干细胞相关的激酶研究以及临床病理研究，发表 SCI 论文 60 余篇，其中第一作者和通讯作者 30 余篇。获得国家自然科学基金资助 6 项。主编专著 3 部，主译专著 1 部，参编 5 部。

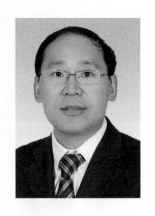

　　韩安家，中山大学附属第一医院病理科主任，教授，主任医师，博士生导师。广东省医学会病理学分会主任委员，中华医学会病理学分会第十二届委员会常委，中国老年医学学会病理分会第一届委员会副会长，中华医学会病理学分会软组织和骨学组副组长。广东省临床病理质量控制中心副主任，广东省抗癌协会肿瘤病理专业委员会副主任委员。主持国家自然科学基金和广东省自然科学基金等多项。近 5 年发表 SCI 论著 60 余篇。主编、副主编著作 3 部，参与教材编写 10 余部。担任 *Am J Surg Pathol*(中文版)副主编、《临床与实验病理学杂志》副主编，《中华病理学杂志》《中华肿瘤防治杂志》等杂志的编委或特邀审稿专家。

前　言

本书是《区域临床检验与病理规范教程》系列教材之一,侧重于临床检验与病理检查的规范化管理。

如何对既有临床检验又有病理检查、同时服务范围又对某一区域进行全覆盖的机构进行管理,且在管理中既要注重质量还要考虑效益,是值得探讨的问题。为此,《区域临床检验与病理规范教程》编委会及本书的主编、副主编们多次召开会议进行了研讨。认识到进行"标准化"管理十分重要,所以本教材定名为《区域临床检验与病理规范教程　实验室标准化管理》。

按照原卫生部《医疗机构临床实验室管理办法》,纵观国家卫生健康委员会(国家卫健委)对三级医院检验科的要求及各省、市卫健委的检验管理规范,总体管理要求和思路均遵循 ISO 15189:2012《医学实验室——质量和能力的要求》。因此,本书以 ISO 15189 为主线提出要求,不仅适用于医学检验,同样也适合病理检查。

本书结构基本与 ISO 15189 相同,主要分为管理要求(第 2~13 章)、技术要求(第 14~31 章)和安全要求(第 32~33 章)。与一般"实验室认可"的参考书不同之处在于,本书作为培训教材更强调与实验室管理有关的基本理论和基础知识,每章通过"概述"介绍这些内容。在对各管理要素的分析时尽可能给出案例,以加深理解。各相关术语的概念与定义力求做到严谨、准确。

在教材中将临床检验与病理检查进行融合也是新的尝试。检验与病理既有共性也有个性,在管理上以共性为主,由检验人员主稿、病理人员审校;在技术上以个性为主,由检验人员和病理人员分节撰写、分别审校。如何在实验室的标准化管理方面将检验与病理融合得更好,仍值得不断探索,希望通过听取各方面的意见后适时再版,使本书成为检验人员和病理人员都喜欢的教材。

本书主要作为区域临床检验与病理机构工作人员的培训教材,也可作为从事临床实验室管理人员以及医学检验专业《临床实验室管理学》课程的参考书。

本书从 2017 年 3 月开始编写,编委们通过大量的资料查阅、实验室调研、广泛讨论、反复地斟词酌句,为本书的正式出版付出了艰辛劳动;在本书的编写过程中,还得到了常熟市医学检验所熊怀民主任、扬州市临床检验中心杨立坤主任以及美康生物科技股份有限公司的支持和协助,在此一并致以衷心的感谢。

《区域临床检验与病理规范教程　实验室标准化管理》教材的编写是在医药卫生体制改革新形势下的一种探索,尽管编委们做出了很大努力,难免有不妥之处。恳请广大读者和专家提出宝贵意见,以助本书逐步完善和日臻成熟。

王惠民　卞修武

2019 年 5 月 6 日

目　　录

第十七章　设备与试剂及耗材管理 ····················· 144

第十八章　医学检验结果的计量学溯源 ··············· 150

第十九章　医学检验与病理检查申请 ··············· 157

第一章

绪　论

第一节　区域临床检验与病理诊断中心概述

一、区域临床检验与病理诊断中心的概念

2016 年 12 月 27 日,为全面深化医药卫生体制改革,推进健康中国建设,根据《中华人民共和国国民经济和社会发展第十三个五年规划纲要》《中共中央国务院关于深化医药卫生体制改革的意见》和《"健康中国 2030"规划纲要》,国务院编制并印发了《"十三五"深化医药卫生体制改革规划》(国发〔2016〕78 号)。

"规划"的重点工作任务是:建立科学合理的分级诊疗制度,实施区域资源共享,推动功能整合;合理控制公立综合性医院数量和规模;大力推进面向基层、偏远和欠发达地区的远程医疗服务体系建设,鼓励二、三级医院向基层医疗卫生机构提供远程服务,提高优质医疗资源可及性和医疗服务整体效率;鼓励社会力量举办医学检验机构、病理诊断机构、医学影像检查机构、消毒供应机构和血液净化机构,鼓励公立医院面向区域提供相关服务;加强医疗质量控制,推进同级医疗机构间以及医疗机构与独立检查检验机构间的检查检验结果互认。

通过在区域内组建检验、病理、影像、消毒、血液净化等中心,为所在地的群众服务,是目前国家的政策导向。而由于检验与病理的工作性质类似,常共建一个服务中心。区域临床检验与病理诊断中心是指充分利用社会各种资源,以区域中心为核心,辐射区域内各级医疗机构,实现临床检验与病理诊断服务一体化;区域中心提供相关服务,实现区域内资源共享,提升医疗水平和服务质量,推进各级医疗机构间检验检查结果的互认。

二、区域临床检验与病理诊断中心的范围

2016 年 12 月 27 日国务院同期印发《"十三五"卫生与健康规划》,其中在"关于'十三五'时期面临的机遇和挑战"章节中明确指出卫生与健康事业发展也面临新的挑战,主要表现在:人口结构性问题日益突出,出生人口素质有待提高;全面两孩政策实施,老龄化进程加速,城镇化率不断提高,部分地区医疗卫生资源供需矛盾将更加突出;经济社会转型中居民生活环境与生活方式快速变化,慢性病成为主要健康问题;经济发展进入新常态,互联网等新兴信息技术快速发展,要求卫生与健康领域加快转变发展方式、创新服务模式和管理方式。此外,制约卫生与健康事业改革发展的内部结构性问题依然存在。一是资源总量不足、布局结构不合理尚未根本改变,优质医疗资源尤其缺乏;二是基层服务能力仍是突出的薄弱环节,基层医务人员技术水平亟待提高,服务设施和条件需要持续改善;三是深化改革需要进一步破解深层次的体制机制矛盾。

该规划也提出了相应的对策:加强县域内常见病、多发病相关专业的建设,如传染病、精神疾病及急诊急救、重症医学、血液透析、妇产科、儿科、中医等,全面提升县级公立医院综合能力,将县域内就诊率提高到 90% 左右,基本实现大病不出县。

因此,区域临床检验与病理诊断中心项目的规划和建设,其服务范围和对象更多的是以行政县

(市)区级覆盖为主。以县(市)区内优势的医疗卫生机构如县(市)区人民医院或中心医院为依托,将其他医疗机构如中医院、妇幼保健院、乡镇卫生院、民营医院、个体诊所等临床检验与病理检查服务纳入范围。有条件的可将省辖市作为服务区域。

第二节　区域临床检验与病理诊断中心的发展

一、国际上区域临床检验与病理诊断中心的发展

1. 简述　国际上区域临床检验与病理中心更多的定义为独立医学实验室(independent medical laboratory)。是一种具有独立法人资格、参与市场化运作的服务性医疗组织。在一些发达国家,独立医学实验室发展相对成熟,其优势在于规模化,通过降低设备、人力的闲置,实现高质高效运营,节约经营成本,获得价格优势。独立医学实验室可以让一定区域内的基层医疗机构(社区服务中心、私人诊所等)患者享受到综合医院的检验和病理服务,以保证基层医院的持续发展,保障患者享有高质量的诊疗。专业化、商业化的区域集中检验、检查模式显著提高了临床检验检查水平,节约了医疗资源。

独立医学实验室具有与医院检验科不同的业务定位。基层社区医院仅进行常规检验,诊所仅开展诸如床旁检验(POCT)的简易项目,而独立医学实验室正是将业务定位于这些诊所或医院出于经营成本或技术水平等考虑而未能开展的检验项目。

独立医学实验室将原本属于医院检验科、病理科的诊断外包集中检验,具有显著的规模效应;此外,基层医院、诊所和小型医院通过检验外包增加检验项目从而提高了自身的诊疗能力和收入。

独立医学实验室同时还为一些大型医院提供服务。各大医院有部分因技术要求较高不能开展的项目,或者因标本量小从经营角度考虑不开展的项目,独立医学实验室把这些项目从各大医院收集起来,形成规模化效应,从而降低成本,达到双方互利的目的。

医疗机构在激烈的市场竞争和减少医疗支出的压力下不得不重视成本和收益的核算,因此在美国、欧洲、日本等很多发达国家,独立医学实验室与医院、诊所一样,成为医疗服务环节不可缺少的一部分。其中美国的 Quest 和 LabCorp 两大独立医学实验室就已占据了美国临床检验份额的24%。加拿大最大的临床诊断服务提供者 MDS,雇员超过1万人。日本的 BML 医学实验室,其本国员工达1 200多人,每天处理10万余份标本,在日本有40多家分支机构,检测项目超过4 000项。

2. 临床检验独立实验室的发展　美国临床检验实验室商业化区域运营兴起较早,在国际上有一定的代表性,美国独立医学检验实验室大约经历了以下几个过程:

(1) 规模化和低成本优势确立的商业模式:在20世纪20年代初,美国有接近一半的医院设立了专门的临床检验实验室。其中一些技术实力较强、设备较齐全的医院开始承接其他医院的检验项目,这些商业化运营的检验实验室一方面给医院提供了额外的收入,另一方面也通过集中检验,促进了医疗卫生资源优化配置,降低了整体医疗成本,提高了整体医疗质量与服务水平。据1925年的统计,其承接来自其他医院的检验业务,占据了14%左右的临床检验市场份额。

(2) 靠技术进步扩大市场规模:20世纪50~60年代,检验技术逐步实现现代化,仪器自动化程度显著提高,而实验室对仪器设备有了极大的依赖性。由于对检验设备的资本支出要求的提高,更加凸显了独立医学实验室的规模化运营优势,从而导致了医学诊断服务行业中以集约化为核心竞争力的独立医学实验室的诞生和发展,如 LabCorp 的前身 National Health Laboratories 和 Quest 的前身 MetPath。

(3) 在控制医疗支出的背景下加速发展:1960—1980 年,美国的年医疗总支出大幅增长。为了减轻医疗支出的负担,从20世纪80年代初开始,美国政府和商业医疗保险机构就先后开始修改医疗保险政策,试图控制医疗支出,从而增大了医院控制成本的压力,也促使医院将更多的检验项目外包给运营成本更低的独立医学实验室。

在此背景下,独立医学实验室在临床检验市场的份额从 1986 年的约 20% 提高至 1995 年的约 36%,而同期医院附属实验室的市场份额从 60% 下降至 56%,私人诊所实验室的市场份额下降至 8%。

3. 病理诊断独立医学实验室的发展 美国病理实验室的专业分工非常细致,大致可分为 3 大类:①大型医院或专科医院拥有自己的病理实验室;②完全独立运营的连锁式经营或区域性的病理实验室;③大型的、提供全面服务的独立实验室体系中的病理实验室。美国有上千家独立的病理实验室,有些专业细分程度非常高,如只针对某些肿瘤或皮肤病的专业实验室,或仅针对某一技术领域如组织细胞学或分子病理实验室。一些大型的病理检查中心还为偏远地区医院和诊所提供远程病理诊断和专家会诊服务。

在美国、欧洲、日本等发达国家,独立医学实验室已成为区域医学检验的主要组成部分。医学检验和病理诊断行业具有一定的服务半径,其营业模式一般以一个设备先进的检验检查中心为基础,辐射周边规模较小的实验室,再由这些实验室连接周围的合作医院(通常通过设在医院内或医院附近的采血点或标本采集点),从而结成一张巨大的区域网络。普通项目的待检标本从医院送到当地检验实验室即可,而对检验要求高和非常规的待检标本则再被送到上一级检验检查中心进行检测。

二、国内区域临床检验与病理诊断中心的发展

1. 区域临床检验中心的发展 为了能更好地为基层医疗机构提供医学检验服务,扬州市卫生局于 1985 年 12 月成立了"扬州市医学检验中心",接受各基层医疗单位的检验标本,并由扬州市编制委员会给予全民事业性质的人员编制。该中心积极开展工作,获得社会好评。卫生部于 1988 年 7 月在扬州市召开了"临床检验工作改革现场会",并发布卫生部医政司(88)卫医司字第 62 号文《临床检验工作改革现场会纪要》,推广扬州市在所辖区域内集中开展临床检验检测服务的经验。扬州市为基层医疗机构临床检验的服务工作目前仍正常进行。

在 20 世纪 90 年代早期,厂矿企事业医疗机构的管理部门,如合肥市职工医院(所)管理协会,针对基层单位检验人员少、素质低、设备陈旧、开展项目不能满足临床诊疗需求的情况,于 1991 年成立"临床检验服务中心",通过相互协作、开展横向联合,为本系统的职工医院(所)提供优质服务。中心负责本系统内各单位的特殊检验、试剂供应、技术咨询、人员培训、室内质控、室间质评、技术交流及新技术新仪器的推广等,如通过举办技术学习班对检验人员进行专业技术知识培训,供应小包装试剂,解决技术难题,帮助系统内会员单位检验科(室)的建设与管理工作。通过"临床检验服务中心"的工作,显著提高了系统内会员单位的检验服务综合水平。

2009 年常熟市委市政府、市卫生局针对全市各医疗单位普遍存在的检验设备低层次重复投资、乡镇及社区医学检验面临人才和设备以及信息系统缺陷等问题,开始研究探索"医学检验城乡资源一体化"的管理模式,于 2009 年 8 月 31 日成立"常熟市医学检验所"。由常熟市 4 所市属医院检验科通过人、财、物成建制合并组建而成,政府提供独立场所,检验所以本部实验室为主,并在各医院派出分部处理急诊检验,服务范围覆盖常熟市 6 家市属医疗单位和 33 家乡镇医院、7 家民营医院。

常熟模式在常熟市真正实现了"一单通",通过减少重复检验,减轻了患者负担;通过检验资源合理配置,有效控制了成本,且采用与各医疗单位分成的"零结余"模式,受到各医疗单位的欢迎。检验所利用其规模优势,依托常熟市卫生信息平台,实现了检验结果查询途径的多样性,包括医生工作站、自助报告打印系统、个人电脑网络查询系统、微信手机客户端查询、APP 客户端查询(医务人员)系统等,使检验服务更方便快捷。同时为市传染病的疾病监控、优生优育管理提供帮助,与公安系统共建DNA 实验室,承担了部分政府功能。

2009 年,在浙江省余姚市人民医院检验科的基础上成立了"余姚市临床检验中心"。该中心是经浙江省卫生厅批准执业的独立法人医疗机构,为公立性质的独立医学实验室。该中心服务于全市公立医疗机构,是县(市)区域内公立医疗机构检验资源的整合与共享的典型模式。

2011 年,上海市松江区在前期卫生综合改革"三医"(即医疗、医保和医药)的成果基础上,尤其是

区属医疗机构实行"收支两条线"政策下,依托松江区中心医院的优势,顺利实施了公立区域性临床检验中心建设的探索与实践。相对而言,区域内三级医院的检验科在实验室空间、仪器设备、人员配置等方面比较充裕,开展的检测项目较多,科室管理比较规范;而基层医疗机构广泛存在检验空间小、人员少、检验设备落后、检验人员缺乏资质与相应专业技术培训等状况,同时开展项目少且质量差、实验室管理水平低下,不能满足临床日常工作需要。区域临床检验中心成立后,通过原松江区卫生局平台,18家社区卫生机构统一将标本(三大常规检验除外)通过专业化物流公司送往检验中心检测。邻近的乐都医院检验科并入区域临床检验中心。

松江区临床检验中心是医疗资源纵向整合的一种可行方式,它很好地适应了松江区医疗需求和发展,对国内同行具有示范作用。该机构具有如下优势:①政府主导、民营资本参与的运行模式极大地整合了医疗资源,进一步强化了公立医疗机构的公益性,让全区人民就近享受同等优质医疗服务。②检验中心稳步健康发展,雄厚的技术不仅提高了工作效率,使员工有更多精力致力于更高层次的实验室活动,如结果审校、质量分析、新技术、新项目开展、科学研究等,而且显著减少了差错和生物污染。③由于规模效应与技术的提升,更易依照 ISO 15189 建立质量管理体系。

近年来,随着国家医改的深化、分级诊疗制度的不断推进,区域检验中心有了更多的模式,国内规模较大的第三方独立医学实验室均纷纷在全国建立以县(市)区级医院为依托的区域检验与病理诊断中心。

2. 区域病理诊断中心的发展　2012年1月,全国首家规模化、数字化、集约化的区域临床病理诊断中心在浙江省宁波市正式开始运行。该中心结合了上海市肿瘤医院病理科诊断力量,整合宁波市的李惠利医院、第一医院、第二医院、中医院、妇女儿童医院、宁波大学附属医院等6家三级甲等医院的病理资源,实行集约化运作,向全市各级医疗机构提供病理外包服务。与过去不同的是,中心在这6家医院设立分中心,配备高年资医师完成术中冰冻切片分析,同时将收集的其他各类病理标本装入统一的塑胶瓶,由物流车从各医院运送至病理中心。病理中心电子网络系统通过每个标本瓶内射频电子标签,实时监控病理标本的采集、运输、制片、读片和报告等过程,并据此统筹安排人员与设备。切片的病理诊断报告由上海、宁波病理专家三级会诊及电子签名后,各医院的医生工作站可实时共享。这种"捏指成拳"的运作模式颠覆了我国病理分散在各家医院的传统,成功解决了我国"病理诊断力量整体单薄但投入重复低效"的难题。

运行的3大效应已初步显现:①提质:病理诊断实现了从"常规武器"向"尖端武器"的大跨越,如过去很多新技术由于标本量不足和人手紧无法开展,市民只能拿着病理标本去上海、杭州等地加测免疫组化、分子病理等项目,如今在"家门口"就可享受与国内外同步的诊断技术;②增效:设备利用率提高,病理诊断力量有效集中,完成的病理诊断例数是整合前的1.5倍;③提速:组织病理出报告时间平均4.7天,内镜小标本等报告时间平均2.5天,术中冰冻切片分析出报告时间在30分钟内。

2015年12月13日,蚌埠市卫生计生委为大力提升当地医学检验和病理诊断服务能力,与上海某医学独立实验室签署建立区域性临床检验与病理诊断中心的战略合作协议。蚌埠市卫生计生委采取"PPP"模式打造区域临床检验与病理诊断中心,通过建立公共服务外包机制,分3个阶段组织实施。"中心"成立后,患者在看病时,可以避免出现就同一病症多次反复检查的情况,能够获得更加精准的检验报告,为医生诊断提供科学依据,在综合医疗成本与花费方面,得到了极大实惠。

2017年3月28日,鄂尔多斯市首家区域病理诊断中心落户达旗。达旗人民医院同某独立实验室集团公司共同承担鄂尔多斯病理中心的建设,该中心以数字化病理技术为支撑,通过远程病理诊断信息系统,依托该集团遍布全国的计算机专线联网扫描中心、辐射全国的病理专家和特聘专家,积极开展对当地病理医师的教学指导和综合能力培训,进行疑难病例会诊,让高端病理技术惠及普通百姓,让百姓在家门口就能享受到高品质的医疗检查。

第三节　区域临床检验与病理诊断中心在我国医疗改革中的作用

一、国家医疗改革相关的政策与文件

2012 年 6 月,国务院办公厅印发《关于县级公立医院综合改革试点意见的通知》(国办发〔2012〕33 号)中提出:"鼓励资源集约化,探索成立检查检验中心,推行检查检验结果医疗机构互认,以及后勤服务外包等。鼓励有条件的地区探索对医疗资源进行整合、重组和改制,优化资源配置。落实支持和引导社会资本办医政策。"

2013 年 10 月,《国务院关于促进健康服务业发展的若干意见》(国发〔2013〕40 号)明确"鼓励企业、慈善机构、基金会、商业保险机构等以出资新建、参与改制、托管、公办民营等多种形式投资医疗服务业","引导发展专业的医学检验中心和影像中心。支持发展第三方的医疗服务评价、健康管理服务评价,以及健康市场调查和咨询服务。"

2014 年 11 月,《国务院关于创新重点领域投融资机制鼓励社会投资的指导意见》(国发〔2014〕60 号)提出:"鼓励社会资本加大社会事业投资力度。通过独资、合资、合作、联营、租赁等途径,采取特许经营、公建民营、民办公助等方式,鼓励社会资本参与医疗设施建设。"

2015 年 1 月,《国务院关于促进服务外包产业加快发展的意见》(国发〔2014〕67 号)指出:"积极拓展服务外包行业领域,鼓励服务外包企业加强商业模式和管理模式创新,积极发展承接长期合约形式的服务外包业务。"

2015 年 3 月,《国务院办公厅关于印发全国医疗卫生服务体系规划纲要(2015—2020 年)的通知》(国办发〔2015〕14 号)指出:"鼓励有条件的地区通过合作、托管、重组等多种方式,促进医疗资源合理配置。"

2015 年 5 月,《国务院办公厅关于城市公立医院综合改革试点的指导意见》(国办发〔2015〕38 号)指出:"在统一质量控制标准前提下,实行同级医疗机构医学检查检验结果互认。可探索整合和利用现有资源,设置专门的医学影像、病理学诊断和医学检验医疗机构,促进医疗机构之间大型医用设备共享使用。"

国务院总理李克强在 2015 年 6 月 4 日主持召开的国务院常务会议指出:"要探索以公建民营、民办公助等方式建立区域性检验检查中心,面向所有医疗机构开放。"

2015 年 6 月,《国务院办公厅关于促进社会办医加快发展若干政策措施的通知》(国办发〔2015〕45 号)指出:"探索以公建民营或民办公助等多种方式,建立区域性检验检查中心,面向所有医疗机构开放。大型设备配置饱和的区域不允许包括公立医疗机构在内的所有医疗机构新增大型设备,鼓励地方通过各种方式整合现有大型设备资源,提高使用效率。鼓励公立医疗机构与社会办医疗机构开展合作,在确保医疗安全和满足医疗核心功能前提下,实现医学影像、医学检验等结果互认和医疗机构消毒供应中心(室)等资源共享。"

2015 年 9 月,《国务院办公厅关于推进分级诊疗制度建设的指导意见》(国办发〔2015〕70 号)指出:"整合推进区域医疗资源共享。整合二级以上医院现有的检查检验、消毒供应中心等资源,向基层医疗卫生机构和慢性病医疗机构开放。探索设置独立的区域医学检验机构、病理诊断机构、医学影像检查机构、消毒供应机构和血液净化机构,实现区域资源共享。加强医疗质量控制,推进同级医疗机构间以及医疗机构与独立检查检验机构间检查检验结果互认。"

二、区域临床检验与病理诊断中心的作用

区域临床检验与病理诊断中心的建设通常以区域内龙头医院检验科和病理科为中心,优化和整合资源,使检验医学与病理诊断服务可辐射到区域内所有医院(包括乡镇卫生院)和社区卫生服务中

心,使基层群众的检验需求在最快时间和最短距离内得到有效服务。

1. **优化区域医技资源,提高运行效率**　目前,我国基层卫生医疗机构的检验科及病理科的基础设施、设备、人员、管理水平、服务质量均处于较低水平。如由政府进行投入,一方面总体需要大量的人力、物力与财力,另一方面即使投入也不能达预期效果。如投入生化分析仪等仪器,由于临床标本少,试剂盒一经打开即可造成浪费,且因试剂使用时间长,使质量得不到保证,导致临床医师对检验报告认可度不高。有的仪器因为临床开展项目少,使用率低,医院因使用成本高、亏本而停止运行,造成资源浪费。

区域检验与病理诊断中心的建设,是根据区域内医疗服务需求及发展,由政府或社会资本对中心进行重点投入,资源相对集中,容易实行严格管理和规范运行,同时由于人才的聚集效应,能够实现医学检验与病理诊断水平的显著提升。在同样投入的情况下,区域检验与病理诊断中心建设可能有好得多的效益。

2. **节约综合医疗费用,助力分级诊疗**　由于基层医疗服务水平相对低下,检验和病理检测项目开展相对少,且质量得不到保证,导致基层诊疗服务不能使患者满意,留不住患者。患者去上一级医疗机构就诊时有些项目需重复检查,医保费用重复报销。区域检验与病理诊断中心的设置,基本能就地解决临床检验和病理诊断的所有问题,原来去上一级医疗机构进行检测的患者只需在基层卫生院进行标本采集,由专业物流将标本运送至中心检测并通过网络将报告结果回传基层开单医生。临床医生根据检测结果进行诊疗,方便患者。对需要转上级医疗机构就诊的患者,检测报告也可以得到互认,无需重复检测,整体节约了综合医疗费用,有利于原各级卫生计生委提倡的分级诊疗的实行。

3. **区域内检测结果同质,提供优质服务**　中心设置前,区域内基层医疗机构检验科与病理科的人员素质、设备配置、技术水平等参差不齐,检测检查结果差异较大,结果不能互认。区域临床检验与病理诊断中心的设置,从仪器设备配置、人员专业技术培训、实验室管理都在同一标准或模式下进行,不仅技术水平和管理水平有了显著提升,而且区域内检验与病理报告结果实现了同质化,并且可以互认。

(邹继华　王惠民　卞修武)

第二章

组织结构与管理责任

区域临床检验与病理诊断中心不论是何种体制,都是致力于为临床及患者提供医学检验或病理诊断服务的组织。为了更好地提供有关服务,区域临床检验与病理诊断中心需要有效构建自己的组织结构,高效分配各项管理责任。本章结合有关基础知识,主要讲述如何从零开始构建其组织结构与管理责任。同时,由于目前国内存在多种类型的区域临床检验与病理诊断中心,他们在组织结构与管理责任上略有差异,本章将略作说明,以利各类型区域临床检验与病理诊断中心相关从业人员能迅速理解其组织特点,迅速定位各类岗位的职责。

第一节 概　　述

一、组织与组织结构

1. 组织　国际标准化组织(International Organization for Standardization,ISO)在 ISO 9000:2015 中对组织(organization)的定义为:为实现目标,由职责、权限和相互关系构成自身功能的一个人或一组人。组织的概念包括但不限于代理商、公司、集团、商行、企事业单位、行政机构、研究机构或上述组织的部分或组合,无论是否为法人组织,公有的或私有的。

2. 组织环境　组织环境(context of the organization)的定义为:对组织建立和实现目标的方法有影响的内部和外部因素的组合。组织的目标可能涉及其产品、服务、投资和对其相关方的行为。组织环境的概念,除了适用于营利性组织,还同样能适用于非营利或公共服务组织。

3. 组织结构　组织结构(organizational structure)是针对工作任务如何进行分工、分组和协调合作,同时,也表明组织各部分在排列顺序、空间位置、聚散状态、联系方式及各要素间相互关系的一种模式,为整个管理系统"框架"。

简而言之,区域临床检验与病理诊断中心是一种组织。需明确自己的目标,为了顺利开展工作达成目标,必然需要通过职责、权限及相互关系,明确各成员的职能及内外部关系,以对临床检验或病理诊断相关工作任务进行分工、协调和合作。管理大师德鲁克认为"战略决定组织结构"。通常的经营活动、管理活动、创新活动都应包含在组织结构中。从广义的范畴来讲,区域临床检验与病理诊断中心与环境或其他组织之间的相互影响和相互作用也应纳入考虑。

二、人员与职责

所谓职责,就是任职者为履行一定的组织职能或完成工作使命,所负责的范围和承担的一系列工作任务,以及完成这些工作任务所需承担的组织架构责任。通俗地说就是"在其位、谋其职"。

1. 管理层(management)　有时称最高管理者,指的是指挥和控制组织的一个人或一组人。管理层在组织内有授权和提供资源的权力;如果管理体系的范围仅覆盖组织的一部分,则管理层指的是指挥和控制组织的一个人或一组人。在 ISO 15189:2012 中,实验室管理层(laboratory management)指的是指导和管理实验室活动的一人或多人。

2. 实验室主任(laboratory director)　对实验室负有责任并拥有权力的一人或多人。此处所指的一人或多人统称为"实验室主任"。国家、地区和地方法规对实验室主任相关资质和培训的要求需予以满足。

对于实验室主任,其相关职责在 ISO 15189:2012 中有详细说明。区域临床检验与病理诊断中心可根据自身的情况,在一人或多人间分配相关的职责,以便为实验室提供与服务相关的专业、学术、顾问或咨询、组织、管理及教育事务。

3. 质量主管　ISO 15189:2012 中没有专门对质量主管(quality supervisor)给出相关定义,但明确要求:实验室管理层应指定一名质量主管。不管其是否有其他职责,质量主管应具有以下职责和权限:①确保建立、实施和维持质量管理体系所需的过程;②就质量管理体系运行情况和改进需求向负责实验室方针、目标和资源决策的实验室管理层报告;③确保在整个实验室组织推进理解用户需求和要求的意识。

根据各组织及不同管理体系对质量相关职位定位的不同,相关的称谓也略有不同,如质量主管、质量经理、管理者代表、首席质量官等,其职责上的大致区别见表2-1。质量负责人则是一个比较模糊的称谓,在不同的机构中,对应的职位可以是质量主管、质量经理,也可能是管理者代表。

表2-1　不同质量职位的职责区别

职位	职责	管理层级
质量主管	负责具体的质量工作,或者某方面的质量工作 例如:质量控制、质量监督、质量改进等等	执行层
质量经理	统筹管理整个组织的质量相关事务 通常向组织的管理层报告	执行层
管理者代表	作为管理层的一员,拥有更高的质量管理权限 能对组织决策提供质量方面的意见和建议	管理层
首席质量官	负责制定组织质量相关战略,在质量方面构建组织的核心竞争力,倡导组织的质量文化	决策层

对于区域临床检验与病理诊断中心而言,上述岗位并不能支持其所需的全部工作。各实验室需根据自身的情况,设置合适的管理岗位,梳理并明确各自的职责。

第二节　临床实验室组织结构与管理责任发展

区域临床检验与病理诊断中心的组织结构与管理责任主要参照临床实验室的组织结构和管理责任进行设置,因此应首先了解临床实验室在这方面的发展情况。

一、国内外临床实验室组织结构与管理责任发展历程及趋势

1. 国际临床实验室的组织结构与管理责任发展历程　在组织结构方面,国际上临床实验室在发展历程中经历了从不完善到相对完善、从不合理到相对合理的历程。临床实验室发展的趋势从非标准化、异质化、差异化逐渐向标准化、同质化、全球化、一体化发展。尤其是临床实验室质量管理标准化的发展,使实验室之间更具有可比性及互通性。

在管理责任方面,临床实验室经历了从无据可依的经验型向有据可依的规则和程序的管理责任发展;从非标准化、隐性化向标准化、显性化发展。图 2-1 中展示了国外某大型临床检验实验室近年的组织结构。

2. 国内临床实验室组织结构与管理责任发展历程　国内临床实验室的发展相对比较缓慢,经历

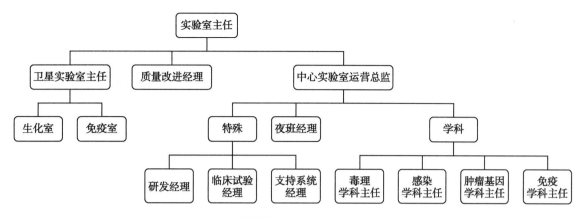

图 2-1　国外某大型独立实验室组织结构图

了从封闭式向开放式的发展,从"行政式"向"职能制"的转变及发展。临床实验室的管理责任从行政命令式向岗位职责制转变发展,从"以人管人"向"制度管人"发展。

20 世纪初,国内部分大医院才开始设置专门的实验室,最初的实验室人数非常少,检验与病理基本在一个科室。20 世纪 50 年代左右,临床检验与病理诊断分开发展,直到目前国内几乎所有医院的检验科与病理科仍然是相互独立的。20 世纪 80 年代,国内大多数检验科还处在仅几人至数十人的状况,工作模式基本按医院的运营时长,依次轮班。一些较大规模的检验科,也有简单的亚专业划分,但病理科的人员仍较少。

20 世纪末,随着改革开放,人民群众的就医需求得到释放,国外检验技术及自动化设备的迅速引入使国内检验科的效率得到极大提升,检验科的规模也迅速扩张。此时检验科开始形成较为合理的架构,普遍出现了科研、教学与临床的区分,工作划分更加专业化。此时病理科发展仍然十分缓慢,二级以下医院病理医师紧缺,大多数只有 1~2 人,有的甚至空缺,基本是直线型组织结构。

21 世纪初,第三方医学实验室迅速成长,其规模越来越大,专业分工越来越细,组织结构出现了多样化。相关人员的职责也出现了职能制的转变。出现了典型的按职能划分部门的纵向一体化的职能型结构,即 U 型组织结构。近年来,随着市场竞争加剧、产品门类增加、需求价格下行,个别大型的第三方实验室实现了战略决策与经营决策的分离,开始形成事业部制的组织结构,即 M 型的组织结构。同时,矩阵型组织结构,由于其机动、灵活、端端联系紧密的优势,在一些大型实验室得到应用。随着行业并购增多,H 型组织结构也开始出现,这种多个法人实体集合的母子体制,给组织带来了更多的灵活性。

由于目前国内医学检验与病理诊断行业大规模的发展时间还比较短,更多的组织结构类型尚未在实际运用中体现出其优势,诸如:在矩阵制基础上升级的多维制结构,在 M 型结构基础上建立的超级事业部制,以及介于直线职能制和事业部制之间的模拟分权制等。未来,随着生物及信息技术的飞速发展,大数据与人工智能的应用,专业领域的精细分工越来越不可避免,临床检验与病理实验室的管理幅度会随着信息交换效率的增加而增大,但又随着专业领域的分工而缩小。各类组织的组织结构日渐趋于扁平化、网络化、无边界化、多元化、柔性化、虚拟化,这些发展趋势已逐渐影响到临床检验与病理实验室的组织结构。例如,在超大型的第三方实验室已经形成网络化的远程资料录入或共享中心、扁平化的客户服务咨询平台等。

二、国内常见区域临床检验与病理诊断中心组织结构及其特点

区域临床检验与病理诊断中心,有其独特的定位。随着近年市场的探索和国家的鼓励,得到了迅速发展。目前各种类型的区域临床检验与病理诊断中心都在进行探索,但是相关模式还尚未成熟,在组织结构及其特点上有待进一步总结。根据其组织形式及特点,目前大致可以分为 4 种类型:行政区

划型、集团共享型、独立市场型、互助联合型。

1. 行政区划型　所谓行政区划型,是在政府的主导下,联合当地多家医院,将其检验科或者病理科进行合并,对区域内所有的医疗机构提供临床检验或病理诊断服务的模式。此类区域临床检验与病理诊断中心的组织结构如图 2-2 所示。

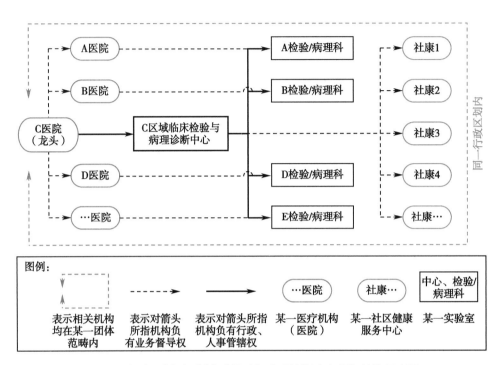

图 2-2　行政区划型区域临床检验与病理诊断中心组织结构示意图

行政区划型区域临床检验与病理诊断中心,可以依托区域内某个龙头医院的检验科或病理科。区域临床检验与病理诊断中心通常接受原龙头医院的行政管理,或单独接受上一级行政主管部门的管理,而其余卫星实验室则划归于中心实验室进行管理,各卫星实验室负责人的管理职能逐步弱化。每个卫星实验室根据临床需求,在区域临床检验与病理诊断中心实验室的统筹下,主要从事急诊检验或设立血液、免疫等检测小组,而大部分检验工作尤其是特殊检验项目由中心实验室完成。

行政区划型的优势在于由政府主导,推进力度较强;各检验科 / 病理科人事关系明确后,在区域临床检验与病理诊断中心实验室的强力推进下,能迅速对区域内临床检验及病理诊断资源进行有力整合。与此同时,需要妥善处理各非龙头医院与各自相关检验科、病理科的关系,同时及时响应区域内社区康复中心等各级医疗机构的服务需求。

2. 集团共享型　所谓集团共享型,是多家医院联合成立的医疗集团,将其中的临床检验与病理诊断相关职能进行合并,为其医疗集团内部医疗机构提供相关服务的模式。此类区域临床检验与病理诊断中心的组织结构如图 2-3 所示。

集团共享型区域临床检验与病理诊断中心,基本沿袭龙头医院检验科或病理科的组织结构,接受医院集团的行政管理,实验室的主要职责是辅助临床一线科室开展临床诊治工作。区域临床检验与病理诊断中心主任对下属的各个卫星实验室拥有绝对的管辖权。卫星实验室可以设立或不设立科室主任。根据医院集团需要及实验室的发展规划,由中心实验室主任决定每个卫星实验室下设的检测小组。

集团共享型的优势在于在医院集团的统一管理下,推进力度极强;区域临床检验及病理诊断中心实验室能迅速对集团内临床检验及病理诊断资源进行全面整合。美中不足的是,此类实验室很

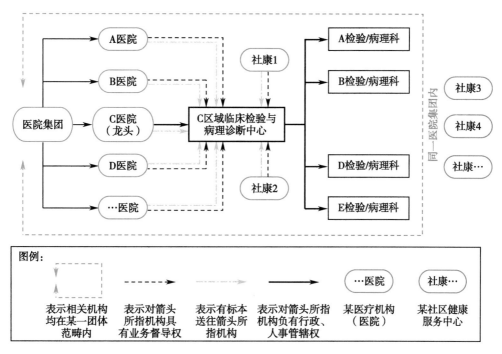

图2-3　集团共享型区域临床检验与病理诊断中心组织结构示意图

难整合集团外的资源,对更广大区域内的社区康复中心等非医院集团内的各级医疗机构也较少提供服务。

3. 独立市场型　是指独立的大型临床检验与病理诊断中心的实验室集团,在区域独立设置或联合区域内优质资源设立区域临床检验与病理诊断中心,向区域内所有的医疗机构提供服务,区域内的医疗机构可自主选择是否采购其相关服务。此类区域临床检验与病理诊断中心的组织结构如图2-4所示。

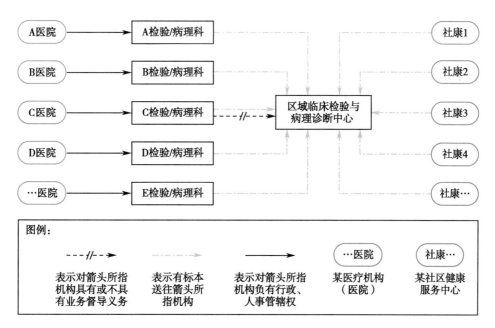

图2-4　独立市场型区域临床检验与病理诊断中心组织结构示意图

独立的第三方临床检验与病理诊断中心,不论其体制如何,在职能分工上更具有现代企业的特点。由于其主营业务就是临床检验和病理诊断,因此所有的管理及服务部门均围绕实验室开展工作,实验室被管理层视为核心生产部门。独立实验室通常在总经理或 CEO 的领导下开展工作,临床检验部下设相应的临床检验科室(如基因室、生化室、免疫室、放免室等)进行相应的临床检验;病理诊断部下设相应的病理诊断科室(如细胞病理、组织病理、肾脏病理、免疫组化、数字病理、远程病理等)进行相应的病理诊断工作。质量管理部负责相应的质量管理工作,标本组负责相应的标本收取及接入、交接工作。

独立市场型区域临床检验与病理诊断中心的优势在于:核心业务明确,员工积极性高,机构内部的后台相关服务支持力度较大;区域内各医疗机构的自主选择性较大,通过市场机制,可以有效推进服务水平的提升。但由于市场影响力度有限,在各家医院都有检验科和病理科的情况下,发展相对缓慢。对区域内资源整合的力度取决于区域内各医疗机构的自发选择,力度较小。

4. 互助联合型　是指某些大型医院或独立的大型专科集团,通过全面或专科医联体、医共体等模式,与基层医疗机构建立合作关系。在区域内独立设立或依托个别医院建立区域临床检验与病理诊断中心;或者并不单独设立,而是直接开放原医院中的临床检验或病理诊断服务,向相关医疗机构提供临床检验或病理诊断服务,同时承担部分区域内临床检验及病理诊断的技术支持和督导义务的模式。此类区域临床检验与病理诊断中心的组织结构如图 2-5 所示。

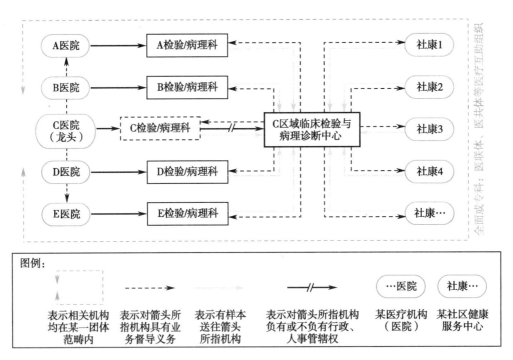

图 2-5　互助联合型区域临床检验与病理诊断中心组织结构示意图

互助联合型区域临床检验与病理诊断中心,基本沿袭原有医院检验科或病理科的组织结构,各实验室向各自相应的医院汇报工作。联合在一起的各级医疗机构建立了双向转诊、检验互认等机制。区域临床检验与病理诊断中心实验室对下属的各个卫星实验室负有一定的业务指导义务。

互助联合型的优势在于在医联体、医共体的机制下,各个医疗机构互取所需,能在一定程度上节约区域资源并提升对患者的服务。考虑到各医疗机构长期发展,还需要注意配套强化患者分流及流转机制。

综上所述,可以看出 4 型区域临床检验与病理诊断中心各有特点,具体采用哪种方式需要结合实际情况综合考虑。随着医疗体制改革的进一步深化,区域临床检验与病理诊断中心组织形式还会进一步多样化。只有更贴近用户需求、提供更优质高效服务、更能节约社会资源的组织形式才会在市场机制下得到长期发展,最终脱颖而出。

第三节　区域临床检验与病理诊断中心的组织结构的构建

区域临床检验与病理诊断中心的组织结构的构建可分为 3 个步骤:首先要明确组织目标,其次是设计组织结构,最后需配置管理职责,如图 2-6 所示。

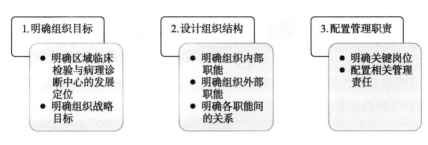

图 2-6　组织结构构建流程图

一、区域临床检验与病理诊断中心的提出及其发展定位

随着国家经济飞速发展、人民生活水平迅速提高,以及国家医改政策的逐渐推进,国家各项医疗政策逐渐放开。在构建顺应时代发展需要的情况下,为了满足多元化需求及资源优质高效配置,提出了建立区域临床检验与病理诊断中心组织。该组织定位于我国现阶段国情,有利于集中优势资源、发展优势项目、聚焦客户需求、升级服务质量。目标是区域资源利用最大化、客户服务最优化。

区域临床检验与病理诊断中心要想长期发展,首先需要有适合自己的定位和战略目标。应明确:区域临床检验与病理诊断中心的主营业务目前是什么? 应该是什么? 将来会是什么? 例如:就服务范畴而言,区域临床检验或病理中心应区别于大型三甲医院的大型综合实验室、独立的第三方实验室、门诊实验室、床旁实验室、专科化的特色实验室等。在国家新医改分级诊疗相关政策的指导下,区域临床检验与病理诊断中心应该更倾向于为社会基层提供常规医学检测与病理诊断服务,致力于保障常见病、多发病诊治乃至康复相关的临床检验与病理诊断服务质量,提高服务效率(表 2-2)。

表 2-2　区域临床检验与病理诊断中心发展定位

定位参数	大型综合实验室	专科化特色实验室	区域临床检验与病理中心	门诊/床旁实验室
服务能力	强	专科较强	中	弱
项目数量	500 项以上	1 项以上	100~300 项	50 项以内
检测周期	1 天及以上	数天	1 天以内	1 小时以内
功能定位	急难危重疾病诊治和科研相关检测或病理诊断;集约化专科检验,病理亚专科诊断及会诊等	个别专科、个别特殊检验;个别亚专科病理诊断等	常见病、多发病、慢性病的基本诊疗、康复和护理相关检测或病理诊断	常见病、多发病、慢性病的康复、随诊等;逐步取消不必要的检测
团队规模	50 人以上	5 人以上	20 人左右	1~2 人,多兼职

区域临床检验与病理诊断中心组织目标的制定要因地制宜,要结合母体组织的目标,也要结合实际内外部环境来制定。例如,某区域临床检验与病理中心拟定的近年组织目标为:成为 ×× 县域内最

优秀的区域临床检验与病理诊断中心;努力提高县域医学检验及病理诊断的质量,有效促进县域医学检测及病理诊断结果互认。采用内部自行研发、引进与外部联合及服务采购等多种方式,将医学检测及病理诊断服务能力提升到 300 项左右,基本满足临床上对常见病、多发病诊治的需求;同时,结合医院特色,在内分泌疾病检测方面作出更多的储备;采用混合所有制方式,提升员工积极性;3 年以内,逐步承担县域内更多的常规医学检验与病理诊断工作;减少政府的重复支出。

二、区域临床检验与病理诊断中心组织结构设计

实验室在进行组织结构设计时,应考虑到工作的专业化、部门化、命令链、控制跨度、权利集中与分化、正规化 6 大关键因素。通常,组织结构一般分为职能结构、层次结构、部门结构、职权结构 4 个方面。

1. 组织结构设计要点　顺应时代潮流而创建的区域临床检验与病理诊断中心,其组织结构的构建需考量的内容非常多,且需结合内外部环境及中心的特点予以综合考虑。

(1) 锁定客户需求:区域临床检验与病理诊断中心的构建是以用户群体及其需求为导向,即是否创建区域临床检验与病理诊断中心,需要结合用户群体及用户需求来考虑。

(2) 同行关系转变:同行之间的关系发生了微妙的变化,由传统的竞争型关系转变为合作型伙伴关系。

(3) 政策红利升级:因区域临床检验与病理诊断中心资源的高度集中配置,国家对区域临床检验与病理诊断中心在政策上给予扶持和鼓励,有较好的预期效益。

(4) 规模优势彰显:区域临床检验与病理诊断中心资源高度集中配置,后台技术支撑及人才团队强强联合,使区域临床检验与病理诊断中心彰显出前所未有的优势,为深度服务客户奠定强有力的基础及保障。

(5) 用户更加满意:由于区域临床检验与病理诊断中心有独特的优势及定位,客户将更能享受到优质服务,使得服务质量提升,促使用户满意度更高,忠诚度更高。

(6) 多赢合作模式:传统的"你利我弊"模式被彻底打破,同行之间通过区域临床检验与病理诊断中心的撬动,使彼此从以前的互争模式转变为互利共赢模式;同时,加强了与上游供应商紧密合作,与供应商的关系由传统的购销关系转变为紧密的合作共赢模式。区域临床检验与病理诊断中心的"饼"做大做强了,相关方的共赢程度更深。

(7) 政府强力监管:区域临床检验与病理诊断中心组织有其独特的资源优势及用户群体,从某种程度来说,这种优势同时也可视为弱势。正因为强大而集中,如管理不善,破坏力可能更大。为了规避风险,政府的监管力度会更强而有力,以引导区域临床检验与病理诊断中心组织向正面发展,发挥正面价值。

2. 区域临床检验与病理诊断中心组织结构设计步骤　区域临床检验与病理诊断中心组织结构设计,一方面需以任务为中心,另一方面还要以人为中心。主要包含三方面内容。

(1) 单位、部门和岗位的设置:区域临床检验与病理诊断中心在考虑单位、部门和岗位设置时,可以考虑用流程的方式进行切分,也可以按职能部门的方式进行切分,还可以按用户群体进行切分。这种切分不是简单地将区域临床检验与病理诊断中心分成几个部分,而是为了更好地达成目标,应有几个相应的组成部分。例如:可以按流程分为:采血组、标本预处理组、各检测组、报告发放组;也可按职能分为:采供科、外联科、检测科、财务科等。表 2-3 中列出了几种常见的组织结构类型,供各区域临床检验与病理诊断中心参考。

(2) 职责、权力的界定:指区域临床检验与病理诊断中心对各个单位、部门和岗位的目标功能界定,也就是所谓的分工。用于职责界定的工具很多,比较简便易行的方式是采用职能分配表的形式将主要工作罗列出来,明确相关各部门的职责。表 2-4 中列出了区域临床检验与病理诊断中心实验室常见的职能。

表 2-3 几种常见的组织结构类型

类型	特点	适用场景
直线型	权力集中,责任分明,命令统一,控制严密,信息交流少	劳动密集,机械化程度比较高、规模较小的组织
职能型	权力集中,命令统一,信息交流多,控制严密	劳动密集,重复劳动的大中型组织
事业部型	集中决策,分散经营,风险多元化,反应灵活,权力适当下放	规模化经营单位,权力科学分配,双重职能权力与责任明确界定,考核指标多元化
矩阵型	加强了横向联系,组织的机动性加强,集权和分权相结合,专业人员潜能得到发挥,能培养各种人才	集权、分权优化组合,员工素质较高,技术复杂的组织

表 2-4 区域临床检验与病理诊断中心常见职能

职能类别		举例
经营管理	发展方向及目标制定	• 外部环境及政策研究:医生自由执业,取消药品加成,医疗保险费用控制,检验费用下调,对大型医院规模和床位的限制,严禁举债扩张,分级诊疗,新医改资源分配效率提升,法律法规的基本要求等 • 母体组织战略方向的解读:发展核心临床科室,增加医学检验与病理诊断对临床的支持力度,资金压力,运营效率提升等 • 实验室发展方向:减少医学检验与病理诊断的成本支出,加强医学检验与病理诊断的服务能力
	运营管理	• 成本管理、时间管理、发展支持
业务运行	检测与诊断	• 标本采集、运输、检测、结果报告,咨询、投诉等
	支持职能	• 实验室规划建设,设备、试剂、耗材的采购、考察、价格谈判,订单处理、库存管理,设施管理,环境水质管理,设备保修、校准、日常维护请求,人员考勤及绩效考评、职业健康
创新发展	创新	• 学科发展规划,新的质量管理体系引入,新技术、新方法、新服务、新流程的研发与推广,人才培养

(3) 相互之间关系的界定:这部分界定了单位、部门、岗位和角色在实际发挥作用的时候,彼此之间是如何协调、配合、补充和替代的。最常见的方法是编写管理程序和标准操作程序(SOP),对每项活动流程和步骤进行详细描述。当然,绘制流程图也不失为一种简便有效阐明岗位角色相互关系的方式(图 2-7)。

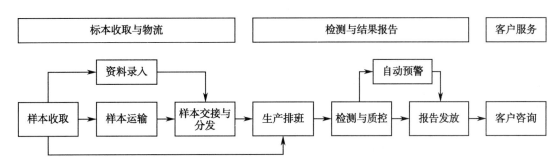

图 2-7 区域临床检验或病理中心检测流程图

三、区域临床检验与病理诊断中心管理责任配置

区域临床检验与病理诊断中心不仅对其设备、相关设施或移动设施有要求,还需针对其特点对管理层进行责任配置。

1. 对实验室管理责任的配置要求　随着国际交流日益频繁,国内相关法律法规日益明晰,区域临床检验与病理诊断中心在配置相关管理责任时,需要将更多法律法规、行业标准纳入自己的考量范围。简而言之,就是任何管理责任的配置都不能超越有关法律法规界定的范畴。表2-5列出了一些容易被忽视的管理责任配置要求。

表2-5　区域临床检验与病理诊断中心管理责任配置要求

类别	管理责任配置要求
法律责任	1) 法律地位:组织应是法律实体,能确保业务开展,具有独立的决策权 2) 依规守法:符合国家、地方法律法规的相关要求
伦理行为	1) 诚实守信:确保经营活动公正、公开、公平,以体现诚信;不涉及降低其能力、公正性、判断力或诚信性等方面的活动;不受非正当的商业、财务或其他压力和影响;利益竞争或潜在冲突时,应公开且声明;确保按照法规要求处理标本;维护信息(包括客户及患者)保密 2) 注重承诺:区域临床检验与病理诊断中心管理层应重视承诺,承诺质量管理体系有效运行,并将相关要求告知员工,其使员工具有质量管理体系意识,并认识其重要性
主任责权	1) 实验室主任对实验室的全面运行及管理承担最终责任 2) 主任要求:主任应符合要求,并有能力及权力行使相应的职责 3) 配置责任时,需要学习标准或法规,确保责任配置完整准确
管理体系	1) 管理体系:有体系确保质量及技术业务开展,质量及效率,可以自建管理体系,责任配置需覆盖所有要素 2) 质量方针:明确规定质量管理体系的目的,确保方针与宗旨相适应,职业道德、检验适合于预期目的、符合相关要求、持续改进的承诺,评审质量目标的框架,在组织内有效传达,定期评审其持续适用性 3) 质量目标:策划并建立质量目标,符合SMART原则并与质量方针一致,管理体系应满足要求和质量目标,策划并改变质量管理体系时,维持其完整性
沟通机制	1) 内部:有效沟通的机制,沟通的有效方法,保存沟通的证据 2) 相关方:沟通程序,就全过程、有效性进行及时、有效、充分沟通
风险管理	风险应对机制,帮助其避免或减轻相应的风险,使损失最小并能最快恢复相应的业务活动
用户需求	确保实验室服务质量,包括适当的服务解释和咨询,同时满足患者及实验室服务使用方的需求

2. 区域临床检验与病理诊断中心管理责任配置原则　在组织设计责任配置时,宜遵守的原则见表2-6。同时,还需结合组织需求与实际人员能力与条件,因地制宜,对相关管理责任进行有效配置。

表2-6　组织结构责任配置原则

原则	说明
目标任务	一切围绕组织目标展开,因事设岗,因岗定人,不因人设岗
责权对等	承担责任的人必须要匹配相应的权利
唯一负责	每个事项应只能有一名最终决策人,并为决策负责
管理幅度	需要设计有效的管理幅度,借助信息化工具时管理幅度可适当放宽
精简效率	能用最简单的流程,达到效果的组织设计才是最佳的
分级管理	与统一指挥相配套的分级管理机制
后备代理	对于关键岗位,需要有代理机制及后备机制

3. 区域临床检验与病理诊断中心关键职责配置建议 通常不同的使用者,对组织结构和职责配置的要求不同(表2-7)。在不同的层面上,都有各自的关注点,有效的组织结构和职责配置,应在这些层面上都进行充分地梳理,这样才能保证最终效果。

表2-7 不同层级人员对职责配置的关注点

层级	视角	关注点
高层决策者	战略	价值流程、宏观组织模型、部门设置
中层管理者	运营	部门职能、业务流程、部门岗位设置
基层员工	操作	本岗位的职责,岗位工作流程

在对职责、权限和利益及其相互关系进行明确后,应予以清晰规定,出台书面化的文件,并在实验室内有效传达。

(何 君 王 哲)

参 考 文 献

1. ISO 9000, Quality management systems-Fundamentals and vocabulary [S]. ISO, 2015. https://www.iso.org/search.html?q=ISO%209000.

2. 中国合格评定国家认可委员会. CNAS-CL02:2012 医学实验室:质量和能力认可准则 [S/OL].2013-11-22 [2013-12-11]. https://www.cnas.org.cn/rkgf/sysrk/jbzz/2013/12/750592.shtml.

3. 切斯特·巴纳德. 组织与管理[M]. 詹正茂,译. 北京:机械工业出版社,2016.

第三章

质量管理体系

医学实验室质量管理的发展历程与工业产品质量管理的发展密不可分,临床检验与病理诊断的质量管理吸收了大量的工业产品质量管理的理论和方法。国际上从 20 世纪 50 年代利用统计学的方法进行质量控制,到 20 世纪 60 年代提出全面质量管理的概念,质量管理的理论和方法不断完善。

管理学家们认识到质量管理是个系统工程,除了采取质量控制和质量保证等措施外,还涉及组织、人员、财务、后勤保障等管理,质量管理必须进行全面管理,做到全员参与、全程管理,管理过程中应排除随意性,应按一定的"标准"进行管理。因此,ISO 于 1979 年成立质量管理和质量保证技术委员会(TC176),负责制订质量管理的国际标准,提出了"质量管理体系"的概念和要求,这些在国际上被迅速认可并广泛应用。

第一节 概 述

本章基本概念和定义主要来自于 ISO 9000。ISO 9000 系列标准于 1987 年正式发布,分别于 1994 年、2000 年和 2015 年进行修订。国家标准 GB/T 19000—2016 等同于 ISO 9000:2015。

一、管理体系及质量管理体系

ISO 9000:2015《质量管理体系——基础和术语》将管理体系(management system)定义为"组织建立方针和目标,以及实现这些目标的过程的相互关联或相互作用的一组要素。"由此可以看出,管理体系是由过程组成,每个过程又受各种相互关联和相互作用的要素的影响,这些要素涉及组织机构、各种资源等。

一个管理体系可以针对单一领域或几个领域,质量管理体系就是指质量领域的管理体系。可以将质量管理体系理解为:建立质量方针和质量目标,以及与实现质量目标有关的所有过程和要素及他们之间的相互关系。

建立临床实验室的质量管理体系,不仅将关注质量的焦点放在室内质量控制和室间质量评价上,还应注重改善组织、人力资源、设施和环境等各方面条件,以及检验前和检验后过程等诸多因素的影响,做到质量管理上不留空隙,也即实施全面的质量管理,达到最好的质量管理效果。

二、质量

ISO 9000:2015 对质量的定义为"客体的一组固有特性满足要求的程度"。客体是指可感知和可想象到的任何事物,如产品、服务等。"质量"这一概念主要包含两方面内容,即"固有特性"和"满足要求"。

"固有的"(其反义是"赋予的")是指本来就有的,尤其是那种永久的特性。对检验检查结果而言,它是在方法学形成过程中所具有的属性,如检验程序的正确度、精密度、检测限、线性范围、不确定度等。所谓"要求",是指明示的、通常隐含的或必须履行的需求或期望。明示的要求常指形成规定的要求,如实验室与临床协定急诊生化报告必须在 30 分钟或 1 小时内发出;隐含的要求指实验室、临床或患者等相关方的惯例,如实验室只有在接收到医师或患者的检测要求时,才可对标本进行相应的处理;必须履行的要求通常指国家或地方法律法规的要求或其他强制性标准的要求。对于区域临床检验与病理诊断中心而言,要求可来自多个方面,如医疗机构、临床、患者和实验室本身等。

术语"质量"可使用形容词如"好"或"差"等来修饰,这是用户的一种感受,产品和服务的质量不仅包括其预期的功能和性能,而且还涉及用户对其价值和利益的感知。只有在这些方面满足要求,质量才是好的。

三、质量管理

管理指的是指挥和控制组织的协调的活动。质量管理是指关于质量的管理,即在质量方面指挥和控制组织的协调的活动。这里指的活动通常包括制定质量方针和质量目标,以及通过质量策划、质量控制、质量保证和质量改进实现这些质量目标的过程。

1. 质量方针　质量方针(quality policy)是指由最高管理层正式发布的质量方面的宗旨和方向。应针对如何满足用户和其他相关方的需求和期望制定出组织的质量方针,质量方针应与组织的愿景和使命相一致。对于区域临床检验与病理诊断中心而言,"用户及其相关方"主要指所服务的临床医护人员、行政人员、患者及支付患者医疗费用方(如医保中心、保险公司等)。质量方针一般是中长期方针,应保持其内容的相对稳定。

质量方针是组织质量活动的纲领,管理层应注重对质量方针的宣贯,保证组织的全体成员能够理解和实施,并根据质量方针制定相应的质量目标。应将质量方针进行公示,以便取得用户和其他相关方对质量方针的理解和信任。

2. 质量目标　质量目标(quality objective)是指在质量方面所要实现的结果。质量目标通常依据质量方针制定。可对组织的相关职能、层次和过程分别规定质量目标。质量方针指出了组织满足顾客要求的意图和策略,而质量目标则是实现这些意图和策略所要达到的具体要求。如某组织的质量方针为"公正、准确、及时",而质量目标可为"主要数据和结论的准确率为100%,客户有效投诉率小于1%"。

区域临床检验与病理诊断中心为顺利达到质量目标和判断运行过程的质量,还应制定一些满足内在要求的质量指标(quality indicator)。质量指标通常是一组内在特征满足要求的程度的度量。ISO 15189:2012明确规定实验室应建立质量指标以监控和评估检验前、检验和检验后过程中的关键环节,并定期评审质量指标以确保质量管理体系的持续适宜。例如,若"要求"为实验室接收的所有尿液标本未被污染,则收到的被污染的尿液标本占收到的所有尿液标本的百分数是此过程质量的一个衡量指标。

3. 质量策划　质量策划是质量管理的一部分,致力于制定质量目标并规定必要的运行过程和相关资源以实现质量目标。"策划"是组织对今后工作的构思和安排,精心周密的策划是建立良好质量管理体系的开端。质量策划的结果是形成质量管理的文件,如质量手册、程序文件以及编制质量计划等。

4. 质量控制　质量控制是质量管理的一部分,致力于满足质量要求。质量控制的目的是满足组织自身和服务对象的质量要求,对区域临床检验与病理诊断中心而言,采用以技术为主的各种方法对"过程"进行监督,如绘制质控图等,排除各质量环节中可导致不符合、不满意的结果,以保证临床检验和病理检查质量达到预期目的。

质量控制可分为内部质量控制和外部质量控制。内部质量控制是针对检验程序全过程的,不仅仅利用质控物对测量过程进行监控,还应特别注意检验申请、标本处理以及结果报告中出现的错误。除内部质量控制外,实验室还应积极参加外部质量评价活动。

5. 质量保证　质量保证是质量管理的一部分,致力于提供质量要求会得到满足的信任。质量保证的目的是提供信任,内部质量保证是实验室向其管理者提供信任,如定期通报室内质控的有关情况、发放宣传手册等。外部质量保证是实验室向其服务对象提供信任,如参加质量管理体系认证或实验室认可、参加室间质量评价活动等。

质量控制和质量保证是既有区别又有联系的两个概念。质量控制是为了达到规定的质量要求而开展的一系列活动,质量保证是提供客观证据证实已达到规定的质量要求、并取得用户和其他相关方信任的各项活动。所以,一个组织应有效地实施质量控制,在此基础上才能提供质量保证,取得信任,离开了质量控制就谈不上质量保证。

6. 质量改进　质量改进是质量管理的一部分,致力于增强满足质量要求的能力。要求可来自任何方面,如方法学性能、诊断效能或溯源性等。当临床或患者有新的要求和期望时,实验室应通过自身努力和一系列活动使其得到满足。

四、质量管理体系的构成

质量管理体系由组织结构、程序、过程和资源 4 部分组成。

1. 组织结构　组织结构是组织的全体成员为实现组织目标,在管理工作中进行分工协作,在职责、权利方面所形成的结构体系,是整个管理体系的“框架”。实验室所有人员的职、权、利都应得到相应的合理安排,并且明确管理分级和管理范围,做到没有事没人管,没人管重复的事,管理接口不留空白、不重复,建立起集中统一、相互协调的结构体系。

2. 过程　是指利用输入产生预期结果的相互关联或相互作用的一组活动。任何一个过程都有输入和输出,输入是实施过程的前提和条件,输出是过程完成的结果,完成过程必须投入适当的资源和活动。“过程”是一个重要的概念,所有工作是通过“过程”来完成的。在检验工作中,过程起始输入的是临床医师提出的检验申请,最终输出的是检验报告。实际上,从临床医师提出检验申请到回报检验结果这一过程还包括检验前过程、检验过程和检验后过程等子过程,而仅检验前过程中就涉及标本的采集、保存和运送等过程。因此,实验室所有工作都是由各种各样的过程所组成,只有每个过程都受控,才能确保最终的临床检验报告和病理诊断报告合格。为达预定目标,在完成“过程”的过程中,还应投入适当的资源(图 3-1)。

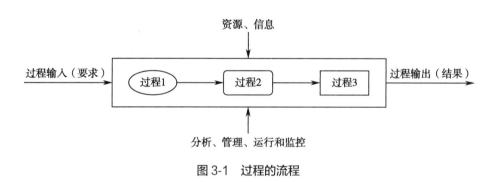

图 3-1　过程的流程

3. 程序　是“为进行某项活动或过程所规定的途径”。程序是将过程及其相关资源和方法用书面形式规定下来,确保过程的规范性。程序性文件是实验室人员工作的行为规范和准则,明确规定开展某一工作应由谁去做、怎样做、时间要求以及什么情况下去做等。程序有管理性的和技术性的两种,一般所称的程序性文件都是指管理性的,多为各项规章制度、各级人员职责、岗位责任制等;技术性程序一般以作业文件(或称操作规程)规定。程序可以形成文件,也可以不形成文件,但质量管理体系程序通常都要求形成文件。凡是形成文件的程序,称之为“书面程序”或“文件化程序”。

4. 资源　临床实验室为了满足临床检测和正常运作的需要,应具备相应的人力、财力、物力和信息等多种资源,所有资源中以人力资源最为重要,尤其是人的知识结构与综合能力。实验室管理者应尽一切力量争取资源,使实验室能顺利开展工作,并满足质量要求。但资源也不是越多越好,只要够用就行,不能造成资源的浪费。

构成质量管理体系的四个方面,彼此之间相对独立,但其间又有相互作用的内在联系。在建立和运行质量管理体系的过程中,应围绕组织结构、过程、程序和资源进行客观分析,发现问题,解决问题,使其不断完善。

第二节　质量管理体系的建立

一、建立质量管理体系的依据

区域临床检验与病理诊断中心可根据自身的实际情况和发展需求,依据相应的国家标准、国际标准或国家和地方政府有关的法律法规建立质量管理体系。目前应用较多的为 ISO/IEC 17025:2017《检测和校准实验室能力的通用要求》和 ISO 15189:2012《医学实验室——质量和能力的要求》,前者是适用于所有检测和校准实验室(如工业、农业或医学类)的通用标准,后者仅适用于医学实验室。

ISO 15189 与 ISO/IEC 17025 的关系为"专用标准"和"通用标准"的关系,是 ISO/IEC 17025 在医学实验室领域的具体化和专业化。因此,对于区域临床检验与病理诊断中心来说,应用 ISO 15189 作为建立质量管理体系的标准更为合适。ISO 15189 于 2003 年首次发布,并分别于 2007 年与 2012 年进行了两次修订。中国合格评定国家认可委员会(CNAS)制定了与 ISO 15189:2012 等同的标准——CNAS-CL02:2012《医学实验室质量和能力认可准则》。

质量管理体系除了满足国际标准要求,更应满足国家的法律法规或规章。卫生部在 2006 年 2 月颁布了《医疗机构临床实验室管理办法》,并于 2006 年 6 月 1 日起施行。该办法对我国临床实验室的质量管理工作有着明确而具体的要求。我国卫生行政主管部门可依据该办法,对临床实验室进行监督和执法管理。也有省市卫生行政部门据此制定了适合本省市的管理规范,如《江苏省医院检验科建设管理规范》。一般来说,以上要求低于国际标准,在满足国际标准的前提下,基本都能满足国家和省市的要求。

国家认证认可监督管理委员会于 2016 年发布了《检验检测机构资质认定管理办法》和《检验检测机构资质认定评审准则》,我国部分省市将区域临床检验和病理诊断中心纳入检验检测机构进行管理,在取得资质认定后才能开展工作。因此,这些省市的区域临床检验与病理诊断中心应将资质认定和满足资质认定评审准则作为一项重要工作。《检验检测机构资质认定评审准则》与 ISO/IEC 17025 的要求非常接近。一般检验检测机构认定和中国计量认证(CMA)同时进行,对于独立于医院外的第三方检测实验室,CMA 认证同样十分重要。

原国家卫生计生委发布的《独立医学检验实验室管理规范(试行)》是国家对独立医学检验实验室的要求,区域临床检验和病理诊断中心只有满足该规范的要求,才能取得当地卫生行政主管部门执业许可独立开展工作。

另外,从事艾滋病初筛的实验室应满足原国家卫生计生委的《全国艾滋病检测工作管理办法》和《全国艾滋病检测技术规范》;从事基因检测的实验室应满足原国家卫生计生委的《临床基因扩增检验实验室管理暂行办法》和《临床基因扩增检验实验室工作规范》;从事产前筛查工作的应满足原国家卫生计生委《产前诊断技术管理办法》和《国家卫生计生委办公厅关于规范有序开展孕妇外周血胎儿游离 DNA 产前筛查与诊断的通知》。

二、质量管理体系要素

ISO 15189 对质量管理体系的要求主要分为两部分,即管理要求与技术要求,其中每部分又由若干个要素组成(表 3-1)。质量管理就是要对涉及质量的各要素的各个过程加以分析和控制,使之符合要求。可以将每个要素看成是一个"过程"或几个彼此相关的"过程",以要素或"过程"为抓手进行管理是做好管理工作的关键。

表 3-1   ISO 15189 管理要求和技术要求的各要素

要素标号	管理要求	要素标号	技术要求
4.1	组织和管理责任	5.1	人员
4.2	质量管理体系	5.2	设施和环境条件
4.3	文件控制	5.3	实验室设备、试剂和耗材
4.4	服务协议	5.4	检验前过程
4.5	受委托实验室的检验	5.5	检验过程
4.6	外部服务和供应	5.6	检验结果质量的保证
4.7	咨询服务	5.7	检验后过程
4.8	投诉的解决	5.8	结果报告
4.9	不符合的识别和控制	5.9	结果发布
4.10	纠正措施	5.10	实验室信息管理
4.11	预防措施		
4.12	持续改进		
4.13	记录控制		
4.14	评估和审核		
4.15	管理评审		

三、质量管理体系的策划与准备

策划是一个组织对今后工作的构思和安排。没有好的策划,建立一个有效的质量管理体系是不可能的,往往还会造成大量财力、物力以及时间上的浪费;有效的质量管理体系也不是一蹴而就的,往往需要经过精心策划和周密安排,并在实践中不断积累修正,才能逐步完善。事实上,质量管理体系中的任何一项活动,要取得成功,第一步就是要做好质量策划。

1. 实验室现状和服务人群的分析   临床实验室质量管理体系的建立基于实验室管理层对实验室现状和服务人群的客观分析。区域临床检验与病理诊断中心由于在规模、功能定位、能力水平、拥有资源、服务人群和上级要求等方面存在较大差异,因此其管理者对现状的客观分析十分必要。

分析的主要内容包括:①现有的组织结构状况,哪些需要进一步改进或完善;②现有管理水平和人员的素质与资质能否满足要求,是否需要引进人才,人才引进的层次、数量和节奏该怎样掌控;③主要服务人群有哪些,不同实验室的服务人群是否一样,哪些实验室需要开展特殊检验或检查项目;④实验室现有资源和即将能够获得的资源,哪些实验室的资源还不能满足要求或不能满足发展的要求,如当标本量增加时现有自动生化分析仪能否满足需求;⑤基础工作的开展情况等,如哪些实验室已建立了质量管理体系,哪些实验室的质量管理体系还不够完善,哪些实验室还未建立质量管理体系。

总之,管理者对现有的或即将得到的人力、财力和物力进行客观分析是质量策划的基础。

2. 全员培训,统一认识   全员培训的目的是让组织中的所有成员对建立质量管理体系的意义、要求、方法和依据有全面、深刻的领会和理解。通过全员培训,要让每一个成员认识到建立先进质量管理体系的重要性和目前本实验室质量管理与先进质量管理体系之间的差距;认识到建立先进质量管理体系的意义;认识到体系中的每个成员都是质量管理过程中不可缺少的重要"环节",以及建立和完善先进质量管理体系和个人发展之间的关系。对决策层,要在对有关质量管理体系标准的充分认识上,明确建立、完善质量管理体系的迫切性和重要性,明确决策层在质量管理体系建设中的关键地位和主导作用;对管理层,要让他们全面了解质量管理体系的内容,认识到体系的每个要素、每个过程都将对实验室的最终产品质量产生重要影响;对于执行层,主要培训与本岗位质量活动有关的内容,使其认识到严格执行规定以及程序、要求的重要性。只有这样才能增强每个成员对成功建立和完善质量管理体系的信心,并调动起积极参与的热情。

全员培训及统一认识是一个连续的活动,应贯穿于质量管理体系建立及建立后持续改进的全过程。培训活动应分阶段、分层次进行。体系建立的初起阶段对决策层来说,需明确建立管理体系所采用的相关标准,并对其进行深入研究;明确建立质量管理体系的迫切性和重要性;明确自己在质量管理体系建设中的关键作用和主导地位。尤其对实验室管理层来说,应全面了解质量管理体系的内容,同时认识到体系的每个要素、每个过程都将对实验室测量产生重要影响。对实验室的员工来说,主要培训与本实验室质量活动有关的内容,使其认识到严格执行各个规定、程序和要求的重要性。

3. 制定质量方针和质量目标 任何一个质量管理体系都应设定其质量方针和质量目标,但每个实验室的具体情况不同,质量方针和目标也不同,质量方针和目标的制定必须实事求是。依据国际标准建立的质量管理体系受益的将是三方:实验室本身、服务对象及实验室资源供应方。不同的区域临床检验与病理诊断中心,应根据以上三方的具体情况,制定与质量管理体系相适应的质量方针和质量目标。

区域临床检验与病理诊断中心的全体人员统一认识后,在征求各类人员和相关部门意见的基础上,集思广益提出实验室的质量方针和质量目标,应考虑以下4个方面的内容:①区域临床检验与病理诊断中心的当前及长期的服务对象、任务和市场,如服务于综合性医院还是专科医院,是否服务疑难危重患者,是否服务特殊患者等;②区域临床检验与病理诊断中心的人力资源、物质资源及资源供应方情况,不同规模、不同实力的实验室所能达到的质量是不一样的,因此设定的质量方针和质量目标也不同,其既不可过高,也不宜偏低;③应与上级组织的要求保持一致,区域临床检验与病理诊断中心的质量方针和目标应是上级组织的质量方针和目标的细化和补充,绝对不能偏离,更不可有矛盾,应在上级组织的方针的框架内;④各个实验室成员能否理解和坚决执行,不能理解和执行的方针和目标是毫无意义的,应经过自上而下和自下而上的集体讨论并达成共识后,制定出符合整个区域临床检验与病理诊断中心现状的质量方针和能够实现业绩改进的质量目标,质量方针由实验室管理层以书面的形式正式对外发布或授权发布,实验室全体员工共同执行。

质量方针为质量目标的制定提供框架,质量目标应与质量方针相呼应。一般来说质量方针是实验室质量活动的纲领,常以较为抽象的"口号"进行表述,朗朗上口,便于记忆,如"公正、准确、及时"。而质量目标则较为具体,可结合实验室现状制定出长期、短期目标,其特点是可实现、可量化和可考核。制定时应注意以下几个方面的问题:①应以满足用户和其他相关方的需求和期望为前提;②应与实验室所在机构的总的方针、愿景和要求相一致;③结合实验室整体现状,实事求是,与自身的人力、财力、物力、任务和服务人群相匹配,便于工作人员理解和执行等;④根据各分实验室的具体情况,可制定不同的质量目标,这些目标是现实可行的、经过努力易于达到的。

质量方针和质量目标是实验室对用户的郑重承诺,表明了实验室管理层和全体工作人员追求高品质检测的决心和信心,也为实验室所有人员的质量行为和质量工作指明了方向。

一个好的策划应是先了解实验室所要达到的目的,再根据这个目的的设定重要的要素和过程环节,配置相应的资源。临床实验室全体人员统一认识后,在征求实验室内、外人员和相关部门意见的基础上,集思广益提出实验室的质量方针和质量目标,最后由临床实验室管理层以书面的形式正式对外发布或授权发布。

4. 组织结构的确定 依据 ISO 15189 的要求,区域临床检验与病理诊断中心首先应明确自己的法律地位、与母体组织及其相关职能部门的关系,其次,要确定本身的组织结构及实验室内部各部门的责任和权力。根据此标准,区域临床检验与病理诊断中心应(非全部)设置如下职能单位:

(1) 实验室最高管理者:最高管理者全面负责实验室的工作,对实验室具有决策权和支配权,由 1

人或多人组成。

(2) 技术管理层:技术管理层应由 1 名或多名在实验室某个专业领域内基本知识、基本技能、学术研究等方面领先的人员组成,他们的主要职责是对实验室的运作和发展进行评审和技术指导,并提供相应资源。

(3) 质量主管:或称为质量负责人,也可以采用其他名称,由实验室最高管理者任命。质量主管应有明确的职责和权限,拥有一定的实验室资源,以保证他能监督实验室整个质量管理体系的有效运行;质量主管直接对实验室最高管理者负责,其工作不受实验室内其他机构和个人的干扰。

5. 资源配置 资源包括人员、设备、设施、资金、信息、技术和方法。资源是实验室建立质量管理体系的必要条件。应按照有关认可准则配置其所申请的认可范围内的相关资源。如对于血常规分析来说,管理者应按照准则要求配备有能力进行血常规分析的人员和相应的仪器设备,提供一定的设施和环境以保证血常规分析能正常运行;此外,血常规分析还应符合行业标准的有关要求。资源配置以满足要求为目的,不应造成浪费。

6. 质量管理体系文件的编制 编制质量管理体系文件是建立质量管理体系过程中的一项重要工作。质量管理体系文件是质量管理体系存在的基础和证明,也是体系评价、改进、持续发展的依据。

四、质量管理体系文件

1. 质量管理体系文件的作用和意义 在区域临床检验与病理诊断中心,应将质量管理体系文件化。根据质量管理体系标准(如 ISO 15189),将质量管理体系各要素(或过程)以及相关的政策或规章细化成操作性强的细则,并将执行过程进行记录,所有这些形成的材料即为质量管理体系文件。

质量管理体系文件是质量管理体系的具体体现,如果没有质量管理体系文件,就不能证明建立了质量管理体系。如果对质量管理体系进行认可的话,首先从检查体系文件开始。建立一个完善的质量管理体系,必定有完善的质量管理的文件体系。在建立质量管理体系的过程中,无论多么强调体系文件的重要性都不过分。

2. 文件的分类 文件化管理体系的结构往往用金字塔架构来形象比喻,可分为三层次或四层次。按三层次可分为质量手册、程序文件和标准操作程序(SOP)及质量管理体系其他文件,按四层次可分为质量手册、程序文件、SOP、各种记录及其他文件。

(1) 质量手册:是第一层次文件。是组织对质量管理体系作系统及纲领性地描述,可反映质量管理体系的总体情况。是对质量体系作概括表述、阐述及指导质量体系实践的主要文件,是全体员工进行质量管理活动的基本依据和准则,是质量管理和质量保证活动应长期遵循的纲领性文件。由于组织的规模和复杂程度不同,质量手册在其详略程度和编排格式方面也有所不同。

(2) 程序文件:是第二层次文件。描述实施质量管理体系所需的相互关联的过程和活动。程序文件是实验室进行科学的质量管理的管理制度,程序文件应有较强的可操作性和可执行性,必须强制执行。

(3) 标准操作程序(SOP):为第三层次文件,有时也称为作业指导书。是有关任务如何实施的详细描述,即规定某项工作的具体操作的文件,也就是日常工作中所说的"操作手册"或"操作规程"。

ISO 15189 还要求向临床提供标本采集手册,对与标本采集有关的患者准备、申请者的指导、申请单的填写、标本采集及注意事项、标本保存等一系列内容进行详细规定。

(4) 记录:若将第三层次一分为二,可将所有记录和其他文件归为第四层次文件。记录是阐明所取得的结果或提供所完成活动的证据的文件。记录可用于正规化追溯有关质量活动,并为质量管理体系的改进提供证据。质量记录是质量管理的一项重要基础工作,是质量管理体系中的一个关键要素。

3. 质量管理体系文件的基本要求 质量管理体系文件应该是受控的,不能存在随意性,因此应该按照预先规定的规则,对这些文件的审核、批准发布、标识、保存、修订、废止等环节进行控制。

在质量管理体系文件的编制过程中应注意以下问题：①文件应具有系统性：质量管理体系文件应反映一个实验室质量管理体系的系统特征，是全面的，各种文件之间的关系是协调的，任何片面的、相互矛盾的规定都不应在文件体系中存在；②应具有法规性：文件是经最高管理者批准后发布实施的，对实验室的每个成员而言，它是必须执行的法规文件；③应具有增值效用：文件的建立应达到改善和促进质量管理的目的，它不应是夸夸其谈的实验室装饰品；④应具有见证性：编制好的质量管理体系文件应可作为实验室质量管理体系有效运行的客观证据，记录下了实验室的各项活动并使这些活动具有可追溯性，这也是文件的重要作用之一；⑤文件应具有适应性：质量管理体系决定文件，而不是文件决定质量管理体系，质量管理体系发生变化，文件也应作相应变化。在区域临床检验与病理诊断中心内部，核心实验室与各分实验室应该按照统一的标准编制质量管理体系文件。目前国内的区域临床检验与病理诊断中心正处于不断的扩展过程中，可能刚合并的新的分实验室原来采用的质量管理体系标准与核心实验室不一样，核心实验室就应对其进行指导，使其在下一次 CNAS 的评审前，就能过渡到与整个体系采用一致的标准的文件格式，通过按照统一标准编制的质量管理体系文件可以使各分实验室的质量管理同质化和标准化。

在质量管理体系运行过程中，对现有的文件进行有效管理，可充分发挥文件的作用，使文件化的质量管理体系不断完善；并通过持续改进，达到提高临床检验和病理检查的管理水平的目的。

组织中的所有成员，不论管理人员和技术人员，都能方便获得与他们工作相关的文件，并共同维护文件的现行有效。

质量管理体系文件的控制详见第四章。

（王惠民　胡沛臻）

参 考 文 献

1. 王惠民,王清涛.临床实验室管理学［M］. 2 版.北京:高等教育出版社,2016.
2. 中华人民共和国家质量监督检验检疫总局,中国国家标准化管理委员会.GB/T 19000—2016/ISO 9000:2015 质量管理体系:基础和术语［S］.北京:中国标准出版社,2017.

第四章

质量管理体系文件的控制

第一节 概 述

一、文件的基本概念

文件(document)是信息及其承载媒介。如记录、规范、程序、图样、报告和标准。载体可以是纸张,磁性的、电子的、光学的计算机盘片,照片或标准样品,或它们的组合。一组文件,如若干规范和记录,英文中通常称为"documentation"。

二、文件管理的作用和意义

质量管理体系文件体现实验室的服务宗旨和服务理念,同时提供实验室在进行标准化管理时所需的技术性支持证据。在对实验室进行审查时,往往是通过审查文件来评判实验室是否具备完善的质量管理体系,是否能满足临床的需求和相关法律法规的要求。在质量管理体系运行过程中,对现有的文件进行有效管理,可充分发挥文件的作用,使文件化的质量管理体系不断完善;并通过不断地持续改进,提高实验室质量管理水平。

对于区域临床检验和病理诊断中心来说,由于总部和各分部所处的地域不同、管理人员不同、质量管理体系的侧重点不同等,如不对体系文件进行严格控制,就会影响总部对分部的管理,就不能做到各分部间的同质化管理。加强对区域临床检验与病理诊断中心的文件控制,是实现实验室标准化管理的基础。

三、文件的分类及状态

质量管理体系文件所包含的内容十分广泛,涉及实验室质量管理和日常运作的方方面面。为确保文件的充分性和适宜性,不是所有文件都要受控,仅是构成实验室质量管理体系控制范围内的所有文件才纳入受控范围。宜考虑对由于版本或时间而发生变化的文件进行控制,例如:政策声明、使用说明、流程图、程序、规程、表格、校准表、生物参考区间及其来源、图表、海报、公告、备忘录、软件、画图、计划书、协议和外源性文件如法规、标准和提供检验程序的教科书等。受控文件在发布之前,应经授权人员审核并批准后方能使用。需要明确此种授权是建立在相关岗位职责权限已被明确的基础上的。组织所建立的体系文件应能足够证实其对质量管理体系及其过程进行了有效地策划、运作、控制和持续改进。

1. 文件的分类及定义

(1) 内源性文件:指实验室内部制定的文件,一般包括质量手册、程序文件、标准操作程序(SOP)、实验室生物安全文件、各种质量记录和技术记录(见第十一章)等。

(2) 外源性文件:指来自实验室外部的文件,被直接引用的外源性文件,包括但不仅限于:国家相关法律、法规、规章等,国际、国家和行业的相关标准,有关的教科书、论著等,外购的通用软件、参考数据手册、试剂说明书、委托实验室提供的检验方法和(或)校准文件或技术资料等。这些文件可以任何适当的媒介保存,如磁盘、胶片,不限定为纸张。

2. 文件架构及分层 质量管理体系文件一般可分为 3 个层次或 4 个层次。

(1) 第一层次文件:质量方针、质量目标和质量手册属于第一层次文件,其中质量目标和质量方针可单独起草,也可作为质量手册的一部分。

质量手册应与质量管理体系标准相适应。对于区域临床检验与病理诊断中心来说,主要应包含 ISO 15189 的"管理要求"和"技术要求"中的 25 个要素,还应融合国家有关法律、法规和规章的要求。质量手册的核心是对质量方针、质量目标和质量管理体系各要素的描述。质量手册通常包括封面、批准页、修订页、目录、前言、授权书、批准书、公正性声明、保密性声明、质量方针、质量目标、质量指标、对 25 个要素的描述及支持性资料附录。

每个要素可按概述、职责、要求和支持性文件顺序叙述,"概述"主要论述该要素的主要内容及在体系文件中的作用,以及来自于标准或规章的哪一部分;"职责"主要论述各级管理人员在落实该要素时所起的作用;"要求"是最重要的部分,应至少包含标准中该要素的所有内容(除非不适合);"支持性文件"是落实该要素进一步展开的文件,一般指落实该要素有关的程序文件。

(2) 第二层次文件:即程序文件,在某些情况下也可将程序文件看成是管理制度。程序文件是对完成质量活动的方法所作的规定,每份程序文件应对一个要素或一组相关联的过程进行描述(如文件控制管理程序)。程序文件是质量手册的支持性文件,是质量手册原则性要求的展开与落实。因此,在编写程序文件时,应以质量手册为依据,符合质量手册的规定和要求。程序文件应有承上启下的功能,上接质量手册,下接 SOP。程序性文件的制定、批准、发布都应有一定的要求,应使实验室全体人员明白和了解,对涉及不同领域的人员要进行与其工作相关程序文件的学习和培训。

程序文件可按目的、范围、职责、工作程序、支持性文件、记录和表格的顺序叙述,"目的"主要论述该程序文件在质量管理体系中所起的主要作用;"范围"论述该文件的实用范围;"职责"主要论述实验室各级人员在落实该文件中的作用;"工作程序"是文件的核心内容,应一步步地列出开展此项活动的细节,详细规定在落实该程序文件时具体所要做的事,如何去做,在什么地方做,由谁去做,什么时间去做等,应有很强的可操作性,即所谓"5W+1H"原则(what,who,why,when,where,how);明确输入、转换的各环节和输出的内容;其中物资、人员、信息和环境等方面应具备的条件,与其他活动接口处的协调措施;明确每个环节转换过程中各项因素及所要达到的要求,所需形成的记录和报告及其相应的签发手续;注明需要注意的任何例外或特殊情况。"支持性文件"一般为与该程序文件相关的其他程序文件;"记录和表格"也是程序文件中应规定的重要内容,建议在执行程序文件过程中,尽可能以表格的形式记录,并认真设计表格,做到简单明了,应能对所有表格进行唯一性标识。

(3) 第三层次文件:即标准操作程序,是描述某项工作具体操作的文件。医学实验室的 SOP 大致可以分为四类,即方法类、设备类、样品类、数据类。可对不同的 SOP 规定不同的写作规格,具体可参考二十四章《标准操作程序的管理》。

(4) 第四层次文件:主要为记录,记录又分为质量记录和技术记录。质量记录主要包括质量管理体系审核报告、质量培训和考核等。技术记录主要包括所有的原始观测记录、计算和导出的数据、校准记录以及校准证书副本、检验报告副本,以及参与抽样、样品准备或检验人员的标识,等等。制定和保持表格是为了做好各种质量记录与技术记录。记录包含了特定时间点获得的结果或提供所开展活动的证据信息,并按照第十一章《记录控制》的要求进行维护。

有时也将第四层次文件与第三层次文件合并为一类,但在管理上没有差别。

3. 文件状态

(1) 草稿:处于编写、审核、批准、修订过程中的所有文件。

(2) 受控:文件已被授权人员批准,由文档管理员登记、加盖"受控"章后,且尚无"留存"章的纸质版文件。

(3) 暂停使用:已经处于"受控"状态的文件,如果由于设备故障、项目暂停等原因,需要对文件更新而暂停使用的文件,只需将相关文件撤离现场,交由文档管理员单独妥善保存在"暂停使用文件位置"中,防止操作人员误用即可。

(4) 作废:新文件生效当日,由文档管理员在旧文件封面左上角加盖"作废"章,在所有废弃文件中,应至少需要保留一份作为资料留存,加盖"留存"章。

四、区域临床检验与病理诊断中心文件管理的特殊性

1. 集中式管理　质量管理体系文件的集中式管理是指以该区域内一家核心实验室为中心,辐射区域内的其他实验室。质量管理体系文件可建立统一的质量管理体系,即质量手册和程序文件覆盖区域内的所有实验室(各分部)。区域内的实验室遵循统一的质量手册和程序文件。对于单个实验室内的特殊性的程序文件,由各分部根据程序文件的有关要求单独建立。整个质量管理体系由核心实验室组织人员建立质量管理团队,管理区域内的所有实验室。这有利于发挥区域临床检验与病理诊断中心的规模效应,有利于实现区域内实验室的标准化,有利于提升区域内各实验室的整体质量管理水平。

2. 独立式管理　质量管理体系文件的独立式管理是指区域临床检验与病理诊断中心的核心实验室与各分实验室建立独立的质量管理体系,由核心实验室协调各分实验室体系做到逐步趋同。核心实验室通过与各分实验室的质量管理小组建立质量网络,核心实验室制定质量管理体系文件管理指南,统一文件的编写格式和管理方式,并对区域内各分实验室间的业务流程进行规范,以实现区域临床检验与病理诊断中心内实验室质量管理的标准化。

这两种质量体系管理方式各有利弊。集中式管理易于实现标准化,可在区域内实现检验结果互认,但需高度一致的理念和合作,需有一定的信息化系统作为支撑。独立式管理对实现实验室标准化存在一定的困难,但各实验室内部管理较为灵活,也可单独进行 ISO 15189 认可。

第二节　文件的编制和管理

一、受控的文件编号和版本识别

1. 文件的识别　所有构成医学实验室质量管理体系文件应有唯一性标识进行识别。该标识应包括标题、每页都有的唯一识别号、当前版本的发布日期和(或)版本号(版本用于表示不同时间段发布的、带有修改或补充内容的一系列文件中的一个)、生效日期、页码、总页数或表示文件结束的标记、授权发布、发放部门、来源等。唯一性标识的作用是区分不同文件并确保其完整性和有效性。标识方法有多种多样,实验室应选择适合自身的简易有效的方法。需要注意的是,ISO 15189 没有规定外来文件如何标识,一般外来文件本身已有其唯一性标识。如外来标准已标有代号、编号和年号,此时,如果实验室使用标准的原有编号而又有多份相同标准时,则可采用在原标准编号后面添加分发号予以识别和控制。

2. 质量手册、程序文件的文件编号　质量手册、程序文件等受控文件一般采用 4 级编码,如某区域临床检验与病理诊断中心的质量手册、程序文件的文件编号为:"QYJY-AAA-BBB-CCC,QYJY(区域检验缩写)-AAA(实验室缩写)-BBB(文件类别代号)-CCC(文件顺序号)"。

第一级:机构名称缩写"QYJY",为机构名称代号。

第二级:实验室的缩写"AAA",为实验室类别代号。

第三级:"BBB"为文件类别代号,按英文缩写为质量手册(quality manual,QM)、程序文件(procedure file,PF)、标准操作程序(standard operational procedure,SOP)、外来受控文件(external file,EF)。

第四级:"CCC"为文件顺序号,序号采用 3 位阿拉伯数字编码,例如:001。

在使用二级文件序号时,序号采用 2 位阿拉伯数字编码,例如:01(图 4-1)。

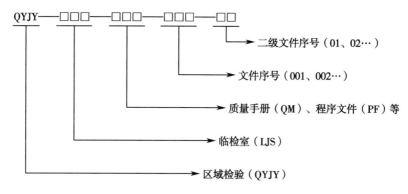

图 4-1　文件编号

集中式文件管理需在文件中明确：质量手册和通用的程序文件应使用统一的机构名称代号，如 QYJY 为统一的机构名称代号。如个别实验室有特殊的程序文件，则可在机构名称代号上作区别，如 NBQYJY 为该区域临床检验与病理诊断中心内的一家子实验室代号。但子实验室代号规则应在总的程序文件中规定。独立式文件直接在机构名称代号上做区分。

3. 标准操作程序的编号　见第二十四章"标准操作程序的管理"。

4. 质量记录编号　如某区域医学检验中心的质量记录表格和技术记录表格编号为 QYJY-QR/QPAA-BB，其中 QYJY 为机构名称代号，不同的子实验室代号不同；QR 为记录代号；QP 为程序文件代号，AA 为记录对应的程序文件章节号；BB 为记录在对应的程序文件中顺序号。

5. 技术记录编号　某区域医学检验中心的技术记录编号为 QYJY-QR-BB-CC，其中 QYJY 为机构名称代号，不同的子实验室代号不同；QR 为记录代号；BB 为专业科室或部门代号；CC 为记录顺序号。例如：程序文件第七章下的第一个记录的编号为：QYJY-JL/QP07-01。《HIV 初筛实验室标准操作程序》中的第四个记录表 QYJY-JL/SOP/HIV-04。表格为相应文件的记录，应将样表放置于其正文后。表格应有表格标题、表格编号。为了工作方便，可适当加入其他必要信息。

6. 体系文件中的附件编号　如某区域临床检验与病理诊断中心的体系文件中的附件编号为 QYJY-FJ/BB-CC，其中 QYJY 为机构名称代号，不同的子实验室代号不同；FJ 为附件代号；BB 为专业科室或部门代号；CC 为顺序号。

7. 外来文件的受控编号　如某区域临床检验与病理诊断中心的外来文件的受控编号为 QYJY-EF-AAA-BBB，其中外来文件保留原文件号作为参考。按外来文件顺序制定内部受控编号，并在文件上加盖受控章进行标识，按要求发放。QYJY 为机构名称代号；EF 为外来文件代号；AAA 为文件类别，如 GT 为法律法规性文件，GB 为国家标准文件，WS 为卫生行业标准文件，CNAS 为 CNAS 实验室认可规范文件，MS 为总部制度文件，TZ 为行政通知类文件，QY 为区域内其他实验室发来的文件等；BBB 为顺序号。

8. 文件的版本　版本采用"第 A 版 / 第 B 次修订"，"A"为版次，B 为该版本的修订次数。如"A/0"表示。"A"表示第一版，"0"表示第零次修订（未修订）。

9. 文件内条款的序号　文件内条款编码顺序通常采用如图 4-2 分级编码。

文件内条款的序号采用"1""1.1""1.2""1.2.1"…的形式进行编号。一个条款内若干短句并列内容的序号可采用"a)""b)""c)"…的形式进行编号，短句后采用"；"，最末短句后采用"。"，序号与文字间留一个字符的间距。

建立的文件应易读，避免生冷词汇出现。

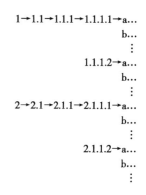

图 4-2　文件内条款编码顺序

二、文件的起草审核与批准发布

区域临床检验与病理诊断中心在编制体系文件时,与医院临床实验室明显的不同点为:区域临床检验与病理诊断中心除了要满足 ISO 15189(CNAS-CL02)的要求外,还应同时满足《检验检测机构资质认定评审准则》和《独立医学检验实验室管理规范(试行)》的要求,前者为国家认证认可监督管理委员会对我国检验检测机构进行资质认定评审的标准,我国部分省市将区域临床检验和病理中心纳入到检验检测机构进行管理,因此必须取得资质认定才能开展工作;后者是原国家卫生计生委对独立医学检验实验室的管理规范,区域临床检验和病理中心的核心实验室和各分实验室也应满足该规范的要求,才能取得当地卫生行政主管部门执业许可。

质量管理体系的所有文件(包括计算机系统中维护的文件),在向区域临床检验与病理诊断中心人员发布前,应经授权人员的审核并批准。质量手册通常由实验室主任组织编制,程序文件由实验室主任授权技术负责人或质量负责人组织编制,填写《文件编制申请审批表》,相关负责人审核,实验室最高管理者批准、签署发布。

标准操作程序等技术性文件由各专业实验室人员组织编写,专业实验室负责人审核,技术负责人批准后发布。

与实验室有关的行政管理制度应尽量纳入程序文件中进行管理,如实在无法纳入的由归口管理部门组织编写,由归口管理部门负责人审核,实验室最高管理者批准。

审核批准后的文件,由文档管理员负责文件打印、装订,质量手册与程序文件由质量负责人组织相关人员学习,标准操作程序等技术性文件由技术负责人或各专业实验室负责人组织相关人员学习。

外来文件收集后由文档管理员填写《外来文件使用批准表》。

三、文件的发放回收与借阅和复印

1. 文件的发放　为方便识别现行有效版本文件及其发放的情况和(或)其所在位置,同时防止使用无效和(或)作废的文件且便于查阅,实验室应以清单方式识别现行有效版本及其发放情况,编制受控文件清单、目录或索引(能识别文件的更改和当前的修订状态,证明其现行有效)和文件分发的控制清单(便于查找)和(或)等效的文件控制措施。文件受控应不拘形式,重在控制的效果。

一般情况下,文件经批准后,由文档管理员负责复印、盖"受控"章并填写《文件发放审批表》,按规定的发放范围发放文件。

文件领用人在《文件发放回收登记表》上签名领取具有分发号和加盖"受控"印章的文件,每一份文件都有不同的分发号,便于追溯。

受控文件不得随意复印。文件破损严重影响使用时,应到文件发放部门进行更换,交回破损文件,补发新文件,新文件的分发号,仍沿用原分发号,文档管理员将破损文件按要求进行处理。

为确保实验室体系和技术能力的有效运作,在对实验室有效运作起重要作用的所有相关作业场所,应都能得到相应的、适用的、现行有效的授权版本文件(并不要求所有作业场所都能得到全部文件的授权版本)。

当文件使用人将文件丢失后按申领手续申领,但应在领用申请中做出说明,文档管理员在补发文件时应给原先的分发号,注明补发,并声明原先的分发号作废。受控文件的发放应由文档管理员进行,文档管理员应确保在使用地点只有适用文件的现行授权版本。文档管理员应保留文件发放记录,以便于检索、核对、管理。

集中式管理的区域临床检验与病理诊断中心的质量手册及程序文件由核心实验室文档管理员负责发放至各分实验室,各分实验室内部文件由各分实验室文档管理员负责实验室内部发放及登记。各分实验室应定期将各自实验室的内部文件送至核心实验室文档管理员处进行备案。独立式管理的区域临床检验与病理诊断中心的各分实验室应能获得核心实验室的质量手册和程序文件作为参考。

2. 文件的回收　质量管理体系文件修订后,由文档管理员及时发放修订的文件,收回作废的文件;文件改版时,发放新版本文件,收回旧版本文件;旧版文件和作废页由文档管理员进行销毁处理。以保证持续满足使用的要求,防止误用、错用作废文件和无效文件。

3. 文件的复制和借阅　受控文件中的体系文件未经过实验室最高管理者批准,不得复制、外借、外传。需临时借阅文件的人员在《档案资料借阅复印登记表》上填写后,经授权人员(如质量负责人)批准后借阅文件,借阅者应在指定日期内归还文件,到期不还由文档管理员追回。原版文件一律不外借,以防丢失损坏。区域临床检验与病理诊断中心各分实验室间相互借阅按各自要求管理。体系文件如需复印,经该文件所属实验室最高管理者批准后,文档管理员在复印件上盖"非受控"章再发放。

文档管理员在每次内部审核前,应全面检查各类在用文件的有效性,核查各使用者手中的文件,发现问题及时处理。

四、文件的更改

文件更改包括文件修订与文件改版。实验室应定期审查文件,在某些方面出现质量管理体系需要改进或体系文件不适应实际工作时,应对体系文件中的相关内容进行修订,确保岗位所使用的文件能持续地适宜其岗位使用的需求(适用性)。在文件执行过程中,有下列情况之一时,体系文件可变更版本:①组织机构进行重大调整,隶属关系发生变化;②质量方针变更或重大调整;③编制质量手册的依据有重大变动;④修订处较多。

修订后的文件应重新批准,实验室应做好文件的定期评审记录。对外来文件,特别是技术标准规范和(或)相关法规,要建立跟踪查新渠道,定期审查文件的现行有效性;对于内部制定的文件,当定期评审发现不适宜或不满足使用要求时应及时修订。为做好此项工作,实验室应就定期审查文件的职责予以明确,应对审查时机做出规定,审查情况和结果应有记录。

文件需要修改时,应由文件修改提出人或文件修改提出部门的负责人填写《文件修改审批表》,说明修改原因,对重大修改(如技术参数)还应附有充分的证据。

除非另有特别指定,文件的变更应由原审核责任人进行审核和批准。若有特别指定,被指定的人员应获得进行审批所依据的有关背景资料(如为什么变更、变更内容、原来如何规定等)。在方便追溯的同时,以确保文件变更后的完整性以及与先前文件的协调一致性。"特别指定"实际上是一种例外情况下的允许偏离。

文件修改时应在《文件修改审批表》登记修改人和修改生效时间,并按《文件发放回收登记表》的名单发放更改后的文件,同时收回作废的旧文件。

某些情况下需要对文件进行手写修改时,应规定修改规则和权限,修改之处应有清晰的标注、签名并注明日期,并且修订的文件应在规定期限内正式发布。"手写修改"并非专指用手握笔进行修改的全部含义,其真正含义是指"暂时性修改"。这种"暂时性修改"的规则涉及:①明确修改的程序和权限;②修改之处应有清晰的标注、签名并注明日期;③修订的文件应尽快正式发布。

文件修订情况应在每个文件的《文件修订表》注明修订日期、修订内容、修订人、生效日期等。文件中经过修订的部分应以下划线或不同字体或不同颜色予以明确标识。若可行,更改的或新的内容可在文件或适当的附件中标明。例如,在文件内容变更的所在页的页脚增加"修订识别栏"或在文件中加附件"修订页",标明更改或新增的内容。

五、文件的作废和销毁

为了防止误用(意指非预期使用)无效或作废文件,实验室应及时从所有使用现场或发放场所撤除这些文件或用其他方法(如对无效或作废文件作适当的标识)进行有效隔离,对受控的废止文件标注日期并标记为废止。尤其不应忽视对"技术标准汇编本"的有效管理,因为其内容中有些是现行有效标准,有些是无效作废标准,往往需通过标识加以区别。出于法律需要(如因文件变更可能引起法律诉讼时)或知识产权保护和保存的目的而需保留的作废文件或归档的文件,应有适当的标识(此处"适当的",意指只要是能适宜自身的、有规范格式的、起到有效识别作用的均是满足要求的)。

作废的文件可由文档管理员按《文件发放回收登记表》收回并记录,作废文件在文件的左上角加盖"作废"章并标注废止日期。需作为资料保留的作废文件,由文档管理员在文件左上角加盖"留存"章后保存。文件销毁采用不可逆的方式,如焚烧或使用碎纸机等。无效或已废止的文件应立即撤离使用场所,或加以明确标识以确保不被误用。任何部门和个人不得使用无效或废止的文件。

六、文件归档管理

应对体系所有文件进行归档管理,文档管理员应分门别类进行管理,实验室管理者应提供充分的文档存放条件。放置位置要方便工作中取阅。当需要多个相关文件装订或汇集成册时,要按照文件编号顺序放置,封面要有册名,每册要有文件目录表。实验室在规定期限或按照适用的规定要求,至少保留一份受控的废止文件。

有关记录的管理见第十一章"记录控制"。

七、电子文件的管理

1. 电子文件的接收与发放 在质量管理体系文件经审核批准后,其电子文件应及时交给文档管理员统一保管,所有已批准的质量管理体系文件均应保持有电子文档。文档管理员在接收电子文件时,应认真核对文件的编号、版本号及审批权限等,核对无误后登记于《受控电子文件一览表》。应至少保存于两处,或以两种形式存在(如光盘和 U 盘)。需要在区域临床检验与病理诊断中心办公自动化系统或区域信息化系统上发布电子文件时,应由文档管理员将其转变为 PDF 格式后交信息管理员上网,上网后文档管理员应对网上文件进行再次核对,并记录于《体系文件上网登记表》。

2. 网络电子文件的使用 区域临床检验与病理诊断中心的质量管理体系文件可仅有纸质版本,或仅有网络版本,或兼有纸质版本和网络版本。文档管理员应确保网络版本和纸质版本的一致性,以及网络版本的正确性。如果实验室仅提供网络版本时,实验室应保证相关使用者获得有效版本的适用文件的浏览权限,必要时进行网络文件浏览培训,如浏览的网络路径、浏览权限的申请及变更等。受控电子文件应便于识别、易于查找,实验室人员不得私自变更网络中的文件内容及浏览权限。各受控电子文件的使用者应按文档管理员指定的网络路径进行浏览。

3. 网络电子文件的修改 受控电子文件在内部网络中发布后,若各电子文件的使用者发现其电子文件与纸质文件不符时,需立即反馈至文档管理员,由文档管理员进行认真核对,确实存在问题的汇报实验室主任后对已发布的电子文件进行修改。

4. 受控电子文件的管理 所有受控电子文件均由文档管理员统一管理。文档管理员应建立和保持《受控电子文件一览表》,如增加或废弃电子文件时,应及时更新此表,以确保该表的现行有效。需要作废的在线网络电子文件,由编制部门填写《作废文件通知单》按照审批权限进行审批,批准后交文档管理员,文档管理员核对文件名称、编号、日期、使用部门等相关内容,并通知信息管理员在网络上撤销该文件,并在网络上发布相应通知。

所有电子文档均应加密。各实验室人员及文档管理员不得私自复制或外传电子文件,如因工作需要将电子文件拷贝带离实验室,需填写申请单经实验室主任书面同意。文档管理员应做好预防电脑病毒,防止非法拷贝和浏览,防止非法删除等工作,应对电子文件进行异地备份。

质量负责人或委派相关人员每季度一次对电子文件的安全性和有效性进行监督核查,确保电子文件现行有效,防止使用废止文件。

(吴立山　王惠民)

参 考 文 献

1. 王惠民,王清涛.临床实验室管理学[M].2 版.北京:高等教育出版社,2016.
2. 丛玉隆,王成彬,毛远丽,等.现代医学实验室管理与认可实践[M].2 版.北京:人民军医出版社,2011.
3. 丛玉隆,王前.实用临床实验室管理学[M].北京:人民卫生出版社,2011.

第五章

服务协议评审与管理

第一节 概　述

一、主要客户来源

区域临床检验与病理诊断中心的主要客户群体是医疗卫生服务机构,其中医院客户占绝大多数。医院客户按等级分类,可分为三甲、三乙、二甲、二乙、一级及以下;按性质分类,可分为公立和民营;按单位类型分类,可分为综合性医院、专科医院、中医医院、疾病预防与控制中心、厂矿企事业单位、私人诊所等,截至 2017 年 4 月底全国各类医疗卫生机构数见表 5-1。随着分级诊疗的推进,国家加大对民营医疗机构、社区卫生中心、县级医院的扶持,未来区域临床检验与病理诊断中心将以这些客户为主。随着互联网医疗的崛起,区域临床检验与病理诊断中心可为普通消费者提供亲子鉴定、酒精基因检测、卵巢癌检测、乳腺癌肿瘤标志物检测等特殊检验项目。随着精准医疗的发展,区域临床检验与病理诊断中心凭借基因组学、蛋白组学等先进技术,可为政府、医疗卫生行业提供疾病诊断、治疗、预后的数据分析和参考。除为临床诊断治疗提供医学检验支持外,区域临床检验与病理诊断中心还可提供药物临床试验、食品与卫生检验、科研支持等服务。因此,各级政府、医院、国内和国际医学检验中心、高等院校、食品企业和药品企业都是区域临床检验与病理诊断中心的合作对象。

表 5-1　全国医疗卫生机构数

类别	数量(个)	类别	数量(个)
一、医院	29 478	二、基层医疗卫生机构	930 150
按经济类型分		社区卫生服务中心(站)	34 583
公立医院	12 602	乡镇卫生院	36 679
民营医院	16 876	诊所(医务室)	204 996
按医院等级分		村卫生室	638 261
三级医院	2 267	三、专业公共卫生机构	24 556
二级医院	8 081	四、其他机构	2 865
一级医院	9 424		
未定级医院	9 706	医疗卫生机构合计	986 049

注:数据来源于中国卫生计生委网站

二、客户的主要需求

1. 现状及需求　我国乡镇卫生院及各级别医院检验科与病理科在人才、设备、技术、管理等方面参差不齐、发展不平衡。三级医院拥有高学历的人才队伍、设备先进、项目开展齐全、管理科学;但对一些特殊检验项目往往因标本量少、成本高、质量不易控制等因素而没有开展。二级医院能开展大部分临床常规项目,基本能满足临床需求;但对应用较少的项目和特殊检验项目,则因为人才、设备、成本和标本量等因素无法开展。一级医院(乡镇卫生院、社区医院、个别民营医院、个体诊所等)因规模小、地理位置制约、人才匮乏、设备落后,往往只能开展一些简单的常规项目。随着医学快速发展,临床诊疗工作对实验室开展的项目从广度和深度上有越来越高的需求。单一的医院检验科已很难满足临床的全部需求。目前,我国三级甲等医院一般能提供 300~500 项检验,大型区域临床检验与病理诊断中心可提供 2 000 余项。区域临床检验与病理诊断中心的优势项目是医院临床医学实验室的重要补充。

2. 国家政策 2015 年 9 月,国务院办公厅印发了《关于推进分级诊疗制度建设的指导意见》(国办发〔2015〕70 号),提出整合二级以上医院现有的检查检验资源,向基层医疗机构和慢性病医疗机构开放。探索设置独立的区域医学检验机构、病理诊断机构,实现区域资源共享。为进一步完善医疗服务体系,加强医疗质量控制,推进区域医疗资源共享,同级医疗机构间以及医疗机构与独立检查检验机构间检查检验结果互认,2016 年 12 月,国家卫生计生委发布了《关于实施有关病种临床路径的通知》,截至 2017 年 6 月已发布临床路径 1 212 个。目前医保改革方向是从项目收费转向按病种收费,最终走向按疾病诊断相关分组付费(DRGs)方式转变。这就要求公立医疗机构严格控制成本,提高效率。公立医院为加强成本控制,必然会增加检验业务外包服务的需求。

3. 特殊检查项目 特殊检查按类别可分为血液、肿瘤、易感基因、个性化用药、内分泌疾病、优生优育等。特殊检查涉及质谱/色谱、流式细胞分析、聚合酶链反应(PCR)、荧光原位杂交(FISH)、高通量测序等技术。例如:荧光染色体原位杂交检查、白血病整合基因分型、肺癌微转移 *LUNX* 基因、帕德维利综合征(PWS)基因、脊髓性肌萎缩症(SMA)基因、人类组织相容性抗原I类高分辨基因分型、他克莫司(FK506)、环孢素 -A、其他器官移植排异药物等。

第二节 服务协议的签订

一、服务协议的基本概念

服务协议是指服务提供方与服务委托人签订的规定有关确定服务权利和义务的合同。是委托人与受委托人间以任何方式(书面的或口头的)通过传递的、双方接受的、规定彼此职责的、形成民事权利义务的、需要共同遵守的协议条文。服务协议可以是双方签署的检测委托书、合同书、检测工作计划方案和书面、电话或口头形式达成的文字记录的检测要求,如检验申请单、标本采集手册等,其内容和格式都应该是以合同形式出现。区域临床检验与病理诊断中心收到的每份检验申请均应视为协议。

二、服务协议的主要内容

对区域临床检验与病理诊断中心来讲,协议应规定申请所需的信息以确保适宜的检验和结果解释。服务协议的主要内容包括:检验项目、检验依据、检测费用、服务周期、原始申请单的使用格式、采样实施的主体、对标本采集有效性的责任、收样的及时性、出具报告的周转时间、患者隐私的保护要求、标本检验后的处理方式、检验活动可否使用委托实验室、对委托实验室是否认可、结果报告方式和异议处理等内容。服务协议需考虑检验申请、标本检验和结果报告等内容。服务协议中应明确规定是否由客户负责确保将实验室检验结果提供给申请者,如果由客户方出具报告(客户转换检验报告),报告中应包括实验室报告结果的所有必需要素,确保结果信息的一致性,包括备注、建议与解释。

区域临床检验与病理诊断中心执行服务协议时应满足以下要求:①应规定、文件化并理解客户和用户(可包括临床医师、卫生保健机构、第三方付费组织或机构、制药公司和患者)、服务提供者的要求,包括使用的检验程序;②区域临床检验与病理诊断中心应有能力和资源满足要求;③区域临床检验与病理诊断中心人员应具备实施预期检验所需的技能和专业知识;④选择的检验程序应适宜并能够满足客户需求;⑤当协议的偏离影响到检验结果时,应通知客户和用户;⑥应说明区域临床检验与病理诊断中心委托给其他实验室或顾问的工作。

三、服务协议样式

区域临床检验与病理中心服务协议样式可参考如下:

| XXXX区域临床检验与病理诊断中心 | 修订状态:X/X | 编号:XXQYJY-XXX-01 |

合作协议书

协议编号:XX-XXXX-XXXX

甲方:XXXX区域临床检验与病理诊断中心 　　　　　　　　(以下简称甲方)

地址:XXXXXXX

乙方: 　　　　　　　　　　　　　　　　　　　　　　(以下简称乙方)

地址:

甲乙双方本着"平等互利、诚信自愿、长期合作、共同发展"的原则,经充分协商,就乙方将医学检验标本和病理标本送到甲方进行检验检查事项达成如下合作协议:

一、委托检验

1. 乙方委托甲方作为乙方医学检验标本的定点检验单位。

2. 乙方具体送检的标本有血液、体液、尿液、脱落细胞、人体组织等,具体以乙方提交的《委托检测单》为准。

3. 乙方送检标本的条码编号前六位为_____。

二、项目申请、检验、报告

1. 甲方所设检验项目为非固定的,"检验项目"将随甲方的业务范围的扩大而增加,以最新对外公开公布的版本为准。检验项目内容、检验方法及收费标准请参见XXXX区域临床检验与病理诊断中心《检测目录》与《标本采样送检手册》。

2. 乙方外送甲方的检验项目具体见《检测目录》。

3. 甲方报告发送方式可以为□传真(传真号码_____)、□物流服务专员送达、□网络打印等,或双方协商确定为_____。

4. 乙方需要甲方提供的危急值报告方式为□电话通知(联系电话号码_____)、□短信通知(联系电话号码_____)、□不需要通知按规定时间发报告。

5. 乙方负责确保将甲方的检验结果提供给申请者,如果由乙方出具报告(乙方转换甲方检验报告),报告中应包括甲方报告结果的所有必需要素,确保结果信息的一致性,包括备注、建议与解释。

三、甲方责任

1. 甲方应理解乙方的要求,选择适宜的检验方法,并有能力和资源满足乙方要求,甲方人员具备开展检验项目所需的技能和专业知识。

2. 甲方对乙方所送检的标本严格按照国家有关检验技术操作规程进行检验并按时完成检验报告,确保检验结果的质量,并对检验结果的质量问题负责。

3. 甲方应当在检验项目发生变化或价格发生变化时向乙方提供更改清单(客户通知书)。清单详细列出检验项目、检验内容、检验方法、检验标本和价格等更改的内容。当协议偏离影响到检验结果时甲方应通知乙方。

4. 甲方承诺按照双方约定的时间派专人免费上门收取标本,用标本专用箱按要求进行保存转运,并及时送达到甲方处。甲方按承诺的时间和方法进行检验(见《检测目录》),按照双方协议的报告发送方式发出检验报告。

5. 甲方确保不被卷入任何可能降低在能力、公正性、判断力或诚实性方面的可信度的活动,保证对检验结果判断的独立性和诚实性。

四、乙方责任

1. 乙方同意将所有外送检验的医学标本送交甲方检验。

2. 乙方向甲方提供的标本必须符合标本采集要求(见《标本采样送检手册》),并保持标本新鲜,因标本不符合要求而造成的后果由乙方自行承担。

3. 乙方负责将送与甲方检验的标本放在统一存放的指定地点,安排人员与甲方的客服人员进行标本、检验报告的交接,并在标本签收单上确认签字。

4. 乙方对甲方提交的检验结果有异议的应当在标本保存期内提出。如在标本保存期内没有提出异议,甲方将视同乙方完全同意接受检验结果。

5. 乙方应向甲方提供的申请检验所需的信息,包括需提供患者身份识别标识、检验申请医师姓名、标本类型(原始解剖部位)、申请开展的检验项目、患者与申请项目相关的临床资料(患者家族史、旅行和接触史、传染病、用药史等)、标本采集的具体日期和时间等信息,以确保适宜的检验和结果解释并确保申请的信息清晰明确。乙方向甲方保证乙方送到甲方处检验的医学标本提供相关信息真实准确;否则由此引起的后果由乙方负责。

6. 乙方转换检验报告单的过程中发生差错,导致转换的报告与原报告信息不一致引起纠纷,由此引起后果由乙方负责。

五、异议处理

1. 乙方有权对于送到甲方任何标本的检验结果在标本保存期内提出异议。

2. 若乙方对于甲方所检验的结果有重大怀疑,那么甲方先要自查结果;对于甲方自查结果,乙方还是有重大怀疑的标本,那么甲方会将标本送至甲乙双方都认可的医学实验室去检验。

六、价格与付款方式

1. 根据双方协商,乙方按 XX 省物价局颁布的《XX 省医疗服务价格手册》和甲方公开公布的检验和病理项目价格向患者收费,甲方按检测收费的＿＿％结算用于检测服务,乙方按检测收费的＿＿％结算用于检验前和检验后的服务,特检项目除外。

2. 乙方在收到甲方发票的 1 个月内将发票金额汇入甲方指定的账户,逾期超过 30 天乙方未支付检测费用,甲方有权终止接收标本并停止对乙方提供检测服务。

七、协议期限

本协议有效期自＿＿年＿＿月＿＿日至＿＿年＿＿月＿＿日止。如双方在合同到期壹个月前没有书面通知终止本协议,则合同将自动延续一个周期。

八、协议的变更、终止

1. 协议双方在有效期内,可以协商变更和补充相关内容,经双方书面确认后生效。

2. 协议双方的任何一方若需提前终止本协议,应提前 30 天以书面形式通知对方。

九、争议处理

在协议执行期间,若发生任何争议,甲、乙双方应友好协商解决,若协商无法解决,将提请 XXXX 仲裁委员会进行仲裁。

十、其他

本协议一式四份,经甲、乙双方盖章和授权代表签字后生效,由甲乙双方各执两份。本协议的书面补充被一并视为本协议不可分割的一部分。

四、签订服务协议注意事项

服务协议签订前,相关人员可以向客户单位提供本检验所的检验能力证明(机构法定证明材料、《检测目录》和《标本采样送检手册》等),并邀请客户单位参观检验工作区域,增加对检查能力的信任程度。客户参观时应按《保护患者的机密信息控制程序》和《实验室安全与内务管理程序》做好相应的保密和保护措施。

服务协议签订还应注意以下几点:①协议内容是否符合国家法律、政策和区域临床检验与病理诊断中心的规定,订约程序是否符合法律规定;②预计可能承担的风险,协议非正常履行时可能受到的经济损失;③协议各方当事人权利、义务的规定必须明确、具体,文字表达要清楚、准确、无歧义;④协议中应包含保证协议履行的违约责任条款。

第三节　服务协议的评审

服务协议评审是指合同签订前,为了确保检验质量符合要求由供方所进行的系统活动。

一、服务评审的目的和方法

服务协议评审的目的:充分理解客户要求并满足其要求,争取超过客户的期望。同时,通过评审保证客户提出的质量要求或其他要求合理、明确、文件齐全且实验室确有能力和资源履行合同。

区域临床检验与病理诊断中心应建立(编制)和维持评审来自于用户(患者或临床医师、卫生保健机构、健康保险公司、制药公司)的要求、标书和协议的程序,简称服务协议的评审程序。对服务协议的评审可通俗地理解为承接或开展检验项目前的项目评估,在对客户的要求进行评审的同时,也涉及区域临床检验与病理诊断中心能否理解客户的检验意图以及检验服务能力是否满足合同要求。

由相关人员填写《合同评审表》并组织相关人员进行评审。技术负责人负责对送检项目及检验依据等技术内容进行审核,质量负责人负责对检测项目质量是否满足要求进行审核,物流相关负责人负责对检测项目是否能满足标本收集要求、是否能满足出报告的要求进行评审,实验室负责人负责对能力、检验周期、委托方资料、双方急诊室的权利和义务进行评审。

当承接的检验任务涉及需委托出去的项目时,服务协议评审的内容应包括被实验室委托出去的所有可能涉及的工作,评审其是否满足 CNAS-CL02 的委托实验室的检验要素的相关要求(如受委托实验室的能力,是否是委托方指定的受委托方,委托结果的报告方式等)。

二、评审内容

评审前首先对委托方提供的资料进行确认,及这些资料是否需要妥善保存后交还委托方进行确认。可从以下方面进行评审:

1. 委托方信息,如名称、地址,申请检测所需的必要信息。

2. 标本信息,如对标本类别、标本量的确认,对标本的状态、完整性的确认,标本处理方式和保存期的约定。

3. 检验项目,如检验项目使用的检验方法是否满足要求,确保所用检验程序的性能参数满足其预期用途;相关检验项目的参考区间是否与委托方一致,危急值是否存在差异。

4. 对检验时限的确认,对报告发放方式的确认。

5. 对整个合同其他内容和注意事项的确认,双方权利和义务的约定,委托方对标本及其相关信息的真实性负责的约定。

6. 异议处理,如投诉、复检等方式进行确认。

7. 客户(患者或临床医师、卫生保健机构、健康保险公司、制药公司等)的要求(包括客户要求使用的检验方法)已被双方易于理解的方式接受且被文件化;当患者是客户时(如患者有能力直接申请检验),宜在实验室报告和解释性信息中说明服务的变更。

8. 合同评审的内容除了涉及检验程序(方法)外,还应考虑财务、法规安排等方面的影响,尤其要考虑法律责任问题,切不可等闲视之。

9. 实验室工作人员应具备实施预期检验/检查所需的技能和专业知识。

10. 实验室应证实有能力和资源满足客户要求,证实检验检查人员是否掌握了必要的技能和专业技术,实验室的物质资源、人力资源和信息资源等是否满足要求。

11. 当协议的偏离可能影响到检验结果时,是否能及时通知客户和用户。

12. 如实验室将部分检验检查项目委托给其他实验室或顾问时,是否能及时通知客户并征得客户同意。

三、服务协议评审记录

对服务协议评审及其记录的要求,通常可分为3种情况予以参考。

1. 对例行和其他简单检验任务的评审,仅需由实验室中负责标本接收工作的人员(应授权)在检验申请单(委托书)上注明日期并加以标识(如签名)即可。

2. 对于重复性的例行的检验任务的评审,如果客户要求不变(如部分医院内部),仅需在初期调查阶段或在与客户的总协议下[如通过内部岗位和(或)部门的质量职责配置给予保证],对持续进行的例行检验工作合同进行评审,并保存相关记录。

3. 对于新开发的、复杂的或技术含量较大的检验任务,则需要进行较复杂而又细致的评审。这类评审可组织相关部门(如技术管理层、质量负责人、检验员、采购人员和临床医师等)人员参加,以会议形式进行并保存更为全面的记录。

对于新开发的检验项目(或许是复杂的或先进的内部检验程序),客户的要求范畴中除了特定客户的要求外还包括社会的需求,此时合同评审往往还会涉及市场调研、可行性分析(包括风险评估、效益评估)。由于是内部检验程序且涉及使用前的合同评审,则应适当验证其是否符合用途且需形成文件。

四、服务协议评审样式

区域临床检验与病理诊断中心服务协议评审样式可参考如下:

协 议 评 审 表		编号:
		□新客户签约 □老客户续签 □合作协议修改

客户名称		客户地址	

客户要求:	
样本要求	配送服务支持部按电话通知周一～周六每天到医院检验科进行标本收集。
送检项目及 检验依据	见检测目录与采样送检手册及附件。
异议处理	拨打客服电话进行沟通,如有需要,可送第三方检测机构进行复检。
样本处理方式 和保存期	检验后标本保存以备复查需要,保存期限详见《已检标本的保存条件和保存时间明细表》,超过保存期后,交回收机构进行无害化处理。
检验时限	按检测目录与采样送检手册中的报告时间执行。
对提供的资料 是否需要交还	按检验所文件规定进行保存。
报告发放方式	□配送服务支持部送达 □网络打印 □数据对接 □其他_____
其　　他	

评审提出人:	日期:

右上角：续表

各部门评审意见			
部　门	评审内容	评审意见	签字 / 评审日期
技术负责人	送检项目及检验依据是否适宜并满足客户要求？ 是否能够为客户提供检验申请、样本采集等指导？ 是否能够按照客户要求报告危急值？ 是否能保证检验质量并保持判断的独立性与诚实性？ 是否能够为客户提供最新的检测目录和样本采样送检手册？	□能够满足 □不能够满足	
质量负责人	异议处理是否能够满足客户要求？ 协议偏离是否能及时通知客户？	□能够满足 □不能够满足	
医学实验室	是否有能力在检验时限内完成检验项目？ 标本处理方式和保存期能否满足客户要求？ 如客户提出需交还提供的资料能否满足？ 是否具备业务开展所需的能力和资源？ 人员是否具备开展检验项目所需技能和专业知识？	□能够满足 □不能够满足	
客户服务部	是否能满足客户要求接收标本？ 是否能满足客户报告发放方式的要求？ 是否能够按规定要求对客户疑义进行处理？	□能够满足 □不能够满足	
市场部	是否能满足双方约定的权利和义务？	□能够满足 □不能够满足	
评审结论：			
总经理审批： 签字：　　　　　　　日期：			

第四节　服务协议的执行和修改

一、服务协议的执行

服务部门可根据服务协议内容和要求，派驻或通知委托单位所在区域的配送服务支持部人员到委托单位执行收样工作。物流收样人员需根据《检验前控制程序》和《标本管理程序》要求执行标本的接收、核查、运输和投送活动。每次在客户单位收样，都必须要求其提供规定的检验申请单和相关信息，其信息应满足医学伦理学要求、法定要求、服务协议约定要求。前处理人员在收到标本后进行核查，若标本有效、信息有效，则直接按《标本管理程序》和《检验过程控制程序》要求将标本分类、分拣，流转到相关实验室部门。若核查出标本不符合要求，则由前处理人员填写《不合格标本拒收反馈记录单》，由物流人员将原标本和《不合格标本拒收反馈记录单》一起送至委托方，由委托方确认后重新采集再送检。若信息不明确或无效，由前处理人员直接按《检验过程控制程序》要求和 SOP 文件规定开展检验活动。

当客户委托的项目涉及新项目、新方法、特殊要求时，应按《方法选择及方法的确认程序》和《新项目评审程序》的要求识别新项目、新方法、特殊要求是否在本检验所能力范围内，并对这些新项目、新方法、特殊要求的适用性进行评价和策划。

二、服务协议的修改

(一) 客户单位要求进行的服务协议变更

当客户单位提出对服务协议进行变更时,客服人员应及时将客户变更的需求转化成文字描述提交给市场部,由市场部负责人组织相关部门或人员识别实验室就这些变更要求的应对能力,并形成应对措施。

1. 客户提出服务协议的终止

(1) 市场部应确定其终止服务协议的原因,是其自身原因还是因实验室的相关环节失误造成客户流失。

(2) 当客户自身原因显示终止服务协议是不可逆转的,则按服务协议中规定的责任,由市场部完成合同的终止。

(3) 当客户自身原因显示终止服务协议是客户有新的要求或意向,则在不违背法律规定、不造成利益重大损失的情况下,市场部可重新评价这些要求,与客户重新签订服务协议,最大限度地满足客户需求,尽量不造成客户流失,如不能满足该要求则终止服务协议。

2. 客户提出对服务协议内容的变更　当客户通过任一途径和方式明确提出需要对服务协议内容进行变更时,由客服人员或任意一个了解客户变更需要的人员上报给市场部负责人,并由其召集合同履行部门的负责人员识别这些变更要求,在不违背法律规定、不造成利益重大损失的情况下,可与客户重新签订服务协议,最大限度地满足客户需求,如不能满足客户要求则可拒绝变更服务协议。

3. 客户提出在服务协议约定的范围内对申请检验的内容的调整

(1) 在客户单位收取的标本进入投送环节后,客户提出对检验申请内容进行调整(增加或减少),客服人员在接收到这些信息后应及时告知标本前处理人员,并在 LIS 或有关记录上记录这些变更要求(明确告知人、告知时间、告知内容、标本识别、增加或删减要求)。

(2) 当前处理人员确认可以对检验申请的内容进行调整时,应告知客服人员,并由客服人员反馈客户。

(3) 当前处理人员无法确认该标本的量或性状是否适合增加检验内容时,前处理人员应通知质量负责人,由质量负责人对调整要求进行判断,确定是否需要进行重新送样。

(4) 客服人员与客户单位的指定医师进行联系,将识别的结果告知,任何方式的联系活动都要保留记录(电话记录、电子邮件记录、微信记录、QQ 记录、传真记录等)。

4. 由于客户原因需要对已经确认和执行的合同进行修改,则应记录这些要求,必要时应由客户提出书面修改申请。

(二) 实验室对服务协议内容的变更和调整

1. 实验室对服务协议内容的变更　当根据实验室的发展趋势,实验室增加或减少检验服务能力,市场部应在项目调整后尽快与客户就服务内容变更的处置方式达成一致。因服务项目减少的按原服务协议约定的要求赔偿或补偿,服务项目增加的在客户认可的情况下,签订补充协议,并对补充协议进行评审。

2. 实验室对申请检验的内容的调整

(1) 当标本在前处理环节由标本分拣人员识别出该标本不适合开展申请的检验项目时,前处理人员应将信息通知客服部,客服人员根据原始申请单中的客户电话联系客户,请其重新采样或补送标本,并及时通知该区域的物流收样人员及时到客户处收样。

(2) 当标本在检验环节由检验人员识别出标本不适合开展申请的检验项目时,检验人员应将标本退回到前处理室,由前处理部门按上述要求处理。

(3) 当因检验系统问题(停电、检验设备故障、检验人员暂时不能上岗等)造成无法为客户开展相关检验活动时,应根据服务协议约定要求执行或经客户同意后按《受委托实验室控制程序》送到受委托实验室进行检验。实验室的专业负责人应对受委托实验室提供的数据进行分析,识别其数据是否真实有效,并将检验数据转录到实验室的检验报告中,报告信息应符合《结果报告与发布管理程序》中规定的要求。同时专业实验室负责人应在检验系统功能恢复后,在可能的情况(保留的标本还在有效期)下,开展复检活动,以识别和验证委托实验室所检结果的真实性和有效性。

(4)当在标本开展检验前的任意环节的活动造成标本失效时:①失效活动实施人员的主管部门应提出对其进行处理的方式;②质量负责人对提交的处理方式的有效性进行审核识别,提出意见后上报负责人或其授权人批准;③在获得批准后由处理措施的主管部门实施;④客服人员与客户取得联系,说明情况,取得客户的谅解,可提出赔偿或补偿的措施,并重新采样检验。

3. 服务协议调整的注意事项　由于实验室的原因需要对服务协议已经约定的内容进行修改或执行中出现了偏离协议的活动时,均应通知客户,得到客户认可。

服务开始后如需修改协议,包括任何重大变化或改动在内的评审记录,合同执行期间就客户的要求和工作结果与客户进行讨论的有关记录等,均应予以保存,将所有修改内容通知所有受影响方并记录存档。

市场人员每年度将所有的服务协议记录在《合同协议书(评审表)汇总表》中。

第五节　服务协议相关文件的管理

服务协议文件上报备案,档案资料登记、归档与统计文件经办人应将服务协议文件审核的历次情况连同签呈和批示一并归档。签署后的服务协议文件或对外公告发布的文件原件存放于档案管理部门,服务协议文件经办人负责将复印件存档相应的经办部门。服务协议文件如有附件,应一并存档。对于变更内容的补充合同及解除、终止合同的协议,归档时应与原文件一起保管。其他类文件将根据文件的重要性、类别、性质判定归属管理部门。

下列资料可以作为文件档案与协议一起归档:①谈判记录、可行性研究报告和报审及批准文件,有关签订文件的签呈、审查核准的文书、报告、决议等文件资料;②对方当事人的营业执照或身份证明的复印件以及其他证明;③对方当事人履约能力证明资料复印件;④对方当事人的法定代表人或文件承办人的职务资格证明、介绍信、授权委托书的原件和个人身份证明复印件;⑤我方当事人的法定代表人的授权委托书的复印件;⑥对方当事人的担保人的担保能力和主体资格证明资料的复印件;⑦双方签订或履行文件的往来电传、信函、电话记录等书面材料和视听材料;⑧登记、见证、鉴证、公证等文书资料;⑨文件的文本(包括变更、解除文件的协议)以及与文件有关的附件、文书、图表等;⑩收样、发报告、发票等有关凭证;⑪服务条款的承付、托收凭证,有关的财务账目;⑫产品的质量标准、封样、样品或鉴定报告;⑬有关违约的证据材料;⑭其他与文件有关的材料。

(邹继华)

第六章

受委托实验室和顾问的选择与管理

第一节 概　　述

委托 - 代理理论是契约理论在过去 30 多年中最重要的发展,其创始人莫里斯为此还在 1996 年获得诺贝尔经济学奖。委托人和代理人之间存在激励不相容因素,科学的激励、监督和约束机制的设计和执行,可促使代理人遏制代理成本,使得代理人在追求自身利益最大化的同时,实现委托人利益的最大化。

区域临床检验与病理诊断中心尽管已成为区域内检验检查中心,具备了区域内全方位服务的能力,但也不是任何检验检查的项目都能开展的,因此存在委托和受委托的业务,如何选择和评价受委托方(包括受委托实验室和受委托顾问),是本章重点。

一、定义和术语

1. 委托实验室(referring laboratory)　是指为完成检验或病理工作,将部分临床标本外送至第三方实验室并提出委托请求,由第三方实验室完成医学检验工作的实验室。

2. 受委托实验室(referral laboratory)　是指标本被送外检的外部实验室。受委托实验室是实验室管理层选择转送标本,或分标本供检验,或当无法实施常规检验时,送外检的实验室。

二、受委托实验室选择的目的

在委托实验室承接的检验业务中,由于部分项目中人员或设备等条件的限制,需要利用外部实验室的仪器、人员等资源,将部分检验工作委托给第三方实验室。依据 ISO 15189 管理思路,为保证受委托实验室的检验工作符合规定要求,出具数据准确可靠,应对受委托实验室进行评价、选择和全程控制,从而规范委托实验管理,保证委托实验结果的准确性与可靠性。

三、委托实验室的职责

委托实验室应建立并维持有效的文件化管理程序,以评估与选择受委托实验室,满足实验室服务临床医师和患者的需求。

1. 质控组的职责　主要负责受委托实验室的能力调查。即对受委托实验室检测项目的检测质量能否满足要求进行详细审核,诸如:具备承担法律责任能力、管理能力、技术能力、按 ISO 15189 标准运作的能力,且没有涉及双方可能的利益冲突及所服务用户的利益冲突,并汇总调查结果。

2. 技术负责人的职责　主要负责并收集受委托实验室资料,并组织对受委托实验室的质量保证和检验能力进行考核评审,按约定评估所选用的检验方法,检验程序应符合实验室服务用户的需求并适用于检验。如果使用内部程序,则应适当确认其符合预期之用途并完全文件化。建立《委托项目清单》和《合格受委托实验室和顾问清单》。

3. 实验室负责人的职责　主要负责对技术负责人提出的委托检验和病理项目进行审核。具体包括:受委托实验室是否有能力完成委托项目、受委托方提供的资质证明资料是否完整、出报告时间能否满足委托方要求等,并明确规定各自对解释检验结果的责任等。一般而言,委托检验是建立在"合同(协议)"保证的基础上。

4. 标本管理人员的职责　主要负责提供委托检验的标本,负责评审受委托实验室的检测项目能否满足委托方标本收集要求、能否满足委托方出报告的要求等。充分明确检验前及检验后程序在内的各项要求,如检验前的运输、冷藏、保温、立即送检等要求,检验后标本的保存应符合政策等,形成的文件应易于双方准确理解。

5. 相关专业组检验人员的职责　负责接收受委托检验报告,发送检验结果。

6. 市场部的职责　负责评审双方的分成比例,评审能否满足双方约定的权利和义务;负责委托合同的评审受理签字等。

实验室应以客户为关注焦点,广泛征求所服务用户的意见。尽管 ISO 15189 并未强调必须以书面形式征求意见,或征得所服务用户的准许,但作为第三方实验室,为了规避风险,可采取适合自身需要的方法界定相关方的责任,做到在出现法律纠纷时有据可依。

第二节　受委托实验室的选择与委托实施

一、受委托实验室的选择

受委托实验室的性质可有所不同,应从以下几个方面进行选择:

1. 受委托实验室的资质　受委托实验室通常需要有较权威的地位、较高的能力和水平、完善的质量管理体系、有高级专业技术人员和丰富的经验等。若需要确认检验程序时,受委托实验室应具备使用参考测量方法的能力。

一般优先选择以下实验室作为受委托实验室:①医疗机构内的临床实验室,如医院内的医学检验科和病理科;②区域临床检验与病理诊断中心,需取得独立法人资格;③从事特殊检验的实验室,如行政部门指定的人免疫缺陷病毒(HIV)确认实验室等。

2. 受委托实验室的检测服务质量

(1) 受委托实验室的条件:其人员、设施、设备、试剂、质量控制等能满足检测工作的需要。

(2) 现场评审的要求:现场评审时,应注意实验室总体卫生清洁水平、实验室设施、实验室安全防护及工作人员的仪表、态度和行为等,工作人员的精神面貌可能影响实验室工作的质量。

3. 受委托实验室的文件

(1) 受委托检验服务协议:委托实验室应与受委托实验室签订《委托检验服务协议书》,规定双方的职责、权利和义务,受委托服务应达到的具体标准,双方出现争议时具体的解决与处理方法等。委托实验室应建立并维持《合格受委托实验室和顾问清单》,内容可包括受委托实验室的名称、地址、所属机构、所委托的检验项目和时间及责任人等。

(2) 规范性的文件:受委托实验室应能提供相应的规范性文件,以证明其服务质量和操作的规范性和可靠性。涉及国家、区域或地方法规时,应按所在地的法规要求予以满足。委托实验室可在现场评估过程中,对受委托实验室的质量管理体系文件、具体的操作手册和操作记录等进行审阅,并保存评审记录。

(3) 人员资质文件:对受委托实验室的负责人、高级专业技术人员等的资质从以下几个方面(但不限于)进行评估,具体包括:教育背景、执业许可证、相关证书、参加继续医学教育活动的记录、专业能力与成就等。

(4) 室内质控记录文件:对受委托实验室的室内质控活动记录进行审核。

(5) 室间质评资料:对受委托实验室的室间质评活动记录进行审核。

(6) 仪器维护:检查日常维护仪器的记录、维修报告等文件。

（7）质量保证与改进措施：由受委托实验室提供相关资料，定期进行质量保证及质量改进活动（如内部审核或管理评审）。

4. 受委托实验室的工作要求

（1）检验项目目录：委托方对受委托实验室提供的检验项目范围的要求是不同的，在选择受委托实验室前，应明确其服务需求。另外，受委托实验室有时也需要再委托其他实验室进行检测，以保证委托方的需要。当受委托实验室需要将标本再送至其他实验室检验时，应当按照要求对实验室进行评价，并在最终检验报告单上注明具体的检测实验室名单。

（2）标本采集和检验申请：受委托实验室应当提供详细的指南性文件，说明患者需要准备工作和标本采集要求，具体包括标本量要求、特殊处理要求、是否需要使用抗凝剂和添加剂、所需的临床信息及检验申请的具体程序等。实验室应对送达受委托实验室的标本进行登记，以便于追溯。具体包括标本来源、标本量、标本采集时间、标本运送人员姓名、标本接收人员及时间、标本质量等。按预定时限保留所有受委托标本的申请单和检验结果。

（3）标本运输：标本运送方式和方法应有明确规定，建立具体的收取标本时间表，能满足受委托实验室的要求和保证患者标本完好，特殊标本（如冰冻等）也应明确规定。

（4）报告时间：受委托实验室应明确其发出检验报告的时间。出现特殊情况，如发生延误时，应及时通知委托方。如果有特殊的检验项目需要较长时间，受委托实验室应向委托方作出详细说明，并提供具体时限。

（5）信息传递：受委托实验室应使用软件中标准化的检验申请和结果报告协议，通信能力应能满足委托方的要求。

5. 检验报告的发送和结果解释　　检验结果一般由受委托实验室提供给委托方，不能有任何可能影响结果解释的改动。委托实验室应考虑周转时间、测量准确度和解释技巧等要求，采用最适合的方式报告受委托实验室的结果。实验室授权的相关人员可根据实际情况选择性地对检验结果做出解释性评语，但应明确标识并添加评语者的签名，以便日后追溯。

检验结果的报告方式应能满足委托方的要求，具体要求应包括但不限于以下几项。

（1）数据通信系统的自动化：受委托实验室报告标明受委托方的名称，同时标明完成检验工作的实验室名称和地址。

（2）参考区间：不论是打印、手写、口头或电子的检验报告，均应包括与年龄和性别相关及与治疗和诊断相关的参考区间；其使用的参考区间发生改变时，受委托实验室应及时通知委托方，并在检测报告中使用有效的参考区间。

（3）危急值：应及时通知委托方，其他异常结果也应及时与临床沟通。

（4）检验结果的处理：受委托实验室应根据国家或行业的相关规定，建立对患者检验结果的直接报告制度，并通知委托方；检验结果有质疑时，受委托实验室应对其做出正确反应；若有纠正和改进，应出具具体报告。

（5）专家咨询服务：受委托实验室应在需要时向委托方提供专家咨询服务。

（6）标本的处理：标本处理不当或拒收时，受委托实验室应向委托方提供详细书面材料。

6. 受委托实验室的声誉和业绩　　受委托实验室应提供其委托方的名称，并提供其保证委托方满意度的措施。受委托实验室的名誉可以反映检验的质量，检测性价比的高低是委托方需要考虑的重要因素，还应注重其提供服务的质量。受委托实验室应允许并鼓励委托方在实验室工作的高峰时段对实验室进行现场评估。委托方与受委托实验室应建立定期的沟通和评估制度。

二、委托合同的签订

根据工作中的实际需求，当委托方需要将本实验室无法检测的检验项目交由受委托实验室完成时，在征求有关部门的意见后，由技术负责人提出申请并填写《委托实验申请单》，交区域临床检验与病理诊断中心主任审核。审核通过后,由技术负责人统一组织专业审核组对相关受委托实验室的检验能力和质量保证进行考核评审,确定最终的合格受委托方。

由市场部经理或相应人员与合格的受委托实验室拟订书面协议,协议应明确检验前以及检验后程序在内的各项要求,受委托实验室有能力满足所有要求且没有利益冲突,对检验程序的选择适合且达到预期用途,明确对有疑问的检验结果作出合理解释的责任。拟定好的书面协议报中心领导审批。审批通过后,行政管理部门应与受委托实验室就服务周期、检验费用、原始申请单的使用格式、患者隐私的保护要求、采样实施的主体、对标本采集有效性的责任、收样的及时性、检验依据、标本检验后的处理方式、出具报告时间和结果报告方式等内容进行约定并形成委托检验合同。

三、委托项目的开展

合同执行后,若需要通过受委托实验室执行委托活动,由前处理人员及时将需要委托的标本安全包装好,然后在内部的《受委托检测记录表》中与相关的原始申请信息统一进行登记,在规定的时间内送到受委托实验室进行进一步检测,并由受委托实验室提供书面交接记录。客服人员应与受委托实验室的相关人员积极联系,查询其检验活动开展的情况,并解决其需要补充信息的要求。

收到受委托实验室出具的检验报告单后,客服人员应立即提交给检验部门,由检验部门的相关授权人员识别其报告单的信息、委托的项目、检验数据的关联性是否准确无误。若需要将受委托实验室的检验数据引用到本检验部门的检验单中,报告中应包括受委托实验室报告结果的所有必需要素,不能做任何有可能影响结果解释的改动,报告中应注明是由受委托实验室实施的检验,并提供受委托实验室的实验室名称和地址。本检验部门应保留所有受委托标本的申请单和检验结果。

四、对受委托实验室的控制

由技术负责人亲自或委托技术人员到受委托实验室进行现场观察,最大限度地确保检验结果的真实、有效。质量负责人应将所有受委托实验室登记在《受委托实验室使用登记表》中,组织专业实验室负责人和技术负责人定期评估受委托实验室工作质量,以确保满足《医学实验室质量和能力认可准则》和《资质认定评审准则》相关要求,确保受委托实验室有能力开展所申请的检验,并负责填写《受委托实验室的适用性定期评审表》,由文档管理员保存与受委托实验室定期评审相关的记录。前处理人员负责登记所有委托给其他实验室的标本,并将对检验结果负责的实验室名称和地址提供给服务用户。

文档管理员负责保存有关受委托实验室的所有资料(如能力评审的记录、签订的协议、受委托实验室的能力证明材料等)。技术负责人需考虑委托标本的测量准确度、周转时间、解释技巧等的要求,确保这一过程不受商业或财务干扰,并负责维护一份所有受委托实验室的清单,填写《受委托实验室一览表》。在年度管理评审活动中,技术负责人负责对本年度由受委托实验室开展的检验活动的数量、质量进行通报,并由参加管理评审的全体人员对其持续满足能力进行确认。

第三节　受委托顾问的选择

一、受委托顾问的需求

受委托顾问是在复杂检验方面提供意见和解释的技术专家。目前区域临床检验与病理诊断中心聘请的顾问主要为:病理专家、血液病专家、微生物专家等,还包括部分管理专家。

当对某些检验结果的判断或解释存有疑问时,需要征求检验技术顾问的意见。检验技术顾问背负着规范整个检验市场的职责。我国的医院检验管理还存在很多问题,受委托顾问应看到问题的实质,为检验规范管理作出自己应有的贡献。

二、受委托顾问的资质、权力与义务及服务形式

1. 受委托顾问的资质　　受委托顾问应是从事本专业的资深专家,有着较高的学历和声望、较丰富的实践经验和扎实严谨的工作作风。受委托顾问的特质在于他们的独立、客观、正直与诚实。

2. 受委托顾问的权力　　在委托范围内,受委托顾问有权参加委托单位的重要会议,有权访问委托单位内有关的工作人员,委托单位必须尊重且配合其工作。受委托顾问有权要求委托单位提供与委托内容相关的单位内部真实材料。

3. 受委托顾问的义务　　受委托顾问对委托单位提供的所有资料均承担保密义务,即使终止与委托单位的服务合同,仍承担保密义务。未经过委托单位同意,受委托顾问不得公开、引用委托单位运行中的投资、人事、财务等重要资料。

4. 受委托顾问的服务形式　　受委托顾问需要定期到委托单位工作,并现场解答及解决委托单位实际遇到的问题。委托单位若遇到需要经过一段时间方能解决的难题时,受委托顾问可通过内、外部调研,然后提交书面专题报告给委托方。受委托顾问按约定的时间为委托单位服务,并应履行双方约定的其他服务形式。

三、受委托顾问的调查

委托方通常通过技术主管组织对受委托顾问应具备的能力、资质、知识和道德等问题进行深入调查,以便聘请到适应工作的高水平的顾问。

(一)对受委托顾问的能力和资质的调查

1. 分析问题的能力　　受委托顾问应具备在众多复杂问题中抓住关键问题的能力,能够识别问题的根源、区分根源与表征的能力。在不冒犯对方的情况下,受委托顾问通过讨论和交流,获取重要信息和关键数据。受委托顾问还应具备概括问题、提炼问题和归纳问题的能力,且能够帮助委托方认识自身存在的问题。

2. 咨询方面的能力　　受委托顾问有能力向委托方提出有说服力的方案和报告,逻辑思维清晰、无语法错误。

3. 沟通与展示的能力　　受委托顾问推荐方案时,整个展示过程准备充分、讲解清楚,能够恰当掌握表达问题的分寸,能够对委托方运用有效的人际影响力,使委托方和各种不同的利益相关者分享对关键问题的判断。

4. 文化意识和敏感性　　受委托顾问与委托方能够建立彼此高度信任的关系,能够识别委托方敏感的人际关系并从容应对;能够区分委托方不同层次管理者的不同咨询需求,以及对他们的不同角色准确定位;能够区分不同客户特征并能够适应各自的特殊文化氛围和权力运作。

5. 计划与资源配置的能力　　受委托顾问在所提出的咨询建议书中,能围绕目标管理,展示其充分利用和配置资源的能力;并能掌握适当的技能;能够安排充足而合适的咨询时间,以便胜任咨询任务。

6. 运用信息的能力　　受委托顾问能够定期或不定期地与委托方或供应商等主动进行沟通和交流,从而获取必要的知识和信息;受委托顾问能够定期与同行进行必要的沟通和交流,从同行中获取有用的经验和信息;受委托顾问能够经常与专家机构或政府机构进行必要的交流,以获取最新的行情和行业知识;受委托顾问能够经常外出考察或培训,以学习行业最新的技术和管理方法。

7. 人际交往的能力　　受委托顾问应能妥善处理委托方内外各种关系,能与周围环境进行广泛地联系,并对外界信息具有较强的吸收和转化能力,具有正确处理上下左右等周围关系的能力。

8. 项目管理的能力　　受委托顾问能对实施项目前的风险预估和可行性进行可靠分析;项目实施过程中具有一定的掌控能力;相关利益方的关系处理得当;项目实施后的评估和服务也比较到位,从而能稳固双方的长期合作关系。

（二）对受委托顾问的声誉和业绩的调查

声誉是指个人或单位的声望或名气,主要包括获得的名声、信誉、荣誉等。具体包括个人或单位获得的荣誉称号、社会地位、职业道德和所达到的业绩组成的政治声誉和职业声誉。业绩是指个人或单位取得的显著成绩。声誉的好坏,关系到受委托顾问自身的发展前途。通过对受委托顾问的声誉和业绩的调查,可进一步了解受委托顾问的工作能力。对受委托顾问业绩的调查主要包括个人资质的调查、沟通协调能力的调查、实践经验和工作作风的调查等。

四、受委托顾问的管理

加强对受委托顾问的管理,将有助于衡量评价其从业资格。咨询机构应定期招聘、评估受委托顾问,给予受委托顾问培训机会;受委托顾问可将素质体系作为衡量自身水平的尺度,明确自我发展与提高的方向;委托方通过评价和辨别受委托顾问的优劣,减少委托风险,抓住更好的发展机遇。总之,加强对受委托顾问的管理,有助于使委托方和受委托方都可从中受益。

第四节　受委托实验室和顾问的评审

一、受委托实验室和顾问的评审方式和内容

受委托实验室和顾问的评审方式可采用资料调研、比对实验、标本处置与检测、报告评价(如病理诊断报告)等多种手段。初次评审合格,可成为受委托实验室和受委托顾问。已经签约的受委托实验室和顾问,由技术负责人定期组织对其进行评审,评审结果报区域临床检验与病理诊断中心主任批准,评审合格的受委托实验室和顾问可自动延续其委托资格,在《合格受委托实验室和顾问清单》上注明。

可从以下方面对受委托方进行评审,如受委托方名称、地址等基本信息是否齐全;标本接收和处理是否符合合同(协议)要求;检测项目、检测依据是否有偏离;受委托实验室的检验检查质量或受委托顾问的咨询质量是否符合要求;客户投诉中涉及受委托实验室或受委托顾问的问题;检测后标本的储存方式;对受委托方检测时限(TAT)的确认,是否符合要求;对报告发放的方式进行确认;对整个合同的其他内容和需要注意的事项等的确认;委托方和受委托方双方权利和义务的重新评价等。

二、受委托实验室和顾问的评审程序

1. 评审计划　委托方在评审前应制订出详细的评审计划,并对评审工作进行具体分工,受委托实验室和顾问应密切配合,确保评审工作的顺利进行。

2. 评审工作分工　一般情况下,由委托方的技术负责人组织对检测项目及检验依据等技术内容审核;由质量负责人组织对检测项目质量是否能满足要求进行审核;由服务部负责人对标本接收和报告发放能否满足要求进行审核;由市场部负责对评审双方的分成比例、双方约定的权利和义务等内容进行审核,并分别写出评审意见。对不能满足委托方要求的或需要提高要求的应与委托方进行协商。

3. 评审过程

(1) 建立或调整《委托检测项目一览表》:由于委托方各种原因,部分检验项目需要受委托实验室或顾问来完成,因此应建立《委托检测项目一览表》。由于实验室技术与能力的提升,经过一段时间再次评审时,应明确哪些检测项目已经能够开展,不再需要受委托实验室和顾问完成,此时应重新编制《委托检测项目一览表》和《合格受委托实验室和顾问名单》。

(2) 质量负责人负责对受委托方能力进行调查:调查内容包括:①受委托实验室的仪器设备状况;②环境条件及人员素质;③是否通过了实验室认可;④其质量管理体系和委托项目的质量保证情况;⑤是否有能力在规定时间内完成委托检测任务;⑥如果受委托方是对形态学检查的顾问,则应对顾问

的资格进行调查,包括顾问的教育水平、在本专业从事的年限及行业内地位等。

(3) 质量负责人将调查的有关情况填入《受委托实验室和顾问评审表》,完成后将该表交技术负责人组织评审,一般优先选择通过 CNAS 认可的实验室或通过计量认证的实验室,要求顾问至少是本地区在本专业领域的资深权威专家。

(4) 受委托实验过程的质量控制:为确保受委托实验工作的质量,技术负责人在受委托实验送检标本中可加入一定量的平行标本或标准品进行考核。如在质量控制过程中,发现检验结果有偏差,应要求受委托实验方分析原因并立即采取纠正措施,如有重大偏差,可终止其受委托资格。

(5) 在受委托实验过程中,检验人员应根据《医学伦理行为管理程序》确保客户的机密信息和所有权得到保护。

(6) 对受委托实验室的监控:委托方一般 1 年至少有一次派代表到受委托实验室进行不定期检查与监控,监控内容可包括:了解检测过程的各种原始记录、室内质控及室间质评情况、设备状态、人员素质状况等,并随机抽查检验报告单,确保检验结果的准确性及计量溯源性。对于受委托顾问,可通过其会诊意见对患者诊断、治疗及预后的贡献进行监控。

(7) 评审结论:根据对评审内容的理解和市场的需求,由委托方负责人或其授权人确定是否批准《合作协议书》的执行。出现下列情况可由委托方的技术负责人提出中止委托工作的申请:受委托实验室的质量体系发生变化,无法满足委托方的要求或影响检测质量;受委托实验室违反了委托协议;评审中发现受委托实验室有严重的不符合工作,经限期整改后仍无效;委托方对受委托的检测项目已具有足够的检验能力。委托实验的中止由中心主任批准后通知技术负责人修改《委托检测项目一览表》和《合格受委托实验室和顾问名单》。委托方应将中止委托实验的决定通知受委托实验室。

4. 评审文件归档　评审过程中产生的所有文件均应按照《记录控制程序》的要求予以保存。

紧急情况下,需要其他单位的专家提供会诊意见,可直接进入受委托检验的实施过程后再补充以上评审程序。

(徐文华　胡沛臻)

参 考 文 献

1. 王惠民,王清涛.临床实验室管理学[M].2 版.北京:高等教育出版社,2016.
2. Garcia LS. Clinical laboratory management [M]. Washington: ASM Press, 2004.
3. 郑大喜.公立医院代理问题与管理者激励约束机制之设计[J].医院领导决策参考,2005,(15):32-36.
4. 丛玉隆,王成彬,毛远丽,等.现代医学实验室管理与认可实践[M].2 版.北京:人民军医出版社,2011.
5. 陆家玉,徐爱军,熊季霞.公立医院运营中的委托代理问题探索[J].中国医药导报,2015,12(13):144-146,151.

第七章

外部服务和供应品的采购

采购是指在一定的条件下,用户将从供应市场获取所需的产品或服务作为用户资源,以保证用户的生产及其经营活动能正常开展的一项经营活动。为了优化设备、试剂和耗材等供应品的采购质量,确保购买的服务或物品能持续满足规定标准,区域临床检验与病理诊断中心的首要任务是选择具有良好服务水平和服务质量的供应商。按照 ISO 15189 制定的外部服务和供应的相关要求,建立完善的管理程序文件,以多种方式加强与供应商的联系和沟通,提高所购产品的性价比,从而达到互惠双赢的良好效果。

第一节 概　述

一、供应商与供应品

1. 供应商　一般是指提供服务和产品的生产或销售厂商。依据提供服务的类别不同,可将供应商分为:①服务方:是指提供检定服务、培训服务、维修服务、家具仪器搬运、保洁等服务的技术商或劳务商;②供应方:是指设备、标准物质、试剂、耗材、其他实验用物质等的生产和销售商。

2. 供应品　是指对检测工作质量有影响的物品,具体可分为以下 3 种:①检测工作中使用的测量设备,如仪器及其辅助设备等;②检测过程中所需的消耗物品,如试剂、消耗材料(耗材)、校准品等;③日常工作中所需的办公用品。

二、采购原则

1. 建立采购管理程序文件　区域临床检验与病理诊断中心应对影响检验服务质量的服务和供应品,包括设备的选择和购买制定文件化的政策和程序,规范所有采购活动,应对采购物品所需拟定的申请计划、申请用款、签订合同等进行详细规定,这些规定应符合相关监督部门的要求。

2. 规定选择供应商的标准　为了规范区域临床检验与病理诊断中心的物资采购行为,控制采购管理过程,最大限度地提高采购资金的使用效益,维护检测中心的利益及社会公共利益,保护采购当事人的合法权益,促进廉政建设,区域临床检验与病理诊断中心需要对提供外部服务、供应品的供应商进行综合评价,应按照国家的有关的法律法规和实验室自身发展的需求,建立对供应商的评价标准并依此标准选择合格的供应商。

3. 建立《合格供应商清单》　按照已建立的选择标准,确定合格的供应商,并建立《合格供应商清单》,该清单应由实验室主任批准。合格供应商可能处于动态过程,因此应按照实际情况的变化,及时增减合格供应商,只要《合格供应商清单》有修订,就需要实验室主任签字批准。可根据《合格供应商清单》实施定点采购原则,保证外部服务和供应品的供给持续符合要求,从而确保所购外部服务和供应品的质量,降低采购成本,为进一步提高区域临床检验与病理诊断中心的工作质量奠定基础。

4. 对购买提出要求　实验室人员在提出采购服务或供应品的申请时,应明确说明对拟采购的服务、设备、耗材的具体要求,如设备、试剂所应达到的具体性能指标以及耗材的适用性,所提出的要求越详细越好。

5. 监控供应商的表现　对于《合格供应商清单》中的供应商宜建立《服务（供应品）提供情况表》，对每一次提供的服务或产品进行记录，每年至少进行 1 次系统地评价，对于不能满足要求的供应商，应积极考察可以替代的服务或供应品。

三、采购活动中的部门和人员职责

1. 中心负责人的职责　区域临床检验与病理诊断中心负责人主要负责审批外部服务和供应品的采购计划以及采购合同。

2. 技术负责人的职责　主要负责外部服务和供应品采购申请的上报及验收。

3. 办公室的职责　主要负责编制、汇总实验室所需的外部服务和供应品采购计划，建立并保存合格供应商的目录。

4. 专业检测室负责人的职责　主要负责提出本部门设备、设施、消耗品采购、采购后的验收及溯源服务的技术要求及其有效性的确认。

5. 采购供应部门负责人的职责　主要负责采购计划的具体实施，其职责主要包括：①保证所需产品与服务的正常供应，确保实验室工作的顺利开展；②通过采购过程的不断改进和不断完善，以提高供应品的质量；③控制和减少与采购相关的所有成本，包括直接采购成本和间接采购成本；④建立可信、质优的供应配套体系；⑤建立并维护检测中心的良好形象；⑥管理和控制好与采购相关的文件及信息，收集有关供应品质量事故的信息。

6. 质量负责人的职责　主要负责调查、收集供货商及检定和校准机构的质量资质，负责供应商的评审、评价、选择及管理，负责监督采购供应部门按时按量按质采购，负责对供应商发放并控制相关的技术文件和资料。

7. 设备管理员的职责　主要负责将购买的仪器设备送往具有质量资质检测能力的机构进行检定和校准，并参与仪器的采购、耗材的验收、保管和发放。

第二节　采　购　流　程

一、采购申请的编制

区域临床检验与病理诊断中心应根据实际检测工作的需要，编制采购申请。采购申请中应包含所需物品的名称、型号规格、生产厂家、等级、参数、图纸、技术指标、价格、用途和检查验收方法、交货的方式及时间等信息；如果是采购的外部服务，检验中心可提出对提供服务人员的资格能力水平的要求，同时提出对提供服务的服务商或所需物品的生产厂家应满足的质量体系标准。

1. 采购计划的申报　由各专业主管提出所需的设备和试剂、耗材的采购清单报办公室或实验室主任，采购需求应包括采购物品的所有信息。

2. 采购计划的审核　由办公室或实验室主任对各部门提交的采购申请进行论证并编制全部的采购计划。采购计划的审核可包括以下 4 个方面。

(1) 常用的试剂和耗材的审核：由技术负责人和分管领导对其进行审核。

(2) 未经使用的试剂和耗材的审核：由技术负责人、分管领导组织各相关专业负责人进行评审，审核内容包括：①耗材的各项指标是否满足检测方法的要求；②供应商所提供的与供应品有关的所有质量文件是否合法有效。

(3) 新购设备的审核：①由技术负责人和分管领导组织各专业的部门负责人对拟购设备的量值溯源提出具体的量化要求，选定有质量保证且又满足要求的产品；②计划新购的设备由各专业部门负责人配合设备管理员核实生产厂家、型号、规格、性能指标等是否能够满足相关的检测规程要求，并进行汇总;③大型设备的购置由区域临床检验与病理诊断中心领导或相关负责人组织专门会议进行论证和评价。

3. 采购计划的审批　由区域临床检验与病理诊断中心领导或其授权人员负责审批。

二、供应商的评价、选择与考核

一般情况下,供应商的选择由采购部门、技术负责人和质量负责人共同完成。采购人员重点评估供应商的价格、产品的种类、供货的周期、财务状况、生产能力和规模;技术负责人重点评估供应商的研究开发能力、技术支持能力;质量负责人则注重供应商所提供的产品质量、质量体系的保证等。评价应是动态的。

各专业主管应根据采购申请的具体要求,对供应商所供物品的产品质量、价格、质量保证能力、供应商的社会信誉、管理体系的审核、顾客满意度调查、售后服务等进行综合评价,选择合格的供应商。

1. 供应商的分类　根据供应商的信誉和影响程度,供应商可分为 A、B、C 三类。

(1) A 类供应商:该类供应商除了具备满意的生产或供货能力、良好的品质和信誉、一流的合作服务精神等特点外,其独有的特点包括:①所供物品的生产工艺复杂且难度较大,目前市场上独一无二(无替代商和替代品);②采购周期较长、运输困难的供应商;③部分指定的贵重仪器和部件的经销商;④市场上紧俏商品经销商。

(2) B 类供应商:该类供应商的主要特点:①所供物品的生产工艺一般只涉及一般技术,供应商在市场上可供选择的余地较大;②采购周期较短,具备一定价格空间的供应商;③常用试剂、耗材供应商;④订购批量较大的经销商。

(3) C 类供应商:该类供应商主要代理或经营一般试剂、耗材,市场可替代性很强,供应品的单位价格较低的供应商。

2. 供应商的选择

(1) 供应商的选择原则:质优价廉服务好。对于质优的判断通常有:①获得 ISO 9001 质量体系认证;②具有产品合格证或生产许可证;③属于权威机构推荐的品牌;④在行业内有良好信誉。

(2) 对于提供检定或校准服务的供应商的选择原则:①资格:已通过 CNAS 认可或有校准授权;②校准测量能力(CMC):查阅认可目录或认可声明中 CMC 的有关数据,其测量不确定度满足校准链的规定要求;③溯源性:测量结果可溯源至国际或国家基准。

(3) 提供其他服务的供应商的评价主要包括:供应商的资质和能力、提供服务的价格、服务态度和及时性。

(4) 供应商选择的数量:一般来说,选择供应商的数量以不超过 3~4 家为宜。对于采购方来说,单一的货源会大大增加项目资源供应的风险,也不利于引导供应商压低价格,对采购成本缺乏控制力度。而对供应商来说,批量供货由于有数量上的优势,可以给采购方较低的商业折扣,既减少货款的支付费用和采购的附加费用,又有利于减少现金的流出,可大大地降低采购成本。因此,在进行供应商数量的选择时,既要避免单一货源,寻求多家供应,同时又要保证所选择的供应商能承担充足份额的供应量,以获取供应商价格上的优惠政策。这样既能保证采购物资供应的质量,又能通过降低物资的价格和采购的成本而有效地控制采购支出。

3. 对供应商进行评价的具体内容

(1) 主体资格:具有经上一年度年检合格的企业法人的营业执照、公司组织机构代码、一般纳税人的证明文件等相关资料。

(2) 经营范围:需要签订正式采购合同的,应复核当事人的经营范围;涉及专利许可的,应具有相应的专利许可证书、专利等级及资质证书等证明材料。

(3) 代理权限:需要由代理人签订采购合同的,应出具真实、有效的法定代表人和代理人的身份证明、授权委托书等相关的证明材料。

(4) 履约能力：具有生产能力、技术能力、支付能力、运输能力等基本履约的能力。必要时应要求供应商出具资金证明、资产负债表、注册会计师签署的验资报告等相关证明文件。

(5) 履约信用：要求重合同、守信用，无违约事实，无涉及重大的经济纠纷或者重大的犯罪案件。

(6) 供货业绩：①对于被提名供应商提供的前期使用过的产品，相关使用部门提供的反馈信息；②评价被提名供应商的公司信用状况，所提供的产品在同行业的使用情况和反馈信息；③评价被提名供应商的资质证明、质量安全、环保业绩以及遵循法律法规等要求的符合情况；④专业技术人员的推荐情况调查；⑤对购买量很小或一次性购买的一般供应品，由采购员或使用人员作出评价即可。

(7) 评价被提名供应商的供货价格情况和货品交付情况：要求被提名供应商提供使用其产品的用户名单，以便进一步了解其提供产品的质量及服务能力。

4. 建立合格的供应商档案　各专业主管应填写与其相关的《供应商评价表》，建立合格的供应商档案，档案内容包括：供应商的调查、服务质量、评价的记录、检验报告（证书）、协议（合同）等，所建立的《合格供应商一览表》需中心主任批准。

5. 对合格供应商的考核　主要由质量负责人或技术负责人，每年度有 1 次来统计考核合格供应商的产品、服务质量及配合度等，并将考核的有关结果记录于《供应商品质统计考核表》中，考核的结果由质量管理部门负责人呈报院领导。

(1) 考核结果为甲等的供应商：其合格供应商的资格继续有效，采购时可优先考虑；

(2) 考核结果为乙等的供应商：其合格供应商的资料可有效，但采购部门采购时应加强对其监督作用；

(3) 考核结果为丙等的供应商：由质量管理部门负责人核准后报院领导批准，可取消该供应商的合格供应商资格；

(4) 不能取得合格资格的供应商：对由于本单位的原因，导致供应商不能取得合格资格的，不在评审范围内。

6. 合格供应商评价记录的保存　区域临床检验与病理诊断中心对影响检测和校准质量的重要消耗品、供应品和服务的供应商进行以上评价后，需要保存所有这些评价的记录（如认证、认可证书及其范围的复印件、采购合同、进口许可证、销售许可证、生产批准文号、调查表等）和获批准的供应商名单（一览表），并规定保存期限。

三、招标投标工作的开展

2000 年 1 月 1 日开始施行的《中华人民共和国招标投标法》将医学实验室供应品采购已纳入其管理轨道，采购活动应严格按照该法制化的程序进行，实验室管理人员应了解招标投标方面的有关知识。

1. 招标方式　可分为公开招标和邀请招标（表 7-1）：①公开招标指招标人以招标公告的方式邀请不特定的法人或者组织投标；②邀请招标指招标人以投标邀请书的方式邀请特定的法人或者其他组织投标。

表 7-1　公开招标和邀请招标的比较

	公开招标	邀请招标
概念	以公告的方式邀请不特定的法人或者其他组织投标	以投标邀请书的方式邀请特定的法人或者其他组织投标
优点	充分地体现公开、公正、公平竞争的招标原则	显著缩短投标有效期，可减低投标风险和投标价格
缺点	不能充分了解供应商的资信；招标程序和手续较为复杂，增加采购成本	过度限制供应商数量，价格自由竞争不能得到充分体现

招标投标工作应从政府主管部门授权的专业公司选择一家公正、透明、信誉好的公司,委托其进行。

2. 招标工作流程

(1) 发布招标公告或投标邀请书:邀请书可通过网络、报纸等媒介进行公开发布,也可采用邀请招标的方式向 3 个以上具备投标能力、在业界资质和信用良好的特定法人或组织发出投标邀请书。实验室相关人员应对招标书提供主要的性能指标,特别重要的性能指标应予以特殊说明或加以标注(如标注星号),不具备者不得入围。

(2) 资格预审:发布招标公告或者投标邀请书后,可根据所引进设备的实际情况,要求投标方提供有关资质证明和业绩情况等详细资料,招标方根据投标方提供的资料进行资格预审。

(3) 投标:投标方在规定时间内向招标方购买招标文件,招标文件应包括招标项目名称、用途、设备性能要求或技术参数、引进设备的资金来源、对投标方的资质要求等,投标方应详细阅读招标文件各项内容,根据实际情况填写,提交投标书并交纳投标保证金。

(4) 开标:开标也称揭标,在招标文件规定的时间和地点,在各方投标人都在场的情况下,公开投标资料,同时对投标人资格进行再审。

(5) 评标:根据规定的评价标准和方法,对各投标方进行评价和比较;由招标方招募专业技术和经济方面的专家,依法组建评标委员会进行评标;一般应由 2/3 以上的医学实验室方面的专家,要求有部分外请专家,医疗机构可派分管领导和纪检人员参与监督。

(6) 评标结果及通知:评标委员会根据所有投标方的投标书,分别作出评分,统一意见后确定中标人;招标人应向中标人发出中标通知书,并同时将中标结果通知所有投标人。

(7) 合同签订:自中标通知书发出之日起 30 日内,招标人与中标人根据投标文件中确定的招标人和中标人之间的权利和义务,签订采购合同,具有法律效力。

四、设备采购的注意事项

1. 设备引进的基本原则

(1) 可行性评价:这是设备引进的第一步,实验室应从多个角度进行评估,说明购置设备的必要性和可行性,如为什么要引进和引进后能否有效开展工作,可行性报告应从需求、技术水平、应用前景及财务等方面综合阐述,可行性报告应与购买设备申请报告同时提交。

(2) 合法性保证:依法依规开展检测活动是执业的基础,由医疗器械管理部门对合法性进行审核。分两种情况:①进口设备:需提供国家食品药品监督管理局颁发的医疗器械注册证、仪器生产厂家对国内经销商的授权书、经销商营业执照、医疗器械经营许可证等;②国内生产设备:需提供食品药品监督管理局颁发的医疗器械注册证、医疗器械生产许可证、生产厂家的营业执照、生产厂家对经销商的授权书等。

(3) 适用性评估:拟引进的设备应与实验室实际需求和现有技术水平相适应,避免选用远高于实际需求的设备造成资源浪费,同时又要考虑留有发展余地。由实验室负责人组织进行评估。

(4) 可靠性分析:引进设备前,应实地考察、了解设备的使用情况,从而全面评估该设备的质量,并分析仪器优、缺点,与同类产品比较后再确定引进何种设备或哪一个品牌的设备。由专业负责人和专业骨干负责分析评估。

(5) 服务能力评价:应对生产和销售公司的售后服务能力进行全面评价。

(6) 经济性:在满足质量和需求的前提下,选择更经济的设备;除了考虑设备的购置金额外,也应考虑配套试剂、零配件、耗材和维修费用等。

(7) 前瞻性:设备引进要满足实验室未来 3~5 年发展的需要,应将实验室的短期和中长期发展规划有机结合。

(8) 配套设施条件:引进设备时,也应考虑实验室是否具备对应的环境和设施条件,如空间、水、电等的要求。

2. 设备引进前的评估　对实验室引进设备的综合效益进行评估是设备引进工作的关键。

(1) 设备性能分析比较:实验室负责人应建立有关程序,用于评价所引进设备的性能,并对各投标方的设备性能进行比较,选择最符合实验室要求的设备。不同设备需要评价的性能不完全一致,通常可评价仪器测定的精密度、正确度、稳定性、交叉污染率、测定速度和故障率等。

(2) 设备所需空间及配套设施分析:引进设备时,需要考虑实验室现有的空间分配,分析实验室是否具备足够的空间;在引进设备后,能否正常完成运行且不影响工作质量;同时还要考虑设备所需的配套设施如水源、电源、温度、光亮度等环境要求。

(3) 设备所需技术人员:不同设备要求各不相同,部分专用仪器技术复杂,对操作人员要求相对较高,因此引进设备时,需要考虑现有工作人员是否有能力使用该设备。

(4) 设备与拟开展项目的匹配等:引进设备时,需要分析是否与区域临床检验与病理诊断中心总体规划相连、是否适应本地区医疗服务市场需求、区域内该技术开展现状等。

(5) 总体效益评估:实验室引进的大型设备,通常资金投入量大、运行成本高。引进前要充分考虑购置设备的金额和运行成本,分析购置设备的成本效益。

3. 设备的购置工作　采购申请或采购计划经区域临床检验与病理诊断中心负责人批准后,指定专门部门或专业人员进行调研和采购,按照有关的招标、投标程序进行。

五、试剂、耗材采购的注意事项

随着生物技术和计算机技术的发展,医学实验室由手工操作进入了全面自动化分析时代。绝大部分自配试剂转变为由试剂公司提供商品化试剂盒。对这些试剂、材料的管理直接影响到检测质量和成本核算,因此规范采购流程十分重要。

(一) 引进的基本原则

1. 试剂的选购原则

(1) 合法性原则:与设备选购原则基本相同。由于按国际惯例,病理科使用的很多试剂是不属于FDA 受理范畴的,也未经 CFDA 批准,这类试剂选择时主要遵循以下(2)~(4)项原则。

(2) 准确性原则:选择经过室间质量评价和室内质量控制证实准确度高、重复性好、线性范围宽、抗干扰能力强、稳定性高的试剂品牌。

(3) 经济性原则:在各项性能、技术指标相近的情况下,选择操作简便、易于保存、价格相对低廉的试剂,力求最佳性价比。

(4) 适用性原则:选择与本实验室仪器匹配的试剂盒,以获得一个准确的检验结果。许多仪器对试剂有特殊要求,需要购置配套的专用试剂。

2. 耗材的选购原则　实验耗材的生产厂家应具有生产许可证,一次性灭菌材料应通过疾病预防控制部门的消毒效果检测,计量用实验材料还应通过计量部门的计量检测等。

(二) 引进流程

1. 制订计划申请单　计划申请单由本专业经济管理人员根据实际工作需要,填写计划申请单,所需物品应详细描述,注明名称、型号、规格、特性、辅助品、使用和保存条件、生产厂家、价格及数量等。

2. 填写计划申请单,一式两份,签字后交科主任批准后方可进行引进。

(三) 引进前的评估

1. 市场调研　引进试剂、试剂盒及耗材前需对购买意向产品进行市场调研,主要包括:试剂的稳定性、重复性、有效期、储存时间、储存条件、转运条件及使用过程中的防护条件等。

2. 供应商的能力评价　横向比较不同供应商的同类产品,评价供应商的资质、售后服务和价格合理性。选用资质良好、服务好、质量可靠、价格合理的产品。对于商家推荐的产品,验证后引进。

3. 试剂和耗材价格　对于试剂和耗材价格,一定要做好市场调查,确定市场价格和实际成交价格是多少,并应完成本科室各种试剂市场价与成交价明细表,有条件的应进入招标投标程序。

(四)试剂、耗材采购的特殊性

由于试剂和耗材具有不断消耗、补充、更新的特点,控制其采购质量有其特殊性(较大医学实验室在人工控制时因工作量大有其难度)。实验室应综合评估其检验工作类型、工作范围、检验工作量所涉及的影响其检验服务质量的试剂盒、质控品、校准品、耗材等物质的周期,估计消耗量,同时考虑自身的设施条件,建立适合自身的供应品库存控制系统。做到适时补充,先进先出。库存控制系统应当包括所有相关试剂、质控物质和校准品的批号记录,实验室接收日期及这些材料投入使用日期记录。与此同时,实验室应按质量管理体系的规定,对外部服务、供应物品及所购买的物品建立适当的质量记录并保存一定时间。

六、外部服务采购的注意事项

批准后的服务采购计划由管理人员负责具体落实,选择合格的供应商,优先从《合格供应商清单》中选择。采购人员与供应商谈妥具体的实施方法和实施日期并进行跟进。由于意外原因导致延期交付,采购人员应及时和申请人进行沟通。

大多数医学实验室购入外部服务最多的是设备的检定和校准。新购入的设备在投入使用前,应经过检定或校准,否则不得投入使用;所有影响测量结果的设备都应按照国家的规定定期进行检定和校准。应选择具有资质和良好信誉的检定和校准机构,较高级别的检定校准机构具有较短的溯源链,省级计量机构较市级计量机构、国家计量科学研究院较省级计量机构,都具有更短的溯源链,校准结果有更小的测量不确定度。

设备管理员负责编制《设备检定和校准计划表》,分别说明哪些设备需要检定,哪些设备需要校准,尤其需要校准的应提出具体要求,如校准哪些性能指标。对于现在还没有国家检定规程的设备,应按校准的方式送计量机构。对于需要校准的设备,校准前应规定合格标准。对于检定或校准后仍不符合要求的设备,应与原设备厂商联系并进行重新调试,再次检定或校准合格后方能投入使用,如还不合格的应予以报废。

应对“检定证书”和“校准证书”及负责检定或校准的机构进行评审。“检定证书”中的各项性能指标是否满足国家检定规程的要求(实验室应保持一份相应设备的国家检定规程);“校准证书”中的性能指标是否满足预先规定的要求;计量机构是否按照国家的检定规程对设备进行检定,是否按照实验室的预先要求对设备进行校准。对于不符合要求的检定或校准,实验室应与检定或校准机构进行沟通,必要时重新进行检定或校准。

其他的外部服务工作(如培训和保洁)也应经历计划、审核、实施及对服务效果进行评价的过程。

七、记录归档

所有采购计划、采购申请和对供应商的评价,均由相关部门负责收集、整理,由档案管理员按规定归档、保存。

合格供应商的档案应保存至需要更换为止,其他记录至少保存 3 年,设备档案应长期保存。

(徐文华　涂建成)

参 考 文 献

1. 王惠民,王清涛.临床实验室管理学[M].2 版.北京:高等教育出版社,2016.
2. 陈洪波,傅珊珊.服务和供应品采购及管理探讨[J].认证技术,2013(13):36-37.

3. 丛玉隆,王成彬,毛远丽,等.现代医学实验室管理与认可实践[M].2版.北京:人民军医出版社,2011.

4. 姚杰.化验室供应品采购与管理[J].辽宁城乡环境科技,2006,26(1):52-53.

5. 丛玉隆,王前.实用临床实验室管理学[M].北京:人民卫生出版社,2011.

6. 贾殿徐.ISO/IEC 17025:2005实验室管理体系建立与审核教程(修订版)[M].北京:中国标准出版社,2008.

第八章

实验室的咨询服务

实验室提供的咨询服务涉及检验前过程和检验后过程,良好的咨询服务能够指导临床正确送检标本,获取检验项目的全部信息,提供正确的诊断意见。在区域临床检验与病理诊断中心模式下,通过提供咨询服务能够有效保障该区域各级机构的检验质量,提升区域整体检验水平。本章内容对实验室咨询服务的内容、方式、人员资质等内容进行了说明,旨在为区域临床检验与病理诊断中心的咨询工作提供参考。

第一节 概　述

实验室的咨询服务是检验医学所包含的重要内容之一,也是整个检验过程质量保证工作的重要内涵之一。根据检验工作特点,实验室的咨询服务可以分为检验前过程的咨询服务和检验后过程的咨询服务。根据咨询的发起者,可以分为实验室发起的主动咨询服务和客户提出的被动咨询服务。提倡区域临床检验与病理诊断中心更多地进行主动形式的咨询服务。实验室通过提供咨询服务,帮助客户了解实验室已开展的所有检测项目、在何种临床场景选择该项目、如何选择最佳的检测组合,用于为患者提供最优的检测信息;同时使临床了解每种检测所对应的正确的标本类型、标本正确的包装及运输方式、检测周转时间、生物参考区间及危急值、检测方法的灵敏度和特异度、干扰因素列表、报告获得的方式、报告结果的解读、追加检测的时间范围以及患者信息的保密方式等。

实验室的咨询服务主要由检验医师和病理医师负责。在区域临床检验与病理诊断中心模式下,实验室的咨询服务在很大程度上影响区域内同等质量检验的实现。咨询服务强调的是与客户(患者或临床医师、卫生保健机构、健康保险公司等)间的交流、配合、沟通与合作,对所提供的服务质量进行持续改进,最大限度地发挥检验技术能力。区域临床检验与病理诊断中心能够对基层医院检测量较少的项目或不具备开展条件的检测项目进行集中化检测,实现了医疗资源的优化配置,为临床诊疗提供更多地指导。然而此类项目的开展势必对实验室的咨询服务提出了更高的要求。

第二节 咨询服务的内容

根据 ISO 15189 的相关规定,实验室与用户沟通的内容主要包括:①为选择检验和使用服务提供建议,包括所需标本类型、临床指征和检验程序的局限性以及申请检验的频率;②为临床病例提供建议;③为检验结果解释提供专业判断;④推动实验室服务的有效利用;⑤咨询科学和后勤事务,如标本不满足可接受标准的情况。

具体而言,区域临床检验与病理诊断中心检验前过程的咨询活动可以包括:检验申请单的设计、检验项目的选择、生物学变异和患者准备以及标本的采集、运送、接收和保存。检验后过程的咨询包括:检验报告的设计、日常报告的获取、检验结果解读和进一步检测的建议等方面。

一、检验前过程的咨询

检验前过程(pre-examination process)是按时间顺序,自医生申请至检验启动的过程,包括检验申请、患者的准备和识别、原始标本采集、运送和实验室内传递等。它是保证检验结果可靠的重要环节,也是临床实验室质量管理关注的重点。

区域临床检验与病理诊断中心的检验前过程大部分流程是在基层医院中由医生、护士等完成的。与基层医院相比,区域临床检验与病理诊断中心往往能够开展更多的项目,引进更新型的检测平台,这些项目往往在基层医院并未开展,基层医院的医疗工作者往往对此类项目缺乏足够的认识、无法有效地利用新的检验项目作为诊疗的依据,甚至错误地选择检验项目、采集不符合的标本类型。区域临床检验与病理诊断中心与基层医院存在地理距离,标本的传递需要经由物流实现,质量更难把控。由于上述提及的诸多客观原因,检验前过程的咨询,是区域临床检验与病理诊断中心咨询服务工作的重点之一,也是其检验前质量的有效保障措施。

区域临床检验与病理诊断中心对检验前过程的咨询服务应给予足够地重视,加强和临床医生之间的交流和联系,指导临床选择合适的检验项目,采集合格的标本。区域临床检验与病理诊断中心关于检验前过程的咨询应包含检验申请单的设计、检验项目的选择、生物学变异和患者准备、标本采集、运送和保存等方面。

1. 检验申请单的设计 检验项目申请是检验过程的第一步,检验申请单是客户和实验室之间联系的纽带,其信息的规范性与完整性对后续检验流程十分重要。一份好的检验申请单能够指导临床医生按需求提供与检验质量保障相关的全部临床信息,防止不适用于患者的检测发生。

对区域临床检验与病理诊断中心而言,检验申请单主要为纸质申请单和电子申请单。电子申请单适用于医院信息系统(HIS)与实验室信息系统(LIS)已经实现联网的实验室;而纸质申请单则适用于没有建立信息系统或信息系统尚未联网的实验室。较电子申请单而言,纸质申请单更容易出现填写不规范而出现错误和缺项的状况。

区域临床检验与病理诊断中心应设计统一规范的申请单供客户使用,无论该申请单是电子申请单还是纸质申请单。检验申请单的设计应考虑方便填写、项目分类合理、内容明确、信息具体等。检验申请单的设计通常包含4方面信息:患者、医生、标本和申请项目信息。电子申请单的设计需确保检验标本和患者信息与唯一性条码相适应。

(1)患者信息:患者信息应包含姓名、性别、年龄、联系方式、由字母和(或)数字组成的唯一性标识(住院号、门诊号或个人保健号)、医生对其做出的临床诊断和送检前的用药情况等;同时还应包括与申请检验项目的操作和检验结果解释相关的患者信息,如患者的家系、家族史、旅行和接触史、传染病和其他相关临床信息等。实验室应向患者和用户解释这些信息的重要性。

(2)医生信息:医生信息包含申请单位、科室或病区、医生姓名、申请时间、联系方式。当送检标本与检测类型不符、标本异常、检验结果与病情不符以及出现危急值等状况时,能够迅速与临床建立联系,采取适当的措施。

(3)标本信息:标本信息包括原始标本的类型及添加剂、特殊的采集容器、采集部位、采集时间、采集方法、采集人信息、标本名称和数量、运输条件以及接收时间等。使用电子条码进行标记的标本,还应注意条码的粘贴方式等。

(4)申请项目信息:申请的检验项目是检验申请的核心内容。申请项目信息可以包含项目名称、检测内容及目的、检测方法、报告时间及收费信息等。

区域临床检验与病理诊断中心应当与基层医院讨论后决定申请单的格式(如电子或纸质)及申请单送达实验室的方式,为基层医院提供申请单的电子版或足够数量的纸质检验申请单。定期召开会议,向临床说明正确填写申请单对检测质量保障的重要意义,针对申请单的内容及送检过程中申请单出现的问题进行讨论,综合考虑临床医生及实验室员工的建议,讨论改进措施并执行。当执行改进措施更换申请单模板时,需要提前下发《告客户通知书》,向临床提供解释,并弃用旧的申请单。

2. 检验项目的选择　临床医师往往根据患者的病情选择相应的检测项目。日益增加的新技术、新项目地引入为临床医生进行筛查、确诊、疗效监测及预后评估提供了更多的可供选择的技术手段。大量研究结果表明,不恰当地选择检验项目不仅会造成资源的浪费,甚至有时会对患者的治疗产生不良的影响。在区域临床检验与病理诊断中心模式下,如何合理地选择检验项目是临床医师面对的新课题。

区域临床检验与病理诊断中心的检验及病理专家应当对临床医生合理选择检验检查项目提供咨询服务,咨询内容包括应选择何种检验和服务提供建议,以及重复检验的频率及所需标本类型,以此保证医疗质量和服务质量、防止过度检测的发生、节约医疗资源、减轻患者经济负担。区域临床检验与病理诊断中心应当建立一份包含检测项目的咨询服务手册,并建立与疾病类型相关的检验路径以及区域临床检验与病理诊断中心能够在该路径中提供的检测内容。

咨询服务手册能够为临床医生提供的咨询应考虑以下因素:①不同的疾病症状、疾病类型、所处疾病的不同阶段应该选择检验项目列表;②所选择项目的标本采集规范;③所选择的检验项目针对该种疾病的检测灵敏度和特异度;④所选择的检验项目其周转时间是否适用于患者病情;⑤所选择检验项目的干扰因素;⑥所选择的项目应能够减少医疗资源浪费,减轻患者经济负担。

当发现客户错误地选择检验项目时,区域临床检验与病理诊断中心的检验专家和病理专家还应主动与临床沟通,为其提供咨询服务,并采取相应的纠正措施,如重新选择检验项目或进行退单,要求重新送样检测。同时有资格的专业人员应按计划与临床医师就如何利用区域临床检验与病理诊断中心的服务和学术问题提供定期交流与咨询。专业人员可以参与临床病例讨论,对总体病例和(或)个别病例的疗效发表见解,推动区域临床检验与病理诊断中心服务地有效利用。对于经常发生错误选择的项目,区域临床检验与病理诊断中心还应明确产生错误选择的根本原因,针对该原因采取纠正措施,如修改检验项目的说明内容、开展培训、印发相应检测项目的手册等。

3. 生物学变异和患者准备　个体的生物学变异是指正常个体内的生物学指标易受性别、年龄、昼夜节律、季节、海拔高度、妊娠、月经周期、民族等各种非人为控制因素影响而发生变化;同时,患者的生活习性(饮食、饥饿、吸烟、饮酒、饮茶及咖啡等)、患者状态(运动、情绪变化、体位)、患者使用的药物等也会对其体内的各项指标产生影响。由于生物学变异以及患者状态会对检验结果的准确性产生影响,会出现检测结果与患者临床表现不符的状况。区域临床检验与病理诊断中心应在咨询服务手册中明确所选择的检测对于生物学变异和患者准备的要求和注意事项,向客户明确标本质量对于检测的重要性,保证所采集的标本受外界因素影响最小,最能真实反映机体状态。

4. 标本的采集、运送、接收和保存　正确的诊断需要以正确的检测结果为指导,而正确检测的前提是标本质量符合检测的需求。标本是为检验、研究或分析一种或多种量或特性而取出的认为可代表整体的一独立部分的体液、呼出气、毛发或组织等。标本匹配、采集、运输和保存对于检验前过程的质量保障至关重要。标本的符合程度直接影响检验结果的可靠性。不同于基层医院,送检区域临床检验与病理诊断中心的标本需要经历更多的环节,因此,区域临床检验与病理诊断中心应为临床提供关于标本采集、运送、接收和保存的咨询服务。

区域临床检验与病理诊断中心应同临床协商制定全区域共同执行的标本采集、运送、接收和保存的标本采集手册,对血液、尿液、粪便、体液及分泌物等标本的采集、运送、接收和保存进行规范。采用书面或电子化的方式将该文件提供给临床,用于指导医生、护士、配送人员,提升标本的整体质量。同时应定期开展培训,确保区域临床检验与病理诊断中心的客户为实验室提供合格的标本。实验室应建立不符合标本拒收制度,对于不符合采集规范的标本,实验室应执行拒收,并主动为临床提供咨询服务,了解不合格标本产生的原因,并进行纠正。标本采集规范手册的内容应包含:①检测项目对应何种标本类型;②患者准备;③标本采集时间、采集位置、采集量;④标本是否需要处理,如抗凝;⑤标本收集装置、保存条件、运送条件及运送时限;⑥其他。

二、检验后过程的咨询

检验后过程(post-examination process)包括结果复核、临床材料保留和储存、标本(和废物)处置，以及检验结果的格式化、发布、报告和留存等。区域临床检验与病理诊断中心为临床提供的咨询服务是检验后过程的重要组成部分。检验后过程咨询的主要内容为检验报告的咨询。区域临床检验与病理诊断中心通过提供对检验报告的咨询服务，指导基层医院正确运用检验数据进行诊断和治疗。

检验报告是临床医生获取检测结果的形式，其内容是临床医生作出进一步诊疗行为的重要依据，是检验后过程质量保障的核心内容。区域临床检验与病理诊断中心对于检验报告提供的咨询服务主要包含报告单设计、报告的获取、报告结果的解读以及进一步检验的建议等。

1. 检验报告单的设计　检验报告单是区域临床检验与病理诊断中心与客户之间进行结果交流的媒介，是重要的医疗文书之一，其信息的准确性、完整性和及时性在很大程度上将影响临床医生的决策。一份好的检验报告单能够为临床医生提供所期待的全部检测相关信息。区域临床检验与病理诊断中心在开展新项目时，应广泛听取临床医生的意见，完善检验报告单模板。

检验报告单的设计通常可以包含以下内容：①患者信息：姓名、性别、年龄、诊断类型、患者的唯一性编码；②检验申请人信息：送检单位、送检医生及联系方式；③标本信息：标本类型、唯一性编码、采集日期、采集人、接收日期、可能存在影响检验结果的质量问题；④检测项目：项目名称、检测方法学、试剂盒信息；⑤发布报告的区域临床检验与病理诊断中心实验室名称或受委托实验室名称；⑥报告发布的日期和时间；⑦检验结果的解释：包含文字和图片，使用认可的计量单位(如SI制)，还应包括生物参考区间、医学决策水平、危急值、方法学的灵敏度和特异度、参考的相关指南(电子报告可以附上链接)；⑧具备相关资质的检验人、审核人和复核人署名；⑨如果报告单为多页，则每页都需要包含患者识别、实验室地址、联系方式及页码。

当区域临床检验与病理诊断中心对检验报告单模板作出修改后，应在正式使用前告知客户并征求客户对修改的意见，并在《告客户通知书》中明确修改生效日期。

2. 日常报告的获取　区域临床检验与病理诊断中心应同客户广泛讨论，建立日常检验报告的发放方式。其形式可以为带有数字、文字、图像的纸质报告单或电子报告单。当报告发放后，区域临床检验与病理诊断中心应及时通知临床医生，确保临床医生能在第一时间获得报告信息。

区域临床检验与病理诊断中心应按照国家卫健委的要求，制订检验结果的报告时间，并在检验申请单中明确该时间，在期限内将报告及时、可靠、准确地发放给报告结果的使用人。同时，该中心可以考虑建立分级报告制度。如微生物检测中根据致病菌有无、是否耐药、细菌种属等进行分级，逐级递进，逐级报告，为临床决策争取时间。

当区域临床检验与病理诊断中心发生检验时间延误并有可能对患者产生影响时，实验室应主动告知客户，发放迟发报告通知，告知客户延迟原因、解决方案及新的报告时间。对于经常性发生检验时间延误的检测项目，区域临床检验与病理诊断中心应及时分析原因，若是与检验前质量相关因素，如标本类型不符，则应及时为客户提供咨询，比如开展培训等。

当区域临床检验与病理诊断中心出具了错误的报告，如结果错误、版本错误等，实验室应立即对客户采取咨询服务，发放纠正过的报告并说明原因。

当区域临床检验与病理诊断中心对报告发放的信息系统进行改动后，需要提前告知客户，并进行报告传输的验证，防止客户无法收到报告。

3. 检验结果的解读　区域临床检验与病理诊断中心开展的项目复杂多样，对检验结果的解读是检验后过程咨询服务中的主要内容。区域临床检验与病理诊断中心的检验及病理专家应根据检验结果及申请单中提供的患者临床表现，为临床进行检验结果的解读服务，包含检验结果的意义及临床参考建议等，同时还应建立完善的危急值报告制度，保障患者的生命安全。

在进行结果解释时，区域临床检验与病理诊断中心应注意标本质量可能造成的结果差异，以及参考区间、危急值、灵敏度和特异度以及"窗口期"等问题。

(1) 参考区间：参考区间(reference interval)是取自于生物参考人群的值分布的规定区间,一般定义为中间95%区间。特定情况下,参考区间可能为其他宽度,或以非对称的形式出现。在临床中参考区间是用于解释检验结果是否正常的评判标准,为临床医师的诊断和决策提供参考。区域临床检验与病理诊断中心应规定生物参考区间或临床决定值,并形成文件,告知客户,能够避免错误的临床干预的发生。当生物参考区间不再适用时,区域临床检验与病理诊断中心应及时告知客户修改的生物参考区间,并对文件进行更新。在应用参考区间时应注意不同的检验方法、患者的生物学变异都会造成参考区间的差异,同时还应考虑不同检测的临界值及可能出现的假阳性及假阴性两类错误。

(2) 医学决定水平：医学决定水平(medical decided value)是指临床疾病治疗或诊断必须采取措施时的测定值。通过医学决定水平能够确认是否患有疾病、对疾病分级分类或进行预后的评估。区域临床检验与病理诊断中心应同临床充分沟通,并结合大量的临床观察研究后,建立适用的医学决定水平,并形成文件,告知客户。

(3) 危急值：危急值(critical value)也称为警告值(panic value),是指当出现某些检测结果,如果没有及时报告并采取适当的治疗措施,可能危及患者生命。危急值是医学决定水平的某种状况。国内外多个临床实验室监管机构都提出了报告危急值的要求。除了原国家卫生计生委颁布的《患者安全目标》中规定的血钙、血钾、血糖、血气、白细胞计数、血小板计数、凝血酶原时间、活化部分凝血活酶时间等,区域临床检验与病理诊断中心应结合相关文件,以及查阅文献、同临床专家协商等方法,选择危急值项目并制订检测项目的危急值界限,形成文件,并完善危急值报告制度。当检测结果处于规定的危急值区间内时,区域临床检验与病理诊断中心在确认检测结果无误后,应当立即采取以下咨询措施：①一旦发现危急值,应立即通知临床医生,确认该检测结果与患者的临床症状相符,注意通知发出后,应确认临床医生已经收到该信息；②如有需要建议重新采集标本进行检测；③保留危急值报告记录,包含患者信息、送检人信息、检测信息、复查信息、报告的具体内容及交接人。

(4) 诊断灵敏度和特异度：灵敏度(sensitivity)也称为真阳性率,是被诊断为阳性的患者占实际阳性的人数的比值。特异度(specificity)也称为真阴性率,是被诊断为阴性的患者占实际阴性的人数的比值。应注意分析灵敏度与特异度的区别。区域临床检验与病理诊断中心应向临床告知检测程序的灵敏度和特异度,明确可能存在的假阳性及假阴性的概率。

4. 进一步检验的建议　当某些检验的结果无法形成对疾病的确诊意见或与临床表现存在差异时,区域临床检验与病理诊断中心应当根据本次检验的结果,结合已经下发客户的疾病类型相关的检验路径,主动向客户提出进一步检验的建议以及该检验所涉及的检验前质量保证相关信息,如生物学变异和患者准备、标本采集、运送和保存等。

5. 检验结果和临床预期不符　当检验结果和临床预期不符时,临床往往通过投诉的形式提出,其原因可能来自于检验前的标本采集,也可能来自于实验室的分析过程。实验室应建立完善的投诉处理方案,对临床投诉进行处理。

第三节 咨询服务的方式

区域临床检验与病理诊断中心应当建立有效的向临床提供检验前及检验后的主动及被动咨询方式,用于保障检测质量、节约医疗资源、提高服务水平。实验室主动咨询措施包含建立客户清单、下发咨询服务手册等参考材料、举办讲座或授课等方式。实验室被动咨询措施包含建立客户服务部门、开通电话热线、邮箱、网页等,并保证这些沟通渠道的通畅。实验室咨询过程中,应特别注意保护患者隐私,如对检验报告单等资料进行保密。

1. 建立实验室咨询服务的客户清单　区域临床检验与病理诊断中心有必要深入了解基层医院的期望及需求,及时对基层医院咨询的内容进行梳理、改进及回馈,以推动其咨询服务质量的提升。

为便于与客户沟通,区域临床检验与病理诊断中心需要建立一份实验室咨询服务的客户清单,通过建立便于更新的电子表格记录区域内医护人员、相关实验室、体检中心等信息。信息内容包含客户姓名、单位、地址、电话号码、传真号码及电子邮件等。当有新客户进行送检时,需及时将其信息添加入客户列表中,以保持该列表始终处于最新状态。

2. 编写实验室咨询服务手册　区域临床检验与病理诊断中心应编写一份实验室咨询服务手册并下发至基层医院。该手册能够方便基层医院了解区域临床检验与病理诊断中心能够开展的所有项目、如何选择检验项目,以及与该检测质量相关的检验前和检验后的所有信息。该手册体现区域临床检验与病理诊断中心对于咨询服务工作的重视,能够提升检测质量,减轻患者负担,减少医疗资源浪费。手册应纳入实验室文件控制系统。

手册关于检验前过程的内容应包括检验申请单的获得、检测项目信息及其选择与应用、标本(采集、运送、接收和保存)、检验项目的影响因素等。手册关于检验后过程的内容可包括报告的发放方式、检测结果的解释、追加检测的申请方式、患者信息保护及实验室投诉的解决流程等。手册内容还应包含实验室的地址、联系方式、开放时间、检验申请流程及实验室能够提供的咨询服务的类型等信息。

手册的内容提炼于项目与标本的标准操作规程,应由直接负责检验前、中、后各项工作的员工进行书写,并在实际工作中广泛听取实验室内部及基层单位的意见对手册进行修订,并在新版本中明确修改的内容。

3. 建立正式的文件沟通机制　区域临床检验与病理诊断中心应与客户建立正式的文件沟通机制,当有需要对客户进行告知的事项发生时,可以通过告客户书的形式进行文件化地交流,发布实验室相关信息。区域临床检验与病理诊断中心发放的客户通知可以是电子版本,也可以是纸质版本,类型包含告客户书、报告迟发通知等。告客户书内容包含要通知的主题和具体内容,应有唯一性编号、发布日期、执行日期和发布单位等。告客户书还应附有回执,回执可包含告客户书主题、客户名称、接收人及接收部门、接收人联系方式及接收日期等。通常告客户书应固定日期进行发放,其执行日期应早于客户接收的日期。其内容主要为实验室新开展项目说明以及实验室对检测项目的名称、参考范围、报告单等地变更等。当实验室出现紧急事件需要停止检测项目时,需要及时发布告客户通知书并与客户充分沟通。

4. 面对面交流　客户的需求总是处在不断变化中,区域临床检验与病理诊断中心只有与客户建立持续交流的途径,才能有效保障实验室服务的质量。区域临床检验与病理诊断中心应定期或不定期地为客户举办讲座,介绍实验室开展的新项目,以及该项目有关检验前及检验后质量保障的相关内容。定期举办客户见面会,深入了解客户的需求。还应定期统计咨询内容,并有针对性地对咨询频率高的内容以讲座或邮件等方式进行告知。

5. 建立客户服务部门　区域临床检验与病理诊断中心应建立客户服务部门,并开通服务热线,为客户提供不间断的咨询服务,根据咨询内容的不同,客服部门将选择不同的解决策略。客服人员应对提供的咨询服务流程进行记录,用于周期性回顾分析及优化。

第四节　咨询人员的资质和培训

一、咨询人员的资质

区域临床检验与病理诊断中心由于面对的客户数量大,检测项目多,检测环节较复杂,客户对于咨询服务有较强烈的需求。为了减轻咨询服务的难度,中心应建立客服团队,对咨询进行分级并为选择检验和使用服务提供建议。对于常见咨询内容,如咨询服务手册中包含的项目方法学、标本需求、报告时间、收费、临床指征和检验程序的局限性以及申请检验的频率等信息,客服人员可以直接进行解答。对于技术细节问题及报告解读的内容,客户人员应将其转交给实验室相关技术负责人员来完成,以便为临床病例提供建议、为检验结果解释提供专业判断。例如:组织病理检查方面的技术问题应由在组织病理方面有资格能力的专业人员承担相关的咨询服务;细胞病理检查方面的技术问题应由在细胞病理方面有资格能力的专业人员承担相关的咨询服务。

对于客服人员的资质,要求其了解区域临床检验与病理诊断中心咨询服务手册的内容、和中心各部门建立良好的沟通、具备优秀的服务品质和沟通能力、具备一定的医学专业知识背景,以及一定的学习能力。提供咨询服务的技术相关人员应该具备较全面的专业知识、了解疾病的发病机制、了解具体检验项目的完整流程及具体信息、具备临床问题识别和解决的知识储备。

二、咨询人员的培训及能力评估

区域临床检验与病理诊断中心应建立完善的培训及能力评估计划,用于保障实验室咨询服务的质量,提升人员素质。能够开展的培训可包含以下内容:①岗位培训:内容包含岗位职责、权限、职务、咨询的过程和处理程序;②信息培训:内容包含实验室信息系统的使用;③沟通能力培训:内容包含人员与客户沟通能力培训;④专业知识培训:为员工提供进修机会,如参观访问、参加专业会议等,使其知识保持在最新状态;⑤其他实验室应提供的培训:内容包含质量管理体系、健康与安全、伦理、患者信息保密等。

区域临床检验与病理诊断中心应考虑在下述方面应建立标准,评估员工在培训后提供咨询的能力:①评估客服团队的服务态度、对咨询流程的了解及对咨询服务手册的掌握程度;②直接观察咨询处理人员对日常咨询的处理流程;③通过笔试、口试等方式评估相关检验技术人员对其负责的检验内容的掌握程度;④检查咨询服务相关记录;⑤评估咨询团队的职业道德素养、保密意识及法律意识;⑥通过客户走访及调研问卷,评估实验室的整体咨询能力。

(姜 傥)

参 考 文 献

1. 王惠民,王清涛. 临床实验室管理学[M]. 2版. 北京:高等教育出版社,2016.
2. 申子瑜. 医院管理学:临床实验室管理分册[M]. 北京:人民卫生出版社,2003.
3. 中国合格评定国家认可委员会. CNAS-CL02:2012 医学实验室:质量和能力认可准则.[S/OL].2013-11-22[2013-12-11]. https://www.cnas.org.cn/rkgf/sysrk/jbzz/2013/12/750592.shtml.
4. 李艳,李山. 临床实验室管理学[M].3版. 北京:人民卫生出版社,2012.
5. 尚红,王毓三,申子瑜. 全国临床检验操作规程[M].4版. 北京:人民卫生出版社,2015.

第九章

实验室的投诉处理

投诉的发生往往是不可避免的。客户对实验室的投诉常反映了实验室工作的不足,也是实验室主动改进的契机。在区域临床检验与病理诊断中心模式下,应建立良好的投诉途径及标准的处理方案,以积极的心态面对投诉,确保每个投诉都被妥善处理,防止相同的错误再次发生,从而提升临床检验与病理诊断中心的检验检查质量和服务水平。本章内容对实验室投诉的来源、内容、处理方式和人员的资质和培训等内容进行了说明,旨在为区域临床检验与病理诊断中心的投诉处理工作提供参考。

第一节 概 述

无论一个机构的组织架构多么完善,服务效率多么令人满意,投诉的发生都不可避免。对于实验室而言,投诉是组织和个人以各种形式向实验室表达的与实验活动相关的并希望得到回复的任何问题。常见投诉内容往往涉及标本、诊断结果、报告内容、报告周转时间、患者信息保密、人员资质、人员服务质量等多个方面。投诉可以是来自客户(患者或临床医师、卫生保健机构、健康保险公司等),也可以是来自其他方面(如知情者或利益相关方)的反馈意见(正面和负面的反馈信息)。投诉的发起人可以来自于实验室的外部,如医院管理者、临床医师、护士、患者、患者的家属及外部机构等;也可以来自于实验室内部,如实验室的工作人员。投诉往往反映了实验室工作的不足,能够帮助识别实验室的不符合项,是实验室改进的指导信息及改进成效的有效评估指标。无论投诉是否由于实验室的过失产生,一旦投诉发生,实验室都有责任及义务对客户予以解释。若确定投诉的起因源自于实验室的过失,则实验室应以一种积极的心态启动投诉处理程序,并针对投诉的类型采取妥当的措施。对投诉采取适当的预防及改进措施能够降低或杜绝相似错误的再次发生、改善实验室的质量管理体系、提高实验室的技术能力和服务质量以及提升客户的满意度。

《医学实验室质量和能力认可准则》(ISO 15189)中4.8指出:实验室应制定文件化程序用于处理来自临床医师、患者、实验室员工或其他方的投诉或反馈意见;应保存所有投诉、调查以及采取措施的记录。该标准还在4.14.3中提出了实验室应就所提供服务是否满足用户需求和要求征求用户反馈信息。反馈信息的获取和使用方式应包括:在实验室确保对其他用户保密的前提下,与用户或其代表合作对实验室的表现进行监督。应保存收集的信息以及采取措施的记录。

提升客户满意度是所有服务机构成功的核心,区域临床检验与病理诊断中心也不例外。区域临床检验与诊断病理中心对于客户服务的关注点更多地集中于检验技术的专精,然而客户对于服务的需求往往还包含方便、快捷、舒适以及尊重等,如果其需求没有得到满足,则很容易导致投诉。为提升服务质量,区域临床检验与病理诊断中心应在重视业务素质的同时积极改善服务质量,建立适当的流程确保实验室内部及外部能够针对实验室人员和管理中存在的问题、质量体系等方面提出投诉,确保提出的投诉能够被妥善解决、对投诉处理的经验进行总结推广并将形成管理程序或操作规范以防止相同或类似的错误重复发生。

区域临床检验与病理诊断中心的投诉处理可以包含以下要素:①通畅的投诉途径;②用于投诉记录及分析的完善的投诉处理信息系统;③完善的投诉处理方案及机制;④专门的投诉接收人员能够对

投诉进行分类及递呈;⑤专业的投诉处理团队对投诉进行标准化处理;⑥质量团队对投诉的纠正进行审核和推广;⑦完善的投诉追踪系统,防止类似投诉再次发生。

第二节　投诉处理

一、投诉途径的建立

基层医院实验室产生投诉,往往是患者及其家属直接向医务人员或行政管理部门进行投诉。而在区域临床检验与病理诊断中心模式下,机构及工作的复杂程度增加,导致投诉难度增大,投诉内容的复杂性增加,且更容易导致实验室投诉信息获取渠道不畅,影响区域临床检验与病理诊断中心的整体服务质量。对于区域临床检验与病理诊断中心而言,建立通畅的投诉途径有助于投诉的搜集、解决和反馈,有助于整体质量的提升。

就区域临床检验与病理诊断中心而言,其投诉途径可以分为实验室被动接受的投诉以及主动鼓励的投诉两类。被动投诉途径可包含:电话热线、网络平台(网站、邮箱等)、书面投诉以及人员直接来访等。被动投诉往往是在不良事件发生后产生的,对其处理更多体现的是对管理体系的弥补及改进。主动投诉途径可包含:客户调查、意见反馈和座谈会等沟通和交流的形式。主动投诉途径是一种预防措施,体现了区域临床检验与病理诊断中心对于更高品质服务质量的主动追求。

区域临床检验与病理诊断中心应建立适当的流程,完善组织架构以及建立完善的信息管理系统,以确保投诉信息的通畅;定期开展与客户的沟通和交流,进行投诉预防。同时还应该针对不同类型(实验室内部和外部)或不同人员(患者及家属、医生及实验室内部人员等)的投诉建立不同的投诉途径。

二、投诉处理相关职责划分

区域临床检验与病理诊断中心应就投诉处理制订相应的管理程序,以此为依据进行日常投诉的处理工作。在该程序中应对投诉处理相关人员及部门的职责进行明确,制订标准化的投诉处理流程,提高投诉处理效率,减少不必要的资源浪费。同时还应建立完善的投诉处理团队用于指导各种来源投诉的搜集、记录和分析。通常投诉的处理环节包含的部门有客服、质量部门、责任部门、人力资源部、实验室管理层等。

对于投诉处理环节中各部门的职责做如下界定:①客服部门:负责投诉的搜集、记录、分类及投诉处理后的信息反馈。②质量部门:负责投诉的调查、审核、责任界定、分派、监督纠正措施的制订和执行,进行有效性验证以及建立投诉相关档案。定期对投诉进行回顾分析,上报管理层。③责任部门:负责投诉的调查分析与处理,向质量部门提交相关调查说明资料,制订纠正措施并落实,进行纠正记录,协助投诉的处理。④人力资源部:负责内部投诉的受理和处理并对处理执行情况予以跟踪和验证,收集、整理和更新员工内部投诉,形成统计数据库并适时进行专项或综合性评估。⑤院领导、总经理或实验室主任:决定重大投诉事件的处理方案。

三、投诉的记录

区域临床检验与病理诊断中心应建立健全的投诉记录档案,对每个接收到的投诉建立唯一性编号,保存所有投诉内容、解决方式及反馈信息,用于后续的分析及实验室改进。对于区域临床检验与病理诊断中心管理及人员方面的投诉,在其处理过程中,应有一份《投诉反馈记录表》伴随整个投诉处理流程,对其进行详细记录。针对区域临床检验与病理诊断中心质量问题的投诉,除了需要对投诉进行记录外,还应详细记录与投诉相关质量问题的纠正措施。良好的投诉记录作为投诉处理的一种追溯性依据,能够对一段时间内的投诉状况进行趋势性分析及实时追踪投诉的处理状况,并对投诉的处理过程进行监督以及对投诉的处理结果进行追踪反馈。区域临床检验与病理诊断中心应就投诉处理的记录制订适合自身的《投诉反馈记录表》，用于投诉的处理。

《投诉反馈记录表》可以涵盖的内容有：①投诉人信息：包含姓名、地址、电话、邮箱等，由机构提交的投诉还应包括机构名称；②投诉受理人信息；③投诉的时间、方式；④投诉的具体内容、性质及投诉方对解决方式的描述；⑤实验室是否认可投诉并立案；⑥实验室拟定的投诉解决方式；⑦回馈投诉的时间、回馈人；⑧投诉人满意度；⑨持续改进措施；⑩实验室管理者签名及时间。

四、投诉处理循环

区域临床检验与病理诊断中心应建立有良好的投诉处理机制，形成投诉处理循环程序。使用PDCA循环对投诉进行处理能够取得较好效果（PDCA循环的详细介绍见第十章第三节），可将投诉处理程序按执行顺序依次分为以下8个步骤：①分析投诉现状，找到目前存在的问题；②分析投诉产生的各种原因；③进行要因确认，找到问题的根本原因及相关责任人；④针对要因进行探讨及投诉解决措施的拟定；⑤执行已制定的解决措施；⑥根据计划，检查投诉处理的完成情况；⑦总结处理经验，将好的解决方法进行标准化；⑧未解决的问题转入下一循环中。

其中上述步骤①~④属于计划阶段（plan），⑤为执行阶段（do），⑥为检查阶段（check），⑦和⑧为处理纠正阶段（action）。建立投诉处理的持续改进的标准化流程能够提升实验室投诉处理的效率、投诉的识别，并预防潜在的不符合造成的危害，以及培养区域临床检验与病理诊断中心团队解决问题的能力。

1. 投诉处理的计划阶段　投诉是对区域临床检验与病理诊断中心工作提出的意见。对投诉进行深入剖析，分析投诉产生的根源，有助于发现该中心服务的薄弱环节，为实验室整体服务质量的提升提供契机。区域临床检验与病理诊断中心应建立投诉评估机制对投诉进行初步评估，判断投诉是否成立，确定有价值的、需要进行处理的投诉类型。

（1）投诉识别：区域临床检验与病理诊断中心接收的投诉来源复杂且信息多样。根据投诉来源，可将投诉分为区域临床检验与病理诊断中心内部投诉和外部投诉；根据投诉内容，可将其分为人员服务相关的投诉和检测质量相关的投诉；根据投诉的影响程度，可将其分为一般投诉和重大投诉；根据投诉提交形式，可将投诉分为口头投诉和书面投诉；根据结果界定可分为区域临床检验与病理诊断中心需承担责任的投诉及无责任投诉；根据投诉途径，可将其分为主动搜集的投诉及被动投诉；根据投诉是否实际发生，可将其分为隐性投诉和显性投诉等。在实际投诉处理工作中，按照投诉的内容进行分析有助于找到实验室的薄弱环节，而对投诉的紧急程度或影响大小进行分类，能够节约人力成本，优化资源配置，提升投诉处理效率。

区域临床检验与病理诊断中心在接收到投诉后，应对投诉进行前期分析，判断是否进行受理。对于责任不归属于实验室的投诉，应先考虑与投诉者协调解决。对于反馈情况不属实、同一投诉重复报告以及客户撤销的投诉，不予受理。若是客户方面的原因，即投诉不成立，应向客户做耐心细致地解释，并答复客户。若调查结果证实责任归属于区域临床检验与病理诊断中心，即投诉成立，投诉处理部门应与相关负责人跟进"纠正"，并对投诉的情况进行调查。经评估，需要时，分析产生的根本原因，采取纠正措施，书面通知客户，向客户赔礼道歉，必要时承担赔偿损失的责任。对于造成重大危害或损失的投诉，区域临床检验与病理诊断中心管理层应当立即启动应急预案，对投诉进行处理。常见投诉反映的问题有：所检验结果不准确或错误、前后检测结果不一致、检测项目与申请项目不一致、报告单信息错误、报告单延迟或批量迟发、变更检测项目信息未及时通知临床、对实验室咨询服务不满、对区域临床检验与病理诊断中心人员或医护人员服务态度不满、沟通不畅等。区域临床检验与病理诊断中心应针对投诉进行要因确认，周期性的对投诉数据进行整理，分析投诉的现状及产生的根源，归纳统计所有投诉的分布特异度，如某类人员常受到投诉、某个部门或实验室被投诉率较集中，以及某种类型的投诉高发等现象，以便及时采取措施，提升区域临床检验与病理诊断中心的服务质量，减少类似投诉的再次发生。

（2）投诉产生的要因确认：区域临床检验与病理诊断中心应对投诉产生的根本原因进行分析即要因确认。只有把握了投诉产生的核心问题，才能针对性地采取纠正措施，从根本上解决存在问题。区域临床检验与病理诊断中心应当建立投诉评估小组，评估投诉的严重性及调查投诉的成因。投诉评估小组需要通过对投诉的文件证据搜集以及与投诉人或部门进行当面交流，对投诉进行调查，形成明确的调查结论并记录所有的调查过程。并利用管理工具（如 5why 分析、鱼骨图分析、故障树分析以及"二八法则"等）进行要因确认并界定投诉责任的归属部门以及相关责任人，以形成正确的改进策略及预防措施。

区域临床检验与病理诊断中心可考虑从以下方面进行要因确认：①人员因素：人员管理缺陷、人员能力不匹配、责任心不强、未按照标准操作规程进行操作；②仪器及设备因素：仪器设备维护保养不当、未及时检定校准、未进行性能验证；③物料因素（包括标本、试剂、耗材、标准品及质控品等）：可能为物料不足、物料质量问题、标本类型或运输不符合要求；④流程因素（包括实验方法，工作流程等）：流程制定不合理、流程疏漏和流程缺失；⑤环境因素：缺少必要的环境设施或使用环境设施时进行了误操作；⑥信息因素：信息系统功能模块设置不合理，系统存在疏漏，系统缺少某些必要功能；⑦其他：其他与质量相关问题。

（3）投诉处理计划的拟定：投诉要因进行确认后，进入投诉处理阶段。为了确保投诉处理具有明确的目标、较高的效率，区域临床检验与病理诊断中心应通过质量部门及投诉归属部门立即制订处理计划。对于一般投诉，应于 1 个工作日内完成投诉的调查任务及责任部门分派，对于涉及多部门多流程的复杂投诉，应于 3 个工作日内完成调查和责任部门分派，分派部门为责任部门。

责任部门在接收质量部门分派的投诉处理任务后，应针对该投诉制订改进措施，形成一份行之有效的投诉处理计划书。责任部门制订的处理计划需要明确预期目标，能够用量化或行为化的指标明确目标是否达成，计划应该切实可行，处理目标应与区域临床检验与病理诊断中心的质量改进具备相关性，以及有明确的截止日期等。如有必要，区域临床检验与病理诊断中心还应当对预防措施进行讨论。责任部门将该计划书交由质量部门审核同意后，进入投诉处理执行阶段。若质量部门审核意见为不同意，则由责任部门重新调查并拟定处理计划，并交由质量部门再次审核。

2. 投诉处理的计划执行　处理计划拟定后，区域临床检验与病理诊断中心应先告知投诉方将对投诉采取的解决措施及完成计划的预期时间。并根据已经制订的投诉处理计划执行。质量部门应对责任部门执行过程进行全程跟踪及推动。根据投诉的不同分类，投诉处理计划的执行方式存在差别。针对人员的投诉，可以采用对特定人员进行专业知识、服务水平和沟通技巧的培训等方式。针对整体质量的投诉，往往需要在区域临床检验与病理诊断中心具体科室的支持下实现。比如针对实验结果投诉，往往可以通过留样再测、外送比对、试剂性能验证、人员比对、仪器校准等方式进行。

责任部门应详细记录计划执行过程中采取的措施、面临的新问题和取得的阶段性成果。质量部门及责任部门应对执行的过程进行汇总并通过周会报告执行情况。实验室应在截止日期前完成投诉处理计划，并形成一份包含所有处理措施、处理过程中的数据以及处理结果的投诉处理报告。若实验室无法按期完成投诉处理计划，应及时告知投诉方，明确执行的阶段性成效并协商新的截止日期。

3. 投诉处理的检查　区域临床检验与病理诊断中心质量部门通过审查记录数据、召开讨论会议、内部审查以及与投诉方沟通等方式对投诉处理的执行情况进行检查。其目的在于评估执行过程的每个步骤是否达到了计划的预期效果、是否解决了投诉产生的要因。假如执行的结果并不符合预期，则需要对不符合预期的原因进行分析，研究产生偏差的要因，指导责任部门进行适当地调整，制订出新的处理计划（如引入新的处理部门及处理计划的改进等），并重复执行和检查的过程，直至得到符合预期的结果。

投诉全过程（包括接受投诉、调查、纠正措施）的记录应予以保存。投诉处理完成后，投诉处理部门应将记录有处理过程、数据以及结果的投诉处理报告进行存档，将一份投诉处理报告以电子或纸质文本的方式反馈给投诉方，并在区域临床检验与病理诊断中心质量会上进行案例分享。投诉反馈后，区域临床检验与病理诊断中心还应积极主动地以各种形式进行回访,记录回访的内容,并将其意见进行总结及讨论。

4. 投诉处理的处理纠正　处理纠正,是投诉纠正循环的最后一步,是对投诉处理过程中执行的改进过程的标准化、文件化,是对投诉中汲取的经验的分享和推广,是对单个 PDCA 循环中残留问题的解决。对投诉处理经验的总结及标准的制定,能够降低人力成本、保障投诉处理质量、防止类似投诉再次发生。

在处理过程中,区域临床检验与病理诊断中心需要将投诉处理的结果进行总结,并将总结所获得的经验通过培训、公告等方式在实验室人员中进行推广。同时,还应根据需要,对已有的相关文件中相关程序规则、测量指标及操作方法等进行修订,可参考本书第四章中的相关规定。

仅仅采用一次投诉处理的 PDCA 循环,往往无法对所有的投诉进行完美地解决。实验室质量部门需要对本次循环中没有得到解决的具体问题进行总结,在下一个 PDCA 循环中对其进行处理。

第三节　投诉处理人员资质与培训

一、投诉处理人员的资质

区域临床检验与病理诊断中心由于检测量大、检测项目复杂、沟通难度大,因此应建立投诉信息获取和反馈的团队(如客服团队),并结合实验室管理层、质量部门及相关科室负责人共同处理投诉。

客服团队的职责在于:①直接和投诉方建立联系,获取和记录投诉信息;②确认投诉有效性;③初步对投诉进行分类;④根据投诉的严重程度按照规定进行处理;⑤对投诉处理结果进行反馈及满意度调查。

对客服人员的要求是:①了解实验室的业务流程尤其是投诉处理流程;②与实验室各部门建立良好的沟通;③具备优秀的服务品质和沟通能力;④具备一定的医学专业知识以及学习能力。

二、投诉处理人员的培训及能力评估

实验室应建立完善的培训及能力评估计划,用于保障投诉处理的质量,提升人员素质。培训可包含以下内容:①岗位培训:包含岗位职责、权限、职务、投诉过程和处理程序;②信息培训:包含投诉信息系统的使用;③沟通能力培训;④专业知识培训:包含实验室开展的项目信息;⑤实验室应提供的其他培训:包含质量管理体系、健康与安全、伦理、患者信息保密等。

实验室可考虑建立以下考核投诉处理能力的标准:①评估客服团队的服务态度;②直接观察投诉处理人员对日常投诉的处理流程;③评估投诉处理的流程及效果;④检查与投诉相关的各种记录;⑤通过考试、现场模拟等方式评估其投诉处理的技能。

(姜　倪)

参 考 文 献

1. 王惠民,王清涛.临床实验室管理学[M].2 版.北京:高等教育出版社,2016.
2. 申子瑜.医院管理学:临床实验室管理分册[M].北京:人民卫生出版社,2003.
3. 中国合格评定国家认可委员会.CNAS-CL02:2012 医学实验室:质量和能力认可准则.[S/OL].[2013-12-11].https://www.cnas.org.cn/rkgf/sysrk/jbzz/2013/12/750592.shtml.
4. 尚红,王毓三,申子瑜.全国临床检验操作规程[M].4 版.北京:人民卫生出版社,2015.

第十章

不符合的识别处理与持续改进

在区域临床检验与病理诊断中心日常质量管理工作中,经常会遇到不符合识别、不符合的处理、预防措施与持续改进等概念。这几者之间的关系(图10-1)本章将逐一介绍。风险管理相关内容由于有单独的章节介绍,不在此赘述。

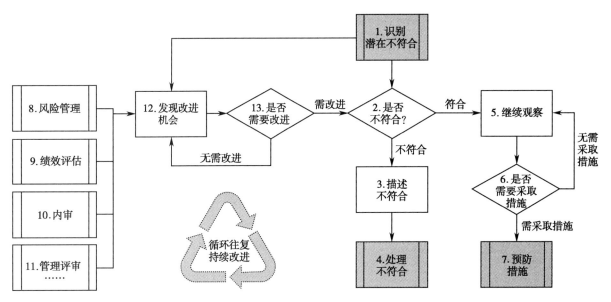

图 10-1　不符合的识别、处理、预防措施与持续改进的关系

第一节　概　　述

一、不符合的相关定义

1. 不符合的定义　以下几个概念经常出现,需要注意区分并注意其联系。在 ISO 9000:2015 中,相关定义分别如下。

(1) 不符合:不符合(nonconformity)又称不合格,是指未满足要求。

(2) 缺陷:缺陷(defect)是指与预期或规定用途有关的不合格。

(3) 审核发现:审核发现(audit finding)是指将收集的审核证据对照审核准则进行评价的结果。

其中,最核心的定义是不符合。不符合可以理解为已经有事实依据证明或表明,操作或规定已经违反组织质量管理体系的要求、与客户协定的要求,或违反了组织现行有效程序或检验工作流程的中任何步骤的要求,乃至法律法规的相关要求等。

2. 不符合项的相关定义　在我国日常认证认可工作中,经常接触到中国合格评定国家认可委员会(China National Accreditation Service for Conformity Assessment,CNAS)关于评审不符合的两个常见定义。

（1）不符合项：不符合项是指实验室的管理或技术活动在某一方面或某一点上不满足要求。在这里"要求"指 CNAS 发布的认可要求文件，包括认可规则、认可准则、认可说明和认可方案中规定的相关要求，以及实验室自身管理体系和相应检测或校准方法中规定的要求。不符合项通常包括（但不限于）的类型见表 10-1。

表 10-1 不符合项的常见类型

类别	类型	说明
资源	缺乏资源	缺乏必要的资源，如：设备、人力、设施等
	能力不足	人员能力不足以胜任所承担的工作
技术	方法无效	操作程序，包括检测或校准的方法，缺乏技术有效性
	质控无效	未实施有效的质量控制程序
	溯源不当	测量溯源性不满足相关要求
过程	执行不足	实验室运作不满足其自身文件要求
体系	文件不符	实验室管理体系文件不满足 CNAS 认可要求
	其他	实验室未定期接受监督评审、未缴纳费用等

（2）观察项：观察项是指对实验室运作的某个环节提出需关注或改进的建议。观察项通常包括的类型见表 10-2。

表 10-2 观察项的常见类型

类别	类型	说明
无证据	效果存疑	实验室的某些规定或采取的措施可能导致相关的质量活动达不到预期效果，但尚无证据表明不符合情况已发生
	体系存疑	评审组对实验室质量管理体系的运作已产生疑问，但在现场评审期间由于客观原因无法进一步核实，对是否构成不符合不能作出准确判断
无依据	法律法规	现场评审中发现实验室的工作不符合通常做法，但又未见相关法律法规的规定
	改进建议	对实验室提出的改进建议

观察项可以理解为：当前未出现不符合，或没有明确、直接证据证明不符合，但发现（如通过统计分析等）有发展成不符合的可能或趋势，需要继续观察其发展或改进的事项。例如：某实验室 2 个月前，更新了某检测项目的试剂组分，改善了原有严苛的标本采集要求。实验室应对新试剂重新进行方法学性能评估，更新其标本采集标准，并对相关人员进行培训。目前上述事宜至今尚未执行也无任何计划。然而，至今尚无医生申请该检测项目。此时，虽未构成不符合，但有发展成不符合的趋势。可将该事项列为观察项，以提醒相关管理人员予以重视，并予以预防，防止出现不符合。

二、不符合的分类与分级

1. 不符合的分类　不符合可根据不同维度进行分类，如根据不符合是偶发性还是系统性可分为系统性不符合与偶发性不符合；根据不符合与文件化要求的关系可分为文件性不符合与操作性不符合等。组织可以根据自身管理的需要，对其进行有效分类并予以管理。例如：在对内审发现的不符合进行分类时，某区域临床检验与病理诊断中心就按纠正措施的性质不同，将不符合分为 3 类（表 10-3）。

表 10-3　不符合的分类示例

类别	说明	示例
体系性不符合	文标不一 制定的质量管理体系文件与有关法律法规、认可准则和合同等的要求不符	例如,某实验室未建立处理不合格标本的程序;体系文件中没有规定带认可标识的检测报告必须由认可机构认可的授权签字人在授权范围内签发的原则
实施性不符合	文实不一 未按文件规定实施	例如,某实验室对原始记录规定了要包括多种信息,以便溯源。但实际工作中,环境条件、使用设备、测量方法等信息都未予记录
效果性不符合	实效不一 文件虽然符合认可准则、其他文件和法律法规等的要求,但未能实现预期目标	例如,实验室都按文件规定在运行,但质量目标未实现;纠正措施采取了,但是类似问题继续发生等;文件规定不完善、原因分析不到位等都会导致效果性不符合

2. 不符合的分级　出于风险管理的理念,通常会根据不符合导致后果的严重程度进行分级。例如:可将其分为严重不符合、一般不符合及轻微不符合。通常不同的机构对不符合的分类都有自己的规定。且不同的行业,对不符合的严重程度判断的标准也不同,对不符合的分级标准,应结合应用范围予以细致界定。例如:美国病理学家协会-实验室认可计划(CAP-LAP)的不符合分类标准为两类,主要依据为是否对检测结果、患者安全及员工安全造成重要影响。CNAS 根据不符合项对实验室能力和管理体系运作的影响,在 CNAS-GL09:2014《实验室认可评审不符合项分级指南》2015 年 6 月修订版中,将不符合项分为"严重不符合项"和"一般不符合项"两级。

(1) 严重不符合:严重不符合项是指影响实验室诚信或显著影响技术能力、检测或校准结果准确性和可靠性,以及管理体系有效运作的不符合。经验表明严重不符合项往往与实验室的诚信和技术能力有关(表 10-4)。

表 10-4　CNAS 严重不符合示例

类别		说明	示例
诚信	申报不真实	实验室提交的申请资料不真实。如未如实申报工作人员、检测或校准经历、设施或设备情况等 实验室在申请和接受评审活动中存在不诚信行为	
	检测不真实	实验室不做试验直接出报告 实验室没有相应的关键设备或设施 评审中发现实验室提供的记录不真实或不能提供原始记录	
	篡改数据	实验室原始记录与报告不符,有篡改数据嫌疑	
	能力验证作弊	实验室在能力验证活动中串通结果,提交的结果与原始记录不符,或不能提供结果的原始记录	
技术能力	人员能力不足	人员能力不足以承担申请认可的检测或校准活动	
	质量控制无效	实验室对检测或校准活动未实施有效的质量控制	
	体系失效	实验室质量管理体系某些环节失效	
违反要求	故意违反要求	实验室故意违反 CNAS 认可要求,如超范围使用认可标识,涉及的报告数量较大	
	瞒报信息	实验室发生重大变化不及时通知 CNAS,如法人、组织机构、地址、关键技术人员等变动	

区域临床检验与病理诊断中心可参考这些认可机构的分类标准,适当增加自己日常管理有关的内容,建立自己的不符合分类标准。针对严重不符合项,还可以考虑增加:违反质量管理体系、法律法

规、各重要工作流程的严重不符合;危及体系运行,可导致体系失效的严重不符合;或影响组织运营的重大不符合;对组织品牌、客户利益产生重大影响的不符合。例如:人员能力不足以承担检测或校准活动;实验室在运营活动中存在不诚信行为等。

(2)一般不符合:一般不符合项通常是指偶发的、独立的对检测或校准结果、质量管理体系有效运作没有严重影响的不符合项。如果一般不符合项反复发生,则可能上升为严重不符合项。在实验室认可评审中经常发现一般不符合项(表10-5)。

表 10-5　CNAS 一般不符合示例

类别	说明	示例
技术	技术细节不当	设备未按期校准
		试剂或标准物质已过有效期
		检测或校准活动中某些环节操作不当
	记录不完整	原始记录信息不完整,无法再现原有试验过程等
管理	管理不足	对内审中发现的不符合项采取的纠正措施未经验证

区域临床检验与病理诊断中心可参考该分类标准,还可以考虑增加:与质量体系、法律法规、各工作流程要求不符合,对检测(或诊断)结果可产生直接影响的,但未造成严重后果的事项。如个别人员(尤其是关键人员)劳动合同偶有失效;对管理评审中形成的决议未进行追踪验证等。

(3)轻微不符合:在实际工作中为了体现对检测结果质量影响的程度,有些机构还会区分出一类轻微不符合项,将与质量管理体系及流程要求轻微不符合、未造成明显不良后果,并且对检测结果无影响的事项单独列出并管理。区域临床检验与病理诊断中心可适当参考。例如:系统操作培训时,个别参训员工未在相应的培训签到表上签字等。

需要注意的是"轻微不符合"不是"观察项"。在同一个机构的同一事实,可能因为采用依据标准的不同,被不同的评审机构判别为"不符合项"或者"观察项"。区域临床检验与病理诊断中心应制订适合自身的不符合分级标准,尽量在本机构内保持一致,以区别不同的要求。

三、不符合的识别

1. 识别不符合的环节　　识别不符合,对完善和改进质量现状具有非常积极的意义。识别不符合能够为组织发现大量改进机会,是所有改善的源头,是管理层应该首要关注的事项之一。应当被实验室的最高领导、所有科室的每个岗位、临时聘用人员、甚至相关方视为其应尽的责任。

不符合可能发生在质量管理体系的管理和技术运作的各个环节,包括检验或诊断的各个过程。较易识别出不符合的环节见表10-6。

表 10-6　识别不符合的常见环节及效率

类别		环节	效率
内部	日常流程	1. 日常检测工作流程及后续流程监督结果	中
		2. 原始记录核查、检验报告/校准证书的核查	低
	设备试剂	3. 仪器维护、保养、校准、核查、检查、维修	中
		4. 试剂和耗材的核查、使用效果	
	技术质量	5. 能力验证、室间比对、质量控制、各类失控记录	高
	员工意见	6. 对员工的调查、考评、监督结果,内部监督/反馈	
	监督内审	7. 对管理体系运行的审核、监督结果	高
		8. 过程指标和结果指标的测量、分析	
		9. 独立监督、管理评审、内部审核、检验程序评审	

续表

	类别	环节	效率
外部	客户	1. 合同评审、客户投诉处理及反馈分析 2. 外部审核(第二方) 3. 患者、临床医护沟通及满意程度调查	高
	供方	4. 供应商评估、供应商交流	中
	外部检查	5. 外部审核(第三方)	高

2. 不符合的识别与确认

(1) 明确职责:首先应明确每个成员在不符合识别与确认中的职责和义务,这样才能真正将工作落到实处。每个不同的组织,其组织结构、人员分工和运作流程都是不同的。区域临床检验与病理诊断中心需要根据自身情况予以分工。例如:可以指定各部门、工序和岗位的负责人对负责范围内的工作进行测量及监视;指定质量人员负责在外部评审、内部审核、日常质量监督活动以及临时质量检查活动中,识别各种不符合;指定专人及时检查相关记录;指定专人负责不符合的整改工作。

(2) 识别不符合的活动:不符合可以通过各种活动来识别,如内、外部质量体系审核、管理评审、客户的反馈和员工的督察等等。通常这些识别不符合的活动应由区域临床检验与病理诊断中心主动开展;客户投诉是一种被动的不符合识别方式,不宜成为唯一的途径。不符合识别过程中,识别人需在文件体系、实施及效果 3 个层面上仔细检查,并根据相关检查的内外部依据来识别出不符合。如相关检验环境规定要求或环境因素已影响结果的质量时未能采取相应的措施,或采集标本(如静脉穿刺、皮肤穿刺、血、尿和其他体液)未能使用规定的标本采集容器。不符合的识别应着重关注核心资源与技术能力、关键检验程序、与客户约定的核心要求等。

(3) 不符合的确认:不符合识别后应予以确认并即时记录,随后再将不符合项分类,如严重不符合、一般不符合、轻微不符合和观察项等,进行分类管理。

1) 不符合的事实确认:并非所有收集到的信息都能成为不符合的判别依据,因此在确认是否为不符合时,要求对客观证据进行调研,这样才能最终确认不符合的成立。

2) 对不符合的记录:主要是对不符合的描述。原则上,对不符合的描述做到依据准确、事实明确、证据客观充分、描述简洁、可追溯。例如:如果涉及具体工作人员,一般不建议将人员姓名写入不符合,而应以其岗位名称代之;如果涉及仪器设备,则需将其编号进行记录;如果涉及文件,则需明确文件的编号,必要时需指明具体条款;如果涉及检测项目,需明确检测项目的名称或项目代码(如果有);另外,检查人、检查时间、检查地点及陪同人员等信息,虽不在不符合的描述中出现,但需在相关记录中予以记录并可供后续查阅。

3) 不符合的分类与分级:按各个区域临床检验与病理诊断中心自己制订的相应分类及分级标准,更重要地是需针对不同类别及级别制订不符合的分类管理流程,并对不符合进行后续处理。

第二节 不符合的处理

一、不符合的处理原则

1. 一般原则 不符合的处理,通常需要遵循以下原则。

(1) 紧急处置:要第一时间初步调查问题的类型、大小、范畴及影响范围等。要根据实际情况,立即采取紧急对策;特别是要消除现在正在进行的伤害,控制影响范围继续扩大,控制事态进一步发展。

(2) 措施得宜:根据问题的严重程度、影响范围和紧急程度需要适时采取必要的措施。措施不可过度,避免带来管理或运营成本的增加;也不可不足,导致问题未能得到有效控制。

(3) 根本原因地消除:处理不符合,最核心的目的就是要找出问题发生的根本原因,并予以根除,防止同类问题再次发生。

2. 相关处理措施　发现不符合后,应对不符合进行后续处理,处理的措施包括:纠正、纠正措施、降级、让步、放行、返工、返修、报废等。对于尚未发生的不符合,可能会采取的措施有:预防措施、偏离许可等。相关定义如下。

(1) 预防措施:预防措施(preventive action)是指为消除潜在不符合或其他潜在不期望情况的原因所采取的措施。一个潜在不符合可以有若干个原因。采取预防措施是为了防止发生,而采取纠正措施是为了防止再发生。

(2) 纠正措施:纠正措施(corrective action)是指为消除不符合的原因并防止再发生所采取的措施。一个不符合可以有若干个原因。

(3) 应急措施:以前亦称为纠正,是指为消除已发现的不符合所采取的措施。纠正可与纠正措施一起实施,或在其之前或之后实施。返工或降级可作为纠正的示例。

(4) 降级:是指为使不合格产品或服务符合不同于原有的要求而对其等级进行变更。区域临床检验与病理诊断中心从事的检测服务领域,降级使用的情况基本不存在。

(5) 让步:是指对使用或放行不符合规定要求的产品或服务的许可。让步通常仅限于在限定的产品和服务数量或期限内并针对特定的用途,对含有不合格特性的产品和服务的交付。

(6) 偏离许可:偏离许可(deviation permit)是指产品或服务实现前,对偏离原规定要求的许可。偏离许可通常是在限定的产品和服务数量或期限内并针对特定的用途。

(7) 放行:是指对进入一个过程的下一阶段或下一过程的许可。

(8) 返工:指为使不合格产品或服务符合要求而对其采取的措施。返工可影响或改变不合格的产品或服务的某些部分。例如:在区域临床检验与病理诊断中心中,个别患者的送检标本,由于采样的问题导致检测结果不合格,此时,实验室要求重新采样送检,重新检测并出具结果,可视为返工。

(9) 返修:是指为使不合格产品或服务满足预期用途而对其采取的措施。不合格的产品或服务的成功返修未必能使产品符合要求。返修可能需要连同让步。返修包括对以前是合格的产品或服务,为重新使用所采取的修复措施,如作为维修的一部分。返修可影响或改变不合格的产品或服务的某些部分。例如:区域临床检验与病理诊断中心,已经发出的检测报告单,由于患者年龄信息输入错误,导致患者不满,要求返回实验室修正,这可视为返修。

(10) 报废:是指为避免不合格产品或服务误用而对其所采取的措施。示例:回收、销毁。对不合格服务的情况,通过终止服务来避免其使用。例如:区域临床检验与病理诊断中心检测的某个结果,由于样本量不足,无法实施最终地检测,此时只能"退单"。这相当于"报废"。

二、不符合的处理流程

1. 流程概要　不符合的处理流程,根据不同的管理流派,有不同的方式,有的比较简单,有的非常复杂。每个机构也都会制订适合自己的相关要求和流程。区域临床检验与病理诊断中心需要结合自身机构的特点,例如:人员数量、工作标准的严格程度、工作流程的复杂程度、组织机构的复杂性等,形成合适的不符合处理流程。

简而言之,不符合相关处理流程主要包括图 10-2 中的 5 个步骤。

2. 步骤说明

(1) 应急措施:是指在不符合发生后,为了将不符合事件消除或控制在一定程度或范围内而采取的一种应急措施,该措施可能不是最佳、最经济的,该措施仅是通过针对不符合(尤其是重大、紧急发生的严重性不符合等)应急举措或行为,该应急处理主要体现在时间的紧迫性和措施的易操作性等。应急措施是指针对不符合立即采取消除不符合事件的纠正行为,这是针对不符合本身所采取的行为举措,意在消除不符合本身。

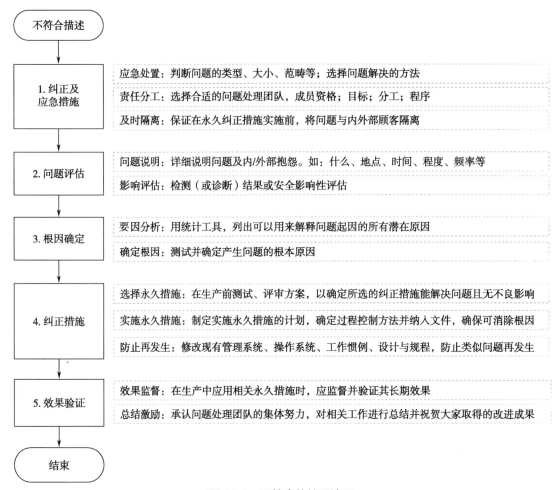

图 10-2   不符合的处理流程

（2）问题评估：不符合工作对检测（或诊断）结果或安全所带来的影响评估，意在评价不符合的严重程度及后续所采取的纠正措施等。当不符合发生时应先行应急措施，在同时或之后，对不符合严重性（包括风险性和危害性）进行评价，以便对不符合的纠正及可接受性作出评估。若评价认为不符合仅是偶然，不会再次发生或对实验室的运作与其政策和程序的符合性没有多大影响，则可能无需采取纠正措施；若经评价确定不符合可能会再次发生，或对实验室的运作与程序的符合性产生怀疑时，则应立即采取纠正措施。

（3）根因确定：针对不符合进行原因分析，分析出导致不符合产生的根本原因，意在找到后续纠正措施的依据及立足点。根因分析是纠正措施程序中最关键、有时也是最困难的部分。根本原因通常并不明显，因此需要仔细分析产生问题的所有潜在原因，如患者或临床医师、卫生保健机构、健康保险公司等的要求未被实验室理解；标本采集操作步骤有误；运输未满足技术要求；检验程序选择不当；试剂变更未经技术验证；技术参数变更未事先告知临床医师；检验员的技能和培训不足；校准品或试剂不符合相应要求；室内质量控制异常结果未及时处理；设备校准结果不能满足测量需要，等等。寻找相关潜在原因并从中找出最根本的原因是确保纠正措施有效性的关键。

（4）纠正措施：针对导致不符合产生的根本原因采取相应的措施意在消除不符合发生的根本原因，从根本上消除或避免不符合再次发生。由于不符合的产生会有多个原因，同一个原因的纠正措施方案也可能有多种。区域临床检验与病理诊断中心可在综合平衡经济的、技术的、资源的可行性上结合不符合的严重程度和风险大小，选择最有可能防止问题再次发生的适宜的措施。适宜的纠正措施应是程序简单、效果显著、节约资源的。采取纠正措施应做到：权衡利弊，全面考虑；既不大题小做，也不小题大做。

(5) 效果验证:在对不符合进行处理后,从评价处理的有效性出发,对不符合处理效果进行评价。由于对不符合地认识往往是随着时间由浅入深、由表及里的。应急措施、根本原因分析、纠正措施的选择与实施,均难以一次达成预期目的。区域临床检验与病理诊断中心宜跟进每一措施,确定其有效性。通常的方法是验证有无类似的问题再度发生。若未再发生,可视为纠正措施有效;否则,视为无效。对于措施无效的,应重新分析原因或重新采取纠正措施,直至无类似问题再发生或剩余的风险可以接受。

(6) 预防措施:为消除潜在不符合或其他潜在不期望情况的原因所采取的措施。预防措施是针对不符合发生前或有发生不符合的趋势时所采取的一系列措施。随着时间推移以下情形常有发生,如外部法律法规或监管要求即将提高,内部发展要求准备提升。此时,尽管不符合尚未发生,倘若不采取相对应的措施,则不符合迟早会发生。对于此类尚未发生,但已识别出可能会发生的"潜在不符合",只要适用,宜针对其原因适时采取预防措施。

预防措施是事先主动识别改进可能性而采取措施,而不是对已发现的不符合的反应。它与纠正措施区别的关键在于不符合是否已经发生。若已发生,则针对产生的原因所采取的对策是纠正措施;若尚未发生,但存在发生的趋势和风险,则针对其原因所采取的对策是预防措施。

预防措施的思想基于风险管理理念:在有不符合产生的苗头时就将其扑灭。当识别出改进机会或需采取预防措施时,应制订、执行和监控这些措施,目的是减少类似不符合情况发生的可能性并借机改进。其具体实施的步骤与不符合的处理步骤比较类似,不再重复叙述。

需要说明的是,并非所有的不符合都需要采取上述所有步骤来进行处理。对于一些简单的不符合,只要在相关程序中已经有明确的规定,用最简单的方式予以记录和处理即可。例如:用 ELISA 法测定乙肝病毒表面抗原(HBsAg),待测标本轻微脂血,此时,在报告单或者 LIS 中记录该异常情况即可;而对于一些较为重大的不符合,通常实验室会使用一张专门的纠正措施与预防措施管理表单,来对相关不符合进行详细管理并记录。

区域临床检验与病理诊断中心需设计适合自己的不符合处理表单。表 10-7 为某实验室的不符合的处理表单示例。

表 10-7　不符合控制表(示例)

表号:xx-2017-01	日期:	科室:
不符合描述:		
应急措施:		
影响分析:		
原因分析:		
纠正措施:		
效果评估:		
发现人:	纠正人:	验证人:
发现日期:	纠正日期:	验证日期:

第三节　持续改进

质量管理大师朱兰(Juran)提出了质量计划(quality planning,QP)、质量控制(quality control,QC)、质量改进(quality improvement,QI),即质量三部曲(quality trilogy),着眼于实现质量地不断改进。持续改进的环节是多方面、多维度的,包括(但不限于)检验流程的梳理、信息系统的升级、人才梯队的提升、客户体验的增强、检验技术的改进以及诊断方法的完善等。

持续改进的目的主要聚焦于组织内部质量的提升及组织外部客户满意度的提升。核心是持续不断地提出更高、更优、更快的改进目标,持续不断地提升组织内、外部能力,提高绩效,促进生产力发展。

一、与持续改进相关的概念和定义

1. 改进　指提高绩效的活动。活动可以是循环的或一次性的。改进的核心是"进",不是保持;是完善、发展与创新;是能力的提升、与时俱进及"更上一层楼";是提高有效性和效率的循环活动。

2. 绩效　是指可测量的结果。绩效可能与定量的或定性的结果有关,也可能与活动、过程、产品、服务、体系或组织的管理有关。

3. 持续改进　是指提高绩效的循环活动。制订改进目标和寻求改进机会是一个持续的过程,该过程使用审核发现和审核结论、数据分析、管理评审或其他方法,其结果通常产生纠正措施或预防措施。

二、持续改进的常见方式与工具

持续改进是质量管理从优秀走上卓越的一大法宝。持续改进聚集着质量管理理念的精髓;同时,也充分体现了质量管理的基本哲学。

1. 持续改进的两种方式　关于改进有两种基本方式,即递进式改进和突破式改进。①递进式改进是通过以"每次一小步"的方式渐进式推进、改进;②突破式改进通常是彻底的"弃旧扬新"方法,如"流程再造""组织变革"等。两种改进方法都已被证明有效,具体使用何种方式取决于组织的实际情况。

(1) 递进式改进:递进式改进又称温和式改进。此类改进的实施通常通过日常工作的改进和完善即可达成,不需要投入过多资源、改变组织架构等。如质量监督中所发现问题的即时改进;又如,在医院中,医护人员及患者双方均希望取得检测报告的时间越短越好,科室为了更好地为客户服务,但同时要保证检测结果和工作效率,将会寻找尽可能少的步骤,分多个阶段来逐渐改善标本周转时间,这种逐渐改善的方式即递进式改进。

(2) 突破式改进:突破式改进又称变革式改进。此类改进通常较为重大、可获得突破性的改进成果,需要匹配较多资源或重组组织机构、配备重大设备设施、全面改变生产管理模式,以及导入全新管理体系等。例如某医学实验室业务快速增长,5 年前投入使用的 LIS 其架构和功能已无法适应现有的业务规模、操作流程和客户需求的变化,实验室迫切需要一套全新的 LIS,面对这种情况,通常的递进式改进已无法满足要求,只能完全重新梳理业务流程,并基于优化后流程开发全新 LIS。这种"流程再造"的形式,即突破式改进。

2. 持续改进的常用工具　持续改进涉及众多方法,区域临床检验与病理诊断中心可根据不同的改进课题,选择不同的方法及相关工具。常用的改进工具中,简单易用的有:PDCA 环、5W1H 法、5why 法、因果图、QCC、5S、头脑风暴法等,较复杂的还有如 6-sigma、Lean、FEMA 等。以下简述几个应用较多的方法。

(1) PDCA 环:1930 年由著名质量管理专家休哈特构想,1950 年戴明博士再度挖掘改良,并加以广泛宣传,被大量运用于学习、产品或过程的改善过程中。由于戴明博士对该工具的改进与广泛推广,亦称"戴明环"。PDCA 即计划(plan,P)、实施(do,D)、检查(check,C)、处置(action,A)。

1) 计划:即策划,包括制订计划书、方案等。例如:某个人有改进产品或过程的构想,但这还只能算"零"阶段,此时千万不要仓促地开始,应进行详细地计划,有时还需在数个计划方案中选择。

2) 实施:按步骤一中所决定的构思和计划去做,落实具体对策。最好采用小规模方式进行测试、比较和实验。

3）检查：实施了具体措施后，检查有关落实情况并验证其效果。研究执行结果是否与期望相符？如果不是，问题在哪里？也许一开始就错了，这时应当从头开始。

4）行动/处置：总结成功的经验，实施标准化，便于以后按照标准执行。同时，对于在计划环节不完善之处进一步修正完善，对于在实施环节没有解决的问题，与修正完善后的计划一起转入下一轮PDCA循环解决，为制订下一轮改进计划提供资料。特别需要注意的是，不论是进行改变或者放弃，都需要预测。

（2）因果图：又称鱼骨图、石川图，是一种找出问题"根本原因"的分析方法。因果图具体使用步骤见表10-8，常见的因果图见图10-3。

表 10-8 鱼骨图使用步骤

分析步骤	绘图	要点
明确问题	填写鱼头，画出主骨	描述问题
明确大要因（大骨）	画出大骨，填写大要因	确定大要因（大骨）时，现场作业一般可从"人、机、料、法、环"出发
对各维度找出所有可能因素	画出中骨、小骨，填写中小要因	尽可能多而全地找出所有可能的原因（因素）；推荐采用"头脑风暴法"，也可采用其他工具
归类、整理各因素，明确从属关系	/	中要因跟特性值、小要因跟中要因之间，应有直接的"原因—问题"关系，小要因应分析至可以直接下"对策"的程度 如某原因可同时归属于两种或两种以上因素，应以关联性最强者为准
分析并选取重要因素	用特殊符号标识重要因素	选取重要原因时，建议不超过5项，且应是标识在最末端的原因
完善各因素的描述	/	描述要简明扼要。大要因须用中性词描述，以确保客观性；而中、小要因则可使用价值判断的描述（如：xx不良）

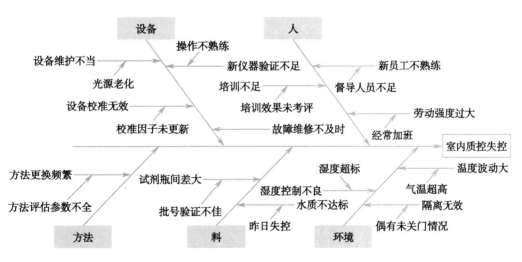

图 10-3 鱼骨图示例

（3）排列图：排列图又称柏拉图，因19世纪意大利经济学家柏拉图而得名。柏拉图最早用排列图分析社会财富分布的状况，后来由朱兰运用柏拉图加以延伸用于质量管理分析和寻找影响质量主要因素的一种工具。

主要方法是将要处置的事，以状况（现象）或原因加以分类。①决定搜集资料的期间，自何时至何时，作为柏拉图资料的依据。②在完成数据采集后，用双直角坐标图表示：左边纵指标表示众数（如问题发生的次数、频次、件数、金额等);右边纵坐标表示频率(如问题累积百分率,以百分比表示);横坐标表示影响质量的各项因素,按影响程度的大小(即出现频数多少)顺位从左至右,从大到小,依次在横轴上排列(以柱状图表示,而后连接累积曲线)。通过对排列图地观察分析可抓住影响质量的主要因素。

通常可用于:按重要性顺序显示出每个质量改进项目对整个质量问题的作用。识别进行质量改进的机会;在工程质量统计分析方法中,寻找影响质量主次因素的方法一般采用排列图。在没法面面俱到的状况下,去抓重要的事情,而这些重要的事情又不是靠直觉判断得来,而是有资料依据的。图10-4 为某区域临床检验与病理诊断中心,针对 2017 年质控失控原因,采用排列图进行地分析。

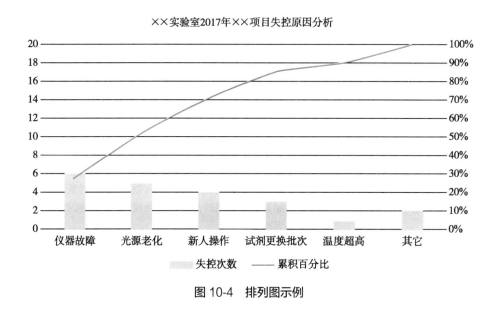

图 10-4　排列图示例

三、持续改进的主要步骤

1. 识别改进机会　识别改进的机会方式比较多,收集相关的信息至关重要。改进机会可以是在管理中发现的不符合工作,也可以是在管理中发现的趋向于不符合的趋势。相关的管理活动可以是日常质量监督、内部审核、管理评审、检验程序评审、外部评审、指标监测、自我改善活动、客户反馈或投诉、创新活动等。

可以看出,识别改进机会的途径与识别不符合的途径很多都是相同的。相比而言,识别改进机会的方式及范围更为宽泛,形式更为多样,不拘泥于是否有成文的规定和相关的依据。同时,针对是否需要采取后续措施的判断依据,不符合的判断依据是基于现有的要求;而改进的判断依据则还可以根据未来的要求(图 10-5)。

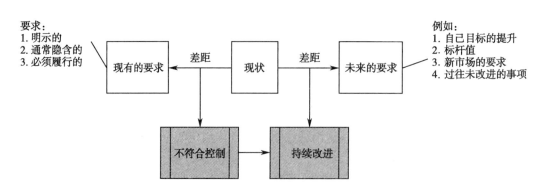

图 10-5　不符合与持续改进的判断依据

具体识别改进机会的途径,可以参见表 10-6。为了方便理解,可将其分为外部途径和内部途径。

(1) 改进机会识别的外部途径:①建立日常外部沟通渠道:主要是面向临床、患者及供应商等相关方展开;②可以建立与临床进行定期交流的程序文件,对代表性患者进行问卷调查、征求患者意见;③主动监测满意度:范围要广,应覆盖所有的服务对象;④参与外部质量评价:如能力验证、室间比对、同行评审及读片会等。

(2) 改进机会识别的内部途径:善用内部审核、管理评审和检验程序评审这三大内部评审活动。检验程序地评审是关于技术方面的评审,此评审应包括各个检验项目被执行的全过程,其目的是使检验程序被正确执行,保证检验结果的可接受性。

2. 常见改进步骤　在识别出改进机会后,应启动改进的实施。通常持续改进有两种方式开展:①解决实际问题;②全新的创新活动。两种方式的步骤基本相同,仅在具体操作过程中有所区别。

大多数的改进活动步骤基本类似。例如 QCC 活动通常包括的步骤为:选题、调查现状、确定目标、分析原因、找出主因、制订措施、实施措施、检查效果、制订巩固措施、分析遗留问题和总结成果等。而六西格玛(6 Sigma)活动包括的步骤则为:DMAIC(定义、测量、分析、改进、控制)或 DMADV(定义、测量、分析、设计、验证)。前者是对当前低于六西格玛规格的项目进行定义、度量、分析、改善以及控制的过程;后者则是对试图达到六西格玛质量的新产品或项目进行定义、度量、分析、设计和验证的过程。

综合各类方法,持续改进的大致步骤见图 10-6。

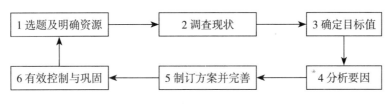

图 10-6　持续改进的基本步骤

(1) 选题及明确资源:选题可涉及组织的各个方面。同时,还需要确定活动开展所需的资源。

(2) 调查现状:不论是解决问题,还是改进、创新,都需要明确现状。可采用合适的工具(如调查表、排列图、折线图、柱状图、直方图、因果图及亲和图等)进行数据地搜集整理。

(3) 确定目标值:注重目标值的定量化,使团队成员有一个明确的拼搏方向,便于检查,活动成果便于评价;注重实现目标值的可能性,不可过高或过低。

(4) 分析要因:激发全员,凭借已有经验及现有数据,通过开展"头脑风暴法",集思广益,找出原因。利用排列图,根据关键、多数和次要多数的原理,将多种原因进行排列,从中找出主要原因。

(5) 制订方案并完善:制订相应的措施计划,明确各项问题的具体措施,按措施计划分工实施。定期或不定期地研究实施情况,在效果检查中把措施实施前后的情况进行对比,以确认其实施后的效果,是否达到了预定目标。如果未达到预定目标,就应对计划执行情况及其可行性进行分析,找出原因,在第二次循环中加以改进。

(6) 有效控制与巩固:达到预定目标值,说明该课题已完结。为保证成果得以巩固,小组应将一些行之有效的措施或方法,经有关部门审定后纳入组织有关标准或文件。应对遗留问题分析,将其作为下一次活动课题,进入新的 PDCA 环。

整个过程中,区域临床检验与病理诊断中心应保有持续改进有效性的证据,如:①实验室质量方针与质量目标实现得到改进的情况记录;②通过数据分析证实的客户满足要求的情况记录,如患者和(或)临床医师满意度得到改善;③用内外部质量控制结果和(或)审核的结果所改进自身的检验结果质量控制体系使其检验结果的准确性和可靠性得到改进提高和质量管理体系的局部或整体得到改进的证据;④采取的纠正措施、预防措施;⑤管理评审中对质量管理体系进行适宜性、充分性和有效性地全面评价以及寻求改进的记录;⑥利用上述记录所进行的日常渐进式改进和重大突破性改进活动的证据等。

3. 管理层在持续改进活动中的作用

（1）明确目的：实验室以满足患者及临床人员之需求为最终目的，客户满意是实施持续改进的原动力。管理层应让员工认识到：每个过程的效果和效率都能进一步提高，而资源消耗都能进一步降低；效果和效率的提高对所有成员都有利；持续改进可以提高机构及个人的竞争能力、完善质量管理体系，使机构更加有效运行、取得更好的发展和利益。总之，持续改进是区域临床检验与病理诊断中心的内在要求，也是其发展的契机。

（2）营造氛围：改进需要全员参与，管理层应营造员工积极识别改进需求，寻求改进机会，参与改进的良好氛围。

（3）统筹管理：管理层应确保实验室参加覆盖患者医疗的相关范围及医疗结果的持续改进活动；对改进的过程和活动进行策划和管理；对重大改进活动提供资金、人才、技术、信息、组织和制度等资源保障。

（4）效果评价：管理层还应通过纠正措施和预防措施等实施改进活动，评价改进效果，提出改进建议，确立新的改进目标；并就改进计划和相关目标与员工进行沟通。遵循 PDCA 工作原理，持续改进区域临床检验与病理诊断中心整体业绩，改进质量管理体系，改进检验管理活动，改进对客户的服务。

（何　君）

参 考 文 献

1. Quality management systems - Fundamentals and vocabulary：ISO 9000：2015［S/OL］.［2015-09-23］. https://www.iso.org/standard/45481.html.

2. 中国合格评定国家认可委员会 .CNAS-GL09：实验室认可评审不符合项分级指南 .［S/OL］.［2014-05-27］.https://www.cnas.org.cn/rkgf/sysrk/rkzn/2014/05/790538.shtml.

3. 中国合格评定国家认可委员会 .CNAS-CL02：2012 医学实验室：质量和能力认可准则 .［S/OL］.2013-11-22［2013-12-11］. https://www.cnas.org.cn/rkgf/sysrk/jbzz/2013/12/750592.shtml.

4. Joseph A. Defeo. Juran's Quality Handbook［M］. Seventh Edition. US：McGraw-Hill Education，2016.

第十一章

记 录 控 制

第一节 概　　述

记录是质量管理活动、整个检验过程和结果信息的真实反映,是检验过程及检验结果的原始凭证。作为质量管理活动实施的证据,体现了工作质量和检测水平,并可供识别、分析和追溯,以证实满足了质量管理体系的要求,是质量管理体系文件的重要组成部分。

记录是一种特殊形式的文件。记录的格式、文字、内容要清晰明了,并具有信息充分、内容完整、结果明确的特点。为了达到上述要求,应制订管理程序对质量记录和技术记录的识别、收集、索引、获取、存放、维护、修改及安全处置进行管理。记录应具有可检查性、可追溯性和可见证性。

记录可分为质量记录和技术记录。质量记录是指质量管理运作过程和结果的记录,包括文件控制、服务协议、受委托实验室检验、外部服务和供应、咨询服务与投诉、不符合控制、纠正措施、预防措施、持续改进、记录控制、内部审核以及管理评审等相关记录。技术记录是进行检验过程中所得数据和信息的累积,是表明检验是否达到了规定的质量或规定的过程的证据,包括人员业务培训记录、设备管理记录、设备维护保养和故障记录、校准/检定记录、检验方法性能验证和性能确认记录、环境监控记录、检验申请、标本接收记录、标本拒收记录、检验原始数据、实验室工作记录、室内质控记录、能力验证/实验室间比对记录和检验报告等。

记录可存于任何媒体,如硬拷贝或电子媒体。当表格中填写了数据,表格就成了记录。记录应易于获取并可防止非授权的修改,记录的媒介可采用任何形式或类型。

病理记录与检验记录控制管理要求基本一致,但在病理申请单、病理原始记录和病理资料档案管理方面有所不同,可参考本章第三节内容。

第二节　记 录 控 制

区域临床检验与病理诊断中心应建立并维持记录控制程序。程序文件编写要求内容完整有效,记录格式的编写应考虑可操作性、可检查性、可溯源性、可见证性和系统性。注意记录表的自明性、简便性、标准化和实用性。各项记录的载体格式应符合程序文件、作业指导书等中所引用的记录载体格式或图谱、图片信息。

一、记录识别

1. 记录的编号　由各部门或专业实验室负责人将批准后的记录格式电子版发至文件管理员,由文件管理员编制记录格式受控编号。

记录格式编号规定：

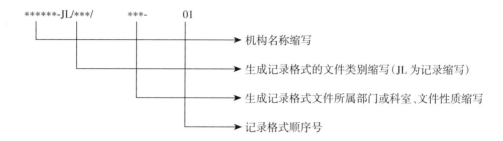

程序文件生成的记录格式编号不涉及文件部门或科室、文件性质，编号规定为 ******-JL/QP 对应的程序章节号 - 记录格式顺序号，举例：程序文件第七章下的第一个记录格式编号为：******-JL/QP07-01。

例如，临床生化实验室 SOP 文件下的第一个记录格式编号为：******-JL/SOP/SH-01；分子诊断实验室仪器 SOP 下的第三个记录格式编号为：******-JL/SOP/YQ/PCR-03；室内质控 SOP 下第三个记录格式编号为：******-JL/SOP/SNZK-03。

2. 记录格式的编排　记录格式为相应文件的记录应用格式，记录格式一般采用页眉形式进行受控（图 11-1），记录格式内容至少应包括：发布机构名称、修订状态、受控编号、标题、内容及填表说明。记录格式由指定人员进行审核、批准后使用。信息系统和仓库库存系统、OA 系统等信息软件产生的电子记录和仪器设备检测的原始数据等记录除外。

****** 检验或病理中心修订状态：第 A 版 / 第 0 次修订	编号：******-JL/***/***-01

图 11-1　记录页眉格式

记录格式编排应该方便实用、总体美观，页面的设置布局可根据需要进行调整（记录格式编排可为横版，也可为竖版，并根据内容或涉及表格大小调整页边距）；规定设置页眉字体及大小（通常为宋体，小五号），页眉横线为直线；规定设置表格标题字体、大小和位置（通常为宋体，三号，加粗，居中）；规定设置表格内容的字体、大小和位置（通常为宋体、小四号、不加粗、居中或中部两端对齐）；一般在表格结尾设置填表说明，规定填表说明采用的字体和大小（通常为宋体、五号、不加粗、左对齐）。

二、记录受控管理

1. 管理要求　区域临床检验与病理诊断中心根据实验室管理要求和工作实际情况制定《记录控制程序》，对区域临床检验与病理诊断中心的质量记录和技术记录进行受控管理。区域临床检验与病理诊断中心设立文件管理人员将受控后的记录在《受控记录一览表》（表 11-1）中进行登记，并根据受控记录表的增减或记录表的版本改变维护《受控记录一览表》，保持最新状态，以便于检索、核对和管理。

2. 记录的管理方式

（1）集中式管理：记录的集中式管理是指记录管理以区域临床检验与病理诊断中心的核心实验室为中心，辐射区域内的其他实验室。记录由核心实验室组织人员建立统一的记录格式模板，区域内的实验室遵循统一的记录格式。这有利于发挥区域临床检验与病理诊断中心的规模效应，实现区域内实验室的标准化，提升区域内各实验室的整体质量管理水平。对于单个实验室内的特殊性的记录，由各分实验室根据文件要求和实际需求单独建立。

（2）独立式管理：记录的独立式管理是指区域临床检验与病理诊断中心的核心实验室与各分实验室建立独立的记录格式，但由核心实验室协调各分实验室做到逐步趋同。核心实验室通过与各分实

表 11-1　受控记录一览表

****** 检验或病理中心修订状态:第 A 版 / 第 0 次修订　　　　　　编号:******-JL/***/***-01

受控记录一览表

序号	记录名称	记录编号	编制记录文件	使用部门	保存期限	备注
… … …						

制表人:	审核人:	更新日期:

填表说明:文件管理员将现用记录信息在《受控记录一览表》中进行登记,并维持《受控记录一览表》的最新状态,以便于检索、核对、管理。本记录可采用电子版续页填写(增加页码)

验室的质量管理小组建立质量网络,统一记录的编写格式,规范区域内各分实验室间的业务流程,实现区域临床检验与病理诊断中心内各实验室质量管理的规范化。

(3)两种记录管理方式的利弊分析:集中式管理易于实现标准化,有利于在区域内相互交流,但需高度一致的理念和合作,并以信息化系统作为支撑。独立式管理对实现实验室标准化存在一定的困难,但各实验室内部管理较为灵活。

3. 记录受控管理中的常见问题　①未体现记录完整性、充分性、原始性和规范性;②质量活动和技术活动开展但未保留记录;③记录的存放条件不符合要求;④对于电子储存记录未采取必要的保护措施;⑤记录保存期限不符合相关要求;⑥记录的填写和修改不符合要求等。

三、记录发放与获取

文件管理人员将区域临床检验与病理诊断中心各部门或各专业实验室所需的受控记录格式尽量转换成 PDF 版本发放至共享文件中或指定电脑中,使用人在指定地点自行打印使用,需电子版填写的记录在共享文件或指定电脑中以可修改的格式进行保存,防止未经授权的侵入或修改,设置密码和权限保证记录的完整性和安全性。放至共享文件中或指定电脑中的受控记录由文件管理人员统一管理,要求记录使用人员只能阅读、打印记录,不得复制拷贝、删除、转移或进行其他操作。

记录有新增、修改及停用时,文件管理人员应及时对共享文件中或指定电脑中相关文件进行操作,同时更新受控记录并通知相关人员,对修改前或停用的记录进行回收销毁处理。在保护用户机密的前提下,记录档案可对外查阅和检索,但需区域临床检验与病理诊断中心相关负责人批准,并在文件管理人员的监督下进行。在遵守保护患者的机密信息要求的前提下,在下列情况下可以对外提供相关记录:①向有关评审部门及人员提供证实材料;②向用户提供涉及其本身的有关活动信息的查询,以提高用户对检验工作质量满意和信任程度。

四、记录内容填写与修改

体系活动内的所有记录都应使用区域临床检验与病理诊断中心受控的记录表填写。采用黑色碳素钢笔或碳素水笔填写,记录填写应尽可能包含足够的信息,做到内容完整、文字简洁、字迹清晰。在每一项活动产生结果的同时进行记录,确保记录的及时性和过程的可复现性。技术记录中包括检验人员和审核人员的签名(适用时),对于检验过程中的特殊情况和有必要说明的问题,应记录在备注栏内或记录表的旁边。对于记录表中无内容可填的空白栏(除备注栏外),应用"/"标记或"以下空白"

标记。

当记录填写中出现错误时,应在错误的文字记录上划一杠修改,不可以擦涂、用修正液或任何覆盖原信息方式修改,以免字迹模糊或消失,将正确信息填写在旁边,对记录的所有改动应有改动人的签名和修改日期(必要时包括时间)。对电子存储的记录也应采取同等措施。

对技术记录的杠改是有前提的,即"当记录中出现错误时"才允许。当仅对结果产生怀疑而重复试验时,应重新建立重复试验的原始记录,可疑结果及相应的原始记录应予以保存,以便对产生可疑结果的原因进行分析时使用,不允许对可疑结果用逐一杠改的方式来产生重复试验的记录。

五、记录收集、归档与管理

区域临床检验与病理诊断中心各部门或各专业实验室记录的收集由专人负责,一般为指定的文件管理人员。一般每年收集 1~2 次,特殊或较多的记录收集周期由相关人员与文件管理人员协商确定。收集人将记录按部门或专业实验室整理装订,依据要求的封面格式做好封面。

收集的记录由文件管理人员及时归档保存,需要时放入档案盒／档案袋或装订成册,有清楚明确的侧边标识,标识内容一般为"** 年 **** 记录",将记录分类存放,并在《记录归档登记表》(表 11-2)上记录保存位置。记录的索引应便于查阅和管理,能在法规要求的记录保存期限内进行检索。

表 11-2　记录归档登记表

****** 检验中心修订状态:第 A 版 / 第 0 次修订　　　　　　　　　　编号:******-JL/***/***-02

记录归档登记表

序号	记录名称	记录编号	起止时间	移交部门／科室	移交人	接收人	归档日期	保存位置	备注
… … …									

区域临床检验与病理诊断中心应根据国家法律法规、客户、法定管理机构、认可机构和认可准则规定的要求,以及记录的使用价值和实验室自身管理要求制订各种记录的保存期限。例如:所有技术人员的档案和设备档案应长期保存(除非已离开实验室);重要的质量记录(如内部质量控制记录和外部质量控制记录以及纠正措施和预防措施等的记录,包括医学实验室内部质量体系审核记录和管理评审记录)至少不短于行业行政管理部门和提供认可的机构的要求。一般记录至少保存 6 年(一个实验室认证认可年度),从法律责任角度考虑,某些类型的程序(如组织学检测、基因检测、儿科检测等)记录可能需要比其他记录保存更长时间。

收集的记录应根据承载介质的不同选择适宜的存储环境,应有防火、防盗、防蛀和防潮等措施,避免记录的损坏、变质、丢失或未经授权的访问。记录可存于任何媒体上,如硬盘拷贝或电子媒体。所有记录应予安全保护和保密,以电子形式存储的记录,按照电子记录管理要求进行存储。应采用安全媒介并进行异地储存。

超过保存期限的记录,由文件管理人员填写《记录销毁审批表》,经相关负责人批准,由授权人员在监督下以不可逆的方式进行销毁(如使用碎纸机),以免出现泄密和造成无可挽回的损失。

六、记录借阅与复制

记录对外的借阅和复制时应经文件管理员同意,经相关负责人批准再进行查阅和复制。应明确规定查阅、复制、使用记录人员的范围、权限、注意事项和相关手续。借阅、复制记录应办理登记手续，在《档案资料借阅复印登记本》(表11-3)上记录，借阅者不得泄密和转移借阅，不得在记录上涂改，并应在允许时限内归还记录，到期不还由文件管理人员追回。

表 11-3 档案资料借阅复印登记表

****** 检验或病理中心修订状态:第 A 版 / 第 0 次修订　　　　　　　　编号:******-JL/***/***-03

档案资料借阅复印登记表

日期	申请类别	档案资料 类别名称	文件/记 录内容	申请人	预计时限	批准人	归还日期	办理人	备注
	□借阅□复印								
	…								
	…								
	…								
	□借阅□复印								
	□借阅□复印								

七、记录格式修改和停用

当发现受控记录格式或内容需修改时,由申请提出人填写《记录修改审批表》(表11-4),填写记录名称、编号、修订状态,写明更改原因和更改内容及受此影响的涉及部门和其他文件,由相关人员进行审核与批准。经批准后,由文件管理人员组织实施,文件管理人员负责对表头修订状态进行更改,相关负责人确认记录修改的格式或内容,经批准后发布使用,所有的修改内容由文件管理人员更新到《受控记录一览表》中。

表 11-4 记录修改审批表

****** 检验或病理中心修订状态:第 A 版 / 第 0 次修订　　　　　　　　编号:******-JL/***/***-04

记录修改审批表

记录名称		原修订状态	
记录编号		现修订状态	
更改方式	□内容修改□删除记录□增加记录		
更改原因			
更改内容			
受此影响的涉及部门和其他文件名称:			
申请人: 　　 日期: 　　年　　月　　日			

续表

审核意见(审核人类别:□原文件审核人□新指定人员): 审核人:　　　日期:　　年　　月　　日	
批准人意见(批准人类别:□原文件批准人□新指定人员): 批准人:　　　日期:　　年　　月　　日	

计划实施日期		实施人签名	
记录更改实施结果			
		跟踪人/日期:	

当发现某一受控记录不再需要使用而要停用时,由申请提出人填写《记录修改审批表》,填写记录名称、编号、修订状态和停用的原因,受此影响的涉及部门和其他文件内容由相关人员进行更新和记录。经批准后,由文件管理人员组织实施。

八、电子记录管理

按照 CNAS CL02-A010《医学实验室质量和能力认可准则在实验室信息系统的应用说明》,制定管理程序对以电子形式存储的记录进行管理,做好数据备份,防止未经授权的侵入或修改,设置密码和权限,避免原始数据的丢失或改动,保证数据和结果的完整性、安全性。仪器检测原始记录定期进行备份管理,并做好标识。确定信息系统中的患者结果数据和档案信息的保存时限。保存时限和检索查询方式应征求临床医护人员的意见。实验室使用信息管理系统时,应确保该系统满足所有相关要求,包括审核路径、数据安全和完整性等。实验室应对信息管理系统与相关认可要求的符合性和适宜性进行完整地确认,并保留确认记录;对信息管理系统地改进和维护应确保可以获得先前产生的记录。

第三节　病理记录特殊要求

一、病理申请单

病理学是一门形态学科,病理学与临床之间的密切联系表现在对疾病研究和诊断上。病理申请单是临床医生要求病理医生会诊的一种书面申请,申请单中的各项内容在病理诊断中都具有一定的重要性。

病理学检查申请单的作用是:临床医师向病理医师传递关于患者的主要临床信息(包括症状、体征、各种辅助检查结果和手术所见等)、诊断意向和就具体病例对病理学检查提出的某些特殊要求,为进行病理学检查和病理学诊断提供重要的参考资料或依据。病理学检查申请单是疾病诊治过程中的有效医学文书,各项信息必须真实,应由主管患者的临床医师亲自(或指导有关医师)逐项认真填写并签名。

1. 病理申请单或电子申请单主要内容

(1)患者身份识别,包括性别、出生日期、患者或患方有关人员的明确地址、邮编及电话号码(以便必要时进行联络,并有助于随访患者)和唯一标识。

(2) 医师、医疗服务提供者或其他依法授权的可申请检验或可使用医学资料者的姓名或其他唯一识别号,以及报告的目的地和详细联系信息。

(3) 原始标本的类型、数量,以及原始解剖部位;细胞病理申请单要求提供标本的采集部位,需检查病灶的大体描述及特殊要求(例如:多点穿刺和需预留标本进行辅助检查时,应在申请单上注明)。

(4) 申请的病理检验项目。

(5) 与患者和申请项目相关的临床资料,用于检验操作和解释检验结果目的,包括病史(症状和体征)、手术(包括内镜检查)所见、实验室检验/影像学检查结果(适用时)、既往病理检查情况(包括原病理号和诊断)和临床诊断等。女性患者申请妇产科病理检查,应有月经史和妊娠史。必要时包括患者的家系、家族史、旅行和接触史、传染病和其他相关临床信息。

(6) 组织病理要求记录标本离体时间、标本固定时间和标本数量。细胞病理要求申请单体现原始细胞学标本采集日期、采集和固定时间(相关时)。

(7) 病理标本验收人员应在已验收的申请单上注明接收日期和时间并及时、准确编号(病理号),逐项录入活检标本登记簿或计算机内,严防病理号错编、错登。

2. 申请单信息与病理诊断的关联

(1) 性别:性别对病情的诊断有一定的参考作用。比如:肝细胞腺瘤多发于育龄妇女,鼻咽部血管瘤好发于青春期男性。

(2) 年龄:每一种肿瘤都有好发年龄,了解好发年龄可为肿瘤诊断提供思路。

1) 儿童好发肿瘤:①母细胞瘤:肾母细胞瘤、肝母细胞瘤;②软组织瘤:胚胎性横纹肌肉瘤;③淋巴造血系统肿瘤:如 Burkitt 淋巴瘤、急性淋巴细胞白血病、前躯 B 细胞性淋巴瘤。

2) 青少年好发肿瘤:阑尾类癌、骨母细胞瘤、骨肉瘤、软骨母细胞瘤、尤因肉瘤、炎性肌成纤维细胞瘤发生于腹腔者均为 20 岁以下的青少年及儿童。

3) 中老年人好发肿瘤:①癌:消化道癌、呼吸道癌、泌尿生殖道癌、皮肤鳞癌;②软组织肉瘤:恶性纤维组织细胞瘤、平滑肌肉瘤、恶性间叶瘤;③恶性淋巴瘤:B 细胞性淋巴细胞白血病、套细胞淋巴瘤、滤泡性淋巴瘤。

(3) 部位:肿瘤都有其好发部位,了解好发部位可为诊断提供线索。

1) 婴幼儿指纤维瘤病几乎仅见于手指或脚趾;鼻咽部纤维血管瘤几乎均发生于鼻咽部。

2) 好发于"正常起源组织"部位的肿瘤:①平滑肌瘤:主要分布于体内含有正常平滑肌组织的部位,常见于皮肤竖毛肌、血管、子宫胃肠道;②脊索瘤:好发于颅底至骶骨中线处;③各种上皮性肿瘤:发生于体表及管腔器官的黏膜,如鳞癌、腺癌、移型细胞癌等。

3) 好发于不存在或少存在"正常起源组织"部位的肿瘤:①Burkitt 淋巴瘤:常位于结外,如肾、卵巢和胃肠道;②胚胎性横纹肌肉瘤:除颈部外,常见于胆囊、阴囊、阴道、宫颈及后腹膜,而四肢少见;③滑膜肉瘤:也可发生在无滑膜组织的部位,如肌肉内、胸壁等处。

(4) 病史及临床症状:病理诊断尤其是肿瘤主要依靠显微镜下病理改变作出诊断,但病史及症状为肿瘤诊断可提供一定的诊断线索及思路。有些病理诊断应结合临床表现才能作出病理诊断。

1) 与外伤有关的病变:①骨性骨痂:易误诊为骨肉瘤;②创伤性神经瘤。

2) 具有疼痛的良性肿瘤:如血管平滑肌瘤、血管球瘤、神经鞘瘤和血管脂肪瘤。

3) 药物引起的形态改变:在服用避孕药的妇女中,可引起闭经、突破性出血以及内膜腺体增生甚至癌变。

4) 病史在淋巴结诊断中的作用:单凭病理组织形态学进行淋巴结的诊断是困难的,病史在淋巴结良、恶性病变地诊断中起重要作用。如弥漫性反应性增生的淋巴结先发热后肿大、时大时小、有疼痛,近期可能有病毒感染、疫苗注射或引流区有感染灶等;恶性淋巴瘤的淋巴结先肿大后发热,无疼痛,无明显的诱因;结外边缘区 B 细胞淋巴瘤常伴有幽门螺杆菌(HP)感染和胃炎病史。

3. 病理申请单模板　常用的病理检查申请单可见表 11-5、表 11-6 和表 11-7。

表 11-5　妇科细胞学检测申请单

****** 检验或病理中心　　　　修订状态:第 A 版 / 第 0 次修订　　　　编号:******-JL/***/***-05

妇科细胞学检测申请单

条形码粘贴

细胞病理号:　　　　　　　　　　　　　　　　　　检测项目:□液基超薄细胞学□普通刮片

由临床医师填写

送检医院:　　　　　　姓名:　　　　　　性别:　　　　　　出生日期:

门诊 / 住院号:　　　　送检时间:　年　月　日　接收时间:　年　月　日

标本采集时间:　月　日　时　分　标本固定时间:　月　日　时　分

末次月经日期:　年　月　日　　　绝经:□是□否　　　通信地址及联系电话:

患者病史摘要:

□不正常流血　　　　□子宫环　　　　□家系及家族史　　　手　　□子宫切除术
□哺乳期　　　　　　□旅行　　　　　□妊娠史　　　　　　术　　□宫颈锥切术或 Leep
□人乳头瘤病毒(HPV)　□传染病史　　　□接触史　　　　　后　　□卵巢切除术
　　　　　　　　　　　　　　　　　　　　　　　　　　　　　　　□其他

临床病史症状及体征:

影像学检查结果:

既往病理检查:　　　　原病理号:　　　　诊断结果:

阴道镜 / 宫腔镜所见:　　采取部位:□宫颈□其他

医师签名:　　　　　　送检医师联系电话(非常重要):

由实验室检测医师填写

细胞病理学结果

标本满意度:□满意　　□不满意,需重新采样

TBS 标准诊断:□感染　□滴虫　□霉菌　□放线菌
　　　　　　　□细胞改变提示 HPV 感染可能
　　　　　　　□细胞改变提示疱疹病毒感染可能
　　　　　　　□其他

鳞状上皮细胞分析

□ 未见上皮内病变 细胞/恶性细胞 (NILM)
- □ 正常范围(Normal)
- □ 炎症
- □ 萎缩
- □ 宫内节育器
- □ 放疗
- □ 妊娠
- □ 其他

□ 非典型鳞状细胞 (ASC)
- □ 意义不明确(ASC-US)
- □ 不排除高度鳞状上皮内病变(ASC-H)

□ 低度鳞状上皮内病变(LSIL)
□ 高度鳞状上皮内病变(HSIL)
□ 鳞状细胞癌(SCC)

腺上皮细胞分析

□ 正常范围(Normal)
- □ 颈管细胞
- □ 内膜细胞
- □ 其他

□ 非典型腺细胞(AGC)
- □ 意义不明确(AGC-NOS)
- □ 倾向肿瘤性病变(AGC-N)

□ 原位腺癌(AIS)

□ 腺癌(AC)
- □ 宫颈管
- □ 宫内膜
- □ 其他

□ 其他 _____

细胞量:□ >5 000　　□ <5 000　　□颈管细胞　　□化生细胞　　□其他

细胞病理学诊断:

报告医师:　　　　　　审核医师:　　　　　　　　　日期:　年　月　日

表 11-6　非妇科细胞检查申请单

****** 检验或病理中心	修订状态:第 A 版 / 第 0 次修订	编号:******-JL/***/***-06

非妇科细胞检查申请单

条形码粘贴

检测项目:□液基薄层细胞学□普通刮片　　　　　　　　　　　病理号

送检医院:　　　　　　　姓名:　　　　　性别:　　　出生日期:

门诊/住院号:　　　　　　送检时间:　年　月　日　　　接收时间:　年　月　日

标本采集时间:　　月　日　时　分　　　　　标本固定时间:　月　日　时　分

通信地址及联系电话:

临床病史症状及体征:

实验室检验/影像学检查结果:

既往病理检查:　　　　　　　原病理号:　　　　　诊断结果:

手术所见:

临床诊断:

医师签名:　　　　　　　　送检医师联系电话(非常重要):

标本采取部位:

标本采取方式(以"√"表示)

□肿块针吸　　□胸腔积液吸取　　□乳头溢液　　□腹腔积液吸取　　□心包积液吸取　　□痰液

□食管拉网　　□胃镜毛刷　　　□尿液　　　□纤支镜毛刷　　□其他

针吸细胞学检查知情同意书:

为临床医生确定病变性质,制订治疗方案的重要依据,有较高的临床意义,但同时其是一项微创性检查,具有一定的缺陷和不足,并有可能产生并发症;

1. 并发症:①疼痛;②晕针;③心慌,气短;④诱发癫痫发作;⑤气胸;⑥其他不可预知的情况和不适。

2. 检查后注意事项:①完毕后需在候诊室休息 30 分钟方可离开;②检查后若出现晕厥、胸闷气短及呕血等情况,立即向医生告知并及时就诊;③检查后避免重体力活动及污染穿刺针点;④一般检查后 2 个工作日取报告,但细胞蜡块、免疫组化等特殊检测需 3~4 个工作日报告。

3. 检查的特殊性:①本检查为抽样检查,标本量小,故检查的灵敏度为 70%~90%,特异度在 90% 左右,可出现一定比例的假阳性和假阴性,并经常需要重复检查;②细胞病理学检查结果仅供临床医生分析、治疗相关疾病时的重要参考,不作为器官及肢体切除的最终依据。

以上情况知晓后作出是否愿意检查的决定,如认可其存在的风险,并决定进行检查请签名:

标本满意度(以"√"表示):

□满意　　　　　　　　　　　　□仅有囊液

□不满意,需重新取样　　　　　□标本几乎无细胞

□其他(血液遮盖,凝固假象等)

良性病变(以"√"表示):	可疑恶性肿瘤(以"√"表示):
□符合良性滤泡性结节(包括腺瘤样结节、胶质结节等)	□可疑乳头状癌
□符合淋巴细胞性(Hashimoto's)甲状腺炎(在恰当的临床背景下)	□可疑髓样癌
□符合肉芽肿性(亚急性)甲状腺炎	□可疑转移性癌
□其他	□可疑淋巴瘤
	□其他

续表

意义不明确(以"√"表示)：	恶性肿瘤(以"√"表示)：
□细胞非典型性病变(AUS)	□甲状腺乳头状癌　□混合性癌(注明成分)
□滤泡性病变(FLUS)	□低分化癌　□甲状腺髓样癌
	□转移性癌　□非霍奇金淋巴瘤
滤泡性肿瘤(以"√"表示)：	□未分化(向变性)癌　□鳞状细胞癌
□滤泡性肿瘤 / 可疑滤泡性肿瘤	□其他
□滤泡性肿瘤(HÜrthle 型)	
□可疑滤泡性肿瘤(HÜrthle 型)	

标本性状：

镜下所见：

病理诊断：

送检医院：	送检医师：	送检日期　　年　月　日	离体时间　月　日　时　分
	联系电话：	接收日期　　年　月　日	固定时间　月　日　时　分

姓名　　性别　　出生日期	科别	门诊 / 住院号
籍贯　　职业　　(已婚、未婚)	病房	床号

患者地址	联系方式

病史摘要及体检(下列各项务请以正楷详细填写,保持整洁,以便留作档案资料)

其他检查(影像学检查及实验室检验)

手术 / 内镜所见

临床诊断

若系肿瘤,请填写下列各项：	若系妇科标本,请填写下列各项：
大小形状　　　色泽	末次月经：
生长速度　　　质地	妊娠史：

标本	采取部位	标本名称	标本数量	若曾做过病理检查,请填写
1				检查单位
2				检查日期
3				
4				原病理号

续表

特殊病理:		
备注:		
报告医师:	审核医师:	报告日期:

患者签名　　　　　与患者关系

委托签名　　　　　医生签字

签字日期:　　年　　月　　日

针吸记录:

采集方式:细胞室穿刺针:□G　□B 超引导下穿刺;□CT 引导下穿刺;□其他

肿块部位:①乳腺:□左□右　②锁骨上:□左 □右　③颈部:□左 □右　④其他部位:

肿块性状:大小:　　　cm;

　　　　　质地:□软　□中等　□偏硬　□其他

　　　　　活动度:□佳　□尚可　□固定　□其他

吸出物性状:□灰白颗粒 □血性颗粒 □黏液样 □脓样　□其他

　　　　　血液　mL □清亮　□血性混浊　□乳白混浊

制　　　　片:□普通涂片　□液基薄片　□细胞蜡块　□穿刺活检

标本名称:涂片　　张;液基瓶　　个

穿刺及记录者　　　　　　

注意事项:

1. 申请单内容请以正楷详细填写,以利诊断时参考;2. 患者姓名、住院号及标本名称必须在标本瓶上标明,以免发生错误;3. 痰液、胸腹腔积液等必须全部新鲜并及时送检,穿刺及宫颈刮片等须固定于乙醇内送检;4. 此报告仅供临床医师参考用,如与临床不符,请务必及时联系

表 11-7　病理组织学检查申请单

****** 检验或病理中心修订状态:第 A 版 / 第 0 次修订　　　　　　　编号:******-JL/***/***-07

病理组织学检查申请单

条形码粘贴

检查项目　　　　病理号

巨检:	1	2
	3	4
	5	6
	7	8
	9	10
	11	12
	13	14
	15	16

镜下所见:

续表

特殊病理:		
病理诊断:		
备注:		
报告医师:	审核医师:	报告日期:

☐ (SS)手术标本或局部切取活检检查与诊断   ☐ (HZ)疑难病理会诊
☐ (NJ)内镜组织活检检查与诊断   ☐ (QQ)全器官大切片检查与诊断
☐ (CC)穿刺组织活检检查与诊断(肾穿刺除外)

注意事项:
1. 申请单请用正楷详细填写(包括签名)完整,以利诊断和联系;2. 患者姓名及标本名称必须在标本瓶上注明,以免错误;3. 标本请全部送检,并立即(<30分钟)固定于10%中性福尔马林溶液内,瓶口宜大,以便取出,冰冻切片除外,不能使用固定液固定;4. 传染性标本请用红笔醒目标记

二、病理原始记录

病理原始记录是通过一定的形式,对区域临床检验与病理诊断中心业务工作最初的数字或文字地记载,是病理各项工作的客观反映,是未经加工整理的第一手资料。

病理的原始记录一般指由临床医生送检的病理申请单及患者的电子医嘱和病理诊断书。医嘱及申请单对病理医生的诊断起着重要的作用,是了解患者信息的首选要素以及和临床沟通的必要途径。病理诊断书(病理报告单)是病理医师应用诊断病理学的理论、技术和个人专业经验,对送检的标本进行检查,并结合临床资料,通过综合分析,对具体疾病的本质进行判断的书面结论。

病理诊断书是关于疾病诊断的重要医学文书。当涉及医、患间医疗争议时,相关的病理学诊断报告具有法律意义。组织病理诊断书应由具有执业资格的注册主治医师以上(含主治医师)的病理医师签发。各医院可酌情准予条件适宜的高年资病理科住院医师试行签署病理诊断书。低年资病理科住院医师、病理科进修医师和非病理学专业的医师不得签署病理诊断书。细胞病理学诊断书应由具有主检资格的注册病理医师签署后发出。主检病理医师签名的字迹应能辨认。

1. 病理申请单的填写

(1)区域临床检验与病理诊断中心提供常用病理检查申请单的格式详见表11-5、表11-6和表11-7。

(2)区域临床检验与病理诊断中心为临床医生提供病理申请单填写要求,说明各项病理检查所使用的病理申请单及填写要求和注意事项。为便于诊断,临床医师应保证送检标本与相应的病理学检查申请单内容的真实性和一致性,所送检材应具有病变代表性和可检查性,并应是标本的全部。

2. 病理诊断表述的基本类型

(1)组织病理学诊断表述的基本类型

Ⅰ类:检材部位/疾病名称/病变性质明确和基本明确地病理诊断。

Ⅱ类:不能完全肯定疾病名称/病变性质,或是对于拟诊的疾病名称/病变性质有所保留的病理诊断意向,可在拟诊疾病/病变名称之前冠以诸如病变可"符合为""考虑为""倾向为""提示为""可能为""疑为""不能排除(除外)"之类的词语。

Ⅲ类:检材切片所显示的病变不足以诊断为某种疾病(即不能作出Ⅰ类或Ⅱ类病理诊断),只能进行病变地形态描述。

Ⅳ类:送检标本因过于细小、破碎、固定不当、自溶、严重受挤压(变形)、被烧灼、干涸等,无法作出病理诊断。

(2) 细胞病理学诊断表述的基本类型

1) 直接表述性诊断:适用于穿刺标本的细胞病理学诊断报告。根据形态学观察的实际情况,对于某种疾病/病变作出肯定性(Ⅰ类)、不同程度意向性(Ⅱ类)细胞学诊断,或是提供形态描述性(Ⅲ类)细胞学诊断,或是告知无法作出(Ⅳ类)细胞学诊断。

2) 间接分级性诊断:用于查找恶性肿瘤细胞的诊断。①Ⅰ级:未见恶性细胞;②Ⅱ级:查见核异质细胞;③Ⅱa:轻度核异质细胞;④Ⅱb:重度核异质细胞;⑤Ⅲ级:查见可疑恶性细胞;⑥Ⅳ级:查见高度可疑恶性细胞;⑦Ⅴ级:查见恶性细胞。

3. 细胞病理学诊断的局限性(假阴性或假阳性诊断)

(1) 假阴性:是指在恶性肿瘤患者的有关标本中未能查见恶性细胞,假阴性率一般为10%左右。因此,细胞病理学检查的阴性结果并不能否定临床医师的恶性肿瘤诊断。

(2) 假阳性:是指在非恶性肿瘤患者的有关标本中查见了"恶性细胞",假阳性率通常≤1%。因此,细胞病理学诊断应密切结合患者的临床资料,对临床上未考虑为恶性肿瘤患者的阳性细胞学诊断应持慎重态度。

4. 组织病理学诊断报告书的基本内容

(1) 患者的基本情况,包括病理号、姓名、性别、年龄、送检医院/科室(住院/门诊)、住院号/门诊号、送检/收验日期等。

(2) 大体标本检查病变和镜下病变要点描述(一般性病变和细小标本可酌情简述或省略)。

(3) 与病理诊断相关技术的检查结果。

(4) 病理诊断的表述参见上文"病理诊断表述的基本类型"。

(5) 病理诊断书的基本方式:目前的病理诊断报告书病理诊断的表述有两种格式:①将病变的主要所见与诊断一同写在病理诊断项内。例如"直肠溃疡型中分化腺癌,侵入深肌层伴血管内癌栓形成,癌症转移至直肠旁2/4只淋巴结、系膜根部0/2只淋巴结"。②将病变的描述性内容纳入病理所见项内,而诊断则仅包括病变综合后的结论。如标本的诊断应明确地书写为"直肠中分化腺癌伴淋巴结转移",其他内容及淋巴结转移的具体情况则在病理所见项内予以说明。本文推荐后一种诊断书写格式。以下就活检小标本及手术切除标本的书写规范分别加以阐述。

1) 活检小标本:①此类病理标本大多取自内镜检查时或体表病灶的小块组织,送检标本的主要目的是确定病变性质。由于组织小,有时出现严重的挤压伤或采取的部位不当,故活检小标本的诊断不仅责任重大,且难度较大,病理医师在进行诊断时必须慎之又慎。②活检小标本的病理所见一般,只需作简单描述,但有时也需作较详细地说明。例如胃黏膜活检标本中的慢性胃炎,其病理所见应包括炎症程度,有无萎缩、化生、异型增生、糜烂、炎症是否活动性,以及有无HP;必要时可将上述项目列一简表,以便阅片医师填写而不至于漏项。如系恶性肿瘤,应在可能范围内确定肿瘤的组织学类型,供临床参考。如活检标本不理想(太小,坏死为主、烧灼或挤压伤严重等),则应在描述中说明,使送检医师了解活检失败的原因,以便采取进一步的措施。

2) 手术切除或摘除的小标本:①对此类病理标本,如切除的皮肤小肿瘤、消化道、泌尿道、鼻腔、宫颈等息肉状物或小肿物等,除了要作出正确诊断外,还应说明切缘等病理状况,例如大肠腺瘤摘除的标本,其病理所见应包括瘤体大小、细胞的异型程度、蒂部切缘是否切净。如有癌变,应说明癌变灶是局限性还是多灶性或广泛癌变,癌变灶有无浸润及浸润深度等;消化道腺瘤还应明确腺瘤的类型是管状、绒毛状还是管状绒毛状以及异型的程度等。②皮肤小肿瘤的切除标本,例如痣、神经纤维瘤、滑膜腱鞘巨细胞瘤等具有恶变及复发倾向的病灶,除了诊断外,还应说明切缘(周围切缘及基底切缘)的状况。

3) 手术切除的大标本及根治标本:①此类型标本的病理诊断书除了确定病变性质外,还应包括病变的部位、大小、累及范围;如系肿瘤,则还应说明大体类型、浸润范围或深度、切缘及各组淋巴结的转移情况。②支气管扩张的诊断书,在病理所见项目内应说明扩张的支气管是部分还是全部,是管状还是囊状,是否合并肺脓肿、慢性肺炎、肺不张及胸膜纤维化等。③胃癌的根治标本应在病理所见项目中说明癌灶的确切部位(例如胃窦距幽门 2cm 近小弯侧前壁),瘤体大小及溃疡大小,大体类型,最近切缘之距离及切缘是否阳性,组织学类型,浸润深度,各组淋巴结转移情况。④如病理诊断按前述第二种书写格式,可仅仅书写结论性意见,如"胃低分化腺癌,部分为印戒细胞癌伴淋巴结转移"。

(6) 病理诊断书中"备注"栏的应用:"备注"栏是对某些病理诊断地补充说明,有时具有十分重要的意义。例如临床内镜检查为恶性肿瘤,活检中却缺乏证据,或送检为坏死组织无法诊断等情况,可建议重新取材。如系支气管镜活检仅见少量异型细胞时,可建议进行痰检等。有的肿瘤,其形态与生物学行为不甚一致,如侵袭性纤维瘤(纤维瘤病)应在备注中说明有复发可能。有的交界性病变,如淋巴结淋巴组织异常增生或皮肤上皮有中至重度异型增生等病例,应建议密切随访、定期复查或重新取材等。若建议送上级医院会诊、作免疫组化等,亦可写入备注栏内。"备注"栏地恰当说明,不仅对进一步明确疾病的诊断有积极意义,同时亦可避免一些不必要的医疗纠纷。

(7) 对于疑难病例或作出 II、III 类病理诊断的病例:可酌情就病理诊断及其相关问题附加:①建议(例如进行其他有关检查、再做活检、科外病理学会诊、密切随诊/随访等);②注释/讨论。

(8) 会诊病例:经过本病理科和(或)科外病理会诊的病例,可将各方病理会诊意见列于该例患者的病理学诊断报告书中。

5. 细胞病理学诊断报告书的基本内容

(1) 患者的基本情况项目,包括病理号、姓名、性别、年龄、送检医院/科室(住院/门诊)、住院号/门诊号、送检/收验日期等。

(2) 细胞病理学诊断的表述参见上项"细胞病理学诊断报告表述的基本类型"。

(3) 必要时或条件允许时,可酌情就细胞病理学诊断及其相关问题附加:①某些建议(例如进行其他有关检查、再做活检、病理科外病理学会诊、密切随诊/随访等);②注释/讨论。

(4) 经过本病理科和(或)科外病理会诊的病例,可将各方的细胞病理学诊断意见附于该例的细胞病理学诊断报告书中。

6. 病理学诊断报告书的书写要求

(1) 病理学诊断报告书的文字表述力求严谨、恰当、精练、条理和层次清楚。主检病理医师根据常规切片的镜下观察,结合大体标本检查、相关技术检查结果、有关临床资料和参考病理会诊意见等,作出病理诊断或提出病理诊断意见(意向),并亲笔签名。病理学诊断书其作用是为临床确定疾病性质、制订治疗方案、评估预后及总结诊治经验提供重要依据,作为一份重要的具有法律效力的医疗文件,病理诊断书的书写应非常规范和严谨。

当然病理诊断与其他诊断学方法一样,也有其局限性。当各方意见不一、难以明确诊断时,主检医师可参考会诊意见酌情诊断,或在病理学诊断报告书中将各方会诊意见列出,供临床医师参考。在病理诊断中,若遇到较罕见疾病或名称有更改的情况,应在诊断后的括号内写上英文原名及原用名称,例如朗格汉斯细胞组织细胞增生症(原名组织细胞增多症 X)等。

(2) 病理诊断书应一式两份,一份交予送检方,另一份随同患者的病理学检查申请单/病理学检查记录单一并存档备查。主检病理医师应在每一份病理诊断书上签名或使用认证的数字签名,不能以个人印章代替,也不能由他人代为签名。在签名前,应仔细核对诊断书内的各项内容,以防错漏。

签名的字迹应能清晰可辨。

（3）手书的病理诊断书应二联复写，做到文字规范、字迹清楚，不得潦草、涂改。

（4）手书和计算机打印的病理学诊断报告书中的关键性文字，例如"癌""瘤""阳性""阴性"和数字等，要认真核对，不得涂改，不得有误。

（5）计算机打印的图文病理诊断书若为图文报告，一般应采用有代表性的高、低倍镜图片1~2幅，亦可附大体标本图片。提供的病变图像要具有典型(代表)性，适当放大倍数。有条件者应尽量采用电脑打印报告并亲手签名。

（6）患者的基本情况项目应严格按照送检临床医师填写的文字抄写或用计算机输入病理诊断书中，并认真核查无误，签发报告书的病理医师和病理科的其他人员都不得改动。

（7）病理医师不得签发虚假的病理学诊断报告书，不得向临床医师和患方人员提供有病理医师签名的空白病理学诊断报告书。病理诊断书遗失，一般不予重发，特殊情况经区域临床检验与病理诊断中心主任同意后方可补发。

三、病理档案

病理档案是医院临床诊断治疗的重要依据，是教学、科研不可或缺的原始资料。随着我国医疗技术地不断提升和医疗工作地快速发展，病理档案的利用率也逐年上升。病理档案在医学诊断和科研工作中的地位不可代替，还可以维护双方的合法权益，作为处理医疗纠纷的重要依据。

1. 病理档案管理的重要性　病理检查作为临床诊疗工作的重要组成部分，为患者地诊治提供了诊疗依据的同时，也形成了数量可观的病理档案。有效管理和合理利用现有的档案资源，除了能促进病理实验室和临床科室的学科发展，也是区域临床检验与病理诊断中心经营管理活动中的重要环节，对促进区域临床检验与病理诊断中心地全面发展也具有重要的作用。

2. 病理档案的基本内容

（1）病理标本：病理学标本来源于不同的系统、组织或器官，反映地都是某个病变器官或组织的基于某种疾病的性质及特点。

（2）蜡块资料：蜡块资料由病理标本上病变的部分取材经石蜡包埋制成，是诊断的最原始资料。

（3）病理切片：病理标本经大体观察取材后制成切片，经染色或标记而成，是最重要的病理资料。一般切片资料又分为外检切片、尸检切片及冰冻切片等。

（4）病理档案文字信息：病理申请单、报告单、尸检记录、会诊记录等。

3. 病理档案管理的基本要求　病理档案资料的保存应符合《病理科建设与管理指南(试行)》的要求，区域临床检验与病理诊断中心应加强对病理档案的保存和管理，其中病理切片、蜡块和阳性涂片保存期限为15年，阴性涂片保存期限为1年，组织标本保存期限为报告发出后2周。

4. 病理档案的特点　病理档案除了具有其他档案的特点之外，还具有以下特点。

（1）专业性：病理档案的内容和形式具有特有的专业性，应便于医护人员查询和使用。

（2）独特性：病理档案包含了组织切片、活体组织标本、蜡块和涂片等其他档案不具备的内容。

（3）特定性：指的是该病理诊断结果只是针对当时送检的标本作出诊断和解释。

5. 病理档案管理的方法和措施

（1）加强病理档案管理意识：原国家卫生计生委明确规定档案的管理要求，建立的档案管理库房应适应所开展医疗活动的需求。病理档案涉及的专业性非常强，相应的管理人员应具有一定的病理工作经验。应充分认识病理档案管理工作的重要性，对档案管理人员进行专业培训。在档案管理中，档案的需求和管理是一种双方互动关系，只有管理人员的专业能力提高了，才能最大限度开发和利用档案资源，为临床、患者及科研活动提供优质服务。

（2）规范档案管理工作：应建立专门用于病理档案管理的程序文件。

1）档案室的环境应保持整洁，温度和湿度适中，档案室应采取防虫、防火和防霉等措施。

2) 档案管理应采用统一格式,按资料的不同类别进行分类,无丢失、无涂改的分别装订成册,编号后保存。一般每月对文字资料装订一次,每200页装订成册,把资料名称、病理起止编号和年份日期印在封面或写在侧边。装订成册的档案资料应建立索引,并在资料室中顺序码放,如有借阅归还后及时放在原位置。

3) 已经判阅过的切片应进行晾片,然后放入到玻片柜中保存,并做好编码和索引工作,以方便查阅和使用。

4) 对于使用之后的蜡块应用石蜡密封,防止暴露在外,将蜡块编码后放入蜡块柜中保存,和切片一样需要做好索引工作。

5) 病理诊断报告发出2周之后,剩余的组织由专人处理,做好相关的处理记录。对于一些比较罕见和特殊的病例应进行长期保存,标本制作尽量保持原状,为以后的科研和教学提供参考。

6) 对于尸检、科研、读片会、动物实验和会诊的档案资料需要单独保存,做好编号和索引,方便以后查询和使用。

(3) 建立完善的档案管理制度:完善和健全的档案管理制度主要体现在以下几个方面。

1) 病理的申请单、报告书、蜡块和玻片的接收、移交和归档应要有相关的记录。

2) 建立完善的档案借阅管理制度,档案借阅人应持有本人有效证明和书面申请,经审批通过后才可以借出。借阅过程应登记借出时间,严禁档案出现丢失和损坏的状况。

3) 档案管理人员应遵守档案信息的保密规定,保护患者隐私。

4) 病理报告等内容在诊断医生签名之后禁止出现随意更改的情况,需要修改的档案资料应由主任授权,并做好修改记录。

5) 到保存期限的档案应按照规定进行集中处理,并做好处置记录。

(4) 建立实物管理和电子存储相结合的档案管理措施。由于病理档案的特殊性,除需要通过电子存储保存完整的文字资料外,还需对手工记录、切片和蜡块等实物采取严格管理措施。资料室要保持通风和清洁,定期整理。应加强风险防范意识,建立监控和安全措施,防止计算机中的档案资料遭受意外损坏或恶意破坏,保证数据的完整性和安全性。

6. 病理档案管理中常见问题

(1) 病理申请单:①项目填写不全:如临床诊断漏填,年龄、日期、部位不填,除姓名、性别外,其余项目都空缺;②书写不规范:字迹潦草,难以辨认,单双侧混写,申请单由进修医师或实习医生填写而未经上级医师复查,手术记录有误;③整洁度差:申请单被血迹或墨汁污染,有的项目填错了,直接在申请单上涂改,申请单纸张破损影响外观。

(2) 切片:①空间不足:随着时间地增长,标本量逐渐增加,现有保管地方已无法满足需求;②切片丢失:在无专人负责管理或管理不严的情况下,切片很容易丢失;资料归档不全,这在基层医院并非罕见,而在教学医院,科研项目多,借出的切片无法按时归还,还有的切片外借会诊,长期不还;③切片破损:由于所有的切片、细胞涂片都是以玻璃作为载体,所以在工作中,如不注意易发生切片破碎。

(3) 蜡块:①空间不足:随着时间地增长,标本量地增加,蜡块保管地方也无法满足需求;②蜡块丢失:蜡块和切片一样,在使用过程中也会出现丢失。

(4) 标本:在大量的手术标本中,有相当一部分对研究及教学具有重要价值,许多病理科对大体标本采用数百个陶瓷缸保存,而该保存方法有诸多问题:①要定期添加固定液,以防标本干缩、霉变;②标本查找困难;③组织长期固定,其抗原已基本破坏,对将来的回顾性研究很不利。

7. 病理档案管理的对策

(1) 工作中如需要查看原始申请单上的内容,规定只能在资料室查阅,不可外借或复印。

(2) 如果患方需要外出会诊、治疗借阅切片时,按《临床技术操作规范:病理学分册》要求,履行借片手续。工作人员科研需要借片时,同样需要办理相关的借阅手续。

(3) 蜡块原则上不外借。必要时,可由区域临床检验和病理诊断中心向患方提供未染色的切片(白片)。

四、工作记录

区域临床检验与病理诊断中心的工作记录大致分为以下几类。

1. 技能职能类　是记录病理技术实验室实时工作的一类记录,包括阴性病例复片记录表、细胞病理学与组织病理学异常复片记录表、细胞病理实验室制片质量月自查记录表、细胞病理实验室诊断会诊登记表、异常标本处理记录表、细胞病理标本接收登记表、大体检查标本异常登记表、免疫组化登记表、常规工作流转交接记录表、质控检查记录表、蜡块交接记录表、阳性病例复片记录表,以及病理资料外借登记表等。

2. 报告职能类　每日病理报告登记表、交班记录、病理免疫组化记录表、细胞病理体检报告登记表和刮片体检报告登记表等。

3. 实验耗材类　病理耗材出入库登记表、病理耗材领用申请表及化学品使用记录等。

4. 安全类　洗眼器点检记录、灭火器点检记录和化学品使用记录等。

(戎奇吉)

参 考 文 献

1. 中国合格评定国家认可委员会.CNAS-CL02:2012 医学实验室:质量和能力认可准则.[S/OL].2013-11-22[2013-12-11]. https://www.cnas.org.cn/rkgf/sysrk/jbzz/2013/12/750592.shtml.

2. 中国合格评定国家认可委员会.CNAS-CL02-A010:2018 医学实验室质量和能力认可准则在实验室信息系统的应用说明.[S/OL].2018-03-01[2018-03-01].https://www.cnas.org.cn/rkgf/sysrk/rkyyzz/2018/03/889111.shtml.

3. 徐思行,余心如.病理诊断与技术规范[M].杭州:浙江大学出版社,2003.

4. 中华医学会.临床技术操作规范:病理学分册[M].北京:人民军医出版社,2004.

第十二章

实验室的评估和审核

第一节 概 述

区域临床检验与病理诊断中心应制定评估和审核的程序文件,策划并实施所需的评估和审核,证实检验前、检验、检验后及支持性过程能按照满足用户需求和要求的方式实施,及时发现存在问题和不符合或偏离,制订纠正措施和(或)预防措施,保证质量管理体系运行持续有效并符合 ISO 15189 要求,确保质量管理体系和检测技术运作的符合性和有效性,促进体系自我完善、持续改进。

一、定义

评估是指依据某种目标、标准等,对收到的信息,按照一定的程序,进行分析、研究,判断其效果和价值的一种活动,在此基础上形成的书面材料即为评估报告。评估通常是对某一事物的价值或状态进行定性或定量地分析说明和评价过程。从这个意义上来讲,评估结论是对评估对象的价值或所处状态的一种意见或判断。

审核是指为获得证据并对其进行客观评价,以确定满足某标准的程度所进行的系统的、独立的并形成文件的过程。内部审核,也称为第一方审核,是实验室为证实体系运作持续符合质量管理体系的要求,而对体系的所有管理及技术要素进行定期审核,可作为组织自我合格声明的基础,主要是由实验室自己或以实验室的名义对实验室自身质量管理体系的符合性、有效性、适合性进行的判断。

在质量管理体系的建立和持续改进过程中,评审活动主要体现在评估和审核工作。在许多情况下,尤其在小型组织内,可以由与被审核活动无责任关系的人员进行,以证实独立性。外部审核包括通常所说的"第二方审核"和"第三方审核"。第二方审核由组织的相关方,如顾客或由其他人员以相关方的名义进行。第三方审核由外部独立的审核组织进行,如提供符合 GB/T19001 或 GB/T24001 要求认证的机构。当两个或两个以上的管理体系被一起审核时,称为"多体系审核"。当两个或两个以上审核组织合作,共同审核同一个受审核方时,这种情况称为"联合审核"。

二、评估和审核的目的

评估和审核包括了内部审核和外部审核,其目的是:①证实检验前、检验、检验后以及各种支持性过程是否能够按照满足用户需求和要求的方式实施;②确保实验室工作符合质量管理体系各要素的要求,也是质量保证的一项重要工作;③衡量质量管理体系是否有效运作,促进质量管理体系持续地保持有效性,促进质量管理体系的自我完善;④发现问题,解决问题,评价是否需要采取应急或纠正措施,对不符合工作采取应急或纠正措施并记录,对潜在不符合工作制订预防措施;⑤促进内部交流与合作;⑥提供培养和发现人才的机会。

三、评估和审核的内容

ISO 15189 要求完成以下评估和审核的内容。由于内部审核的重要性,本文将在第二节专门论述内部审核的要求和过程,其他有关的评审将在第三节中详细阐述。

1. 对有关申请、程序和标本要求的适宜性进行定期评审　授权人员应定期评审实验室开展的临床检验和病理诊断项目,确保其能满足临床的要求。

适用时,实验室应定期评审血液、尿液、其他体液、组织和其他类型标本的采样量、采集器械以及保存剂的要求,以确保采样量既不会不足也不会过多,并正确采集以保护被测量。

2. 用户反馈的评审　实验室应就所提供服务是否满足用户需求和要求征求用户意见。反馈信息的获取和使用方式应包括:在实验室确保对其他用户保密的前提下,与用户或其代表合作对实验室的表现进行监督。实验室应保存收集的信息以及采取措施的记录。

3. 员工建议　实验室管理层应鼓励员工对实验室工作的改进提出建议。应评估并合理实施这些建议,并向员工反馈。应保存员工的建议及实验室管理层采取措施的记录。

4. 内部审核　实验室应按计划定期实施内部审核(有时简称为"内审"),以确定质量管理体系的所有活动(包括检验前、检验和检验后过程)是否:①符合 ISO 15189 的要求及实验室规定的要求;②已实施、有效并得到保持。

正常情况下,宜在 1 年内完成一次完整的内部审核。每年的内部审核不一定要对质量管理体系的全部要素进行深入审核,实验室可以决定重点审核某一特定活动,同时不能完全忽视其他活动。

应由经过培训的人员审核实验室质量管理体系中管理和技术过程的表现。审核方案应考虑到过程的状态和重要性、被审核的管理和技术范围,以及之前的审核结果。应规定审核的准则、范围、频率和方法并文件化。

内审员的选择和审核的实施应确保审核过程的客观和公正。只要资源允许,内审员应独立于被审核的活动。

实验室应制定文件化程序,规定策划、实施审核、报告结果以及保存记录的职责和要求。

被审核领域的负责人应确保识别出不符合时立即采取适当的措施,应及时采取纠正措施以消除所发现不符合的原因。

5. 风险管理　当检验结果影响患者安全时,实验室应评估工作过程(包括检验前、检验和检验后过程)和可能存在的影响检验结果的因素,应修改过程以降低或消除识别出的风险,并将做出的决定和所采取的措施文件化并归档。

6. 质量指标　实验室应建立质量指标以监控和评估检验前、检验和检验后过程中的关键环节,如标本不正确率、血培养污染率及报告召回率等。

应策划监控质量指标的过程,包括建立目的、方法、解释、限值、措施计划和监控周期,应定期评审质量指标以确保其持续适宜。

监控非检验程序的质量指标,如实验室安全和环境、设备和人员记录的完整性,以及文件控制系统的有效性等,可以提供有价值的管理信息。

实验室宜建立系统监控和评估实验室对患者医疗贡献的质量指标。

实验室在咨询用户后,应为每项检验确定反映临床需求的周转时间。实验室应定期评审是否满足其所确定的周转时间。

7. 外部机构的评审　如果外部机构的评审识别出实验室存在不符合或潜在不符合,适当时,实验室应采取适宜的应急措施、纠正措施或预防措施,以持续符合本准则的要求。应保存评审以及采取的纠正措施和预防措施的记录。

第二节　内部审核的策划与实施

一、内部审核的要求

区域临床检验与病理诊断中心应建立并维持内部审核程序,其中包括审核类型、频次、方法及所需的文件。制定年度内审方案,要按照程序和计划对实验室的质量活动(包括所有管理及技术要素)定期进行审核。

内审应审核体系的所有要素及重点审核对患者医护有关键意义的领域。对于区域临床检验与病理诊断中心,比较有利的方式是建立滚动式、渐进式的审核方案,以确保质量管理体系的不同要素或实验室的不同部门或对患者医护有关键意义的领域在年度内都能被审核到。

区域临床检验与病理诊断中心宜在 1 年内完成一次完整的内审。每次内审不一定要对质量管理体系的全部要素进行深入审核,实验室可以决定重点审核某一特定活动,同时不能完全忽视其他活动。比如可以每个月审核 3 个要素,也可以每个月审核一个专业领域或专业组等等,但应在 1 年内完成一次完整的内审。在质量管理体系的建立初期,每年的内审次数可以多一点,间隔时间可以短一点,确保体系有效运行。

另外出现下列情况时质量主管应及时组织附加审核:①质量方针和质量目标有较大改变;②科室组织结构、管理体系发生重大变化;③科室重要工作场所搬迁或环境变更;④出现质量事故或客户对某一环节连续投诉多次;⑤内部质量监督连续多次发现问题;⑥出现对患者医护有重要影响的问题;⑦在接受第二方、第三方审核之前。

在下列情况下也可以进行有针对性地内部审核:①希望与服务用户建立协议关系时,协议评审之际对区域临床检验与病理诊断中心自身质量管理体系进行初步评价;②在协议关系的框架内,验证质量管理体系持续符合规定的要求,并且正在实施;③当结果的准确性、可靠性处于危险中或怀疑处于危险中时;④当需要验证已采取了所要求的纠正措施并且有效时。

内审工作由经实验室授权的内审人员完成。内审员应由经过培训的人员担任,这种培训可以由有资格的人员进行内部培训,也可以参加外部培训机构组织的培训。只要资源允许,内审员应独立于被审核的活动。但针对医学实验室的实际情况,有时其他专业领域的人员并不具备被审核专业组的专业知识,此时宁可牺牲内部审核的相对独立性,也要考虑由熟悉该专业的员工进行审核,以确保内部审核的质量,但此时应在内审报告中予以说明。

被审核领域的负责人应确保识别出不符合时能立即采取适当措施,如采取纠正措施以消除所发现不符合的根本原因。内审员或者质量监督人员或者指定人员还应对识别出的不符合进行跟踪验证,并由质量主管判断是否可以关闭不符合项。

内部审核记录应清晰、完整、准确、真实、客观,它既是一次内部审核活动的记载,也是管理评审的重要输入之一,同时也可作为下一次内部审核活动的参考。若在下一次审核时,前次审核中发现的不符合仍然存在,可能就需要对内部审核工作、纠正措施等的有效性进行认真详细地检查与评价。审核方案应考虑到过程的状态和重要性及审核范围和之前的审核结果。每一次完整的内审应包括质量管理体系所有要素。

二、内部审核的范围和依据

内部审核的依据,通常是按审核的目的以及对实验室自身的重要程度来确定。按照优先程度,可依次采用如下依据:①质量管理体系文件(包括质量手册、程序文件、SOP 等);②实验室协议条款;③国家或行业的有关法律、法规或标准。

三、内部审核的原则

审核的特征在于其遵循若干原则。这些原则使审核成为支持实现质量方针有效与可靠的工具,并为组织提供可以改进其绩效的信息。遵循这些原则是得出客观的审核结论的前提,也是内审员独立工作时,在相似的情况下得出相似结论的前提。

1. 内审员的工作原则　①道德行为:是内审员职业的基础,诚信、正直、保守秘密和谨慎是最基本的要求;②公正表达:内审员有真实、准确的报告的义务,审核发现、审核结论和审核报告应真实和准确地反映审核活动,包括报告在审核过程中遇到的重大障碍以及在审核组和受审核方之间没有解决的分歧意见;③职业素养:内审员在审核中应勤奋并具有判断力,内审员应珍视他们所执行任务的重要性以及审核委托方和其他相关方对自己的信任,具有必要的能力是一个重要的因素。

2. 审核工作的原则　①独立性:内审员独立于受审核的活动,并且不带偏见,没有利益上的冲突,内审员在审核过程中保持客观的心态,以保证审核发现和结论仅建立在审核证据的基础上;②基于证据的方法:审核证据应是可证实的,审核证据建立在可获得的信息样本的基础上,抽样的合理性与审核结论的可信性密切相关。

四、内部审核的主要目的

1. 确定质量管理体系运行是否符合计划安排(符合性审核)　审核文件,确定质量管理体系文件是否充分满足体系标准和实验室实际情况的需要。

2. 确定质量管理体系文件是否得到有效实施(有效性审核)　判断实际工作是否符合文件规定,确定质量管理体系文件是否已经得到了有效地贯彻和执行。

3. 确定质量管理体系是否能达到预定目标(适合性审核)　判断结果质量是否得到保证,确定最终的结果是否满足实验室服务对象的需求并达到实验室预定目标。

五、内部审核的方式

内部审核的方式可分为集中审核和分批审核。

集中审核是指在连续几天时间里对体系各要素逐条进行检查;分批审核则是在 1 年的时间里进行多次审核,每次只审核其中几个要素。

但无论采取哪一种方式,都必须完成对所有要素的核查才算是一次完整的内审活动,同时还要对不符合工作的整改进行跟踪验证。

六、内部审核的实施

(一)内部审核方案

组织最高管理者通常授权质量主管负责内部审核工作,让其担任审核组长,制定审核方案,组织实施、监督及改进审核工作,并确保提供必要的资源。在制定内审方案时应注意以下方面:①与有关人员充分沟通内审方案,"有关人员"包括组织最高管理者、相关部门负责人和技术负责人等;②编制内审日程安排;③成立内审组并为其提供必要资源;④确保对内审活动记录的控制;⑤确保内审报告的评审、批准和分发;⑥适用时,实施内审后续活动,包括实施纠正措施/预防措施以及进行跟踪验证等。

每次内审都要形成记录,包括内审方案、内审报告、不符合项报告、纠正措施和预防措施报告、内审后续活动的报告等。典型的内审活动概述见图 12-1。

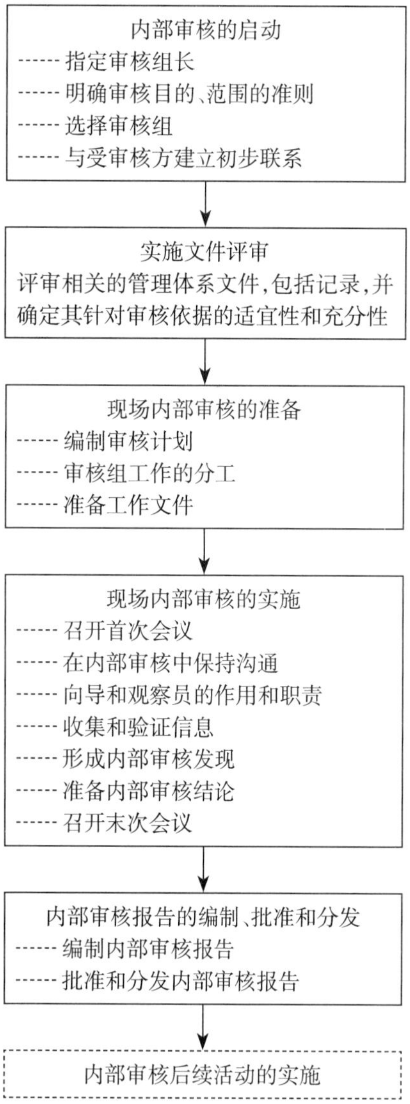

(二)内部审核的启动

1. 指定审核组长　审核组长通常由质量负责人或其指定人员担任。在规模较小的组织,审核可以由质量负责人自己来

图 12-1　典型内部审核活动的概述

注:虚线表示内部审核后续活动通常不视为内部审核的一部分

实施,管理者应当指定另外的人员负责审核质量负责人的工作,以确保质量工作是令人满意的。

2. 确定内部审核的目的、范围和准则　在内部审核方案总体目的的框架下,每一次内部审核应有具体的目的、范围和准则。

内部审核目的是确定内部审核要完成的事项,可包括:确定管理体系或其一部分与审核准则的符合程度;评价管理体系确保满足法律法规和合同要求的能力;评价管理体系实现规定目标的有效性;识别管理体系潜在的改进机会。

内部审核范围应描述内部审核的内容和界限,例如:受审核的管理体系要素、部门、活动和过程,以及审核所覆盖的时期。当一个组织包括在客户现场进行的检验活动或现场抽样时,这些活动也应属审核范围。

内部审核准则是确定符合性的依据,根据每次内部审核的目的不同而有差异,可以包括所适用的方针、程序、标准、法律法规,质量管理体系要求、合同要求或行业规范。

3. 确定内部审核的可行性　需要考虑诸如下列因素的可获得性,如内部审核所需的充分和适宜的信息,受审核部门充分的合作,充分的时间和资源。

4. 成立内部审核组　对于在广泛的技术领域从事检验工作的大规模组织,审核可能需由质量负责人控制下的一组人员来实施。只要资源允许,内审员应当独立于被审核活动。当内审员不能独立于被审核的活动时,区域临床检验与病理诊断中心应注重核查内部审核的有效性。保证内部审核组的整体能力,包括识别为达到内部审核目的所需的知识和技能,并选择内部审核组成员以使审核组具备所有必要的知识和技能。

(三) 实施文件评审

在实施现场审核前应进行文件评审,以确定文件所述的体系与审核依据的符合性。文件包括管理体系的相关文件和记录及以前的内部审核报告。文件评审应考虑组织的规模、性质和复杂程度以及内部审核的目的和范围。有些情况下,如果不影响内部审核实施的有效性,文件评审可与现场审核活动同时进行。

如果发现文件不适宜、不充分,审核组长应通知相关责任人进行修改或补充,必要时,可推迟实施现场审核直至有关文件的问题得到解决。

(四) 现场内部审核的准备

1. 编制审核计划　由内审组长编制审核计划,并应在现场审核活动开始前,提交给所有审核组成员和受审核部门。审核计划应包括:审核目的;审核依据和引用文件;审核范围,包括受审核的管理体系要素、部门、活动和过程,以及审核所覆盖的时期等;现场审核活动的日程安排和地点,包括首次会议、末次会议及审核组会议的时间;审核组成员及工作分工;目击试验安排。必要时,对审核关键区域配置适当的资源。

2. 准备工作文件　审核组成员应预先了解与其所承担的审核任务有关的信息,并准备必要的工作文件,包括:检查表和审核抽样计划;记录表格(如不符合项报告、会议签到表等)。检查表是开展审核需检查内容的清单,制作检查表是审核前所做的一项重要准备工作。由于审核目的的不同,检查表的内容也可有所不同,它同时取决于审核的范围和对象。制作检查表主要是为了在开展审核之前,对将要审核的内容及其重点、次序、时间有一个全面地考虑,帮助内审员更好地完成审核任务,同时便于审核员进行记录。

在制作检查表时要注意,由于审核是一种抽样检查活动,所以检查内容应包含与审核目的相关的所有要素,同时还应尽可能涉及相关的所有部门。但在每个要素或部门中,都不可能也不必要对所有的管理活动进行逐一检查,故抽样要有代表性。抽什么样本、抽多少数量、如何抽取等,在制作检查表时一并考虑。在制作检查表时还应注意,审核是有时间限制的,为保持审核进度,应考虑对每一问题进行检查时所允许的时间。

检查表作为内审员的一种工具确实很重要,但不应该将其作为文件性的强制要求来僵化审核行为,根据实际情况在审核过程中可以调整或改变检查表的内容。需要注意的是,最好不要每次都使用同样的检查表,因为对受审核部门来讲,事先知道检查内容可能会产生误导,在重视一些问题的同时会疏忽另外一些问题,最终会使审核流于形式。

检查表一般可分为要素检查表和部门检查表。①要素检查表根据体系文件中涉及的各种要素进行编制,内容要能够充分说明该要素是否在体系运行中起到应有的作用。②部门检查表是在部门分析的基础上编制的,内容要充分考虑受审核部门的特点,如规模大小、涉及体系要素多少和以往质量问题多少等。对于工作内容完全相同的部门,可以考虑采用相同的检查表。部门检查表要紧紧抓住该部门的主要职能展开,也就是要区分体系要素中的哪几项由该部门主要承担、该部门还有哪些辅助职责以及如何配合其他职能部门共同开展工作等等。部门检查表的格式一般包括部门所担负职责,按职责提出的问题,并是否与对应的标准条款相适应。

(五) 现场内部审核的实施

1. 首次会议　审核组应与受审核部门管理层,或者(适当时)与受审核的职能或过程的负责人召开首次会议。首次会议的目的是:①确认审核计划;②简要介绍审核活动如何实施;③确认沟通渠道;④向受审部门和人员提供询问的机会。会议应当是正式的,并保存出席人员的记录。会议由审核组长主持。

2. 审核中的沟通　审核中的沟通是重要的,必要时,应为审核组内部以及审核组与受审核部门之间的沟通作出正式安排。审核组应当定期讨论以交换信息,检查审核进展情况,需要时重新分派审核组成员的工作。在审核中,适当时,审核组长应定期向受审核部门通报审核进展及相关情况。在审核中收集的证据显示有即将发生的和重大的风险(如安全、环境或质量方面)可能时,应立即提示受审核部门,适当时向组织管理者报告。对于超出审核范围之外的引起关注的问题,应当指出并向审核组长报告,可能时,向受审核方通报。当获得的审核证据表明不能达到审核目的时,审核组长应当向组织管理者和受审核部门报告理由以确定适当的措施。这些措施可以包括重新确认或修改审核计划,改变审核目的及审核范围或终止审核。

3. 向导的作用和职责　受审核方指派的向导应当协助审核组并且根据审核组长的要求行动。他们的职责包括:①建立联系并安排面谈时间;②安排对场所或组织的特定部分的访问;③确保审核组成员了解和遵守有关场所的安全要求等;④代表受审核方对审核进行见证;⑤在收集信息的过程中,做出澄清或提供帮助。

4. 信息的收集和验证　在审核过程中,与审核目的、范围和依据有关的信息,包括与职能、活动和过程等间接有关的信息,应通过适当地抽样进行收集并验证。只有经证实的信息方可作为审核证据。审核证据应予以记录。

审核证据基于可获得的信息样本,有时并不全面,因此应意识到证据的不确定性。从面谈、对活动的观察和文件评审中,内审员可获得相关信息。

在所有收集信息的方法中,面谈是一个重要手段。面谈时,内审员应当考虑:①面谈人员应来自审核范围内实施活动或任务的适当的层次和职能;②面谈应在被面谈人正常工作时间和(可行时)正常工作地点进行;③在面谈前和面谈过程中应努力使被面谈人放松;④应解释面谈和作记录的原因;⑤面谈可通过请对方描述其工作开始;⑥应避免提出有倾向性答案的问题(即引导性提问);⑦应与对方总结和评审面谈的结果;⑧应感谢对方的参与和合作。

5. 形成审核发现　应对照审核准则评价审核证据以形成审核发现。审核发现能表明符合或不符合审核依据。

对审核中发现的问题,应以不符合项报告的方式形成正规的书面记录,并在此基础上作出内部审核的结论。所以,整理不符合项报告是内审员十分重要的工作,如何判断分析、如何书写不符合项报告,是内审员必须掌握的基本功。

当发现似乎是有问题时:①确认事实;②如果确实有错,知道原因吗? ③是孤立事件吗? ④是否预示更深层的问题？⑤判断是否应确认:能否找到体系文件或标准中的确切条款？证据是否记录在案,证据是否充分?

不符合事实描述应简洁明了,只陈述客观事实与不符合的条款,不进行分析、评判。但同时应记录相关的人物、地点、事实和依据等必要细节,以便于受审核部门理解和采取纠正措施。对不符合工作应有受审核部门人员的签名以示了解。

对不符合项进行分类,是为了便于其后审核结论的形成。通常可按严重程度、分布情况和性质3种思路进行:①按严重程度可分为严重不符合项和一般不符合项;②按分布情况可以知道对照管理体系某一要素有多少不符合项,对照某一部门有多少不符合项,以便确定管理上的薄弱环节;③按性质可分为体系性不符合、实施性不符合和效果性不符合。体系性不符合主要是指体系文件规定不妥当、资料配备不充足、机构划分不合理等问题;实施不符合则是指规定的要求没有遵循,实际工作与规定不符的现象;有效性不符合则通常是指最终的效果不佳。所以,按性质区分可以帮助受审核部门或实验室从总体上、有针对性地制定纠正措施。

6. 准备审核结论　现场审核应按计划进行,审核过程中所发现的问题要及时记录,每位内审员都应及时整理、书写不符合项报告。

通常,一次全面的内部审核需要几天时间才能完成,每天审核工作完成后,审核组成员应与当天审核所涉及的部门代表共同召开一个小结会,其内容主要有:①介绍一天的审核进展情况;②口头报告当天审核过程中所发现的问题;③与受审核部门交流信息,澄清任何含糊不清的情况;④征求受审核部门对审核工作的意见;⑤检查审核进度,必要时调整审核计划。

在全部审核工作完成后,审核组长要召开审核组内部会议,主要内容有以下三项:

(1) 审核不符合项报告:在形成审核结论之前,对所有不符合项报告再做一次细致地检查是十分必要的,可由每位内审员介绍自己写的不符合项报告进行集体审核,也可进行内审员之间互审,对缺少必要细节的要予以补充,证据不确切的要删除,没有充分理由判定为严重不符合项的,要作为轻微不符合项处理,同一事实多次提及,可以合并同类项或要找出最能反映本质问题的来写。

(2) 形成审核结论:审核结论的内容主要有:管理体系与审核依据的符合程度,管理体系的有效实施、保持和改进,管理评审在确保管理体系持续的适宜性、充分性、有效性和改进方面的能力。如果审核目的有规定,审核结论可能包括有关改进、商务关系、认证/注册或未来审核活动的建议。

(3) 编制内部审核报告:在审核组内部会议上,组长要主持编制内部审核报告,这份报告可以在即将召开的总结会上使用。内部审核报告也可在总结会后整理完成,并且通常都有规定的格式。内部审核是实验室管理体系运行和自我约束、自我完善的重要见证材料,同时也可作为其他工作的参考信息,必须形成正式的报告,并经实验室负责人审阅后存档、下发。

审核组长应对审核报告的编制和内容负责。审核报告应提供完整、准确、简明和清晰的审核记录,并包括或引用以下内容:①审核目的;②审核范围,尤其是应明确受审核的组织单元和职能单元或过程以及审核所覆盖的时期;③明确审核组长和成员;④现场审核活动实施的日期和地点;⑤审核准则;⑥审核发现(包括确定的不符合项及其对应的相关文件条款、改进建议等);⑦审核结论。

适当时,审核报告还可包括或引用以下内容:①审核计划;②受审核方代表名单;③审核过程综述,包括遇到的可能降低审核结论可靠性的不确定因素和(或)障碍;④确认在审核范围内,已按审核计划达到审核目的;⑤尽管在审核范围内,但没有覆盖到的区域;⑥审核组和受审核方之间没有解决的分歧意见;⑦改进建议;⑧商定的审核后续活动计划(如果有),包括纠正措施及其完成时间、负责实施纠正措施的人员等;⑨报告的分发清单。

内部审核报告一般应由审核组长亲自书写,若指定其他内审员代为书写或打印,组长也应加以审校,对报告的准确性和完整性负责。审核报告的叙述应清楚、确切,如实地反映审核工作的做法和结果,结论要客观、公正。审核报告为了更加明了和完整,报告中也可加上不符合项分布表以及预计或要求完成纠正措施的期限。

7. 召开末次会议　末次会议应由审核组长主持,应以受审核方能够理解和认同的方式提出审核发现和结论,并应确保最高管理者清楚地了解审核结果。双方可就受审核方提出的纠正措施和预防措施计划的时间表达成共识。必要时,审核组长应告知受审核方在审核过程中遇到的可能降低审核结论可靠性的情况。

审核组和受审核方应就有关审核发现和结论的不同意见进行讨论,并尽可能予以解决。如果未能解决,应记录所有的意见。如果审核目的有规定,应提出改进的建议,并强调建议没有约束性。

末次会议应是正式的并形成记录,包括出席人员的签到记录。

（六）内部审核报告的批准和发布

内部审核报告应按内部审核方案的规定注明日期,经批准的内部审核报告应提交组织的最高管理者,同时分发给受审核部门和相关人员,并归档保存。内部审核中发现的不符合项可以为质量管理体系的改进提供有价值的信息,因此应当将这些不符合项与内部审核报告一起作为管理评审的输入。

（七）审核后续活动的实施

内部审核结论可以指出采取纠正措施、预防措施或改进的需要。此类活动通常由受审核方确定并在商定的期限内实施。

当不符合项可能危及检验结果时,应停止相关活动,直至采取适宜的纠正措施,并能证实所采取的纠正措施取得了满意的结果。另外,对不符合项可能已经影响到的结果,应进行调查,如果对相应的检验报告的有效性产生怀疑时,应当通知客户。

审核组长应负责或授权审核组成员对纠正、预防或改进措施的完成及其有效性进行验证。验证可以是随后审核的一部分。由审核组成员进行审核后续活动,可通过发挥审核组成员的专长实现增值。

1. 纠正措施和预防措施　对于内部审核所提出的不符合项,应在对客观事实进行充分分析,了解其产生原因的基础上采取纠正措施。如审核时发现一份报告编制错误,则可能原因是:①打字人员工作疏忽;②没有建立必要的审核制度;③原始报告草稿字迹不清;④工作人员未经必要培训,不了解报告拟制要求。

对于不同的原因,所采取的对策是不同的,应该区分什么是主要原因,什么是次要原因,优先针对主要原因采取措施。就这个示例而言,可能的对策分别是:①加强人员责任心,建立激励机制,奖优罚劣;②调整报告编制工作流程,增加审单环节,自检互检,分工负责;③规范原始报告的书写要求,字迹不清不予接收;④安排报告拟制人员培训考核有关的标准和要求。

应注意,不是内部审核中所有发现的不符合项都应采取纠正措施,若问题不严重或问题不可能再度发生仅需纠正。

对于内部审核所提出的不符合项,采取的纠正措施应与发生问题的影响相适应。纠正措施形成文件的程序应规定以下要求:①识别不合格(包括顾客投诉);②确定不合格的原因;③评价是否需要采取措施,以确保不合格不再发生;④确定和实施所需要采取的纠正措施;⑤记录纠正措施的结果;⑥评审所采取的纠正措施。

所以,采取纠正措施的过程实际上就是一个质量改进的过程。只要认识清楚,措施得力,发现并解决问题会带动整体质量水平的提升。

同样,在需要采取预防措施时,所采取的预防措施也应与潜在问题的影响相适应。预防措施形成文件的程序应规定以下要求:①识别潜在的不合格及其原因;②确定并确保所需的预防措施的实施;③记录采取措施的结果;④评审所采取的预防措施。

2. 跟踪验证　审核组应对纠正措施的实施情况及其最终效果进行跟踪验证,直到能确认问题得到彻底有效地解决为止。这个过程又可称为跟踪审核,从这个意义上讲,跟踪验证要在下一次内部审核时再进行一次,以确定同类问题是否再次发生过。在进行跟踪验证时,要注意以下几点:①一般只针对所提出的不符合项进行,但若有其他问题也应指出;②原因是否彻底分析清楚,是否抓住要害;

③实施过程中有无困难,是否需要其他部门配合和支持;④涉及文件更改、体系调整的是否已有效执行;⑤是否在要求的时限内完成;⑥最终的效果如何(要重新抽样检查确认);⑦有无必要的记录,记录控制是否符合要求;⑧没有完成或无法完成的要提交实验室管理者进行决策。

若所有的问题都已经得到解决,最终效果已经符合要求,严格地讲,一次完整的内部审核才算真正结束。

在此特别要强调的一点就是,应该根据本次内部审核所发现问题的多少和严重程度来调整下次内部审核的频次,作为跟踪验证后的建议性结论,应写在必要的报告之后,以供下次参考。若在下一次审核时,前次审核中发现的不符合仍然存在,可能就需要对内部审核工作(含相关纠正措施等)的有效性进行认真地检查与评价。

第三节　其他形式评估和审核的策划与实施

一、申请、程序和标本适宜性的定期评审

实验室应授权相关有资历的人员定期评审检验程序,使该检验程序检测结果的临床意义与临床医生的期望(检验申请)相适合。适用时,还应定期评审标本采集量、采集器以及保存剂是否符合要求,以确保采样量既不会不足,也不会过多。

检验程序的评审内容可包括:患者和临床医护人员对某检验程序的意见或建议;与检验程序有关的一些学术进展是否显示有更好的替代项目;检验程序的应用范围是否合适;检验程序是否出现新的局限性;检验申请单的格式是否需要变动;标本采集方式是否合适;标本运送、标本保存和标本处理是否存在问题;检验程序所需设备和试剂是否合适,是否需要变更;设备的校准情况,检测结果的溯源情况;检验程序的室间质量评价和室内质控情况;检测结果的报告方式是否合适,计算方法是否正确;检测结果的生物参考区间是否合适;检测系统的性能是否符合要求(包括分析测量范围、灵敏度、分析干扰、精密度和正确度等)。该评审内容应作为管理评审的输入内容之一。

二、用户反馈的评审

实验室应就所提供服务是否满足用户需求和要求征求用户反馈信息。

用户的需求和要求是不同的,需求具有客观性,是需要实验室提供的基本服务;要求具有主观性,是用户对实验室综合服务能力的期望。

在进行用户反馈的评审时,应先将用户的需求进行细化,可包括检验程序的临床意义、项目收费价格、标本采集的可接受性、检验报告时间、检验流程、检验人员的服务态度、检验结果的准确性、检验人员的咨询服务、候检环境、危急值报告以及不合格标本处理等。同时,要确保服务对象反馈的渠道畅通,让服务对象充分提出要求。要注意将患者、医生和护士等不同服务对象所反馈的信息进行实事求是地评审。

反馈信息的获取可通过调查表、问卷、座谈会、沟通会,以及授权人员主动征求意见等方式对实验室的表现进行监督,但应确保用户信息的保密性。应记录并保存收集到的信息以及所采取的措施。实验室应建立用户反馈管理程序,该程序应包括信息收集和获取方式及所采取的措施等。该评审应作为管理评审的输入内容。

三、员工建议

实验室管理层应鼓励员工对实验室质量和服务的任何方面提出改进建议,应畅通员工的建议渠道,可成立诸如员工联系小组等,分布在各个岗位,实时收集员工书面或者口头建议,也可通过发放建议表格定期咨询员工建议,或者管理层直接征询或接收员工建议。所有这些建议应提交管理层评估,

当员工的建议是合理的,管理层应采取措施并合理实施这些建议,同时向员工反馈;若建议不予采纳,也应向员工反馈并说明理由,同时鼓励员工继续提供建议。实验室应保存员工的建议及实验室管理层采取措施的记录,并作为管理评审的输入。

四、风险管理

风险管理指系统地应用管理政策、程序和做法,分析、评价、控制和监控风险(ISO 14971:2007)。

保证患者安全是指在医疗过程中采取必要措施,避免或预防患者的不良结果或伤害,包括预防错误、偏移与意外。影响患者安全的检验因素有标本问题、检验质量及报告时间等。

实验室可参照风险管理的理念,建立程序对影响患者安全的检验结果进行风险管理。要充分认识到,造成实验室质量问题最主要的原因在于系统错误、操作过程有漏洞或制度有缺陷等。分析根本原因是实验室实施与持续改进质量管理以降低风险的关键。所以,应从整体管理上调整并持续改进,使整个质量管理体系得到改善。若仅把管理局限在个人行为,则只能解决局部问题。

所以,为了保证检测活动能够满足质量要求,实验室应严密监控检验前、检验中和检验后检测过程的质量,保证标本的正确采集和运输,严格控制患者准备、标本采集和标本保存等各检验前环节。建立完善的检验方法性能评价程序和室内质量控制、室间质量评价程序。规范检验报告的形式、审核和修改流程,规定符合临床需求,不影响患者安全的检验周期并严格实施与监控。在科学评估不同检验程序稳定性的基础上,严格控制标本的储存条件和时间,以保证检测结果的准确性。

综上所述,实验室应对影响患者安全的检验结果的影响因素进行风险管理,风险管理则应对每个存在的可能的风险进行评估。当评估结果对检验结果有影响时,则应修改过程以降低或消除识别出的风险,同时记录归档,并将做出的决定和所采取的措施文件化。有关风险管理的评估应作为管理评审的输入之一。

五、质量指标

质量指标与质量目标不同,质量指标是指一组内在特征满足要求的程度的度量,是根据实验室所识别出的过程来制订每个过程的绩效指标,是实验室各个部门各个环节和过程需要达到的,通过完成质量指标来完成设定的质量目标。卫生行业标准 WS/T496—2017《临床实验室质量指标》推荐了目前适宜在临床实验室使用的 28 项检验前、检验中、检验后和支持过程的质量指标。

实验室应定期监控和评估检验前、检验中、检验后和支持过程中的关键环节,包括建立监控和评估的目的、方法、解释、限值、措施计划和监控周期等,作为管理评审的输入之一。

1. 检验前质量指标　标本标签不合格率(标签不合格的标本数/标本总数×100%)、标本类型错误率(类型错误或不适当的标本数/标本总数×100%)、血培养污染率(血培养标本污染数/血培养标本总数×100%)、标本运输温度不当率(运输温度不合理的标本数/标本总数×100%)、标本溶血率(溶血的标本数/标本总数×100%)、检验前周转时间(标本采集到标本接收时间中位数分钟和第90位百分数分钟),等等。

2. 检验中质量指标　分析设备故障数(每年分析设备故障导致检验报告延迟的次数)、室内质控项目开展率(开展室内质控项目/检验项目总数×100%)、室间质量评价项目覆盖率(参加室间质量评价项目数/已有室间质量评价项目总数×100%),等等。国家卫健委提出的病理专业医疗质量控制指标是苏木精-伊红(HE)染色切片优良率、免疫组化染色切片优良率、各项分子病理检测室内质控合格率、免疫组化染色室间质量评价合格率。

3. 检验后质量指标　检验报告错误率(实验室发出的不正确报告数/报告总数×100%)、危急值通报率(已通报危急值数/需要通报的危急值总数×100%)等等,原国家卫生计生委对病理专业提出的医疗质量控制指标是术中快速病理诊断及时率、组织病理诊断及时率、细胞病理诊断及时率、细胞学病理诊断质控符合率、术中快速诊断与石蜡诊断符合率。

4. 支持过程质量指标　医护满意度(医生或护士对实验室服务满意度的人数/调查的医生或护士总人数×100%)、患者满意度(患者对实验室服务满意的人数/调查的患者总数×100%)、实验室投诉数(实验室收到的投诉数)等。

对于非检验程序质量指标的监控,如实验室安全和环境、设备和人员记录的完整性,以及文件控制系统的有效性等,实验室可以提供有价值的管理信息(如实验室安全管理报告或者生物安全风险评估报告、设备管理报告、人员培训与考核总结报告、文件分发管理与控制报告等)来证明非检验程序的运行和满足要求的状态。对质量指标的评审应作为管理评审的输入之一。

六、外部机构的评审

为了持续有效地运行质量管理体系,实验室应按规定定期接受外部机构的评审和检查,包括认可机构的认可评审,各地疾病预防与控制中心、食品药品监督管理局、卫生监督所、其他卫生行政部门、消防安全部门等的检查。如果外部机构的评审识别出实验室存在不符合或潜在不符合,适当时,实验室应采取适宜的应急措施、纠正措施;需要时,应导出预防措施,以持续符合质量管理体系的要求。这些外部机构的评审以及实验室所采取的应急措施、纠正措施和预防措施,均应记录并保存,并作为管理评审输入的内容之一。

(黄宪章)

参 考 文 献

1. 中国合格评定国家认可委员会.CNAS-CL02:2012 医学实验室:质量和能力认可准则[S/OL].2013-11-22 [2013-12-11].
   https://www.cnas.org.cn/rkgf/sysrk/jbzz/2013/12/750592.shtml.
2. 庄俊华,黄宪章,翟培军.医学实验室质量管理体系文件编写指南[M].2 版.北京:人民卫生出版社,2015.
3. 庄俊华,徐宁,陈茶,等.医学实验室质量管理体系文件范例[M].2 版.北京:人民卫生出版社,2015.
4. 中华人民共和国国家质量监督检验检疫总局,中国国家标准化管理委员会.GB/T 19000—2016/ISO 9000:2015 质量管理体系　基础和术语[S].北京:中国标准出版社.2017.
5. 中华人民共和国国家卫生和计划生育委员会医政医管局.国家卫生计生委办公厅关于印发麻醉等 6 个专业质控指标的通知(国卫办医函〔2015〕252 号):病理专业医疗质量控制指标(2015 年版)[EB/OL].2015-03-31 [2015-04-10].
   http://www.nhfpc.gov.cn/yzygj/s3585/201504/5fa7461c3d044cb6a93eb6cc6eece087.shtml.
6. 中华人民共和国国家卫生和计划生育委员会.WS/T 496—2017.临床实验室质量指标[S/OL].2017-01-15 [2017-02-09].
   http://www.nhfpc.gov.cn/zhuz/s9492/201702/93f8eb60e0f34fc896af74f13ac53562.shtml.

第十三章

实验室的管理评审

第一节　概　　述

管理评审是对质量管理体系的现状和适应性进行地正式评价,它是实验室对质量管理体系最高层次地全面检查,主要对实验室的质量方针和质量目标的适宜性及实现情况、体系运作情况(结合评估与审核结果)、资源配置充分性等方面进行评审。

管理评审是为了确定实验室制定的目标是否达到规定要求,其依据是受益者的需要和期望。管理评审与内部审核既有区别又有联系,表 13-1 中列举了管理评审与内审的区别。

表 13-1　管理评审与内部审核的区别

区别	内部审核	管理评审
性质不同	属于战术性控制:为了证实体系运作是否持续符合质量管理体系的要求,仅针对整个质量管理体系	属于战略性控制:除针对质量管理体系外还包括实验室的全部工作(如财务和事业拓展)
目的不同	确定质量活动及其结果的符合性和有效性	评审质量管理体系的适宜性、充分性和有效性
性质不同	质量管理工作大检查	质量管理工作大总结
范围不同	全要素、全部门、全区域;但可以分次进行,每年全部覆盖	全部门参与,对年度工作进行总结,提出下年度计划建议
形式不同	现场评审	会议形式
依据不同	CNAS 认可准则和法律法规;质量体系文件(质量手册、程序文件、SOP 和质量记录等);合同	内审、外审结果;顾客的需求和要求;过程业绩及实现情况;纠正预防措施的状况等;内外部环境的变化
组织者不同	质量主管	最高管理者
执行者不同	与审核领域无关的内审员	管理者及关键岗位人员
结果不同	对不符合项采取纠正措施与预防措施,使体系有效运行	改进质量管理体系、调整资源配置或修订方针、目标及文件,提高管理水平和质量保证能力
内容不同	较为具体一些	相对宏观一些
关系	内审结果是管理评审的输入	

第二节　管理评审的策划和要求

一、评审的目的

定期评审质量管理体系的适宜性、充分性和有效性,不断改进与完善质量管理体系,确保体系持续适用、运行有效,质量方针、质量目标适合于检测工作及实验室发展的需要,为患者和医护提供持续适合及有效地支持,并进行必要地改进。

二、评审组成员

实验室主要管理人员都应参加管理评审,可包括(但不一定)实验室主任、秘书、质量主管、技术负责人、专业组长、技术监督员、试剂管理员、设备管理员、工作量统计员、考勤管理员、生物安全管理员以及信息系统管理员等,并且就各自分管的职能活动中的重大问题提出报告,共同协商解决。

三、管理评审的要点

1. 分析质量管理体系的适宜性　主要评审所运用的质量管理体系标准与实验室的现状是否相适宜,质量方针与质量目标与实验室的水平与能力是否相适宜,组织结构和人力资源配置与工作任务是否相适宜。随着医疗环境的不断变化,应能够适当地调整其质量目标和质量方针,以适应实验室的不断发展。

2. 分析质量管理体系的充分性　主要评审质量管理体系各要素是否在实验室工作中得到充分体现。可从两方面进行分析:①实验室提供的检验结果报告或服务是否符合行业标准、国家标准和国际标准以及服务对象的需要;②实验室所建立的质量管理体系是否符合 ISO 15189 的要求,包括质量手册、程序文件、SOP 和质量记录等是否按文件规定严格执行。

3. 分析质量管理体系的有效性　主要评审实验室的质量目标是否达到既定要求,围绕质量目标提出的各项质量指标是否能够达到,达到的程度如何,是否取得了效果。

4. 分析质量管理体系对患者医疗的支持　主要评审质量管理体系是否坚持以患者和临床为中心,所引进的新技术或开展的新业务是否确实能为临床解决问题,服务质量是否满足患者和临床医护人员的需求和期望。

5. 其他需要注意的事项　一般来说,实验室的高层管理人员都应参加管理评审,并且就各自分管工作中的重大问题提出报告,共同协商解决;对于经常出现的问题应重点评审;管理评审可能会导致对体系较重大的调整或采取较多的改进措施,应对这些改进的有效性进行评价。

四、管理评审要求

1. 文件化管理　管理评审过程的所有材料均应文件化,包括区域临床检验与病理诊断中心下一阶段的目标及相应的计划和措施,以及对已出现问题或可能出现问题的环节进行改进的要求及相应的计划和措施。

2. 管理评审的频次　管理评审至少每 12 个月进行一次,但如果区域临床检验与病理诊断中心质量体系发生重大变化或出现重要情况影响质量体系地有效运行时,区域临床检验与病理诊断中心主任应随时组织管理评审,并可根据实际情况增加管理评审的次数。正常情况下,每年管理评审的时间宜相对稳定,以利于各方做好准备工作,如在每年的年终或年初。

3. 管理评审的输入　管理评审的输入应包括但不限于:①质量方针、质量目标和质量指标的适宜性;②质量管理体系及组织结构的适宜性;③对申请、程序和标本要求适宜性的评审;④用户反馈的评审;⑤员工建议的评审;⑥内部审核;⑦风险评估;⑧质量指标的评审;⑨外部机构的评审;⑩参加室间评价计划(PT/EQA)的结果以及无室间评价计划项目的实验室间比对结果;⑪投诉的监控和解决,包括来自临床医生、患者及其他方面的投诉记录及处理措施汇总报告等;⑫供应商的表现以及评价报告;⑬不符合的识别和控制,包括不符合的识别、原因分析、应急措施及不符合的关闭等;⑭持续改进的结果,包括纠正措施和预防措施现状;⑮前期管理评审的后续措施,包括前次管理评审的输出以及改进措施的有效性及资源需求、资源配置情况等;⑯可能影响质量管理体系的工作量及范围、员工和检验场所的改变,包括工作量和工作类型、工作范围变化的分析报告,人员改变、培训和考核总结报告,检验场所改变情况等;⑰包括技术要求在内的改进建议。

4. 评审结果输出 应记录管理评审的输出,主要有以下三方面:①质量管理体系及过程有效性的改进要求;②对用户服务的改进要求;③资源需求。

5. 管理评审报告 管理评审报告的具体内容可包括以下方面:管理层年度管理工作的基本情况;技术管理层和监督人员的监督管理措施是否达到体系要求;对质量管理体系的适宜性、充分性和有效性的总体评价结论;质量方针、质量目标的达成情况及改进;质量管理体系的变更、改进的机会和措施,人员变动情况的说明,包括人员培训、考核和能力评估情况;评审与审核结果和情况,不符合识别和控制情况;内部沟通情况;质量控制措施和管理情况;服务对象反馈意见处理和落实情况;咨询服务方式和效果;医疗质量投诉情况;供应商评价,试剂质量情况;设备运行和管理情况;检验后标本处理情况;检验周期评估;危急值报告情况;风险评估报告;业务工作量及工作类型变化等情况;前次管理评审的后续措施及采取纠正措施的状态;本次管理评审输出需要说明的问题等。

应将管理评审的结果以及采取的措施记录归档,并应将评审的发现和评审的决定、采取的措施向实验室全体人员通报,同时责令相关人员在规定时限内完成所提出的措施。管理层需对本次管理评审的输出进行跟踪验证。

第三节 管理评审过程与常见问题

一、管理评审过程

1. 制订管理评审计划 一般由实验室管理层或指定人员制订管理评审计划,计划的内容应包括评审目的、评审组成员、评审时间和评审内容等。

2. 管理评审的组织 准备在管理评审的准备过程中应针对评审的内容进行实际情况的调查了解,做到有的放矢。应对参会人员提前发放《管理评审通知书》,与会人员接收通知后应签字确认;如有特殊原因不能参会者,应向最高管理者提出书面说明。"通知书"应至少包括会议主题、会议时间和会议地点等内容。

如可能的话,可预先将涉及评审内容的有关文件或资料分发给参加评审的人员,以便他们有充分的时间准备意见。各种会议输入的材料应落实相关责任人准备。

3. 管理评审会议 由实验室最高管理者或指定人员主持管理评审会议,与会者应根据会议议程对各项管理评审的输入进行逐项讨论、评价,可由相关部门的负责人对相关事项作出说明,或由各种评估和审核的负责人对评估和审核的结论作出说明,参会者均有义务对讨论中发现的问题提出改进的意见或建议,由最高管理者集中大家意见后提出改进的具体要求。

4. 管理评审报告 通常应包括评审概况,对体系运行情况及效果地综合评价;针对实验室面临的新形势、新问题、新情况,分析质量管理体系需要改进的地方;对各种评估和审核结果进行评审的结论;以及实验室下一阶段的目标及相应的计划和措施等。

5. 管理评审后的工作 管理评审结束后,应通报评审结果,将评审发现和作为评审输出的决定告知实验室人员。各有关专业组及相关责任人应对管理评审报告中提出的改进要求制订相应的落实措施,并由实验室管理层审定后实施。实验室管理层应在规定的时限内组织检查实施情况,同时验证其有效性。

二、管理评审常见的主要问题

1. 未理解管理评审概念 ①对管理评审的概念理解不清,管理评审和内审混淆,把管理评审雷同于实验室的内部审核,特别是第一次实行新版质量体系的单位在管理评审时仅仅是讨论内审中应该处理的问题,把管理评审与内审等同操作;②评审与评价混淆,评审的目的是指出具体问题以便改进,评价是给最终工作结果及人员工作绩效下结论。

2. 未能充分体现出管理层作用　①在管理评审过程中,实验室最高管理者没有参加组织实施,未能真正发挥最高管理者的作用;②管理层对评审的必要性认识不足,造成资源不到位;③职能部门对管理评审的程序不熟悉,造成计划不够详尽、讨论流于形式、重点不突出,评审未能解决实际问题;④将管理评审与实验室的发展分离考虑,未能将管理评审与实验室的经营发展、人力资源配置、组织机构等重大决策相结合讨论。

3. 前期准备工作不充分　①未能投入足够的人力,使得准备不够充分;②管理评审输入资料不完整,往往只关注内审时发现的问题及整改情况,没有对实验室整体资源状况等进行分析,更没有对制定的质量目标进行分析;③各职能部门准备不充分,输入的信息质量不高,评审时避重就轻,无法抓住关键问题和薄弱环节;④整个组织内部对评审工作没有制定相关的标准和规范;⑤评审人员搭配不合理,遗漏一些角度或一些层次的人员;⑥评审资源没有得到保证,资深评审人员没有投入足够的时间;⑦评审计划草率、不合实际,或没有及时调整,或实施不力;⑧没有为评审或改正保证足够的时间;⑨评审人员缺少自我检查,或因计划不合理,提交的文档是"粗稿"。

4. 未及时落实改进对策　①改进工作未及时安排相关人员对其进行检查和监督;②改进工作涉及的各个部门间缺少沟通和交流;③纠正 / 预防措施不具体,落实不到位。

以上列出的管理评审中的问题,应在评审中予以高度关注,使其达到改进质量管理体系的目的。管理评审在整个管理体系中是管理环的一个环节,而管理评审本身也应有一个良好的管理闭环。

（黄宪章　章宜芬）

参 考 文 献

1. 中国合格评定国家认可委员会 . CNAS-CL02:2012 医学实验室:质量和能力认可准则[S/OL].2013-11-22 [2013-12-11]. https://www.cnas.org.cn/rkgf/sysrk/jbzz/2013/12/750592.shtml.
2. 庄俊华,黄宪章,翟培军 . 医学实验室质量体系文件编写指南[M].2 版 . 北京:人民卫生出版社,2015.
3. 庄俊华,徐宁,陈茶,等 . 医学实验室质量体系文件范例[M].2 版 . 北京:人民卫生出版社,2015.
4. 张芳 . 浅论资质认定实验室如何开展管理评审[J]. 大众标准化,2014,(12):48-50.
5. 何正雄 . 实验室管理评审有效性探讨[J]. 现代测量与实验室管理,2012,20(03):40-41.
6. 冯维华,杨红娟,王琦 . 实验室如何有效开展管理评审[J]. 现代测量与实验室管理,2013,(05):60-62.

第十四章

人员管理

人员管理,也称人力资源管理(human resource management),是对各种人员进行恰当而有效地选聘、培训和考评。人员管理的目的是配备合适人员去充实组织机构中所规定的各项服务,以保证组织工作地正常进行,进而实现组织的既定目标。人力资源管理是一门新兴的学科,问世于 20 世纪 70 年代末。人力资源管理的历史虽然不长,但人事管理的思想却源远流长。从 18 世纪末工业革命开始,直到 20 世纪 70 年代,这一时期被称为传统的人事管理阶段,从 20 世纪 70 年代末以来,人事管理便让位于人力资源管理。区域临床检验与病理诊断中心的人力资源管理指为完成临床检验与病理诊断各项任务,对工作人员进行合理地培训、组织和调配。

基于医学实验室的特点,在 ISO 15189:2012 中,"人员"是整个技术要素中最关键的一个环节,合格的实验室人员是质量保证的先决条件。区域临床检验与病理诊断中心管理层应以检测服务对象(医、护和患者)为中心,按医学实验室质量管理体系的要求配置人力资源。

第一节 概 述

医学实验室是以提供人类疾病诊断、管理、预防和治疗或健康评估的相关信息为目的,对来自人体的标本进行临床检验和病理检查,是医疗机构重要组成部分。区域临床检验与病理诊断中心每天承担着大量的检测任务,包含着检验前、中、后等多个工作环节,需要不同岗位、不同专业、不同特长的各层次的人员来完成相应的工作。为了保质保量地完成相应工作,需要配备与岗位要求相适应且符合临床检验与病理诊断技术资质的人员。人员的资质应涵盖专业学历的教育背景、专业技术资格、动态的专业继续教育、培训以及能够体现专业能力的客观证据(权威的考核合格证书或相关记录)。

一、教育背景

区域临床检验与病理诊断中心的工作人员,多为专业技术人员,具有与工作岗位要求相适应的专业能力,其中与专业领域相适应的教育背景是一个必要条件。如专业技术岗位需要有医学、检验、病理、生物或其他相关专业的学习经历,对学历及英语水平也有一定要求;管理岗位可与专业技术岗位的要求相同或更高,也可以是卫生或行政管理专业;采血岗位可以是护理专业或检验专业;工勤人员则不要求有专业背景,有初中以上学历,接受相应工作内容培训及通过考核即可。

二、专业技术资格

专业技术资格是专业技术人员的专业技术水平、能力以及成就的等级称号,是拥有工作技能最重要、最直接的证明之一,也是员工能够胜任某种工作的资质凭证。目前,我国从事临床检验工作的技术职称分为检验技师和检验专科医师两类,从事病理诊断工作的技术职称分为病理技师和病理医师两类。

1. 检验技师与病理技师 按《卫生技术人员职务试行条例》《关于卫生事业单位岗位设置管理的指导意见》等相关文件规定,医学实验室的人员结构分为高级岗位——主任技师(含副主任技师)、中级岗位——主管技师、初级岗位——技师(含技士)等三种级别,其对应的专业技术岗位共分为13个等级。其中,主任技师岗位对应级别为一～四级,副主任技师岗位对应级别为五～七级;主管技师岗位对应级别为八～十级;技师岗位对应级别为十一～十二级,技士岗位不分等级,即十三级。医学实验室专业技术资格高级、中级、初级岗位之间,以及高级、中级、初级岗位内部不同等级岗位之间的结构比例,根据各地区经济、卫生事业发展水平以及卫生事业单位的功能、规格、隶属关系和技术水平,实行不同的结构比例控制。

2. 检验专科医师与病理医师　我国检验专科医师的培养起步较晚,其资格的取得需要经过专科医师的培训。目前全国各省市均已基本建成若干个住院医师规范化培训基地。根据原国家卫生计生委毕业后医学教育委员会编写的《专科医师培训标准》中有关“医学检验科医师培训细则”的规定,检验专科医师的培养目标是:通过培训,使检验专科医师能够正确掌握医学检验的常规检验技术及临床意义;熟练掌握医学实验室信息与质量的管理;熟悉各类检验仪器的校准、性能、使用、维护、保养;熟悉内科临床诊疗技能,能将实验室检验结果与临床诊疗相结合,并为临床疾病的预防、诊断、治疗及康复等工作提供服务,担负起检验与临床的沟通桥梁作用。

我国病理医师的培养比检验专科医师早,根据“临床病理科医师培训细则”的规定,临床病理科医师的培养目标是:能够掌握正确的临床工作方法,能够处理医院病理科日常业务,解决病理实践中遇到的一般问题,正确处理临床病理资料,培养对科学研究和亚专业发展的兴趣。注重住院医师独立学习能力和处理事物能力的培养。培训结束时,住院医师能够具有良好的职业道德和人际沟通能力,具有独立从事临床病理科工作的能力。

三、其他的能力证明

人员的资质除了教育背景、专业技术资格外,还应包括以下几方面。

1. 学历后教育　继续教育、培训及业绩记录,特别是与目前所从事专业相关的临床检验与病理诊断质量和质量管理内容的继续教育与培训记录,以及参加外部继续教育和培训。

2. 经历　以往和当前所从事具体专业的实际工作经验及所经历的时间,能体现专业能力的客观证据,如权威的考核合格证书或相关记录;在提供医疗服务过程中是否出现严重不良事件、事故差错的记录。

3. 风险防范　是否具有识别各类风险、预防职业暴露等事故的发生及掌握控制事故后果恶化等能力。职业暴露是指医务人员从事诊疗、护理等工作过程中意外被人类免疫缺陷病毒(又称艾滋病病毒)、肝炎病毒等病毒感染者的血液、体液(羊水、心包液、胸腔液、腹腔液、脑脊液、滑囊液、阴道分泌物等)污染了皮肤或者黏膜,或者被含有病毒的血液、体液污染了的针头以及其他锐器刺破皮肤,有可能被病毒感染的情况。对职业暴露应进行登记管理。

第二节　岗位设置

不同医疗机构的医学实验室,根据其实验室的规模、特点、管理人员的管理风格等,其实验室内部的岗位设置也不相同,一般分为技术岗位、管理岗位、支持服务岗位。以下是区域临床检验与病理诊断中心常见的岗位设置及其相应的任职条件、职责、权限和任务。

一、区域临床检验与病理诊断中心技术岗位

由于我国医学发展的特点,临床检验与病理诊断的技术岗位各有其特点,下面分别叙述区域临床检验中心和区域病理诊断中心的技术岗位。

(一)与临床检验有关的技术岗位

与临床检验有关的技术岗位包括主任技师、副主任技师、主管技师、技师、检验专科医师、授权签

字人等。

1. **主任技师和副主任技师** ①具备本单位规定的学历和任职年限;②为本专业的学术带头人,能指导和组织本专业的全面业务技术工作;③能解决复杂疑难的重大技术问题;④根据医院、科室工作安排,组织业务学习、技术培训,以提高本科室工作人员的业务水平;⑤完成进修生、实习生的临床实习、带教任务,完成相应的教学授课任务;⑥精通本专业基础理论和专业知识,掌握本专业国内外发展趋势,根据国家需要和专业发展确定科学研究方向,撰写和指导下级人员撰写专业学术论文。

2. **主管技师** ①具备本单位规定的学历和任职年限;②能解决一定程度的复杂疑难问题;③具有较丰富的临床和技术工作经验,较熟练地掌握本专业技术操作,处理较复杂的专业技术问题,能对下级卫生技术人员进行业务指导;④负责本专业的质量保证工作,能分析、解决室间质量评价、室内质量控制出现的问题;⑤参与进修生、实习生的临床实习、带教任务;根据需要,负责相应的教学授课任务;⑥熟悉本专业基础理论和专业知识,了解本专业国内外发展趋势,撰写专业学术论文。

3. **技师** ①具备本单位规定的学历和任职年限;②熟悉本专业基础理论和专业知识,具有一定的基本技能;③能独立处理本专业常见的技术问题;④参与本专业的日常质量保证工作,有一定的分析、解决室间质量评价、室内质量控制出现问题的能力;⑤参与进修生、实习生的临床实习、带教任务;⑥了解本专业基础理论和专业知识,具有一定的撰写专业学术论文能力。

4. **检验专科医师** ①具备本单位规定的资格证书;②能熟练掌握检验专业的基础理论及专业技术规范程序、规章制度;③能熟练掌握相关临床专业的基础理论及专业技术知识;④了解本专业国内外现状和新理论、新技术的发展趋势;⑤在实验项目的选择、标本要求及实验报告的解读上提出指导性意见,合理选择组合试验并对检验结果作出正确解释与分析评价;⑥参与临床会诊、病例分析;参与有关疾病的诊断、治疗和预防工作;⑦参与控制检验质量,检验程序的方法评价;⑧参与解决检验专业中的疑难问题,参与室间质量评价、室内质量控制的分析总结并最终运用于临床实践;⑨负责检验与临床的沟通,为临床提供服务和咨询;⑩收集临床医护人员对检验工作中技术、质量、服务问题等的需求及反馈,组织持续改进;⑪参与医学检验规培基地建设及基地学员、临床医护人员、实验室技术人员、实习生、进修生的教学培训;⑫承担实验诊断相关的科学与技术研究任务,新技术的推广与应用,发现问题并解决问题。

5. **授权签字人** ①至少具有中级技术职称,满足相应授权签字领域对从事该专业的任职年限要求(临床化学检验领域至少2年,临床免疫学定性检验领域专业、体液学检验领域、临床血液学检验领域、临床微生物学检验领域、分子诊断领域至少3年);②熟悉国家认可委员会相关的文件:认可规则、认可准则及其应用说明、认可专门要求等;③熟悉科室质量管理体系,包含质量手册、程序文件、作业指导书、各种记录表格及技术标准;④精通本专业基础理论和专业知识,具有较丰富的临床和技术工作经验,熟练地掌握本专业技术操作,能解决复杂疑难的技术问题;⑤精通本专业的质量保证工作,能分析、处理室间质量评价、室内质量控制出现的问题。

中国合格评定国家认可委员会关于授权签字人现场评审的内容(依据授权签字人评审表 CNAS-PD14/16-B5):①具有相应的职责和权利,对检测/校准/鉴定结果的完整性和准确性负责;②与检测/校准/鉴定技术接触紧密,掌握有关的检测/校准/鉴定项目限制范围;③熟悉有关检测/校准/鉴定标准、方法及规程;④有能力对相关检测/校准/鉴定结果进行评定,了解测试结果的测量不确定度;⑤了解有关设备维护保养及定期校准的规定,掌握其校准状态;⑥十分熟悉记录、报告、鉴定文书及其核查程序;⑦了解 CNAS 的认可条件、实验室义务及认可标识使用等有关规定;⑧其他需要说明的问题。

(二)与病理诊断有关的技术岗位

病理检查工作是通过显微镜进行病理形态学观察,运用免疫组化、分子生物学、特殊染色及电子显微镜等技术,结合患者临床资料,对人体器官、组织、细胞、体液及分泌物等标本作出病理诊断报告。其人员配备和岗位设置应满足完整的组织病理诊断流程及质量保证的需要,应根据标本量合理设置各级医师和技师岗位的比例,并制定相应的业务要求和岗位职责,辅助人员应符合岗位要求。

1. 岗位设置要求　依据《病理诊断中心基本标准和管理规范(试行)》,区域临床检验与病理诊断中心的病理人员岗位设置应满足以下要求。

(1) 至少有 5 名中级及以上临床病理类专业技术职称的全职执业医师;病理诊断中心负责人应为具有副高及以上病理学专业技术职称,并从事病理诊断工作 15 年以上的执业医师。

(2) 至少有 10 名以上病理技术人员,承担病理组织学、细胞学、免疫组化及分子检测的技术工作,技术人员需具有相应的资格,如病理组织学切片、细胞学制片、免疫组化制片人员应具有病理技士以上资格,分子检测人员应具有分子生物学背景。至少有 1 名具有中级及以上专业技术职称,负责病理技术工作。

(3) 实验室质量与安全管理人员应当具有中级以上专业技术资格,并经过专门的培训。

2. CNAS 对组织病理学岗位设置的要求　依据 CNAS-CL02-A007《医学实验室质量和能力认可准则在组织病理学检查领域的应用说明》,组织病理人员岗位设置如下。

(1) 独立出具组织病理报告的医师应当具有中级及以上病理学专业技术职务任职资格,并有 5 年以上病理诊断经历。

(2) 认可的授权签字人应为具有中级及以上专业技术职务任职资格的病理医师,从事申请认可授权签字领域专业的病理诊断工作至少 5 年。

3. CNAS 对细胞病理学岗位设置的要求　依据 CNAS-CL02-A008《医学实验室质量和能力认可准则在细胞病理学检查领域的应用说明》,细胞病理人员岗位设置如下。

(1) 细胞病理实验室负责人应为具有副高及以上专业技术职务任职资格的病理医师,从事临床病理诊断工作至少 10 年。

(2) 独立出具细胞病理报告的医师应当具有中级及以上病理学专业技术职务任职资格,并有 3 年以上病理诊断经历。

(3) 认可的授权签字人应为具有中级及以上专业技术职务任职资格的病理医师,从事申请认可授权签字领域专业病理诊断工作至少 5 年。

(4) 进行细针穿刺细胞学样品采集的人员应为具备操作资质的病理学医师或临床医师。进行细胞学涂片、细胞块切片、免疫表型、电镜及各种分子检测的人员应为具有相应的专业学历并具有相应专业技术职务任职资格的病理专业技术人员。

(5) 实验室的人员配备和岗位设置应满足完整的细胞病理诊断流程及支持保障的需要。

(6) 实验室应对细胞病理医师阅片工作量设立限制,宜满足如下要求:每人每工作日阅片不超过100 张。对于非妇科细胞学检查项目,尤其细针穿刺项目的实验室,每人每工作日阅片量应酌情减少。

4. 行业规范对分子病理岗位设置的要求　依据《分子病理诊断实验室建设指南(试行)》开展分子病理检测的病理中心人员岗位设置如下。

(1) 分子病理诊断实验室工作人员均应经过有资质的培训机构培训合格,取得上岗证后方可上岗。

(2) 实验室不得使用非本单位技术人员从事相关检测工作。

(3) 实验室负责人应具有临床医学和病理专业背景、具有分子生物学相关工作经历、具有副主任医师以上专业技术职称、从事本专业的本单位在职医师,主要职责是监督实验室运行、实施质量控制及开展新项目等。

(4) 授权签字人应是取得临床病理学和(或)遗传学执业医师资格证书、具有中级或以上专业技术职称、从事本专业的本单位在职医师或技术人员。

(5) 分子病理技术员应具备病理学、分子生物学的基本知识,大专以上学历,并进行过相关专业技术的技能培训或进修学习,获得相应的上岗资格证书。

5. 从事二代测序病理人员岗位设置要求　依据《医学检验实验室基本标准和管理规范(试行)》,

开展二代基因测序项目或产前筛查与诊断项目的病理中心,应设置如下人员岗位。

(1) 开展二代基因测序项目的,至少有1名生物信息分析专业技术人员;开展遗传相关基因检测项目的,至少有1名医学遗传学专业人员。

(2) 开展产前筛查与产前诊断项目的实验技术人员应具备产前筛查与诊断的相应资质。

6. 病理人员岗位职责

(1) 组织病理医师职责:①取材和描述规范;②应能根据形态学特点,作出病理诊断或鉴别诊断;③应能选择适宜的辅助检查手段,如免疫组织化学、特殊染色、分子病理检查、流式细胞学等;应能正确解读检测结果;④应能正确判断特殊染色、免疫组织化学、分子检测的结果,并根据以上结果给出准确的病理诊断,掌握相关的鉴别诊断;病理报告的内容和格式应符合规范;⑤熟悉病理诊断的室内质控及室间质评。

(2) 细胞病理医师职责:①应掌握妇科细胞学 TBS(The Bethesda system)分类诊断标准,并应用于妇科细胞诊断,了解各项诊断的意义以及与组织学诊断的对应关系,了解不同诊断临床处理原则;②应能根据形态学进行较准确的病理诊断和鉴别诊断;③应能选择适宜的特殊检查:免疫组化、特殊染色、分子病理检查等;④细胞病理报告符合规范;⑤熟悉病理诊断的室内质控及室间质评。

(3) 病理技师职责:①应掌握不同类型标本的处理方法,如包埋方向等;应掌握特殊病理检查的基本原理;②应能制作出合格的病理切片;③应能够识别和判断检测效果;④应能发现切片制作中出现的问题,并进行改正;⑤应掌握技术室常规设备如自动脱水机、石蜡包埋机、组织切片机、自动染色机的使用、维护和保养;⑥应能熟练使用相关设备制作合格细胞学制片;⑦应能对细胞学涂片中出现的问题进行改正;⑧熟悉并应用常规和细胞病理技术的室内质控及室间质评;⑨病理技师只能负责病理技术工作,不得出具病理诊断报告。

二、区域临床检验与病理诊断中心管理岗位

依据区域临床检验与病理诊断中心的管理特点,其管理岗位可包括中心主任、副主任、秘书、专业组长、质量负责人、技术负责人、质量监督员、内审员、安全管理员、设备/试剂/耗材管理员、信息管理员和文档管理员等。

1. 中心主任 ISO 15189:2012 规定实验室主任应履行以下职责:①根据所在机构赋予的职能范围,对实验室服务实行有效领导,包括预算策划和财务管理;②与相应的认可和监管部门、相关行政管理人员、卫生保健团体、所服务的患者人群以及正式的协议方有效联系并发挥作用(需要时);③确保有适当数量的具备所需的教育、培训和能力的员工,以提供满足患者需求和要求的实验室服务;④确保质量方针地实施;⑤建立符合良好规范和适用要求的安全实验室环境;⑥在所服务的机构中发挥作用(适用且适当时);⑦确保为试验选择、利用实验室服务及检验结果解释提供临床建议;⑧选择和监控实验室的供应方;⑨选择受委托实验室并监控其服务质量;⑩为实验室员工提供专业发展计划,并为其提供机会参与实验室专业性组织的科学和其他活动;⑪制定、实施并监控实验室服务绩效和质量改进标准;⑫监控实验室开展的全部工作以确定输出给临床的相关信息;⑬处理实验室员工和(或)实验室服务用户的投诉、要求或建议;⑭设计和实施应急计划,以确保实验室在服务条件有限或不可获得等紧急或其他情况下能提供必要服务;⑮策划和指导研发工作(适当时)。

2. 中心副主任 ①具备本单位规定的学历背景、技术职称和任职年限;②协助主任开展工作。

3. 中心秘书 ①在主任的授权下,负责事务性工作,负责各专业组之间的工作协调;②协助主任与临床科室、职能部门的沟通、协调,接受、处理各种投诉,跟踪反馈不良医疗安全事件;③协助主任进行仪器、试剂和耗材的申购、管理及其售后服务;④协助主任完成成本核算、成本管理与控制,相关数据、报表编制等工作;⑤协助主任负责员工、新入职员工轮转,节假日、夜班的排班;⑥协助主任负责员工培训、继续教育;⑦协助主任做好质量管理工作,协调各专业组做好室间质量评价和室内质量控制;⑧协助主任负责科研项目的申报、管理、实施和协调工作;⑨协助主任负责进修生、实习生的相关事

务;⑩协助主任负责科室的教学工作;⑪各单位可根据自身情况,设置医疗秘书、质量秘书、教学秘书、科研秘书和财务秘书等岗位。

4. 专业组组长　①具备本专业规定的教育背景、职称和任职年限;②在中心主任的授权下,负责一个专业组的日常管理;③熟练掌握所负责专业组业务的基本知识和实践技能,组织和指导本组的工作;④能跟踪本专业领域的学术发展,开展新技术、新业务;⑤负责本专业组的检验质量、教学、科研工作;⑥负责本专业组试剂、耗材的申购、领用和保管,跟踪、监控其质量;⑦负责本专业组设备使用、维护等管理工作;⑧负责本专业组工作人员的工作安排、培训和考评。

5. 质量负责人　①具备规定的教育背景、职称和任职年限;②经过相关质量管理体系的培训,具有较强的管理能力,对质量持续改进有全面认识;③在管理层授权下,负责检验质量管理工作;④负责质量管理体系文件的编写、修订及改版,保证文件有效受控;⑤确保建立、实施和维持质量管理体系所需的过程;⑥就质量管理体系运行情况和改进需求向负责实验室方针、目标和资源决策的管理层报告;⑦确保在整个实验室组织推进理解用户需求和要求的意识;⑧熟悉医学实验室认可的规则、准则及政策要求;⑨制订内审计划,组织实施,并通过监督评审监控不符合项的整改;⑩组织策划管理评审。

6. 技术负责人　①具备规定的教育背景、职称和任职年限;②在相关领域内技术水平高、技能全面,掌握学科发展方向,具有很强的项目研发能力;③在科室管理层的授权下,负责科室的技术管理工作;④熟知并深刻理解科室的质量管理体系;⑤批准并年度审核各类技术性文件;⑥负责建立检验程序及方法学性能评价;⑦负责组织对外技术交流、技术验证工作;⑧组织对技术人员的技术考核。

7. 质量监督员　①具备规定的教育背景、职称和任职年限;②熟悉和掌握质量管理体系,具有较高的基础理论、基本知识和基本技能,熟悉相关专业的各项检验程序、方法,能对检验结果进行评价,并能解决工作中存在的较难问题;③在管理层的授权下,对质量管理体系进行全面监督;④对检验过程进行监督,以确保其符合质量管理体系的相关要求,保证检验数据准确;⑤监督质量负责人对不符合项的应急措施、纠正措施/预防措施的跟踪和验证;⑥监督技术负责人开展实验室间能力比对及对比对结果地评价;⑦监控相关领域质量目标的完成情况。

8. 内审员　①具备规定的教育背景、职称和任职年限;②熟悉 CNAS 相关文件:认可规则、认可准则及其应用说明、认可专门要求等;③熟悉和掌握质量管理体系;④通过内审员的培训和考核,取得内审员资格证书;⑤在质量负责人的组织下,参加质量管理体系的内部审核工作;⑥在内审中发现不符合项应开具不符合报告,督促被审者整改,并跟踪整改过程,验证整改效果;⑦对内审过程进行记录。

9. 安全管理员　①具备规定的教育背景、职称和任职年限;②通过相关知识培训,熟悉防盗、消防、电气、化学品、辐射和生物等安全的相关规定;③在主任的授权下,负责科室防盗、消防、电气、化学品、辐射和生物等安全管理工作;④组织制订防盗、消防、电气、化学品、辐射和生物安全等管理程序及工作计划;⑤监督防盗、消防、电气、化学品、辐射和生物安全等管理程序的执行,并定期开展自查;⑥对安全管理中存在的不符合项,开具不符合报告,督促其整改,并跟踪整改过程,验证整改效果;⑦定期开展生物安全、消防安全等相关知识的培训工作和演练;⑧负责撰写年度安全风险评估报告。

10. 设备、试剂、耗材管理员　①具备规定的教育背景、职称和任职年限;②熟悉当地行政部门、所在单位有关设备、试剂、耗材管理的相关规定;③在主任授权下,负责设备、试剂、耗材的管理工作;④组织制订设备、试剂、耗材的管理程序及工作计划;⑤负责设备、试剂、耗材的申请、领用、登记等管理工作;⑥负责建立、管理设备档案,监督各专业组对设备的安装调试、性能验证、校准、日常使用、维护、报废等工作;⑦负责监督设备的上岗培训、考核、授权等工作;⑧负责试剂、耗材的验收、入库、有效期管理和库存量、使用量的统计等工作;⑨监督各专业组对试剂、耗材的试用、性能验证、日常使用等工作;⑩负责组织开展对供应商的评价工作,并撰写对供应商的年度评价报告;⑪各单位可根据自身情况,对设备、试剂、耗材的管理分别设置管理员岗位。

11. 信息管理员　①具备规定的教育背景、职称和任职年限;②熟悉政府、所在单位有关信息管理的相关规定;③熟练掌握计算机的基本知识和实验室的信息管理系统;④在主任授权下,负责信息系统管理工作;⑤负责信息系统的安全运行及其升级、维护,与计算机中心和 LIS 供应商的沟通;⑥组织编写信息系统的程序手册、作业指导书和应急预案,并对信息系统使用者进行定期培训、考核,每年进行一次能力评估;⑦对信息系统的使用者根据其工作需要分别进行相应权限地授权;⑧定期对数据传输、检验收费的准确性进行验证;⑨定期备份患者结果数据。

12. 文档管理员　①具备规定的教育背景、职称和任职年限;②熟悉行业主管部门、所在单位有关文档管理的相关规定和文件资料管理的基本常识;③在主任授权下,负责文档管理工作;④组织制定文档管理制度,并进行定期培训、考核;⑤负责质量管理体系相关文件的保存、借阅、修订、发放、回收、销毁等管理工作,使文件的现行版本有效;⑥负责各种记录的归档、保存,监督各专业组正确使用各种表格;⑦每年对质量管理体系文件运行的有效性进行评估。

三、支持服务岗位

随着现代科技的发展和临床工作的需要,区域临床检验与病理诊断中心除了技术岗位和管理岗位外,临床检验与病理诊断工作还需要一些支持服务岗位的工作人员参与相关工作,如护士、工勤人员等。

1. 护士　多数医疗机构的采血室或中心采血室归医学实验室管理,由于采血室工作的特殊性,其工作既可由检验技师承担,也可由护士承担。因此,部分医学实验室具有护士技术岗位。

2. 工勤人员　医学实验室的工作包括技术层面和非技术层面,为了做到人尽其才,事得其人,降低运营成本,医学实验室管理人员会将技术含量较低的工作(如标本运送、标本接收、报告单发放、检测后标本的处理等)交由工勤人员完成。医学实验室管理人员应重视工勤人员业务素质和思想素质的提高,注重对这支队伍的管理和建设,并对工勤人员进行培训与考核,以确保工作质量。

第三节　人员培训

培训是一种有组织的知识传递、技能传递、标准传递、信息传递、信念传递、管理训诫行为,是通过一定的手段使员工在知识、技能和态度等方面得到改进并取得绩效提升的过程,是人员管理的主要手段之一。随着现代医学的不断发展,临床检验与病理诊断知识和技术更新的速度日益加快,区域临床检验与病理诊断中心要为患者提供更高质量的服务,就需要实验室员工的知识和技能不断提升,需要对员工进行持续教育培训。

培训计划是按照一定的逻辑顺序排列的记录,它是从组织的战略出发,在全面、客观的培训需求分析基础上作出的对培训时间、培训地点、培训教师、培训对象、培训方式和培训内容等的预先系统设定。在每年年初要随同年度工作计划制订好培训计划,要严格按照计划实施,每次培训后要对培训效果进行评估,包括教师授课能力的评估和学员学习效果的评估。对教师授课能力评估可采用问卷调查方式,由学员作出评价;对学员的评估可采用考试、考核等方式。有必要时还要对培训进行总结,形成培训纪要。一个完整的培训过程,应包括培训计划、培训实施、培训考核、考核结果、培训结论等环节。根据区域临床检验与病理诊断中心的自身特点,可以将员工培训分为新员工岗前培训、质量管理体系培训、其他内容的培训等三个部分。

一、新员工岗前培训

为加强新入职员工的管理,使其尽快了解、熟悉区域临床检验与病理诊断中心,成为中心的一员,进入工作状态,区域临床检验与病理诊断中心应对新员工进行岗前培训。岗前培训内容应包括以下几方面:①机构概况、机构组织结构、领导分工和行政职能部门工作划分等;②机构的发展历史、文化特点、规章制度、薪酬待遇和职称聘任等;③实验室概况、科室组织结构、专业组划分、人员分布及学科特色;④实验室环境,工作流程,设施设备,防盗、消防、电气、化学品、辐射和生物安全等要求;⑤实验室工作制度、轮岗规定,新员工即将工作的专业、岗位设置及其工作要求。

二、质量管理体系培训

质量管理体系是在质量方面指挥和控制组织的管理体系,是区域临床检验与病理诊断中心建立质量方针和质量目标并实现质量目标的相互关联或相互作用的一组要素,其包含组织结构、程序、过程和资源等。区域临床检验与病理诊断中心应该按照质量目标的要求,建立并文件化质量管理体系,在日常工作中实施、维持质量管理体系,并持续改进其有效性。区域临床检验与病理诊断中心的质量管理体系文件主要包括质量手册、程序性文件、作业指导书和各种记录等。区域临床检验与病理诊断中心应定期组织员工,对质量管理体系进行培训,使之被理解、执行和有效控制。

三、其他内容的培训

1. 法律、法规、规章及相关行业规定的培训 依法行医、依法执业,才能保证行业的健康发展。加强法律、法规的培训,有利于工作人员遵纪守法,按行业规范开展工作。

2. 职业道德和医学伦理的培训 职业道德指与人们的职业活动紧密联系的符合职业特点所要求的道德准则、道德情操与道德品质的总和,它既是对员工在职业活动中行为的要求,又是职业对社会所负的道德责任与义务。加强医学实验室工作人员职业道德培训,能规范人们的行为准则,培养爱岗敬业、诚实守信、办事公道、服务患者、奉献社会的品德,在日常工作中做到"实事求是""急患者之所急""全心全意为患者服务"。

医学伦理、保守患者秘密是员工道德培训另一重要内容。医学伦理学是运用一般伦理学原则解决医疗卫生实践和医学发展过程中的医学道德问题和医学道德现象的学科,它是医学的一个重要组成部分,又是伦理学的一个分支;是运用伦理学的理论、方法研究医学领域中"人与人""人与社会""人与自然关系"的道德问题的一门学问。《执业医师法》第22条规定:"医师在执业活动中要关心、爱护、尊重患者,保护患者隐私。"《护士管理办法》第24条规定:"护士在执业中得悉就医者的隐私,不得泄露。"在日常工作中,实验室工作人员会接触到患者大量数据,务必保守患者秘密、保护患者隐私。

3. 业务能力的培训 业务能力的培训,主要是针对基础理论、专业知识、操作技能的培训。要适应现代医学的迅速发展,就要不断更新知识。加强对技术人员业务能力地培训,要有完善的业务培训制度,举办定期学术讲座、专项培训或技术交流会、座谈会、标准和规程应用研讨会等业务学习活动;有计划地安排各类人员参加相关的学术会议和学习班,选送业务骨干外出进修和学历学位学习;举行读书报告会、科研课题的开题报告和课题总结会等。

4. 实验室信息系统的培训 实验室信息系统以医学实验室科学管理理论和方法为基础,借助现代通信、网络、计算机、数字化和智能化等技术,对实验室各种信息进行综合管理,以整体提高医学实验室综合效能的复杂的人机系统,是实现医学实验室全自动化、标准化、智能化、数字化的关键。因此,实验室工作离不开实验室信息系统,实验室应就有关信息系统的程序手册、作业指导书和应急预案等内容对员工进行定期培训、考核,每年进行一次能力评估。

5. 实验室安全的培训 医学实验室安全主要包括防盗、消防、电气、化学品、辐射和生物安全等几个方面,实验室管理人员应对工作人员进行上岗前安全培训,被培训人员要在相关文件上签字,表明已知晓实验室的有关安全规定,经安全知识考试合格后才能上岗。如调动岗位,新的岗位对安全有不同要求,应进行再次培训。《医疗机构医学实验室管理办法》第三十五条规定应每年进行生物安全培训一次,不断加强生物安全防范意识,以保证实验室安全。此外,实验室还要进行发生火灾、地震、大规模生物致病因子扩散等避险地演练,指导实验室工作人员在实验活动中采取有效的生物安全防护措施,不断规范实验操作行为,避免和减少实验活动中感染性或潜在感染性生物因子对工作人员、环境和公众造成的危害。

6. 心理素质的培训 心理素质是人的整体素质的组成部分,是以自然素质为基础,在后天环境、教育、实践活动等因素的影响下逐步发生、发展起来的,是心理潜能、能量、特点、品质与行为的综合。心理素质也是人们通过培养和锻炼,形成地对社会生活和人类思想感情的认识能力、理解能力,以及对社会的现实生活的处理和承受能力。因此,加强对员工心理素质培训,能培养员工良好的个性、健康的心态,能提高员工心理适应能力、内在工作动力。

第四节 能力评估和表现评估

区域临床检验与病理诊断中心管理层应定期对全体员工进行能力评估和表现评估。通过评估,可以让员工了解自身存在的优势和不足,为提升自己的工作能力和发展方向提供依据;通过评估,管理层可以了解员工的能力,为如何提高整体实力、学科建设提供决策依据,并实施有针对性的员工培训计划和学科发展计划;通过评估,为员工薪酬、职务职称晋升、专业组人员配置提供依据。

一、员工能力评估

员工经过一个完整的培训过程后,应该对其能力进行评估。区域临床检验与病理诊断中心管理层应制订员工能力评估的内容、方法、频次和评估标准,并定期进行评估。能力评估间隔以不超过1年为宜;新进员工在最初6个月内应至少接受2次能力评估,并记录。当职责变更时,或离岗6个月以上再上岗时,或政策、程序、技术有变更时,员工应接受再培训和再评估,合格后方可继续上岗,并记录。

实验室管理层可采用以下全部或任意方法组合,在与日常工作环境相同的条件下,对实验室员工的能力进行评估:①直接观察常规工作过程和程序,包括所有适用的安全操作;②直接观察设备维护和功能检查;③监控检验结果的记录和报告过程;④核查工作记录;⑤评估解决问题的能力;⑥检验特定样品,如先前已检验的样品、实验室间比对的物质或分割样品。

二、员工表现评估

区域临床检验与病理诊断中心是一个群体工作的团队,需要所有员工团结合作、共同努力,从而使整个团队积极向上,因此每个员工的表现将直接影响到实验室的建设,故而需要对员工表现进行定期评估,以便及时发现问题,加强培训,解决问题。区域临床检验与病理诊断中心负责人可从以下几个方面对员工的表现进行评估。

1. 工作责任心与积极主动性 能够积极主动地承担工作任务,全力以赴完成任务,并确保成果。能够提出有创新的工作方法,勇于从正面角度反映不同意见。

2. 沟通能力 能及时、坦诚、主动地与同事分享专业信息、学科进展;能主动反馈、汇报工作存在的问题,提出解决的思路并取得良好的成效;具备良好的口头及书面表达能力,善于倾听同事、临床医生和患者的意见。

3. 团队精神 能与同事和睦相处、友好合作,能积极参与科室的工作讨论,为科室决策献计献策;在出现矛盾或利益冲突时有大局观念,服从科室安排,并得到同事的好评。

4. 组织能力 具有管理意识,有统筹兼顾能力,能有效协调组织同事共同完成具体工作任务。工作效果显著,具有很好地协调处理人际关系的能力,受到同事敬佩。

5. 自我管理能力 善于自我管理,能遵守医院、科室的规章制度和工作程序,积极向上,勇于接受有挑战性的工作,追求自我发展。

第五节　岗位授权

岗位授权是员工获得某一具体工作岗位的依据,说明员工有能力、能胜任该岗位。人员管理中包含培训计划、培训实施、培训考核、考核结果、培训结论、能力评估、岗位授权等环节,这些环节是相互关联的,有时间上的先后顺序;如果把这些环节当成体系来看待,那么这些环节便是体系的各个要素,前一个要素是后一个要素的输入,后一个要素则是前一个要素的输出。员工经过培训实施、培训考核后就能获得考核结果,考核结果与所制定的合格标准相比较,即可得出培训结论;培训结论是进行能力评估的依据,实验室管理层根据能力评估结果对员工能否胜任某一岗位进行评估,决定是否给予岗位授权。

岗位授权可以是针对某一台设备操作岗位(如某全自动生化分析仪或全自动血细胞分析仪的操作岗位)、某一个特定工种岗位(如离心岗位或采血岗位)进行授权,也可以对某一区域的综合岗位进行授权(如急诊夜班岗位的授权)。对某一区域的综合岗位进行授权时,要对该区域所有设备操作、特定工种岗位进行能力评估,再对这些能力评估结果综合考虑是否给予授权。例如一个急诊化验室包含生化分析仪、血细胞分析仪、尿化学分析仪,同时兼顾急诊患者采血任务,那么对该急诊夜班岗位授权时,就要考虑员工对生化分析仪、血细胞分析仪、尿化学分析仪这三台设备的操作能力评估情况,同时要对其采血这一特定工种的能力进行评估,因涉及血细胞、尿细胞形态技术,管理层还要对其细胞形态学能力进行评估,只有这些能力评估都达到要求后,才能给予急诊夜班岗位授权。

第六节　人员档案

档案是直接形成的历史纪录。“直接形成”说明档案继承了文件的原始性,“历史纪录”说明档案在继承文件原始性的同时,也继承了文件的记录性,是再现历史真实面貌的原始文献。正因为档案继承了文件原始记录性,具有历史再现性,所以档案才具有凭证价值的重要属性,并以此区别于图书情报资料和文物。依据一定的标准,按照档案来源、时间、内容和形式特征的异同点,可将档案分为很多种,但就区域临床检验与病理诊断中心而言,档案主要指人员档案(含技术档案和健康档案)、仪器设备档案等。建立区域临床检验与病理诊断中心人员档案,对人员档案进行妥善管理,是人员管理的重要内容。

一、人员技术档案

ISO 15189:2012指出:“应保持全体人员相关教育和专业资质、培训、经历和能力评估的记录,这些记录应随时可供相关人员利用……”,这是对人员技术档案的最直接要求。

1. 建立人员技术档案的必要性　人员技术档案不同于人事档案,主要反映员工的专业技术能力。通过人员技术档案,可以了解工作人员的工作履历、教育背景、继续教育、专业培训、技术资格、聘用及专业成就等各种情况,是绩效考核、岗位安排、技术资格晋升的重要依据。

2. 人员技术档案主要内容　①工作履历:记录内容不仅反映技术人员在本实验室从事的工作,还应包括自参加工作以来的所有工作经历;②学历和学业证书:如毕业证书、学位证书、结业证书、培训证明等;③资格证书:如各种上岗证、内审员证、评审员证、技术职称资格证书等;④各类聘书和授权文件;⑤继续教育和成果记录材料;⑥所从事工作的岗位描述;⑦新员工入岗前介绍;⑧当前岗位的培训;⑨能力评估;⑩员工表现评估。

3. 人员技术档案管理　①实施“一人一档”,即对每位员工分别建立档案,需要建立包括专业技术人员和管理人员在内的每人一套的技术档案;②文件的收集贯穿于日常工作中,例如可以规定外出人员学习结束后向相关职能负责人上交一份培训证明;收集日常工作岗位的轮转情况、日常工作能力的评价等;可在技术职称评定和技术职务聘任时同步收集材料;③技术档案中的文件材料可以是原件,也可以是复印件,一些重要的证书一般以复印件为主,原件由员工自行保管。

二、人员健康档案

健康档案是记录每个人从出生到死亡的所有生命体征的变化,以及自身所从事过的与健康相关的一切行为与事件的档案。

1. 建立人员健康档案的必要性 区域临床检验与病理诊断中心技术人员的工作场所是具有生物危害的实验室,面临着较大的生物安全风险,其健康档案具有特殊性。医学实验室技术人员的健康档案不仅记录着技术人员常规的健康信息,还记录着工作过程中与生物安全有关的健康信息,如个人的感染性疾病指标、职业危害暴露、免疫接种、个人本底血清保留等。通过比较一段时间的资料和数据,可以发现工作人员健康状况的变化,采取切实可行的生物安全防护措施,指导工作人员更好地防范生物安全风险。

2. 健康档案主要内容 健康档案至少应包括但不局限于以下内容:①个人基本信息表;②健康体检表;③感染性疾病指标;④诊病记录;⑤事故报告和职业危险暴露记录;⑥免疫接种记录;⑦本底血清保留记录。

3. 健康档案管理 应从以下几方面进行健康档案的管理:①实施"一人一档",即对每位员工分别建立档案;②每年至少一次健康体检,保存其完整记录,如体检表、检验单、影像检查记录等;③每年至少检测一次感染性疾病指标,若适用,更换岗位时追加检测一次;④每年保留一次本底血清,以便疾病的追踪;⑤适时记录与健康有关的事项,如诊病情况、职业危害暴露情况、免疫接种情况等。

(陈发林)

参 考 文 献

1. 王惠民,王清涛. 临床实验室管理学[M].2 版. 北京:高等教育出版社,2016.

2. 陈文祥. 医院管理学:临床实验室管理分册[M].2 版. 北京:人民卫生出版社,2011.

3. 刘金峰,方素珍. 医院管理学:人力资源管理分册[M].2 版. 北京:人民卫生出版社,2011.

4. 丛玉隆,王前. 实用临床实验室管理学[M]. 北京:人民卫生出版社,2011.

5. 曹颖平. 临床实验室管理[M]. 北京:高等教育出版社,2007.

6. 张曼,尚红. 检验专科医师培训与管理[M]. 北京:人民卫生出版社,2011.

7. 中华人民共和国国家卫生和计划生育委员会医政医管局. 国家卫生计生委关于印发医学检验实验室基本标准和管理规范(试行)的通知(国卫医发〔2016〕37 号)[EB/OL].2016-07-20 [2016-12-21].http://www.nhfpc.gov.cn/yzygj/s3594q/201612/5db08a7d4e354dccaa76528d1980eaf5.shtml.

8. 中华人民共和国国家卫生和计划生育委员会医政医管局. 国家卫生计生委关于印发病理诊断中心基本标准和管理规范(试行)的通知(国卫医发〔2016〕65 号)[EB/OL].2016-11-21 [2016-12-21].http://www.nhfpc.gov.cn/yzygj/s3594q/201612/3e417d14d8ca46b9919c6824231c6174.shtml.

9. 中华人民共和国卫生部. 卫生部办公厅关于印发《病理科建设与管理指南(试行)》的通知(卫办医政发〔2009〕31 号)[EB/OL].2009-03-06 [2009-03-18]. http://www.nhfpc.gov.cn/yzygj/s3577/200903/9c1af0834aca4703bafb18ce8199f4fe.shtml.

第十五章

设施与环境管理

区域临床检验与病理诊断中心基础设施是实验室建设的重要组成部分,是保证实验室检测和工作顺利进行的基本条件。下面就临床实验室用水、用电、通风、排风系统、工作台和工作环境进行介绍。

第一节 概 述

一、设施

设施(facilities,installations)是为某种需要而建立的一个系统,如医院设施是为了诊治患者而建立的服务系统,实验室设施是为了获得数据而建立的检测系统等。设施可包括建筑物及水、电、气(通风系统)、家具等。而设备是指有形固定资产的总称,是一个更宽泛的概念。设备可包括建筑设备、设施设备、仪器设备、交通设备等,仪器设备的管理将在第十七章中讨论,本章不再赘述。

设施内各种物品位置的相对摆放称为布局(layout),通过合理布局可充分发挥设施的效能。布局的基本原则为安全、方便、舒适,近年来提出了"精益"概念,即布局应有利于物品和人员的工作流向,尽量减少工作人员在工作过程中行走的路程,尽量不走重复往返的路程,以达到提高工作效率的目的。

区域临床检验与病理诊断中心的良好设施和合理布局是保证临床检验工作和病理诊断工作顺利开展的基础。一个良好的工作流程,需要配套相应的设施,如缺乏条形码扫描系统,就会影响交接标本的速度;要获得高质量的测量结果,也应有高效的设施配套,如没有一个良好的纯水装置,就得不到符合标准的实验室用水,就会严重影响检验结果;要保证实验室的生物安全,就应进行合理的布局,如果不对实验室进行清洁区、污染区的划分,就不能很好地防止有害微生物的传播。

二、环境

广义的环境(environment)包括以大气、水、土壤、植物、动物、微生物等为内容的物质因素,也包括以观念、制度、行为准则等为内容的非物质因素。前者是自然因素,后者是社会因素。

环境往往是相对于某个主体而言的,主体不同,环境的大小、内容等也就不同。因此,狭义的环境指围绕着某一主体并对该主体会产生某些影响的所有外界事物(通常称其为客体)。

临床实验室的环境主要有温湿度,以及可能受到的光、微生物、灰尘、有毒有害气体、磁场、辐射、噪声和振动等影响。维持实验室良好的环境,可以使工作人员在较舒适的环境中工作,不受噪声、光、有害气体、辐射、有害微生物的伤害;可以使仪器设备保持良好的工作状态,不受磁场、振动及高热等干扰。

第二节 设 施 管 理

区域临床检验与病理诊断中心的基础设施主要有用水、用电、通风排风系统、工作台(包括必要家具)等。

一、实验室用水及其要求

(一)实验室的日常用水系统

实验室的水源一般来自于城市自来水给水系统,自来水的水压和水量应能满足实验室的工作,当室外管网压力不能满足要求时,应装置加压设备。

水质应无色、无味,有机物含量应尽量少,盐含量、溶解气体应尽量少。水质稳定,随季节变化小。在一些常年供应高盐自来水的地区,在接入纯水装置前,最好增加去盐装置。

实验室应有足够的水龙头,在实验室的出口处应设有洗手装置,洗手装置应使用非手动水龙头。

实验室应设置总水阀,在需要维修或遇紧急情况时,以利于关闭。

排水系统应保持通畅,不能积水,具有快速排水的能力。实验室内一般不设置地漏。实验室排水应与生活区排水分开,应确保实验室排水进入医疗机构的污水处理站。

(二)实验室用纯水

1. 实验室纯水的应用　纯水主要用于试剂的配制和实验仪器的冲洗,生化分析仪、化学发光仪等许多仪器都会用纯水冲洗仪器。水质好坏直接影响试剂质量,也影响仪器检测的正确度和精密度。实验室可到某些专业机构购买纯水,亦可到医疗机构内专门制水的机构领取纯水。然而由于实验室的纯水用量较大,大多数实验室都购置商用纯水机自行制备纯水。

2. 实验室用纯水的质量要求　实验室使用的纯水,其外观目视观察应为无色透明。判断实验室用纯水的质量是否符合要求,可参照我国《分析实验室用水规格和试验方法》(GB/T 6682—2008)中对实验室用水的要求(表 15-1),或参照 CLSI 2006 年发布的指南文件 C3-A4,其中推荐的临床实验室试剂级纯水(clinical laboratory reagent water,CLRW)指标为:①电阻率 >10MΩ·cm(25℃);②微生物 <10CFU/mL;③有机物 <500μg/L;④颗粒物达到经 0.22μm 微孔膜过滤的要求。

表 15-1　分析实验室用水规格(GB/T 6682—2008)

名称	一级	二级	三级
pH 范围(25℃)	—	—	5.0~7.5
电导率(25℃)(mS/m)	≤0.01	≤0.10	≤0.50
可氧化物质含量(以 O_2 计)(mg/L)	—	≤0.08	≤0.4
吸光度(254nm,1cm 光径)	≤0.001	≤0.01	—
蒸发残渣(105℃±2℃)含量(mg/L)	—	≤1.0	≤2.0
可溶性硅(以 SiO_2 计)含量(mg/L)	≤0.01	≤0.02	—

注:1. 由于在一级水、二级水的纯度下,难于测定其真实的 pH,因此,对一级水、二级水的 pH 范围不做规定

2. 由于在一级水的纯度下,难于测定可氧化物质和蒸发残渣,对其限量不做规定。可用其他条件和制备方法来保证一级水的质量

3. 电导率 =1/ 电阻率,10mS/m=0.1MΩ·cm

3. 实验室用纯水分级和用途

(1)一级水:用于有严格要求的分析试验,以保证最低浓度的干扰物,如校准品的配置、色谱分析用水等;一级水可由二级水经过石英设备或离子交换混合床处理后,再经 0.2μm 微孔膜过滤制得,一级水应新鲜制备并及时使用。

(2)二级水:用于配制无需保存的一般试剂或进行无机痕量分析,如常规试剂配置、原子吸收光谱分析等;二级用水可通过多次蒸馏或离子交换等方法制备,二级水贮存期应尽量缩短,并防止在贮存或运输中受化学物品或微生物的污染。

(3)三级水:用于一般化学分析试验、自动化仪器的冲洗、实验器材洗涤、配制微生物培养基等,三

级水可用反渗或离子交换等方法制得。

4. 实验室用纯水的管理　实验室主任或相应负责人应授权专人负责实验室用纯水的管理,应对水质进行定期检测(一般宜每天 1 次),应有水质检测的程序,避免不正确的水质检测方法,应确定本实验室对水质的具体要求,如配置校准品用一级水、冲洗仪器用三级以上水,如水质不符合要求应立即停止检测工作。检测水质的设备(如电导率仪或电阻仪)应定期进行校准。监督员不定期对纯水工作进行监督。所有的纯水管理工作应有相应记录。

二、用电要求

实验室内部有各种类型的仪器设备,供电系统除了给各种仪器设备提供电源,还需维持实验室的环境用电,实验室应有稳定可靠的电源。

1. 实验室用电类型

(1) 动力电:动力电也叫三相电,为 3 条火线和 1 条零线,零线和每条火线之间的电压为 220V,而每两条火线之间的电压则为 380V。实验室内动力电的设计应注意以下几点:①满足实验室所有仪器所需电量和电插座数量;②了解电插座是三相或是单相;③所设计的电源应充分考虑其布局合理和各仪器所需的电压(220V 或 380V),保证使用安全和方便。

(2) 照明电:与动力电相对的是照明电,也叫单相电,为 1 条火线和 1 条零线,其间电压为 220V。照明系统注意事项:①实验室照度≥300lx(勒克斯),缓冲间和准备间照度≥200lx,办公区照度≥200lx,采血台台面照度≥500lx;②净化区应采用密闭灯具,普通实验区可根据吊顶材料选用普通灯具;③实验室应配紫外线灭菌灯,可按 10~15m² 配备一支紫外线灯(30W);④疏散指示灯、应急灯、出口指示灯的数量和位置应按消防相关规范设计。

(3) 弱电:一般是指直流电路,主要有网络线路、电话线路、音频及视频线路、门禁系统和监控系统等,直流电压一般在 32V 以内。实验室的弱电系统是智能化系统的重要组成部分,与动力电和照明电同样重要,一旦出现故障可影响 LIS 的运行,因此应确保其可靠性。良好的弱电网络的设计,可方便工作人员并提高工作效率。

实验室的电器设备较多,为了保护仪器设备以及确保使用安全,在建设或装修过程中,对实验室用电的布线、供电方式、实验仪器功率的大小及摆放位置、电线的容量、用电安全及防静电措施等,都要进行总体设计,才能使实验室有一套功能完备、运作良好的用电系统。

2. 不间断电源　不间断电源系统(uninterruptible power system,UPS)是一种含有储电装置,以逆变器为主要组成部分的恒压恒频的不间断电源,是保证实验室正常运行的必备应急电源系统。当市电输入正常时,UPS 将市电稳压后供应给负载使用,此时的 UPS 起到交流稳压器的作用,同时它还向机内电池充电;当市电供应中断时,UPS 立即将机内电池的电能通过逆变转换的方法向负载继续供应 220V 交流电,使负载维持正常工作并保护负载的软件和硬件不受损坏,UPS 可代替发电机做后备供电使用。

UPS 是保证仪器稳定运行的重要部分,为了避免市电的供电电压不稳定或突然停电而影响实验室的运行,对于重要设备需要配置 UPS。UPS 电源通常分为两类:①普通的 UPS:只起到不间断供电作用,但不能稳压;②在线式 UPS 电源,既能不间断供电又能稳压。可根据实际情况和仪器要求选择不同电源。

在选购 UPS 时,应根据负载对电力的要求程度及负载的重要性不同而选取不同类型的 UPS。UPS 的一个重要性能指标是输出功率,目前市场上的 UPS 种类繁多,其输出功率从 500~3 000W 不等。选配 UPS 电源的功率应大于负载的实际功率,才能保证 UPS 电源正常工作。

3. 实验室供电线路

(1) 为了使大功率仪器工作时互不干扰,一般给大功率仪器单独设一条线路,微电子仪器与大功率电器不能共接同一条线路。

(2) 对于需要不间断供电的精密仪器,应配稳压的 UPS 电源;对于大型仪器室、培养室等需要不间断供电的实验室,应采用双供电线路电源,有条件时整个实验室采用双线路电源。

(3) 每一实验室均应设三相交流电与单项交流电,在靠近门口设置总电源控制开关,以方便从走廊引线、检修及开启或切断室内电源。

(4) 实验台设置一定数量的三相与单相电源插座,电源插座回路设有漏电保护器,插座的设置应远离水源与火源。

(5) 潮湿、有腐蚀性气体、蒸汽、火灾危险和爆炸危险等场所,应选用具有相应的防护性能的配电设备。

(6) 化学实验室因有腐蚀性气体,配电导线采用铜芯。其他实验室可采用铝芯导线。

(7) 应有完善的接地系统,以保证人身安全以及仪器的正常运转。一般接地种类有安全保护接地、防静电接地、直流接地和防雷接地等。

(8) 在同一实验室内设有两种及以上不同电压或频率的电源供电时,宜分别设置配电保护装置并有明显区分或标志。当由同一配电保护装置供电时,应有良好的隔离。不同电压或频率的线路应分别单独敷设,不得在同一管内敷设。同一类设备或全自动流水线的不同设备的电力线路允许同一管内敷设。

(9) 高层或线路较多的多层建筑,垂直线路宜采用管道井敷设。强、弱电管线宜分别设置管道井。当在同一管道井内敷设时,应敷设在管道井内两侧。

4. 实验室的照明

(1) 实验室内照明的一般原则:实验室的照明设备一般以日光灯为宜,它不但使用寿命长、电源面积大、光效高,而且发热量低。对电磁干扰要求严格的实验室,不宜采用气体放电灯。在暗室、电镜室等应设单色(红色或黄色)照明,入口处宜设工作状态标志灯。放射性实验室、传染性微生物实验室以及从事致癌物或毒物操作的实验室,应采用嵌装式洁净灯具,同时电线管路应要力求用暗装方式,电灯开关应装在室外走廊上。

与生物安全有关的实验室需要安装紫外灭菌灯,其控制开关应设在门外并与一般照明灯具的控制开关分开设置,或者用定时遥控开关。潮湿、有腐蚀性气体和蒸汽、火灾危险和爆炸危险等场所,应选用具有相应防护性能的灯具。在安全出口、疏散通道等处应安装疏散指示灯,使疏散人员能在紧急事故情况下得以迅速撤离。

(2) 实验建筑照度标准:不同功能实验室的照度要求不同(表 15-2)。

表 15-2　实验建筑照度标准表

房间名称	低 - 中 - 高照度(lx)	工作面及高度(mm)		备注
通用实验室	100-150-200	实验台面	750~850	一般照明
生物培养室	150-200-300	工作台面	750	宜设局部照明
天平室	100-150-200	工作台面	750	宜设局部照明
电子显微镜室	100-150-200	工作台面	750	宜设局部照明
谱仪分析室	100-150-200	工作台面	750	一般照明
放射性同位素实验室	100-150-200	工作台面	750	一般照明
研究工作室	100-150-200	桌面	750	宜设局部照明
学术报告厅	100-150-200	桌面	750	一般照明
设计室、绘图室、打字室	200-300-500	桌面	750	宜设局部照明
管道技术层	30-50-75	地面		

注:lx 为照度单位"勒克斯",指单位面积上所接受可见光的光通量

5. 实验室用电注意事项　对于离心机、层析冷柜、低温冰箱等带压缩机之类的仪器,它们的电机启动所需要的电流往往是工作电流的很多倍,在启动瞬间往往会影响该线路的电压波动,如果接在该线路上所用的大功率仪器较多,就会引起仪器工作不正常;微电子仪器如分光光度计、计算机等对电源质量的要求比较高,大功率仪器的频频启动会产生脉冲电压,而这些脉冲电压很容易损坏元件或引起读数波动、数据丢失等故障。

三、通风排风要求

(一)通风排风系统

1. 通风排风基本情况　在实验过程中,经常会产生腐蚀性、有毒、易燃易爆或有异味的气体。这些有害气体如不及时排出室外,就会造成室内空气污染,危及实验人员的健康和安全,影响仪器设备的精度和使用寿命。因此,实验室通风是实验室设计中不可缺少的一部分。

实验室通风方式有局部排风和全室通风两种。局部排风是在有害物产生后立即就近排出,这种方式能以较少的风量排去大量的有害物质,节能且效果较佳,是改善现有实验室条件可行而又经济的方法,被实验室广泛采用。对于有些不能使用局部排风或者局部排风无法满足要求的实验室,应使用全室通风方式。

2. 实验室通风设施要求　临床实验室的通风设施应达到如下要求:①四周地区需呈一定的相对负压;②与外界空气的更换频率不少于 16 次/h;③对某一特定的室内通风至少能换进空气 12 次/h;④将空气直接排出户外。

3. 通风排风设备

(1)通风柜:通风柜是实验室中最常用的一种局部排风设备,通风柜的性能主要取决于空气通过通风柜时移动的速度。影响空气运动速度的因素有涡流、柜的入口形状、热载量、机械作用、排气孔设计和阻凝物等。此外,还与其防火能力、耐腐蚀性、是否便于清洗以及污染物进入排气系统前的收集能力等性能有关。一般认为,实验室中的通风柜应适应易燃液体和气体的排放(图15-1)。

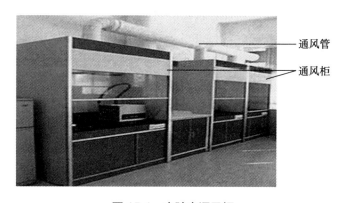

图 15-1　实验室通风柜

(2)排气扇:在实验室内,由于实验设备装置较大,或由于实验操作要求,无法在通风柜内进行,但又要排走实验过程中产生的有害物质时,可采用排气扇。

(3)全室通风:实验室及有关辅助房间(如药品库、暗室及贮藏室等)由于经常产生有害气体,需要及时排除。如果房间内已设有通风柜,而且通风柜的排风量较大,达到或超过室内的换气要求时,可不再设置全室通风设备。如果室内未设通风柜,而且又需排除有害物时,应进行全室通风。全室通风的方式有自然通风和机械通风两种。

目前实验室通风系统的设计和制造基本市场化和专业化,典型的实验室通风系统由通风柜、排气罩、排气管路等构成(图 15-2)。

总之,实验室通风排风设施应保证有害气体、蒸汽和各种异味能及时外排,这对保证工作人员的健康和操作安全十分必要。

(二)实验室空调系统要求

实验室的空调系统使实验室维持一定的温度,使工作人员有一定的舒适感,各种设备能够正常运转,是实验室不可缺少的设施。目前实验室的空气温度调节大多通过通风排风系统进行,实验室的空

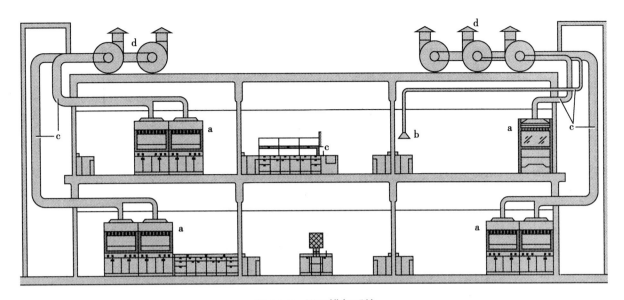

图 15-2　通风排气系统
注:a:通风柜;b:排气罩;c:排气管道;d:排气泵

调系统常与通风排风系统构成一个整体。在设置空调系统时,应注意以下情况。

1. 净化实验室应避免多个实验室共用一个空调机组,单独的空调机组可有效避免交叉污染,并节约运行成本。

2. 实验室空调参数的设置应参照《生物安全实验室建筑技术规范》相关要求,在设计时还应考虑到生物安全柜、离心机、培养箱等设备的热、湿负荷。

3. 空气净化系统应设置粗、中、高三级空气过滤,粗效过滤器应设在新风口处,中效过滤器应在空调机组的正压段,高效过滤器应设于系统的送风末端。

4. 新风口距地面高度不低于 2.5m,新风口应有防雨及防鼠虫措施,应设有易拆除清洗的过滤网。

5. 实验室的排风机应与送风机连锁,排风机应先于送风机开启,后于送风机关闭,室内排风管道与生物安全柜等设备的排风管道应分开设置。

6. 净化室内送排风应采用上送下排方式,室内送风口和排风口布置应使室内气流停滞的空间降低到最小限度。

7. 实验室的各区之间应保持不 <5Pa 的压差,保证气流是从清洁区流向污染区,应在易于观察的位置设置压差表。

8. 过滤器和空调机组不能使用木制材料,应是耐消毒剂腐蚀、不吸水的材料,空调机组的漏风率 <2%。

9. 舒适性空调主要是采用风机盘管加新风系统,冬夏季使用机构集中的冷热源,如果春秋季节机构没有冷热源,可自备风冷式模块机组提供冷热源。

四、实验室工作台要求

应结合现场实际情况和工作需要来确定工作台的长度和款式,过多的家具会占用工作空间,家具数量不足又会影响工作开展。工作台一般是根据一定标准制造,可以直接购买或按实验室的要求订购。

1. 选择工作台的原则　工作台应保证所有操作人员舒适、安全地工作;应具有优良的使用功能;应具备整洁的外观以及适合工作要求的色彩。最好选择小型的组合单元,便于移动、重新布置或重新组装。

2.工作台的质量要求

(1)台面:工作台的面板材料主要有环氧树脂板、实芯理化板和千思板等。环氧树脂板有较强的耐腐蚀性,是较理想的材料,但价格较贵。根据放置仪器的重量,选择合适的面板厚度。还应注意修整工作台面拐角处的角度使其成钝角,避免对人或物造成伤害。

(2)工作台下的器皿柜:可采用木制材料或钢质材料,合格的钢质材料更牢固,厚度应>1mm,且与台面的颜色相协调。

3.工作台的类型和规格

(1)工作台的类型:实验室的工作台有固定式、模块式、可移动式和组合式等类型。如工作台长期不需移动,或移动后可能影响工作(如放置天平的称量工作台),可采用固定模式。模块式工作台与固定式工作台的不同之处在于前者的高度、抽屉和高架台储存区均可以重新组装,当选择模块式工作台时,了解单元式结构如何与支持系统相连接尤为重要。可移动工作台(如旋转式)适宜人员在仪器四周工作,但需注意该工作台能支撑重的台式仪器。组合式工作台适合经常有变动的实验室。

(2)电脑工作站的设计:①视频显示终端(visual display terminal,VDT)显示器和键盘,应以舒适、安全、有益于健康和提高工作效率为原则,对电脑工作站的最低要求是VDT显示器和键盘的高度和角度应具有可调节性,键盘放置距地面高66.0~68.0cm,并有宽敞的座位;②应为工作人员选用可调节高度、可旋转、配有坐垫和背部靠垫的舒适型椅子。

(3)一般工作台的设计规格:供坐着操作的工作台一般高度为76.2cm;供站着操作的工作台一般高度为91.4cm;电脑键盘高度一般为66.0~68.0cm。工作台椅子和桌子的一般深度(从前至后)为76.2cm。

实验室应根据空间结构不同而选择不同式样的工作台。除工作台外,实验室还需要足够的鞋柜、私人储物柜(更衣柜),以避免私人物品被实验室的有害微生物污染。

五、新技术在实验室设施中的应用

1.管道传输系统　管道传输系统指通过专用传输管道将机构(医院)的各个部门紧密地连接起来,构成一个封闭的管道网络,在中央控制中心的控制和监控下,以空气为动力使装有传输物的传输瓶在任意站点间往返活动,该系统可实现标本、药品和其他轻便物品的自动传送。该系统能提升医院的工作效率,节省医护人员的工作时间和劳动强度,使医院物流更加有序,同时有效地避免了人员流动及接触所带来的交叉感染。

2.实验多功能柱　是将强电、弱电、气源、水源从吊顶上经多功能柱引至工作面,在多功能柱上设有标准端口,供实验时取用,柱内分隔为多个区,强电、弱电、水、气分别在一个独立的区内而不会互相接触。

第三节　环 境 管 理

一、实验室的区域划分要求

实验室的区域划分要以生物安全为核心。区域临床检验与病理诊断中心按二级生物安全实验室(BSL-2)标准进行建设,并符合国家标准GB19489—2008《实验室生物安全通用要求》的规定,将实验室划分为清洁区、缓冲区、半污染区和污染区,并有明显的区域标志。实验室入口处应有生物安全标识。

1.清洁区　清洁区(non-contamination zone)无被致病因子污染风险的区域,如办公室、休息室、学习室及会议室等。

2. 缓冲区　缓冲区(buffer zone)有相应洁净度的区域,如物品贮存区、供给区等。贮存区包括工作台下、高架上、冷藏区和冷冻区。贮存区和供给区的大小和位置对实验室的正常运行和安全有重要影响。

3. 半污染区　半污染区(semi-contamination zone)指有被致病因子轻微污染风险的区域,也称过渡区,如实验室内的走廊过道。

4. 污染区　污染区(contamination zone)是指被致病因子污染风险最高的区域,如工作区、洗涤区和样本贮存区等。

同时应注意,应使人员与物流分开,人员和物品分别有独立的出入口,特别是污物应有专用出口,且经机构的污梯送至集中的医疗废物存放点,或由专业机构来收集,不得走人员通道。

二、实验室的布局形式

实验室的总体布局应根据区域临床检验与病理诊断中心的规模大小和实验任务而定,一般布局的方式有开放式与分隔式。

1. 开放式　是将相同或相关的检验项目放在一个大的操作间进行。如主要分为血液体液检验室、生化检验室、免疫检验室和微生物检验室等几个大操作间。或将以上大部分操作集中在一个大的操作大厅。

开放式的优点是检测标本易于集中,节省大量空间、实验室整齐美观、人员容易调配,易于实现实验室的全自动化和流水作业程序。缺点是容易交叉污染,各种分析仪器间的噪声和电磁会相互干扰。

开放式的操作大厅可进行适当分区:实验室前部一般为标本处理区和体液检验区,中部为自动流水线实验区和非自动流水线实验,两侧为特殊实验室设置区,后部为微生物检验区、实验耗材管理区和标本后处理区。

2. 分隔式　将相同性质的检验项目分室进行。如将血液体液检验室再分隔为血常规检验室、骨髓细胞分析室、出凝血检验室、体液检验室和粪便检查室等;将生化检验室再分隔为仪器室、常规化学检验室和试剂室等。

分隔式的优点是不易产生交叉污染,各种分析仪器间的噪声和电磁相互干扰少。缺点是检测标本分散,工作相互协调困难,由于对空间进行了区隔,使可用空间相对减少。目前已很少有采用分隔式布局的实验室。

三、实验室工作环境要求

1. 人文环境要求

(1) 舒适:实验室的环境应适合其所从事的工作,实验室环境要采光和通风良好,使工作人员感觉身心愉快。

(2) 简洁、明亮:实验室在设计时首先应考虑简洁、明亮,避免因过于繁杂的色彩而导致视觉疲劳,避免实验室给人杂乱无章的感觉,因为实验人员在工作中具有一定的延续性和关联性,所以相邻空间的色彩差异不宜太大。

(3) 清洁:实验室通常作为一个微量甚至痕量的测量和研究场所,对卫生条件有较高的要求。

2. 实验环境要求

(1) 防干扰:要注意避开化学、生物、灰尘、强电磁场、辐射、噪声、振动等污染源及易燃易爆环境;与外界空气对流的窗户要安装纱窗,以防蚊蝇进入,实验室主入口处最好安装电动感应门。

(2) 温度和湿度:对于实验室的温度和湿度要求,目前没有统一规定,不同的实验室应从仪器、试剂以及工作人员的人性化等方面考虑,保证实验操作环境的温度和湿度能满足各实验程序的需要,实验室温度和湿度范围可参考表 15-3。

表 15-3 临床实验室的温度和湿度范围

实验室名称	温度(℃)	湿度(%)
理想实验室	18~28	35~80
精密仪器室	18~22	40~65

3. 实验环境的管理 各个实验场所应有专人负责对环境进行监测,有监测记录。实验室应根据不同工作场所实验性质,制订对不同工作场所的环境要求。原则上应根据该工作场所的最精密仪器对环境的要求,制订该工作场所的环境要求。

一旦环境指标(如温湿度)有偏离,实验室应有处理的预案,并能及时处理使环境达到预定要求。如环境条件仍然不能满足要求,应停止所有实验工作。如果环境条件已经超标,在未知情况进行了检测工作,应对检验结果进行评价,如发现明显偏离或不能确定是否存在偏离时,则不能发出检验报告。

实验室最好能每年对各实验场所的环境情况进行评估,出具实验室的年度环境评估报告,并将该报告纳入到管理评审,如发现存在普遍性或系统性的环境问题时,应采取必要的纠正措施和预防措施。

用于进行环境检测的设备,应定期进行检定或校准,或至少与经校准过的设备进行比对。应保持与维持环境监测的有关记录。

四、实验室装饰要求

1. 墙板、顶棚材料 要求易于清洗消毒、耐擦洗、不起尘、不开裂、光滑防水,常用材料为双面夹心彩钢板,防火等级不低于难燃 B1 级。

2. 地面材料 要求无缝的防滑耐腐蚀地面,常用的装饰材料为环氧树脂、PVC 或橡胶地面,铺贴的接缝处需用同色焊条焊接并刨平。环氧树脂作为地面材料较为理想,但价格相对较高,敷设的地面环氧树脂越厚,其地面质量越好。

3. 实验室的门与窗 门应能自动关闭,门上宜设观察窗,要带门锁和闭门器,门头上可加装工作状态指示灯,标明实验室是否有人工作。安装门禁系统。如设置可开启的窗户应有纱窗,以防止蚊蝇进入。

4. 实验室的墙体 墙体与墙体交接处、墙体与地面交接处、墙体与顶棚的交接处均应用圆弧处理,彩钢板拼接处应打密封胶,以保证实验室的气密性。

5. 实验室吊顶 高度以 2.6m 为宜,主实验室吊顶不能开设人孔或设备检修孔。在实验室高度不够的情况下,不应安装吊顶装饰。

6. 实验室装饰中的新技术、新材料

(1) 双层钢化玻璃窗内夹可调百叶:双层 8mm 钢化玻璃,内置有可调百叶窗,可增加大厅的采光和视觉效果,内置百叶窗无污染不需要清洗。

(2) 快速拼装金属墙板:主要用作轻质隔墙,两侧为烤漆金属板,内填充无机镁质,与彩钢板相比具有防火等级高、色彩丰富、墙面质感好等优点。

(3) 抗菌墙板:主要用于内墙面装饰,在石膏板、金属板的表面涂覆高性能氟碳涂料和陶瓷无机涂料,表面致密不起尘,耐擦洗,耐酸碱腐蚀,有抑菌作用,可用于洁净室的墙面装饰。

五、无菌间的要求

1. 无菌间的设置

(1) 染色体检测、细胞培养及浇制细菌培养皿等操作应在无菌环境下进行。

(2) 微生物实验室的无菌室一般是在该室内专门划分一个区域,可以用板材或玻璃建造,每个区间的面积不宜过大,4~5m²,高 2.5m 左右,一般由 1~2 个缓冲间和一个无菌间组成(图 15-3)。

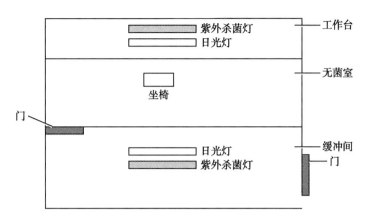

图 15-3　无菌间结构示意图

（3）设置位置：无菌间包括缓冲间和无菌室，应设在较洁净且附近无污染源的环境内。

（4）室内要求：室内六面应光滑平整、无缝隙、不起灰、无落尘、耐腐蚀、易清洗。墙与地面、墙壁之间相接处应有一定弧度，不留死角，室内门窗结构应密合，并尽量减少活动窗口面积。

（5）分隔要求：无菌室外最好设两个缓冲间，其结构同无菌室；第一个缓冲间用于更换工作衣、帽、鞋等，第二个缓冲间用于放置无菌器材；缓冲间的门和无菌室的门应避免同一方向，以减少与外界空气的直接交换与接触；门多用推拉式，便于快速启闭；无菌室和缓冲间都必须密闭。

（6）紫外灭菌要求：无菌室和缓冲间应装有紫外灯，无菌室的紫外灯距离工作台面 1m，按每立方米 2~2.5W 设置紫外灯。应对空气消毒效果进行监测，其方法为：室内面积 ≤30m²，设内、中、外对角线 3 点，内、外点布点部位距墙壁 1m 处；室内面积 >30m²，设 4 角及中央 5 点，4 角的布点部位距墙壁 1m 处；将普通营养琼脂平板（直径为 9cm）放在室内各采样点处，采样高度为距地面 1.5m，采样时将平板盖打开，扣放于平板旁，暴露 5 分钟，盖好后立即送检，平板置 37℃培养 48 小时后，菌落数 <5cfu/m³，方视为有效。

（7）净化要求：无菌室空气净化级别为 1 万 ~10 万级，操作台面的净化级别应为 100 级。

（8）温、湿度要求：室内温度宜控制在 20~24℃，湿度 45%~60%。

（9）其他要求：室内装备的换气设备应有空气过滤装置；无菌室的空调或其他保温设备应安装在缓冲间，而不能直接通入无菌的工作室内，无菌间至少应配备标本传递窗和净化工作台等。

2. 无菌间的洁净标准　无菌间的洁净标准通常以空气洁净度来划分。空气洁净度是指空气中含尘量多少程度，目前常用 100~100 万级来表示。我国目前有关无菌室空气洁净度的标准与级别，参考国家药品监督管理局 1999 年 8 月发布的《空气洁净度标准与级别》和国家标准 GB50073—2001《洁净厂房设计规范》（表 15-4、表 15-5）。

表 15-4　中国药品生产洁净室（区）的空气洁净度标准

洁净度级别	尘埃最大允许数（个 /m³）		微生物最大允许数	
	≥0.5μm	≥5μm	浮游菌（个 /m³）	沉降菌（个 / 皿·30min）
100	3 500	0	5	1
10 000	350 000	2 000	100	3
100 000	3 500 000	20 000	500	10
300 000	10 500 000	61 800	1 000	15

表 15-5　国家标准洁净室(区)空气中悬浮粒子洁净度等级

空气洁净度等级(N)	大于或等于表中粒径的最大浓度限(PC/m³)					
	0.1μm	0.2μm	0.3μm	0.5μm	1μm	5μm
1	10	2				
2	100	24	10	4		
3	1 000	237	102	35	8	
4(十级)	10 000	2 370	1 020	352	83	
5(百级)	100 000	23 700	10 200	3 520	832	29
6(千级)	1 000 000	237 000	102 000	35 200	8 320	293
7(万级)				352 000	83 200	2 930
8(十万级)				3 520 000	832 000	29 300
9(一百万级)				35 200 000	8 320 000	293 000

六、真菌室的要求

1. 真菌室的布局设计　随着真菌感染病例日益增多,对实验室的诊断也提出了更高要求。不论是浅部或深部感染,几乎全依赖于临床标本的真菌学检查。由于真菌学检查对标本取材有特殊要求、真菌培养过程中易发生交叉污染等原因,实验室内应有独立的真菌实验室,不应与其他细菌、病毒等实验室共用。真菌室的布局应符合 BSL-2 要求,面积约 30m²,环境区域要划分为污染区和相对洁净区,工作区域划分为标本取材和收集室、普通镜检室、培养室及组织病理学检查室等。真菌室工作区域划分见图 15-4。

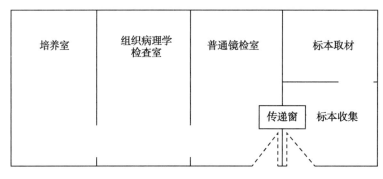

图 15-4　真菌室工作区域示意图

2. 真菌室的配套设备　真菌室的配套设备包括通风柜、生物安全柜、显微镜、恒温箱、培养箱、水浴锅、离心机、冰箱、天平、手提式高压锅、电热干燥箱、玻璃器皿及其他用具,开展检测项目所需的试剂,接种工具如接种针、接种钩、接种环、接种铲和接种刀等。

第四节　病理实验室设施与环境的专用要求

一、病理实验室房屋和设施

1. 业务用房面积不少于总面积的 75%,房屋应当具备双路供电或应急发电设施,重要设备和网络应当有不间断电源。

2. 建筑面积不少于 600m²,其中分子病理实验室等功能区应按照相关标准设置,并与其危险化学品、生物安全防护级别相适应。

3. 实验室及其他区域面积和设施能够满足正常工作的需要。

4. 设置医疗废物暂存处,配备污物和废液处理设备或交给有专业资质的公司、单位回收处理并签协议。

二、病理实验室业务功能区

1. 布局和流程应当满足工作需要,符合医院感染控制要求,区分清洁区、污染区和半污染区。

2. 具备相应的工作区,包括接诊及标本接收区、标本准备区、大体检查及取材区、组织脱水处理区、切片制作区、细胞学处理区、特殊染色和免疫组化工作区、分子病理工作区、试剂和耗材保存区、标本保存区、医疗废物处理区、淋浴间、医务人员办公区、读片讨论区以及图书室等基本功能区域。开展远程病理诊断的,还应设置远程诊断间。

3. 较高技术层次的病理实验室还应设置:尸检、超薄切片制备、电镜检测、细胞培养、流式细胞术和其他新技术实验室,应根据有关技术要求,建立具有必备基本设施的相应实验室。

三、病理实验室业务功能区相关要求

1. 标本接收、取材、储存等区域　应参照生物安全等级二级(BSL-2)管理和设置。标本接收区应配置条形码扫描系统,屋顶、室壁和地面应便于清洗、消毒,室内安装紫外线消毒设备和高效通风设施。用于巨检和取材的通风柜应便于清洗消毒、并安装足够照明和紫外线消毒设备,具有适合个人和环境防污染要求的上、下水系统(包括独立的污水排泄系统和污水处理池),有冷水和热水供给系统,有自动录音、照相设备(酌情安装,用于记录医师巨检标本时的语言描述及标本照相)。具备标本冷藏储存柜(安装排风设备)、隔离服装(消毒后使用)以及其他相关设备。

2. 组织脱水处理区、切片制作区　具有排放有毒物质的室内高效通风设施,符合个人和环境防污染要求的上、下水系统(包括独立的污水排泄系统和污水处理池),室内有紫外线消毒设备、封闭式高效的通风柜,配备全封闭式脱水机、包埋机、切片机、漂片仪、自动染片封片系统等必要设备能够满足实验室需求。

3. 细胞学处理区　应设置肿物穿刺取材室、细胞学涂片制片室、细胞病理学诊断室。肿物穿刺取材室应具有便于清洗、消毒的屋顶、室壁和地面装修,室内紫外线消毒设备,用于实施穿刺术的检查床、椅,穿刺用器械和器械柜,穿刺用、急救用药物和药品柜,以及其他相关设备。细胞学涂片制片室应具有用于染色的实验室环境设施和常规设备,如可调速离心机、液基薄层制片及染色系统。

4. 特殊染色和免疫组化工作区　应配置用于染色的实验室环境设施和染色的常规设备,如全自动免疫组化染色仪、低温冰箱及其他所需设备。

5. 分子病理工作区涉及基因扩增检验的实验室　原则上分4个独立的工作区域:①试剂贮存和准备区;②样品制备区;③扩增区;④扩增产物分析区。如使用自动分析仪(扩增产物闭管检测),扩增区和扩增产物分析区可合并。具体实验室分区应根据其所使用的技术平台及检验项目和工作量而定。样品制备区应配置二级生物安全柜和洗眼器,实验室附近应有喷淋装置。所有分子病理实验室均应设置独立的标本前处理区,包括切片区和脱蜡区,用于组织切片、脱蜡、水化、染色等。脱蜡、水化及染色应在通风设施中进行。不同的实验区域应当有其各自的清洁用具以防止交叉污染。工作结束后应立即对工作区进行清洁,必要时进行消毒及去污染。

6. 病理组织学诊断室和病理会诊室　应有足够空间,工作环境安静且不受干扰。双目显微镜(每名诊断医生1台),配置多人共览显微镜,连接局域网计算机和打印机,显微摄影设备,电子图像存储和放映设备。

7. 病理档案资料室　应具有与实验室规模相当的病理档案储存空间,配置储存切片、蜡块和文字资料的柜具,计算机档案管理系统等。

8. 其他功能区　试剂和耗材保存区(易燃易爆、强腐蚀性等危险品按有关规定分别设库,单独贮存,并有完善登记和管理规范)、医疗废物处理区、淋浴间和图书室等基本功能区域。开展远程病理诊断的,还应当设置远程诊断间。

四、各功能区基础要求

1. 用以保存临床样品和试剂的设施应设置目标温度和允许范围,并记录。实验室应有温度失控时的处理措施。

2. 患者标本采集设施应将接待等候和采集区分隔开。同时实验室的标本采集设施也应满足国家法律法规或者医院伦理委员会对患者隐私保护的要求。

3. 病理实验室的紫外灯照射强度应符合标准:使用中的灯≥70μW/cm²,30W 高强度新灯≥180μW/cm²,新购进的灯管≥90μW/cm²。应记录照射累计时间和使用者签名。应每年对工作区进行甲醛、二甲苯等有害气体浓度检测,或安装实时甲醛、二甲苯检测系统,保证有害气体浓度在规定许可的范围,条件允许可配置专业空气净化系统。病理实验室提倡使用环保试剂。

4. 应依据所用分析设备和实验过程的要求,制订环境温湿度控制要求并记录。应有温湿度失控时的处理措施并记录。

5. 应依据仪器和(或)试剂使用的特定要求,制定适宜的水质标准,并定期检测和记录。应有失控处理措施,并记录。

6. 必要时,实验室应配置不间断电源(UPS)和(或)双路电源以保证关键设备(如需要控制温度和连续监测的分析仪、组织脱水机、培养箱、冰箱等)的正常工作。

7. 应制定措施限制患者和未经授权的来访者进入或接触影响检验质量的区域和信息,如标本接收区、取材室、制片室,以及病理信息系统等。

8. 强检设备按国家相关要求执行检定／校准,如天平、移液器、温度计等。

9. 病理实验室应按照《医疗废物管理条例》和《医疗卫生机构废物管理办法》等相关法律法规妥善处理医疗废物,并按照相关规定处理化学品。对工作人员进行上岗前培训,按照生物防护级别配备必要的安全设备和个人防护用品,保证工作人员能正确使用。建筑设计应当符合相关标准,并与其危险化学品、生物安全级别相适应。

五、信息化设备

病理信息系统对病理实验室的工作流程、病历资料及图像进行综合管理十分重要,使其易于实现管理科学化、报告电子化、图像数字化和系统智能化的目标。遵循病理检验的流程,从检验前、中、后三个方面进行设计,并将相应的管理模块嵌入病理信息系统。病理实验室可通过专用网络,将实验室与各送检单位进行有效连接,实现样本全流程控制和管理、报告实时查询和打印,以及区域内病理报告共享。

（孙竹华　斯向东）

参 考 文 献

1. 许钟麟,王清勤. 生物安全实验室与生物安全柜[M].北京:中国建筑工业出版社,2004.
2. 中华医学会. 临床技术操作规范:结核病分册[M].北京:人民军医出版社,2004.
3. 卫生部临床检验中心. 医疗机构临床实验室管理办法及配套文件[S].北京:卫生部临床检验中心,2006.
4. 王惠民,王清涛. 临床实验室管理学[M].2 版.北京:高等教育出版社,2016.
5. 中华医学会. 临床技术操作规范:病理学分册[M].北京:人民军医出版社,2004.
6. 中华人民共和国国家卫生和计划生育委员会医政医管局. 国家卫生计生委关于印发病理诊断中心基本标准和管理规范(试行)的通知(国卫医发〔2016〕65 号)[EB/OL].2016-11-21〔2016-12-21〕.http://www.nhfpc.gov.cn/yzygj/s3594

q/201612/3e417d14d8ca46b9919c6824231c6174.shtml.

7. 中国合格评定国家认可委员会 . CNAS-CL37：2012 医学实验室质量和能力认可准则在组织病理学检查领域的应用说明(2015 年第三次修订清稿) [S/OL].2015-11-11 [2015-12-21].https：//www.cnas.org.cn/rkgf/sysrk/rkyyzz/2015/12/873734.shtml.

8. 中国合格评定国家认可委员会 . CNAS-CL51：2014 医学实验室质量和能力认可准则在细胞病理学检查领域的应用说明(第二次修订清稿) [S/OL].2015-11-11 [2015-12-21].https：//www.cnas.org.cn/rkgf/sysrk/rkyyzz/2015/12/873748.shtml.

9. 施洋 . 病理实验室化学品安全管理与防护[J]. 临床与实验病理学杂志 .2015，31(3)：340-342.

10. 傅蓉，赖剑烈，王萌萌 . 基于质控管理的病理信息系统的设计与实现[J]. 临床与实验病理学杂志 .2016，32(10)：1187-1189.

第十六章

实验室的内务管理

第一节 概 述

一、内务管理的基本介绍

实验室内务管理是指采取一定的措施来确保实验室的良好内务。内务管理的内容包括但并不限于实验室环境管理、人员管理和仪器设备管理。在建立内务管理程序时应结合自身实验室特点,同时借鉴先进管理模式。

实验室的内务管理越来越引起各方面的重视,CNAS实验室认可和国家实验室资质认定都对实验室内务管理有明确要求。目前,我国医学实验室管理水平参差不齐,还有部分实验室还未建立完善的管理体系,有些实验室虽然管理体系框架和文件内容完善,但是在实际工作中没有严格按照体系贯彻执行,特别是在内务管理上差异明显。在激烈的市场竞争要中立于不败之地,加强实验室内务管理对提高实验室的整体管理水平意义重大。

5S管理起源于日本,世界许多企业已将其应用到公司的生产管理活动中。5S的内涵是:整理(SEIRI)、整顿(SEITON)、清扫(SEISO)、清洁(SEIKETSU)和素养(SHISUKE)。因上述5个日文词汇的罗马拼音第一个字母均为"S",所以称为5S。由5S管理扩展而来的还有6S管理,它在5S基础上加入了安全(SECURITY)这一内容,也是现代企业行之有效的现场管理理念和方法。

5S管理得到各行业管理界的一致认可,目前已被世界各国广泛应用。在实验室内务管理中引入5S等管理模式不仅可使实验工作环境整洁、有序,有效利用实验室空间、降低资源消耗、减少寻找时间、提升设备性能、提高工作效率,而且以预防为主,保证了实验室安全,保证检验报告质量。以下,我们将主要概述基于5S管理中的实验室内务管理。

二、实验室内务管理的作用及意义

实验室内务管理引入5S等管理模式,制定及执行严格的内务管理制度,可以显著提升实验室管理水平,带动员工素养的提高,通过不断的宣传教育,促进员工养成良好的工作、生活习惯;设备摆放更为合理,物品摆放更为整齐,标识清楚,显著提升检测效率,确保检测数据及时、准确;试剂、耗材的科学有效管理可以降低成本,物尽其用,避免浪费;标本的标准化收集、储存、管理和应用可以减少错检、漏检现象,提高检测质量。5S管理既可以营造清洁有序的环境,又可以防止生物安全事故发生,在保持人员心身健康的同时保证了检验质量的准确可信。同时,良好的实验室内务管理水平是检验质量的重要保障,也是实验室认可和实验室资质认定的必备条件。总之,实验室的内务管理工作与实验室工作的各个方面密切相关,是实验室管理不容忽视的重要一环。

三、医学实验室内务管理的基本规范

制订科学合理的内务管理程序,营造井然有序的医学实验室环境,既要遵循一定的科学方法,从经验中学习,同时也应杜绝照本宣科,应从借鉴中创新。只有结合科学的管理体系和自身特点制定出

符合自身情况的科学管理体系,才能做到从经验管理到科学管理的迈进。制度执行力是管理现代化的关键。为确保制度的顺利贯彻实施,可通过检查、考核等方式判断并纠正制度的实施进度与发展方向,通过奖惩等激励措施提升员工的参与积极性。

1. 领导重视　争取单位领导的支持和争得领导重视,有利于5S管理在实验室内的顺利推行。领导的想法非常重要,一个工作,假如有领导的支持,再加上下属的决心,那么基本上成功了一半。没有领导的支持,那么工作基本上很难推行下去。只有得到领导的重视,下面的职工才有动力去做,才会更积极投入5S管理地运行。

2. 因地制宜,结合自身特点　虽然各个医学实验室都处于同一行业,有很多方面相似。但是各地区的经济发展水平不一,医疗单位的规模也不一样,因此人员素质以及工作流程都各有差异。在推行5S管理的过程中,要在坚持基本原则的前提下结合单位自身的特性,吸取他人成功的经验教训,制订出个性化的推行方案。不能"拿来主义",生搬硬套,以免出现方案不切实际的情况。同时要灵活运用5S管理理论,集思广益,听取职工的意见,才能使5S管理顺利推行。

3. 加强检查及考核　5S管理是一个漫长的过程,不可能一蹴而就,因此需要建立各种检查和考核制度,分阶段、分目标地持续推进,在确保按时完成目标的同时不出现偏差。检查和考核的过程,也是一个互相学习的过程,是不断提高职工素养的过程。

4. 落实责任,奖罚有度　在实施5S管理的过程中,一定要落实责任,划清权责,才能做到遇事有人管,不互相推诿。同时要有奖有罚,赏罚分明,形成一个正激励,不断提高职工的积极性。

第二节　实验室内务管理的主要内容

良好的内务体现在制定严格规范的管理制度。虽然目前在医学实验室已有多种内务管理模式,但究其根本为创建纪律性文化,强调从小事做起,树立"一屋不扫何以扫天下"的自律观念。规范的内容应包含整理、整顿、清扫、清洁和素养5个基本要素,在制定过程中注重细节培养,做到"从大处着眼,从小处着手"。

一、整理

整理就是区分要用的和不要用的,清除不用的物品,扩大可利用空间。

1. 实验区的整理　全面整理实验区所有区域。

(1) 实验仪器:科学规划和整理仪器的放置位置、核查状态和标识,及时和合理处理废弃闲置仪器。对实验仪器进行整理,涉及对仪器的计量检定和期间核查等内容,判定仪器是否处于正常状态,未经检定合格的仪器应有效隔离,做好标识,确保不被误用。对长期不用的实验仪器贴红牌放入仓库或废弃,对可能要使用的仪器贴黄牌放在实验室不重要的位置,对长期使用的仪器贴绿牌放在显要的位置。

(2) 实验用具:按使用频率和日常用量区分,对使用频率多的用具放在不用移动就可取到的位置,而不常使用的用具放在标注清晰的特定位置,专人保管。

(3) 程序文件:实验区的程序文件要由专人负责,对一些陈旧的文件要进行作废处理,对照实验室认可各项条款,逐一整理更新,提供文件模板在记录过程中为工作人员提供完整的记录格式文件。

2. 生活区的整理　制定学习室、会议室、餐饮间和洗手间等区域的相关制度,规范生活区活动流程和生活用品的放置及处理,严禁着工作服进入生活区,污染区进入生活区要严格洗手,生活区物品要排放整齐,防止发生交叉感染。

3. 试剂的整理　整理冰箱内的试剂,对过期试剂进行丢弃。将冰箱标签明示,试剂分类放入冰箱,按试剂的有效期顺序摆放,有效期短的放在最外面,依次往里放,以免造成浪费,安排专人每天对冰箱温度进行登记。

4. 计量用品的整理　将所用全部计量用具送到专业单位校准后使用并贴标签,规定摆放位置。

二、整顿

整顿就是将要用的东西依规定定点、定容、定量摆放整齐,明确标识。

1. 标本的整顿　标本的标准化收集、储存、管理和应用是保证实验室检测结果精准完整的重要一环。标本的摆放应分为待检区、在检区和已检区,每个区域应有明显标识,标识不仅要标明检测状态,还要标明标本的细分,保证标本传递过程中不发生混淆。标本在流转过程中应注意保持标识系统合理完善,接受记录或台账信息齐全,对流转、保存和留样有文件化规定。对于需要特殊条件保存的标本应确保设施条件齐备,保证标本状态完好,对于仲裁检验标本需按规定留样保存,而对于有生物安全风险的标本应对其进行明确标识,并采取妥善措施防止意外的发生。

标本采集后应由工作人员现场核对登记、编号、签名,再分发至各检验室。各检验室应根据检验项目查看标本的数量、质量、采集量、采集时间及运送条件等是否符合要求,对不符合要求的应予退回,并及时与临床取得联系,建议重新采集标本,有困难的应在报告单上说明。严格进行室内和室间质控,检验结果经由双人确认后方可发出报告。对急诊标本和危急值进行登记,并及时与临床医生联系。标本进入实验区后,分区划线定位,分清检测前后,使工作顺序明确,检测后的标本标明日期,放入指定位置,制订标本保存时限,定期清理。

2. 实验用具的整顿　将所有存放物品的抽屉壁柜贴标签,并做到用后恢复原位,能很快找到实验用具,使新人来了都可以一目了然。易燃易爆、有毒试剂存放于危险化学品仓库或专用储存柜中,由专人(双人双锁)管理。

3. 库房的整顿　分别设置试剂和标本储存库房。由专人负责对库房进行规范化定位、定量、定容管理。设置不同区域,按区域摆放,标签明示。及时清理超过时限的标本,节约储存空间;对试剂制定严格的出入库管理制度,按规定入库、储存和领取试剂,不产生积压,节约空间。

4. 资料档案的整顿　资料编号分类摆放,便于索引和查找。可以设立专门的资料档案库房,定期核对及更新。

5. 看板公告栏的整顿　及时更换公告、教育训练信息、上级通知等。看板经常更新,充分展现科室的文化氛围。

三、清扫

清扫就是清除实验室内脏污,并防止污染的发生,保持实验室干净整洁。

1. 实验室的清扫　对实验室内的天花板、墙壁、地面、窗台及窗帘等各个位置进行仔细清扫。所谓的清扫不是简单意义上的打扫卫生,而是要用心做的,除了每日必须做的清扫实验室卫生外,还规定每周或定期清扫的时间和内容。

2. 试验设备的擦拭　除了对实验设备内部检测部件日常维护外,应定期清洁擦拭设备外部装置,如面板、外壳等;还应注意各种设备的通风散热口的清洁,如电脑主机的散热风扇等;实验室内如有在用接线板、电源线也应定期清洁;定期检查实验室设备,发现不良之处应加以改善,不留死角。使用过的清洁工具统一悬挂式整齐摆放。

3. 资料文件的清扫　做到专人整理,没必要的文件资料、过期的报纸杂志、超过保存时限的检验报告单等都要及时处理。

要分清清扫和打扫的区别。清扫是打扫的更深层次,清扫更多的是要用心观察。比如设备的清扫,更多的是观察设备的维护保养状况,使设备随时保持正常状态。在清扫的过程中会产生很多废弃物,对这些废弃物需要进行分类。明确区分生活垃圾和医疗垃圾,需要分开收集。生活垃圾包装袋的颜色采用黑色,医疗废物采用黄色。要保证医疗废物包装袋防渗漏、防破裂、防穿孔,其外面还应有文字说明,如“感染性废物”(同时还应有生物安全通用的警示图标)。盛装针头、破碎玻璃等锐利器具,必须采用专用利器盒,要保证不会出现破裂、被刺穿等情况。被指定的生物安全管理人对检验科的医疗废物进行分类识别,指导和培训生物安全的处置,经常进行生物安全检查。应当采用专用的医疗废物运送工具,保持干净整洁,每天运送工作结束后,应及时进行清洁和消毒。对于生活垃圾,要回收有价值的,丢弃没有回收价值的。

四、清洁

清洁是整理、整顿、清扫后的结果,将前面"3S"的做法制度化、规范化,并贯彻执行及维持,即能达到清洁的效果。

1. 制定目视管理的基准　经过整理、整顿、清扫,实验室各处定位、划线、标识,放眼望去一个整齐、干净、明朗的实验室显现在眼前,达到清洁的目的。

2. 检查监督　专人负责检查,对整理前、后实验室各处照相,在公告栏公示作为样本和依据。提高工作人员随时保持清洁的意识。

五、素养

素养就是依规定行事,养成好习惯。在开展5S管理过程中,要一直强调自我管理、自发自动的原则,每个员工都要亲力亲为,积极主动地完成自己责任范围内的工作。这是5S管理始于素质,也终于素质的内在要求。做好整理、整顿、清扫、清洁的目的就是通过细琐、简单的工作,潜移默化,改变气质,养成良好的习惯和素养,以良好的形象为患者服务,树立单位的良好形象。

1. 语言礼仪　制定礼貌用语和行为规范,待人接物都应按规范行事。

2. 仪表礼仪　请专人来科室进行礼仪讲座,在实验室入口处悬挂穿衣镜,使每位工作人员进入实验室之前先检查自己的仪表,使每个人都能朝气蓬勃地开展一天的工作。

3. 行为礼仪　在患者面前举止得体,对患者要有爱心、耐心和责任心,使广大群众体会到优质、满意的医疗服务。

4. 开展各种活动　科室不断开展各种有意义的活动,增进人与人之间的交流沟通,加深人与人之间的感情。各尽其职,增强科室荣誉感,塑造良好的科室文化。

(沈　瀚)

参 考 文 献

1. 耿雷,徐晓鹏 . 实验室认可评审员信用评价研究[J]. 中国认证认可,2010, (8):55-57.

2. 王宇骏,张倩华 . 浅谈"5S"在环境监测实验室内务管理的应用[J]. 现代测量与实验室管理,2003,11(3):55-57.

3. 郝琳,陆珩,左桐 . "6S"管理模式在公共卫生实验室内务活动中应用[J]. 中国公共卫生,2011,27(9):1210-1211.

4. 张云霞,陆海霞,贾伟 . 医学实验室检验人员生物安全防护的探讨[J]. 实用医技杂志,2007,14(6):770-771.

5. 刘冰,陈宇宁,陈华根 . 基层医院检验科管理的探讨与实践[D]. 国际检验医学杂志,2011,32(16):1905-1907.

第十七章

设备与试剂及耗材管理

设备、试剂和耗材是实验室的工具,它们的质量与检测结果密切相关,是检验数据质量链的重要环节,规范科学的管理流程是保证实验室质量的重要途径。

第一节 设备的管理

设备管理始于该设备到达区域临床检验与病理诊断中心,终于报废。一般设备的使用寿命为8~10年,设备管理有较多环节,不同设备的主要关注点和管理重点各不相同,需要遵守相关的规定和管理规范。

一、设备的安装

设备安装包括安装前准备和安装调试。

1. 设备安装前的准备 设备的生产商或供应商应提供专业的运输团队,并与实验室相关人员充分合作,共同制订设备的运输和安装计划。根据已经确定的设备安装日程,提前配备好设备的场地和对应的配套设施。

(1) 运输:专业团队评估并保证设备到达安装地点前的整个运输过程满足设备规定的防震、防摔、防干扰要求。

(2) 环境:室内温度应保证能满足运行需求,一般宜在15~30℃;需要防尘,环境干净;房间光线适中,避免阳光直射;湿度在设备运行的规定范围内;有排污或排废气要求的,应考虑安装在适宜的空间内,并预留出布置相应管道的空间。

(3) 其他应注意事项:①设备如安装在海拔高度>2 000米地区,应向厂商声明,否则可能将影响设备正常工作;②台式设备需要安装在平稳、坚固的台面上,远离热源,避免震动和电磁干扰,室内应有良好通风;③仪器应有良好接地,这是保证仪器正常运行、检测结果准确及操作者人身安全至关重要的条件;④使用专用电源插座,不能与空调、冰箱等电器共用插座。

2. 安装和调试 区域临床检验与病理诊断中心的仪器大多比较精密,应严格按照仪器要求,保证水、电、通风及防电磁波、防生物干扰等符合规定要求。在安装过程中应有工程师和操作人员共同参与,安装完毕后由厂家现场进行调试,并用设备配套的校准品进行校准至仪器标准状态。大型仪器位置宜固定,未经实验室负责人同意不得擅自更换仪器位置。

病理实验室设备一般分为两类:①以各种性能显微镜为代表的形态学分析设备,大多安装在防潮、稳定性好的台面上,荧光显微镜宜安装在暗室;②与标本处理和标本制备相关的设备,操作过程中常接触各种开放性污染物,宜按特定的要求分别安装于指定空间或通风柜内,废液回收或排放严格遵循行业标准。

二、设备的预测试与验收

实验室与设备管理部门按照验收程序对设备进行预测试,确保安装后的设备能正常运转,并满足预定的各项技术指标,适应实验室开展的新项目。预测试通过后,方能和厂商办理交接清单。

实验室负责人、设备管理员和使用人员共同完成仪器设备的验收。在开箱前应检查外包装是否完好,是否有倒置、雨淋等现象,进口设备的进关、报关手续是否齐全。拆箱后先观察仪器是否有碰损现象,检验合格证、使用说明书及装箱单是否齐全,检查完毕后复印整套资料,原件存档,复印件供操作人员使用。清点设备的备件是否按照合同规定准备齐全。由设备管理员填写详细的验收记录及设备登记表。由实验室主任确定该设备的操作人员或管理人员,并有授权书;被授权人员应经过培训,并能证明其能熟练掌握该设备。操作人员应对设备进行验收试验,验证其是否达到预先要求的性能指标,是否符合相关检验要求,并完成验收试验报告。

对检查合格、资料齐全的小型电器设备和设施,不一定进行验收试验,设备管理员应填好验收记录并完成验收工作。并保存所采取的符合性验收活动的记录。

三、设备的使用和维护

建立规范科学的设备使用和维护流程,有助于发挥设备最大效率、减少故障和事故发生概率,延长使用寿命,提高实验室的整体水平。

1. 应用培训与使用权限 新购置的仪器设备,要求对使用人进行严格地分类培训并根据人员分工情况设定使用权限。

(1) 培训对象:主要对使用该仪器的实验室专业技术人员,也包括进修生、规培生、实习生和研究生,进行系统操作及维护保养的全面培训;对区域临床检验与病理诊断中心的其他人员,只需进行仪器的基本用途、工作原理等知识培训。

病理检查的标本取材、制备、染色、阅片或结果分析涉及多种设备,培训对象为相应的取材医生、技术员、阅片医生,以及持有相关资质的报告签发者等。

(2) 培训方式:包括设备生产企业和(或)销售商组织的现场培训(集中或单独培训)、科室内部组织的培训等。其中仪器安装调试后进行的现场培训是最常用和最重要的培训方式,该设备的主要使用人员和管理人员应参加全部的培训。

(3) 培训内容:主要包括设备的工作原理、日常标准操作程序、质控或校准办法、常见故障排除、检测结果分析,以及图像采集与数据分析软件的使用,设备操作注意事项、基本保养等。

(4) 考核和授权:为保证仪器正常运行,对不同人员要进行不同的权限设置。各专业组工作人员分别具有仪器的日常使用权限;特定技术人员具有校准或参数设置的权限,其他人员无权随意更改设置好的参数;特殊保养和简单故障排除的权限应赋予经验丰富,并且具有机械、电子、光学等知识的技术人员。

2. 仪备的日常使用

(1) 标准操作程序的建立:实验室应根据设备的使用说明书,结合实验室实际情况和管理规范,对新引进的仪器设备建立 SOP,详细介绍其使用流程。具体地讲,一台实验仪器的操作程序可能包括下列内容:开关机程序、试剂加载程序、标本加载程序、标本处理与制备程序、各时段维护程序、校准程序、室内质量控制程序以及室间质量评价程序、应急处理程序等。

(2) 日常使用管理:专业组或设备的具体使用者负责设备的日常管理,应实行专人专机责任制,保证其处于正常工作状态。技术专业组应建立培训、考核和管理机制,保证操作人员熟练掌握仪器的性能,严格遵守仪器的操作程序,熟练地进行操作。使用完毕后,操作仪器的实验室工作人员应检查仪器状态并恢复原位,清理好试剂、操作台。做好当天的使用、维护记录。进修、实习和规培人员原则上不能独立使用仪器,应在已获授权的带教老师地严格指导和监督下进行操作。

(3) 故障处理:操作中若发现异常或故障,应立即向实验室当值负责人汇报,按照规定程序进行检修,不能擅自拆修设备。

(4) 运行检测:技术专业组应定期安排检查及纠正各种仪器参数,定期观察仪器的运转情况、试剂的使用情况,检查仪器的整洁、安全、水源和电源情况,保证仪器地正常运行。专人专用的设备应由使用者和指定部门工程师定期进行仪器各性能指标的检测。

(5) 实验室管理者和设备管理员应定期检查各项仪器设备的使用情况,发挥监督作用。

3. 设备的维护 维护分为常规维护、预防性维护和必要时维护。各项设备的维护应由专人负责,并且实行责任制。每次维护都应详细记录,记录包括维护内容、维护方法、操作人及操作日期等。

(1) 常规维护:是指开始常规工作前和工作结束后需要做的维护工作,主要是仪器外部的清洁、开机前的检测与管道清洗、工作结束后的清洗、断开电源以及清理废液等。

(2) 预防性维护:指需要定期做的仪器保养工作,有些配件、材料虽然没有出现损伤现象,有时亦要定期更换。

(3) 必要时维护:在设备在出现检测结果不准确或不能正常运行时,有必要对设备进行维护保养。

(4) 注意事项:①临床实验室专用仪器的用途、工作原理、机械构造等相差甚远,维护内容各有其特点和要求,应根据各仪器操作手册制订相应的维护计划;②每次维护都应有详细记录,包括执行日期、保养内容、保存方法、执行人以及效果等。

4. 设备的校准和计量学溯源 实验室应制订文件化程序,对需要校准的仪器和对检测结果有影响的辅助设备进行校准。校准对于保证检验结果的准确性非常重要。

(1) 仪器校准分类:①定期校准:是根据各自仪器的性能特点制定校准周期,由专人负责,周期一到,不论仪器工作状态如何都重新校准;②必要时校准:指仪器在放置位置改变、更换不同批次或品牌试剂、检测结果不准确时,有必要对仪器进行校准。

(2) 校准计划:各类检验设备应有校准计划,根据不同仪器及工作情况,应规定校准日期间隙(如日校准、月校准、季度校准、年校准及特殊情况下的校准等)、校准方(本实验室校准、厂方校准、计量机构等)、校准品(应使用同一检测系统的校准品)、校准验证标准等。应尽可能进行可溯源性的校准。

(3) 校准责任单位:校准工作一般由质量管理单位负责实施,根据仪器设备的性能特点制订校准周期,周期一到,无论仪器工作状态如何都要重新校准。

(4) 校准记录:每次校准都应做好记录,校准记录包括校准日期及下次校准日期、校准方法、校准结果、校准标准(及校准标准的计量可溯源性)、实施效果、执行人等。外送的检定或校准,应保存其"检定证书"或"校准证书"以及对该证书的评价。

(5) 校准标准:对实验室使用的校准标准,如标准砝码、标准滤光片等,应定期验证其各项性能指标;当校准后给出一组校准因子时,应确保之前的校准因子得到更新。

(6) 计量学溯源:校准工作实际上是将测量结果追溯至可获得较高计量学级别的参考物质或参考测量程序。对于测量系统应由制造商提供校准溯源文件,只要改变了批号,就应提供新的溯源文件。当计量学溯源不可能或无关时,可用下列方式(但不限于)提供测量结果的可信度:①使用有证标准物质;②经另一程序检验或校准;③使用明确建立、规定、确定了特性的并由各方协商一致的协议标准或方法。

5. 设备档案的建立和管理 各种专业仪器的资料以纸质版形式和以电子版形式保存,由实验室或设备管理部门建立设备档案。对设备档案的查阅或借用,由专业实验室提出申请,经保管人员或实验室主任同意后,方可查阅或借用,并做好借阅登记。登记内容应包括借用日期、资料名称、借用人姓名、归还日期、经手人。设备档案应至少包括以下几个方面。

(1) 仪器的总信息表:内容包括设备序号、购置日期、名称、品牌、产地、厂商、仪器价格、用途、主要性能、保修期、厂商维修响应承诺、试剂价格及厂商、经销商和工程师的联系方式等。

(2) 购置资料:包括申请报告、审批文件、购货合同、安装记录等。

(3) 技术资料:包括出厂检验合格单、使用说明书、维修手册、安装手册、参数手册、备用件明细表、应用光盘或软盘等。

(4) 说明书:进口仪器主要以英文操作说明书为主,需要同时配备简明中文操作说明书。临床实验室要依此建立标准操作程序,并进行存档。

(5) 设备相关记录:包括仪器的日常使用记录、校准记录、保养记录、故障和维修记录等。各种记录包括日期、执行人签名、仪器工作状态、保养方法、校准方法和使用的校准品、故障原因、排除方法、更换零件的名称和型号、维修工程师的姓名、维修效果等。

四、设备的维修和报废处理

1. 设备维修 设备的维修是指修复由于正常或异常的原因而造成的设备损坏和精度劣化。通过维修或更换磨损、老化、腐蚀的零部件,可以使设备性能得到恢复。维修可分为预防性维修、改善维修、事后维修和强制性维修。维修工作应该在标准操作程序地指导下进行。只有了解仪器的工作原理与结构功能的专业仪器工程师,才能拆、卸、修、装仪器。

维修工作不能随意进行,一旦发现仪器有故障,操作人员所做的第一步就是迅速查清错误代码(一般自动化仪器都有相关提示),然后立即与服务商联系,及时作出判断。如果是简单的故障也要由使用该仪器的熟练操作人员实施,并且也只能在非常有把握的情况下,由工程师在电话指导下进行。一般情况下,均由供应商派出专职工程师进行维修。仪器维修完成后需要进行校准和校准验证后,才能进行日常工作。维修工作应及时记录,包括维修时间、措施、效果、维修工程师的姓名,以及维修部件名称和型号,同时有序保存维修工程师的维修报告。

2. 设备报废

(1) 报废条件:①严重损坏无法修复者;②超过使用寿命,基础部件已严重损坏或性能低劣,虽经修理但不能达技术指标者;③技术严重落后,耗能过高,经济效益低下者,主要零部件已无法补充而又年久失修者,维修费用过高、继续使用在经济上不划算者;④严重污染或不能安全运转,可能危害人身安全与健康者;⑤计量检定不合格者等。

工作效率不能满足工作要求,但能正常运转的仪器,可降级为备用仪器或承担次要工作,不宜作报废处理。

(2) 报废处理流程:由实验室申报到有关部门,该部门组织专家鉴定符合报废标准后方可报废。报废的仪器应转移出实验室,在移出实验室前应采取措施对设备去污染。做好报废及转移记录,记录包括仪器报废的审批文件、报废仪器的去向、报废后的处理方式、经手人姓名等。

第二节 试剂和耗材的管理

一、试剂、耗材的验收

区域临床检验与病理诊断中心根据采购文件的要求对所购买的试剂、耗材进行符合性的检查和验收,必要时可对重要的试剂、耗材进行验收试验,以证实其是否符合标准规定的技术指标和要求。验收人员在验收试验时应做必要地记录,并完成验收报告。

二、试剂、耗材的使用和评价

1. 入库出库流程 试剂、耗材在区域临床检验或病理诊断中心验收合格后,应办理入库手续,按要求妥善保管,防止过期失效。各专业实验室领用试剂或耗材时,需经专业实验室组长核实后提出申请,经实验室主管领导签字同意后,由保管人员核定发出,并做好登记。登记的内容包括物品名称、数量、领用专业实验室名称、领用人签名、领用日期等,试剂保管员尽量先发放距离失效期短的试剂或材料,避免试剂或耗材失效。

2. 校准品(标准品)的管理和使用 标准品是指一种或多种具有足够的均匀性,而且已充分确定可用于一种仪器的校准、一种检测方法的评估或对另一些物质进行定值的物质。在实际工作中应选用与仪器或试剂配套的校准品或附有证书的标准品。校准品未启封时,低温保存稳定性较好。标准品启用后稳定性较差,低温保存稳定时间一般为 5~7 天,所以启封标准品时应考虑整个实验计划所需标准品的量。避免造成浪费。严禁使用过期校准品。严禁使用质控品代替校准品,以免造成测定结果误差。

3. 质控品的管理和使用　　原则上选用第三方质控品,有些仪器指定使用厂家提供的专用质控品,如血细胞计数测定。每天使用的剩余质控品应及时密封好,按供应商规定的条件保存,放置室温时间切勿过长。一旦发现质控品变质,丢弃不用。石蜡包埋的组织或细胞质控品可常温保存,在有效期内使用,过期销毁。

4. 化学试剂的保存与管理　　临床实验室的化学药品及试剂溶液品种很多,化学试剂大多具有一定的毒性及危险性,对其正确保存和管理不仅是保证分析数据质量的需要,也是确保安全的需要。

(1) 保存原则:①保存化学试剂的环境应保持空气流通,湿度保持在 40%~70%,避免阳光直射;②见光分解的试剂应装入棕色瓶内,碱类及盐类试剂不能装在磨口瓶内,应使用胶塞或木塞;③化学试剂应按固体、液体和气体分开保存,归类按序存放;④化学性质不同或灭火方法相抵触的化学试剂不能同室存放;⑤储存化学试剂的室内应备有消防器材。

(2) 使用规定:①不了解试剂性质者不得使用;②使用前应辨明试剂名称、浓度、纯度级别、生产厂家、批号,是否已过使用期限:没有标签或标签字迹不清、过期试剂不得使用;③使用前观察试剂性状、颜色、透明度、有无沉淀等异常情况,变质试剂不得使用;④按使用量取用,剩余的试剂不得倒回原试剂液,实验操作区及操作台上,只允许放置规定数量的化学试剂,不许超量存放,多余的试剂应在规定的储存柜中储存;⑤注意保护标签,避免试剂污染标签,无标签或标签无法辨认的试剂都要当成危险物品重新鉴别后小心处理;⑥自配试剂使用前一定要进行验证。

5. 危险化学品的保存和管理　　不同的危险品需要不同的保存和管理,具体有如下分类情况:①需要隔离放置:易爆、易燃试剂与易发生火花的试剂;②阴凉保存:氧化剂的试剂;③避免日晒和热源:压缩气体和液化气体;④易燃品库房:应通风散热、阴凉干燥并有防热降温措施;⑤专人多人带锁共同管理:剧毒品应锁在铁柜或保险箱内,由专人负责保管,取用时需负责人在场,每次取用要有严格的用量、用途、取用人姓名等信息的登记;⑥抗腐蚀性专用柜架:腐蚀性化学试剂;⑦需远离生活区专用储存场所:放射性物品。

6. 试剂盒的保存　　临床实验室所用的试剂盒大多具有生物活性物质,因此应严格按照规定保存。①需要 4℃冷藏保存的试剂:绝大部分试剂盒如生化试剂、免疫试剂、微生物试剂等;②需要 −20℃冷冻保存的试剂:某些校准品和质控品;③室温保存:血液分析仪的试剂和尿液分析仪的试纸条一般要求室温保存,即温度要求在 15~30℃,不可冷冻或冷藏。

试剂盒都具有一定的有效期,大部分有效期较短。因此购买和使用试剂盒时一定要注意有效期,过期试剂禁止继续使用。

7. 试剂盒效果评价　　对新购置的试剂盒,应定期进行使用效果评价,评价的内容包括精密度、正确度、灵敏度、特异度、重现性、线性范围和参考区间等。对于试剂盒的效果评价,做好记录。参照效果评价的结果,进行下一阶段的试剂引进工作。如果试剂的效果未达到要求,应与厂商或经销商联系,进行更换。由于试剂原因造成实验室日常工作错误,还可对厂商或经销商进行投诉。

三、数字化管理体系的建立及应用

随着信息技术的发展,区域临床检验与病理诊断中心可建立数字化管理体系进行试剂和耗材的管理。比如实验室信息系统(LIS)的试剂管理模块可进行实验室的试剂管理,实现信息的可溯源性,合理进行试剂购置和使用,促进实验室试剂管理的规范化和科学化。应用的功能如下:①信息检索快捷:包括试剂名称、型号、数量、入库时间、入库单号、单价、生产厂家、生产批号、有效日期等信息的查询管理;②具备自动提醒功能:当试剂接近失效期时间和库存量不足时,能进行自动提醒,动态了解试剂使用情况,以利于合理、及时订购试剂;③可设置密码和操作权限,使资料安全保密。

(涂建成　徐文华　曾　瑄)

参 考 文 献

1. 丛玉隆 . 临床实验室仪器管理[M].北京:人民卫生出版社,2012.

2. 王惠民,王清涛 . 临床实验室管理学[M].2 版 . 北京:高等教育出版社,2016.

3. 杨惠,王成彬 . 临床实验室管理[M].北京:人民卫生出版社,2015.

4. 丛玉隆,陈文祥,高尚先,等 . 临床检验装备大全:试剂与耗材(第 3 卷)[M].北京:科学出版社,2016.

5. 樊绮诗,钱士匀 . 临床检验仪器与技术[M].北京:人民卫生出版社,2015.

6. 丛玉隆,王前 . 临床实验室管理[M].2 版 . 北京:中国医药科技出版社,2010.

第十八章

医学检验结果的计量学溯源

医学检验结果的计量学溯源可以简单理解为常规检验与参考系统相关联的过程。以计量学溯源为核心的医学检验标准化的工作,先期主要在重要疾病的预防和控制领域开展,溯源性作为一个计量学概念在临床医学检验实验室很少受到关注。因为各实验室使用的检测设备、试剂、校准品不一致,同一份标本在不同检验实验室的检测结果时有差异。实验室间的检验结果具有可比性的前提,是必须保证参考物设定值可溯源到可能的参考测量程序和(或)可能的高一级参考物质,使常规检测系统对标本的检测,在计量单位一致的前提下,得到与参考系列的检测量值等同的值。这也是核心实验室(中心)与各分部实验室间检验结果互认的前提。

第一节 概 述

为使测量系统标准化,首先应使一些常用的术语标准化。

一、测量正确度

1. 测量正确度 测量正确度(measurement trueness)简称正确度,指无穷多次重复测量所测得的量值的平均值与一个参考量值之间的一致程度。正确度不是一个量,是个抽象概念,不能用数值表示,因为在实际工作中对同一被测对象不可能进行无穷次测量。正确度的高低主要受系统测量误差的影响,与随机误差无关。"不正确度"可以用系统误差的估计值即测量偏移来衡量。

检测人体体液的某分析物,仪器设备及试剂种类繁多,不同测量系统间检测结果常出现异常,通过量值溯源也无能为力,必须对检测系统进行正确度评价。实验室对正确度评价过程就是偏移计算过程。

2. 测量偏移 测量偏移(measurement bias)简称偏移(bias,b),有的文献称为偏倚,指系统测量误差的估计值。作为正确度的度量指标,是指同一实验室用同种方法在多次独立检验中分析同一样品所得结果的均值与靶值之间的差异。

确定靶值是估计偏移的基础,方法有参考方法定值、有证标准物质认定值和室间质量评价(PT/EQA)统计值等。前两种方法是获得偏移最好的方法,但具体应用技术难度大;可行的方法是利用EQA的统计值,把已经定值的EQA样品当做参考物质进行定值获得实验室的偏移。

偏移可用绝对值或相对值表示。偏移有方向性,可分为正偏移或负偏移。

二、测量精密度

1. 测量精密度 测量精密度(measurement precision)简称精密度,是指在规定条件下,对同一个或类似的被测对象重复测量所得的示值或测得的量值间的一致程度。精密度除与检测指标的方法、仪器、试剂及试验条件有关外,还取决于研究者的技术水平及操作情况。数据摆动小精密度好,反之精密度差。常用标准差(standard deviation,s)、变异系数(coefficient of variation,CV)来表述不精密度的大小。标准差或变异系数越小精密度越好,反之则差。CV是样本标准差与样本均数的百分比值,用于比较各组数据之间的精密度,不受单位及样本均值大小的影响。

2. 测量重复性 测量重复性(measurement repeatability)简称重复性,指在重复性测量条件下的测量精密度。重复性测量条件指相同测量程序、相同操作者、相同测量系统、相同操作条件和相同地点,在短时间内对同一或类似被测对象重复测量的一组测量条件。

评价精密度可分为批内、批间、日间和总不精密度,其中批内不精密度和总不精密度最为重要。日常工作中将"一批"内的测量条件视为"短时间内",因此重复性又常称为批内精密度,一般要求 CV 应 <5%。

3. 期间测量精密度 期间测量精密度(intermediate measurement precision)简称期间精密度,指在一组期间精密度测量条件下的测量精密度,亦称批间精密度。

期间测量精密度测量条件也简称期间精密度条件,是指除了相同检测程序、地点,重复检测的一组条件;还可包括改变的其他条件。在这期间可以对仪器进行重新校准或更换操作人员等。在给出期间精密度时,应具体说明改变的检测条件及改变程度。

4. 测量复现性 测量复现性(measurement reproducibility)简称复现性,指在改变了的测量条件下,对同一检测对象的测量结果间的一致程度。也称在复现性测量条件下的测量精密度。改变了的测量条件是指:测量原理、测量方法、测量仪器设备、参考标准、场地、操作者等。在给出复现性时,应具体说明改变的检测条件及改变程度。

三、测量准确度

1. 测量准确度 测量准确度(measurement accuracy)简称准确度,指测量值与真值的接近程度。一般用偏差和偏差系数表示,反映不准确度。

2. 偏差 偏差(deviation)是重复测量过程中均值($\bar{X}$)与真值差,偏差系数为 | 真值 − $\bar{X}$ | × 100%/真值。真值为理论值,实际工作中多为相对真值所替代。从试验设计角度,首先强调准确度、其次强调精密度;在严格的实验条件下,使用既准确又精密的金标准参考方法,经多次重复测定获得平均值代表相对真值。

不准确度的测定结果受系统误差和随机误差的双重作用,主要反映系统误差的影响。计量学"准确"测量的方法,不一定满足临床检验工作;有时,需要其他临床准确性评价指标为补充,如灵敏度、特异度等。

四、测量方法与测量程序

1. 测量方法 测量方法(measurement method)指对测量中操作的逻辑性安排的一般性描述。如某实验室 HBsAg 的测量方法为 ELISA 法,这里指的是某一类别的方法学,没有描述如何去测量,也不涉及具体的性能参数。

测量方法的选择应优先使用精密度与正确度高的方法。

2. 测量程序 测量程序(measurement procedure)是临床实验室进行医学检验过程或活动所规定的途径,即依据给定的测量方法具体叙述的一组操作。

测量程序一般要写成充分、缜密、具有可操作性的文件,亦称作标准操作程序(SOP),以便实施。实验室应优先使用在公认/权威教科书,经同行评议的书刊或国际、国家、区域指南中发表的测量程序。如果使用内部测量程序,应确认其符合预期用途并文件化。有具体的性能参数如不精密度、检测限、线性范围等。

五、验证与确认

1. 验证 验证(verification)也为证实(demonstration),是指提供客观证据对规定要求已得到满足的认定(ISO 15189:2012)。验证是对主要的性能特征进行证明,用数据说明是否达到厂商声明的分析性能,保证检验结果准确可靠。对于定量试验的性能验证主要是精密度、正确度、测量区间和检验可报告范围。对于定性免疫学检验来说主要是检出限、符合率和cut-off值。

2. 确认　确认(validation)指对规定的要求满足预期用途或应用要求的验证(ISO 15189:2012)。依据我国卫生行业标准WS/T420—2013,下列两种情况临床实验室需要进行全面确认:临床实验室自行创立的检验方法或试剂盒;对国家食品药品监督管理局(CFDA)批准的检验方法或试剂盒进行了重大修改。在确认定量分析性能时,国际上广泛使用美国临床和实验室标准研究院(CLSI)提供的各种标准文件,尽管其提供的方法比较繁琐,但依据这些标准文件进行确认所获得的数据认可度高。

六、测量结果的标准化与溯源

1. 标准化　标准化(standardization)指通过参考物质(RM)和(或)参考测量程序(RMP),使临床检验结果溯源至国际单位制(SI)的过程。

标准化工作的核心是测量结果的可溯源性,为此首先应建立一个可靠的参考测量系统作为基础,然后将准确性转移或传递到常规检测系统中,使常规测量结果可溯源至参考测量系统所提供的准确性基础。

2. 一致化　一致化(harmonisation)指在没有参考物质和(或)参考测量程序的情况下,使临床检验结果溯源到某一参考物或者基于协商一致溯源到所有方法的均值的过程。

一致化工作的核心是一致性的可溯源性,为此首先要利用某一参考物或不同方法学建立一个可靠的"参考标准",使其他常规测量结果尽可能地保持与"参考标准"一致。随着科技的发展,人类认知水平地不断提高,目前还停留在一致化的项目,未来有望实现标准化。

临床上,不同临床实验室检测程序(CLMP)的结果应是等值的,这是优化疾病诊断和患者管理的基础。当实验室检测结果既无标准化又无一致化时,将不同的临床研究数据汇总,在不加任何数据处理的情况下所形成的相应临床实践指导必然无效。测量结果的标准化与一致化,旨在使临床样本检测结果具有跨时空的可比性。标准化要解决的是测量结果准确性问题;一致化要解决的是测量结果一致性问题。

3. 计量溯源链　计量溯源链(metrological traceability chain)又称溯源链,指用于将测量结果与参照对象联系起来的测量标准和校准的序列。所谓"链"指溯源过程的不间断,通过应用参考测量程序与有证参考物质进行不间断校准来保证溯源的有效性。溯源性是通过溯源链来实现的。

第二节　医学检验结果溯源要求

临床实验室的医学检验结果的可靠性直接影响临床医生对患者的医学诊断。检验结果的准确性、一致性和可比性是解决不同医院实验室检查结果互认的瓶颈,也是患者就医中重复检验问题的关键。为保证医学检验结果的准确性和一致性问题,就必须首先解决医学检验的溯源问题。我国由于医学实验室普遍使用商品化的测量程序,方法原理和测量系统往往差别较大,因此测量结果的溯源性就显得尤为重要。

一、概述

量值溯源是标准或仪器设备按照一定系统与上一级标准进行联系的能力。这一概念是由美国国家标准与技术研究院(NIST)首先提出的。量值溯源强调的是自下而上寻找更高准确度的能力,是量值传递的逆过程。溯源性(traceability)是测量结果或计量标准量值的属性,将测量结果或计量标准的量值通过连续的比较链,以给定的不确定度与国际或国家等标准相联系。在医学检验领域,计量学溯源可以简单理解为使常规检验与规定的参考标准相联系的过程,参考标准通常为国家或国际标准。溯源顺序一般采用溯源等级来描述,对比测量中的测量过程和校准物质的计量学等级由低到高组成一条连续的溯源链。链的顶端是国际单位制(SI)的相关单位,SI单位表示该物质量值的准确性达到计量基准,具有极小的不确定度。SI 单位不随时间和空间的变化而变化,是溯源链的最高级别。除保证校准物质的溯源性外,临床实验室和厂商必须对检测系统,包括仪器、试剂、操作程序等全面实施严格的标准化程序,这是实现患者检测结果溯源性的基础。

将临床实验室检查结果与参考值范围或医学决定水平比较,是医生结合患者其他信息作出临床综合评价的重要依据。如果临床实验室间的检验结果一致性差,参考值范围及医学决定水平有差异,就会影响医生的判断,并可能导致对检验结果的错误解读和对疾病的错误干预。因此,开展量值溯源和检测系统标准化,以实现不同临床实验室之间测定结果一致性及结果互认,实现检验结果在空间和时间上的可比性。

二、溯源性建立

临床医学检验计量学溯源的应用,主要得益于欧盟 1998 年签署并于 2003 年生效的体外诊断器具的指令(Directive 98/79/EC)。该法律文件要求:"体外诊断器具的校准物质和(或)质控物质定值必须通过参考测量程序或参考物质保证溯源性。"为规范临床检验计量学溯源工作的开展,欧洲标准化委员会自 1999 年起先后制定了系列配套标准,国际标准化组织(ISO)采用并于 2002 年出版。系列标准包括:ISO 17511:2003《体外诊断医学器具——生物样本中量的测量——校准物质和质控物质定值的计量学溯源》,ISO 18153:2003《体外诊断医学器具——生物样本中量的测量——酶催化浓度校准物质和质控物质定值的计量学溯源》,ISO 15193:2002《体外诊断医学器具——生物样本中量的测量——参考测量程序的表述》,ISO 15194:2002《体外诊断医学器具——生物样本中量的测量——参考物质的描述》和 ISO 15195:2003《临床医学检验——参考测量实验室要求》。ISO 15193 和 ISO 15194 在 2009 年进行了修订,ISO 17511 和 ISO 15195 正在修订中。

近年,我国有关标准委员会已经将上述标准转化为国内行业标准或国家标准。国内实验室认可机构也采用了上述标准。实验室国际认可标准 ISO 17025:2017《检测和校准实验室的通用要求》和 ISO 15189:2012《医学实验室——质量和能力的专用要求》中均提出溯源性要求。

溯源性是检验结果的属性,提高和保证检验结果准确性的重要手段。检验结果由检验程序获得,目前临床常规检验程序(试剂、校准物质、仪器、操作参数等)多数由企业建立,检验程序的建立者负责检验结果的溯源性地建立。检验结果的溯源性将成为检验试剂生产和临床实验室检验中的重要质量评价指标。ISO 15189:2012 提出了对检验程序确认和验证及评定测量不确定度的要求。CNAS 制定 ISO 15189 的应用说明,其中原则上规定了对于配套系统,实验室应进行验证试验,至少包括精密度、正确度和可报告范围;对非配套系统,实验室应进行确认研究,包括精密度、正确度和可报告范围及生物参考区间等。

1. 计量溯源链　临床检验量值溯源可以有不同模式,但核心内容是将各测量程序的结果与某一公认的标准相关联。标本或标准品的检测结果通过一系列对比测量建立溯源性。向上一级溯源过程中,这些程序和校准品通常具有不断减小的测量不确定度(图 18-1)。

溯源链的顶端是国际单位制(SI)单位,国际通用,不随时间和空间地变化而改变,计量溯源链的理想终点是定义到国际单位制(SI)的相关单位,但对于某一指定值,程序的选择和计量溯源的最终水平取决于是否具有较高等级的测量程序和校准品。SI 单位的下一级是一级参考测量程序,该测量程序是基于特异的、无需同量校准而能溯源到 SI 单位,并具有低不确定度。一般由国际计量机构、国家计量机构或国际科学组织批准,在国际计量机构、国家计量机构或经认可的参考实验室内运行,用于鉴定一级参考物质或为一级校准品定值。因此,一级校准品的测量不确定度相对较小。一级校准品除直接定值外,也可通过可靠的杂质分析间接定值。一级校准品一般是高度纯化的被测物质,为有证参考物质。二级参考测量程序是经充分论证,不确定度达到特定要求,可以用于低一级测量评价和校准品鉴定的测量过程,由一级校准品校准的高级测量程序。二级校准品用一种或多种二级参考测量程序定值,一般具有与实际样品相同或相近的物质。厂家选定测量程序是经二级校准品校准的测量

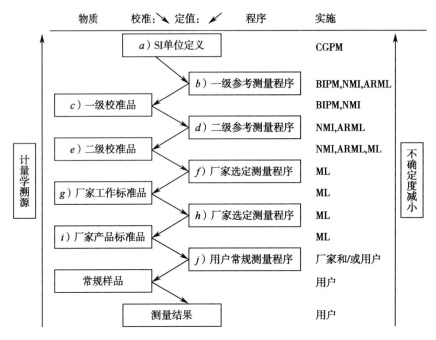

图 18-1 临床检验计量学溯源链

注:CGPM:国际计量大会;BIPM:国际计量局;NMI:国家计量机构;ARML:经认可的
参考测量实验室,可以是独立实验室或厂商实验室;ML:厂商实验室

程序,也可以直接选用二级参考测量程序。厂家的产品校准品应用厂家选定测量程序定值。溯源链自上而下的溯源性逐渐降低,测量不确定度逐渐增加,两者密切相关。故在量值溯源中应严谨设计,尽量减少中间环节。在量值传递的每一步,都应对不确定度进行评价。溯源链终端为用户,不确定度最大,为此临床实验室的工作人员应根据临床预期目标最大限度的控制不确定度。

2. 无法溯源至 SI 单位的典型溯源链 对于没有 SI 单位的分析物,可溯源到"国际惯例"表示的校准品和参考测量程序。该类校准品和参考测量程序不等同于 SI 单位溯源连中的一级校准品和一级参考测量程序,只是国际惯例使用的替代品和方法。测量结果不能溯源至 SI 单位的物质,根据其校准品及参考测量程序的不同计量水平的可获得性,分为 4 种情况。

(1) 有国际约定参考测量程序和通过该程序定值的国际约定校准品的分析项目溯源,如皮质醇激素;由国际临床化学和检验医学联合会(International Federation of Clinical Chemistry and Laboratory Medicine,IFCC)分委会提供参考测量程序和校准品。

(2) 有国际约定参考测量程序,缺少国际约定校准品的分析项目溯源,如凝血因子。大约有 30 个项目属于此类情况。

(3) 有国际约定校准品和定值方案,无国际约定参考测量程序。属于此类项目的大约有 300 项,如血浆蛋白类。

(4) 同时缺少国际约定参考测量程序和校准的参考物质分析项目溯源,如肿瘤标志物和抗体。可溯源到厂家自己设定的参考测量程序和校准品,约 300 个项目属于该类型。

3. 实现标准物质量值溯源性的关键 量值溯源是公认的实现标准化的重要手段,在实现标准物质的量值溯源性过程中,需要关注标准物质的定值工作,这是实现标准物质量值溯源性的关键。同时应注意以下几个方面的问题。

(1) 测量方法特异度:常规测量过程获得的测量值与参考测量过程的测量值完全一致,是量值溯源的前提。标准物质采用的定值方法关系到其量值是否具有溯源性,量值的准确度主要取决于所用定值方法的准确度。临床检验被检测物质的复杂性,同分子量异构和同系物共存的现象非常普遍,性质相似的化合物分离极其困难,这使标准品的制备及定值工作难以进行,利用免疫学原理的测量方法也很难做到真正意义的特异度。

(2) 标准物质互换性:20 世纪 70 年代,发现一些酶的质控品在不同方法中的测试差异,与患者血清不同,由此提出互换性概念。物质的互换性是指由两个测量程序测量一给定物质的特定量产生的测量结果间的数学关系的一致程度。参考物质是建立临床检验量值溯源的关键因素之一,参考物质的互换性将直接影响量值传递的正确性。常规测量程序与参考测量程序采用具有互换性标准物质校准为相同值时,标本检测结果才会一致。在室间质量评价计划中采用的质评物质,也应该具有广泛的互换性。CLSI 发布的 C53-A,指导互换标准品的制备、表征和使用。当标准品的互换性较弱时,可以尝试调整标准品的赋值,以校正互换性;保证量值传递后测量结果的准确性。

三、医学检验溯源体系的保障

准确的临床检验结果具有跨时空的可比性,是检验医学领域的工作目标。医学检验的量值溯源可以有不同方式,核心内容是不同的测量方法的测量值与公认的标准发生联系。国际上建立最早、最完善、成效最显著的临床检验参考系统是美国的胆固醇参考测量系统。该系统包括 NIST 的参考测量程序(ID-MS)和一级参考物质(SRM 911b)及美国疾病控制与预防中心(CDC)的 Abell-Kendall(A-K)参考方法和多种二级参考物质。其中在国际影响较大的是 A-K 参考方法,至今仍是国际血脂标准化计划中的主流参考方法。该方法的精密度高,$CV<1\%$,同时具有较高的特异度。在此基础上,CDC 于 1989 年建立了胆固醇参考实验室网络(CRMLN),使试剂厂家可直接溯源至参考测量系统。因此,美国的胆固醇测定的室间变异由 1969 年的 18% 降至 1994 年的 5.5%~7.5%。胆固醇检测标准化的成功案例对于检验项目的全球标准化极具示范意义。

在临床检测中,参考测量系统(reference measurement system)主要包括参考测量程序、参考物质和参考测量实验室,参考测量系统是建立溯源性的基础。

1. 参考测量程序 参考测量程序(reference measurement procedure,RMP)是经过充分研究的测量程序,用于评价测量相同量的其他测量程序的正确性及鉴定参考物质。以人为对象的医学检测项目被测物质复杂、仪器设备多样,决定了其检验过程的操作规范、质量控制和结果评估等工作更具有挑战性。因此,制订检验设备的使用指南成为参考测量程序标准化的主要内容,包括:通过参考物质将设备提供的量值溯源到国际或国家层面、检验结果特异度评价及解决方案等。

2. 参考物质 参考物质(reference material)是贯穿于参考系统的骨架,是量值的载体,也是测量结果在时空上的准确性和可比性的前提和保障。包括校准物质和正确度控制物质,具有校准和评价测量系统两个主要功能。应用参考物质可以有效减小中间环节的影响,使量值从较高的标准直接进行传递。欧美发达国家及相关国际组织非常重视对参考物质的研究,已经研制出多种临床用标准物质,如血清葡萄糖标准物质 SRM965a 和肌酐纯品标准物质 SRM914a 等。高等级参考物质的研究,为的是在国家、国际最高层面提供溯源标准,保证国际比对、国家仲裁、科学研究和临床检验领域量值的有效性。我国有 20 余项与临床医学检验有关的国家一级参考物质,其中,国家标准物质研究中心制备的尿素纯度标准物质(GBW09201)和尿酸纯度标准物质(GBW09202)已被接受为高级别参考物质进入检验医学溯源联合委员会(JCTLM)数据库。

3. 参考测量实验室 参考测量实验室(reference measurement laboratory)简称为参考实验室,是运行参考测量程序,提供具有测量误差评价的测量结果实验室。参考实验室的能力是量值准确性的保障和前提,也是衡量溯源体系完整性和有效性的标准。参考实验室有很高的技术和管理要求,需要通过特定的程序才能准入。

四、医学检验参考系统应用

参考系统是量值溯源的基础,医学检验量值溯源可以简单地理解为应用参考测量系统,即用参考测量程序或参考物质建立或验证常规检验结果的准确度。理想的溯源链,溯源终点是 SI 单位。溯源至 SI 单位的前提是必须有一级参考测量程序、一级参考物质和二级参考测量程序。目前,国际上临床检验项目大约有 400~600 个,能溯源至 SI 单位的只有 25~30 种定义明确的小分子化合物,如电解质类物质(钾、钠、氯、镁、钙、锂离子等)、代谢产物类物质(胆固醇、甘油三酯、葡萄糖、肌酐、尿素、尿酸等)、甾体类激素、甲状腺激素和几种临床酶学检验指标。这些临床检验项目尽管数量占比不高,却是临床检验常规项目的主要组分。临床检验样品是生物样品,具有高度复杂性,迄今尚有很多的检验项目不能溯源至 SI 单位。

我国临床检验量值溯源工作目前尚处于初始阶段,比较有代表性的为 20 世纪 90 年代胆固醇标准化研究,原卫生部北京老年医学研究所研制了一级标准物质(GBW09203a、GBW09203b)和二级标准物质(GBW09138),一级标准物质为纯品,二级标准物质为血清基质。至今我国已有 20 余项与医学检验有关的国家一级标准物质、100 多项二级标准物质,已有 7 家实验室被国际上检验医学溯源联合委员会(LCTLM)认可,进入国际参考实验室行列。

随着高新技术的日新月异,带动医学检测设备朝着智能化、自动化、集成化发展,医学检验溯源体系将面临新的机遇和问题。提高综合测试技术能力,培养复合型技术人才队伍,建立更科学有效的医学检验量值溯源管理体系是临床检验领域发展的需求。

(郑　芳)

参 考 文 献

1. 王惠民,王清涛.临床实验室管理学[M].2 版.北京:高等教育出版社,2016.
2. 丛玉隆,王前.临床实验室管理[M].2 版.北京:中国医药科技出版社,2010.
3. 李萍.临床实验室管理学[M].北京:高等教育出版社,2006.
4. 李艳,李山.临床实验室管理学[M].3 版.北京:人民卫生出版社,2012.
5. 龚道元,赵建宏.临床实验室管理学[M].武汉:华中科技大学出版社,2014.
6. 国家卫生计生委卫生和计划生育监督中心.中华人民共和国卫生标准汇编:临床检验标准卷[M].北京:中国标准出版社,2014.

第十九章

医学检验与病理检查申请

　　申请单是区域临床检验与病理诊断中心检查的第一步,是委托人与区域临床检验与病理诊断中心之间的一份"契约"。一份完整的申请单应包括:①条码号、门诊号和(或)住院号;②患者的姓名、性别及出生日期;③病房及床位号;④临床诊断或特殊检验注意事项;⑤申请检查项目;⑥标本类型;⑦采样时间及标本接收时间(年月日时分);⑧有关的治疗情况(如用药情况);⑨医生姓名等。其中有关临床和治疗信息,特别是用药信息是检验和病理医师评价结果的必要条件。药物可能在体外影响分析方法或在体内引起病理变化。因此,要特别注意在申请单上提供此类信息。

第一节　医学检验申请要求

一、检验项目的申请

　　检验项目是实验室向患者和用户所提供的核心服务内容。因此实验室应该首先提供包括需进行临床操作的有关信息,以使其知情并同意。基本包括:①实验室地址;②实验室提供的临床服务种类,包括委托给其他实验室的检验;③实验室开放时间;④实验室提供的检验,适当时,包括样品详细信息和特殊注意事项、周转时间、生物参考区间和临床决定值;⑤样品影响因素和患者准备说明;⑥患者自采样品的说明;⑦样品运送说明,包括特殊处理要求;⑧患者知情同意要求和保护个人信息的政策;⑨实验室接受和拒收样品的标准;⑩检验申请和检验结果解释方面的临床建议和投诉处理的程序。需要时,应向患者和用户解释提供患者和家庭信息的重要性(例如解释基因检测结果)。

　　检验项目申请主要由临床医生根据临床实验室所开展工作,结合患者病情选择合适的检验项目,遵循针对性、有效性、时效性和经济性4个原则。

　　1. 针对性　目前,一般临床实验室常规开展的检验项目已超过500项,每一项检查都具有不同的临床意义,对疾病诊断和疗效判断的作用也各不相同。所以,针对患者不同疾病及疾病不同阶段选择最佳检验项目是临床诊疗的基础。例如,诊断糖尿病可进行空腹血糖测定;监测日常血糖的波动可采集手指全血进行快速血糖测定;糖尿病病因鉴别可测定糖耐量、血清C肽和胰岛素;了解药物对血糖控制效果可选择糖化血红蛋白等。与某种疾病相关的检验项目较多时,应选择有价值的检验项目或与其他项目的组合。

　　2. 有效性　有效性是指检验项目对某种疾病诊断的灵敏度和特异度。宜选择对临床诊断灵敏度和特异度均较高的检验项目,但每个项目灵敏度和特异度都有一定的限度。因此,在对人群进行筛查时,要应用灵敏度较高的检验项目以防止假阴性,筛查出的可疑者应做进一步检查。在假阳性结果可较大地影响患者心理负担时,可选择特异度较高的检验项目。

　　3. 时效性　早诊断与早治疗有利于改善疗效,在检验工作中应尽量缩短检验流程。有些检验项目TAT相对较长,如细菌培养、染色体检查、自身免疫抗体等,需要快速得到检测结果时,可采用相应的补救办法,特别是对急诊患者。如急性心肌梗死的患者进行肌钙蛋白定量测定时间较长,可先用快速胶体金免疫层析法进行定量或半定量测定,作出初步判断。需指出的是,大多数快速方法尚不能完全代替经典方法。

4. 经济性   在确保提供有效信息的前提下,一般应考虑选用费用较低的检验项目,以减轻患者经济负担。但该问题也应综合考虑,如测定某一项目,收费即使略高,但能迅速确诊,可在实质上减少患者其他的诊疗费用。

二、检验项目组合优化

目前检验项目的数量逐年增多,但单一检验项目难以满足临床诊疗之需求;同一检验项目有多种检测方法,不同方法各有其特点,任何一个检验项目的灵敏度、特异度以及预测值都有限。如何组合有价值的检测项目,获得有用的临床信息,这是临床医师和检验医师共同面临的问题。常见的检验组合原则包括4大类。

1. 根据疾病发生和演变特征的优化组合   检验项目组合对疾病诊断和预后具有重要意义。例如:诊断心肌梗死由肌红蛋白(myoglobin,Myo)、心肌肌钙蛋白 I(cardiac troponin I,cTnI)及肌酸磷酸激酶同工酶(creatine kinase isoenzyme MB,CK-MB)三个指标组合而成,不仅可以发现是否有急性心肌梗死,同时还可以推测发生的时间,为抢救患者节省了宝贵时间。

2. 根据疾病筛检、监测过程的优化组合   糖尿病是由自身免疫和遗传因素共同作用于机体导致胰岛功能减退和胰岛素抵抗等而引发的糖、蛋白质、脂肪、水和电解质等一系列代谢紊乱的代谢性疾病。糖尿病的治疗主要包括调整饮食习惯、定期监测血糖及控制并发症的发展,可以根据不同的目的采用不同的检验项目和组合(表 19-1)。

表 19-1   糖尿病相关检测指标优化组合

用途	项目或组合
糖尿病的诊断和监测	血糖(空腹血糖或指尖血糖)
血糖控制程度的监测	糖化血红蛋白,糖化白蛋白
监测疾病的进展,糖尿病肾病早期发现	尿微量白蛋白
糖尿病分型的依据	胰岛素、C 肽、自身抗体等

3. 根据检测方法学特点的优化组合   部分检测指标在不同检测方法中的灵敏度和特异度有明显差异,可采用不同的检测方法进行串联或并联,以增加其灵敏度和特异度。例如,粪便隐血试验:化学法对上消化道出血灵敏度较高,而由于血红蛋白经过消化道的破坏,免疫胶体金法对于上消化道出血的诊断的灵敏度较低,但对下消化道出血灵敏度较高,因此通过粪便隐血试验诊断消化道出血可采用化学法和免疫胶体金法组合,综合分析结果,可提高检测结果的准确度。

4. 根据组织器官功能特点的优化组合   评价器官功能特点时需要考虑到该器官的各种功能,例如肝脏是人体代谢的重要脏器,其功能包括物质代谢、胆汁生成和排泄、解毒、免疫、凝血因子合成等,单一指标难以全面反映肝脏功能,如果需要对肝脏功能进行全面地评价,可组合反映肝脏各种功能的指标(表 19-2)。

表 19-2   肝脏功能检测指标优化组合

用途	组合指标	用途	组合指标
肝细胞坏死和损伤	AST,ALT,ADA,ChE,LDH	肿瘤初筛	AFP,AFU
肝脏排泌及解毒功能	T-BIL,D-BIL,TBA,NH$_3$	再生及胆道通畅情况	ALP,5′-NT,GGT
肝脏蛋白质合成功能	ALB,ChE	肝纤维化指标	PC Ⅲ,LN,HA
凝血因子合成功能	PT		

注:ALT:丙氨酸氨基转移酶;AST:天门冬氨酸氨基转移酶;ADA:腺苷脱氨酶;ChE:胆碱酯酶;LDH:乳酸脱氢酶;T-BIL:总胆红素;D-BIL:直接胆红素;TBA:胆汁酸;NH$_3$:血氨;ALB:白蛋白;PT:凝血酶原时间;AFP:甲胎蛋白;AFU:α -L- 岩藻糖苷酶;ALP:碱性磷酸酶;5′-NT:5′- 核苷酸酶;GGT:γ - 谷氨酰转移酶;PC Ⅲ:Ⅲ型前胶原;LN:层黏蛋白;HA:透明质酸

三、检验申请的形式和内容

1. 检验申请的形式 检验申请有纸质申请、电子申请、口头申请等形式,其中以前两者申请为主。纸质申请适用于信息系统没有建立的实验室;电子申请适用于 HIS 与 LIS 已实现网络连接的实验室;口头申请适用于特殊情况(如手术中或紧急抢救中),但临床医生应尽快补充纸质申请单或电子申请单,以完善申请程序。

2. 检验申请的内容 电子申请的内容一般以条形码形式出现,条形码应保证检验标本和患者信息的唯一性。检验申请单主要包括以下 5 方面内容(但不限于)。

(1) 患者信息:患者的姓名、性别、年龄、唯一性标识、住院号或门诊号、临床诊断和用药情况等。

(2) 医生信息:申请医生姓名、科室、申请时间,院外委托标本还需注明委托单位。应有足够的医生信息,以便当出现检验结果与病情不符或者出现危急值时能迅速联系到临床医生。申请时间是实验室用于计算 TAT 的依据。

(3) 标本信息:标本信息包括原始标本的类型及添加剂、采集部位、采集时间和采集人信息等。

(4) 申请项目信息:申请的检验项目是检验申请的核心内容,应准确无误。

(5) 口头紧急申请程序:口头检验申请是没有“申请单”的一种特殊申请形式,临床实验室在实际工作中经常会遇到临床医师的电话通知,根据患者的实际情况要求对已送检的标本变更检验目的或增加检验项目等情况。实验室应根据医院的有关规定,制订接受口头申请的文件化程序。

另外,基于检验操作和解释检验结果的需求,检验申请单中应体现患者的临床资料,可包括患者的家系、家族史、旅行及接触史、传染病和其他相关临床信息,还可包括收费信息等。患者宜知晓收集的信息和目的。

四、检验新项目开展流程

随着人们对疾病致病机制的不断探索,医学知识不断更新,而且借助高科技的方法学地推陈出新,实验室不断推出新的项目同时,也淘汰灵敏度不高、特异度差的检测项目。

1. 开展检验新项目的职责 为了规范检验新项目的管理,实验室应建立用于开展检验新项目和更新检验项目的管理程序,并明确管理人员职责:①实验室负责人审核《检测项目增减申请表》《新检验项目评审表》;②技术负责人组织开展新增检验项目的准备、试运行和对试运行的评审;③项目主管进行新增检验项目的试运行;④技术负责人组织开展删减检验项目的评审。

2. 开展检验新项目的程序

(1) 新项目的立项根据工作需要,技术负责人填写《检测项目增减申请表》,由科主任审核,报医务科和新项目管理委员会审批。

(2) 新项目试运行:①新项目试运行的准备工作按《检测项目增减申请表》的要求执行;②拟开展的新检验项目的试运行具体参照《检验结果质量控制程序》进行;③试运行结束后,新项目负责人对检验结果填入《新检验项目评审表》,交技术负责人组织评审。

(3) 新项目的评审技术负责人组织相关人员召开评审会议。确认其结果是否完全符合要求,并将评审结果报科主任审核。报医务科和新项目管理委员会批准。

3. 开展新项目所需的支持性文件 ①检验方法确认程序;②仪器设备采购控制程序;③检验结果质量保证程序。

第二节 病理检查申请要求

病理检查是病理医生通过对活体组织、细胞病理学标本和尸体进行肉眼和光镜观察,结合患者的临床病史与检查资料,最后对疾病进行病理诊断,或查明死者的主要疾病及伴发疾病和死亡原因,以协助临床医师确定临床诊断,是疾病诊断必不可少的内容。随着精准医疗时代的来临,病理检查还为临床诊治方案的选择、治疗效果与预后的评估等提供重要的、甚至决定性的依据。因此,病理检查对于患者疾病的诊治具有极其重要的意义。病理学检查申请单就是临床医师向病理医师发出的会诊邀请单,是进行病理检查和诊断的重要参考资料和依据,需要临床医师提供详细信息,与病理医师进行密切配合,认真履行各自的义务和承担相应的责任。

一、病理检查项目

病理学检查项目包括尸体病理检查、组织病理检查和细胞病理检查。尸体病理检查指对死者遗体进行系统性全身病理检查,以明确诊断、查明死因、提高临床医疗水平,及时发现传染病和新的疾病,并为病理学科研和教学积累资料和标本。组织病理检查指通过大体和显微镜观察,运用免疫组织化学、特殊染色、流式细胞术、分子病理学以及电子显微镜等技术进行分析,结合患者的临床资料,对取自人体的器官或组织作出疾病的病理诊断,又可分为常规组织病理检查和术中冰冻切片分析。细胞病理检查指结合免疫细胞化学、原位杂交、PCR 等技术,通过显微镜对取自人体的细胞进行观察,作出疾病的病理诊断,常用于细胞学检查的标本包括刷检和穿刺获取的细胞悬液、活检获取的细胞学刷片或涂片、体腔积液(胸腔积液、腹腔积液、心包积液等)、痰液和尿液。常规组织病理检查、术中冰冻切片分析和细胞病理检查常由临床医生提交申请。而特殊染色、免疫组织化学、流式细胞术、分子病理和超微病理等检查申请由主检病理医师根据诊断需要提出申请,也可由临床医生直接提出申请。

二、病理检查申请的形式和内容

病理学检查申请单的作用在于:①提供患者的主要临床信息;②反映临床医师对疾病诊断意向,以及临床就具体病例对病理学检查提出的特殊要求。因此,病理检查申请单是疾病诊治过程或进行尸体剖验的有效医学文书,必须形式得当、各项信息真实、完整、准确、可靠,才能对疾病进行明确诊断,也能有效避免因信息遗漏甚至错误给患者带来的人身和经济损失或由之引起的医疗纠纷。

(一)病理检查申请的形式

病理检查申请包括纸质申请和电子申请。纸质申请适用于没有建立信息系统的实验室,或者医院信息系统尚未与实验室信息管理系统连接的申请机构;电子申请则适用于医院信息系统已与实验室信息管理系统实现网络连接的申请机构。病理实验室原则上不接受口头检查申请。

(二)病理检查申请单内容和要求

病理检查申请单应完善填写各项内容。纸质申请单字迹应清晰可辨。电子申请的条形码应保证病理检查标本和患者信息的唯一性和准确性。

1. 尸体病理检查申请单的内容和要求   委托方提出尸体病理检查申请时应向实验室提供死者的死亡证明、尸体解剖委托书、尸体解剖申请书、死者家属签字的知情同意书以及医院和科室同意尸体解剖的同意书等材料。尸体病理检查申请单主要包括以下几方面的内容。

(1)尸检目的:以便根据需要进行局部剖检或全身剖检。主要要素包括:死者基本信息、死者临床情况、送检机构及人员信息等,如有需解剖医师特别注意的问题需单独注明。

(2)死者基本信息:包括死者的姓名、性别、年龄、出生地和职业等信息。如为住院患者,应提供死者唯一性标识、门诊号和(或)住院号等。

(3)死者临床情况:如为住院患者,应提供死者详细的临床病历摘要。

(4)送检机构及人员信息:包括送检科室、患者床位、申请医生姓名及联系方式等信息。如为院外机构送检标本需另注明送检单位。

(5)其他:尸体剖检应征求死者家属签字同意,以及科主任、院领导批准,并按规定签订尸体解剖协议,方可实施。故在提交尸体检查申请单的同时需附签字盖章的上述材料。

2. 组织病理检查申请单的内容和要求   组织病理检查申请单的要素主要有:患者基本信息、患者临床情况、送检机构及人员信息和送检样本信息等。术中冰冻切片分析应提前一天向病理实验室提交检查申请单。

（1）患者基本信息：包括患者的姓名、性别、年龄、职业、唯一性标识、门诊号和（或）住院号、联系方式等。每一种肿瘤都有好发年龄，且部分疾病的发生有性别差异，因此，准确掌握性别和年龄对于疾病的诊断有一定的参考作用。

（2）患者临床情况：包括病史（症状和体征）、实验室检验/影像学检查结果、手术（包括内镜检查）所见及原有手术史、既往病理检查情况（包括原检查机构、病理号和诊断等）、临床诊断及用药情况。女性患者申请妇产科病理检查，应有月经史和妊娠史；如系乳房肿块，需填写哺乳史。如患者有结核、肝炎、艾滋病（HIV）、梅毒等传染性疾病，应在临床摘要中注明。

（3）送检机构及人员信息：包括送检科室、患者床位、申请医生姓名及联系方式等信息，以便当出现病理检查结果与病情不符或者出现危急值时能迅速与相关科室和临床医生取得联系。如为院外机构送检标本需另注明送检单位。

（4）送检标本信息：包括标本采集部位、数量、离体时间、样品固定时间、固定液名称、标本数量和送检日期等。

（5）其他：如需增加特殊检查（如特殊染色、免疫荧光染色、免疫组化染色、电镜和分子病理报告等）需注明。会诊病例需填写详细的大体检查及取材情况，并提供原单位病理诊断及其他会诊意见。

3. 细胞病理学检查申请单的内容和要求

（1）患者基本信息：患者临床情况和送检机构及人员信息，要求基本同组织病理检查申请单。

（2）送检标本信息：包括标本来源、数量、送检目的、标本采集时间和采集人信息等。

4. 病理会诊申请单　要求基本同组织病理检查申请单，还应同时提供原单位病理诊断及其他会诊意见复印件。

（盛慧明　平轶芳　杨　景）

参 考 文 献

1. 王惠民,王清涛.临床实验室管理学［M］.2 版.北京:高等教育出版社,2016.
2. 尚红,王毓三,申子瑜.全国临床检验操作规程［M］.4 版.北京:人民卫生出版社,2015.
3. 中华人民共和国国家卫生和计划生育委员会医政医管局.国家卫生计生委关于印发病理诊断中心基本标准和管理规范(试行)的通知(国卫医发〔2016〕65 号)［EB/OL］.2016-11-21［2016-12-21］.http://www.nhfpc.gov.cn/yzygj/s3594q/201612/3e417d14d8ca46b9919c6824231c6174.shtml.

第二十章

医学检验与病理检查前的标本管理

标本的代表性、有效性和完整性直接影响临床检验与病理诊断结果的准确性,因此,必须对标本的采集、接收、流转、处理、储存和安全处置等各个环节实施有效管理。

第一节　医学检验前的标本管理

一、标本采集前准备

(一)血液标本采集场所及环境要求

实验室应按照《实验室生物安全通用要求》中二级生物安全防护实验室的要求设立血液标本采集区,采集区的面积和空间应与门诊量相匹配,满足实际需求,至少应足以摆放采血设备(采血台、椅子、各类采血器材)、洗手设备,并保证采血者、患者及陪护人员有足够操作和移动的舒适空间。配有供患者和其陪护者使用的候诊休息区域,此空间应尽可能舒适并能保持工作效率。

(二)影响检验的因素

患者的饮食、运动、采血体位、用药情况、精神状态和生物周期变异等均可影响检验结果。

1. 饮食对检验结果的影响　饮食结构、食物的种类和餐后时间的长短会对部分检验指标造成影响,餐后食物的各种成分被吸收入血,使血中有关物质的浓度升高,随着食物被继续消化,其浓度也将继续升高。

食用标准餐(参考《中国居民膳食指南》)后,血液中甘油三酯水平上升约50%,天门冬氨酸氨基转移酶活力上升约20%,胆红素、葡萄糖、无机磷水平上升约15%,总蛋白、白蛋白、尿素、尿酸等上升约5%。高蛋白、高嘌呤膳食可使尿素、尿酸升高,高脂肪饮食可使外源性乳糜微粒及甘油三酯浓度升高,还会影响肝功能和免疫球蛋白等的测定。

空腹采血可确保某些检测指标结果的准确性,但空腹时间过长(>16小时),可使血液中多项指标发生改变,如白蛋白、补体、前白蛋白、转铁蛋白、葡萄糖、胆固醇、载脂蛋白、尿素等含量下降,肌酐、尿酸、胆红素、脂肪酸等上升,尿酮体增加。

2. 运动对检验结果的影响　运动会由于能量消耗、体液的丢失以及代谢状态的改变,导致许多检验结果发生变化,采样前应避免剧烈运动。

轻度运动可引起葡萄糖升高,剧烈运动可明显影响体内代谢:丙酮酸、乳酸、肌酸激酶、天门冬氨酸氨基转移酶、乳酸脱氢酶、碱性磷酸酶水平升高。运动对红细胞、白细胞、血红蛋白、肾上腺素、去甲肾上腺素、促肾上腺皮质激素、生长激素的检测造成影响,可造成假性升高,造成胰岛素减低。

运动对检验结果的影响程度与个体平时的体育锻炼情况有关。为了减少运动对检验结果的影响,一般主张检验前2天内尽可能避免剧烈运动。

3. 采血体位对检验结果的影响　体位迅速改变可影响血液循环,引起某些生理指标的显著变化。人在卧位时的血容量一般比立位时多600~700mL;从卧位变换为立位或坐位时,由于体内的水和电解质由血管内转移至组织间隙,血容量降低10%左右。伴随血浆中液体的减少,不能通过血管的大分子物质浓度就升高,如蛋白质、酶类、激素(儿茶酚胺类、醛固酮、血管紧张素Ⅱ、肾素等)、钙、铁、药物浓度升高5%~8%。对于可以被滤过的小分子物质不受体位影响。为了减少体位差异对实验结果的影响,采血时患者的体位应当固定,在采血前应有10~15分钟的时间稳定自己的体位。

4. 饮酒对检验结果的影响　饮酒可发生短期及长期效应。短期效应指在饮酒后2~4小时产生的效应,包括葡萄糖水平降低及乳酸水平升高。持续饮酒,在酶诱导作用下,谷氨酸脱氢酶等活性增加,但谷氨酸脱氢酶活性的升高存在个体间及同一个体日间的差异。饮酒的程度决定了乙醇对血中脂质影响的大小。

(1) 饮酒后增高的检验指标有:醛固酮、儿茶酚胺、肾素、乳酸、肌酸激酶及同工酶、血管紧张素转化酶、胆固醇、铁蛋白、谷氨酸脱氢酶、甘油三酯等。

(2) 饮酒后降低的检验指标有:钠、锌、镁、钾、胰岛素、泌乳素、维生素 B_{12}、叶酸、抗利尿激素、血小板等。

5. 药物对检验结果的影响　药物作为一种外来物质进入体内后,在发挥预期治疗作用的同时,也会产生各种非预期影响。药物干扰检验结果的机制主要有:①药物的药理作用;②药物的毒性反应,以及药物联合应用时产生的相互影响对机体的毒副作用;③药物的生物向性:指某些药物对某些组织和器官有比较特殊的亲和力,从而发挥其影响作用;④药物对检验程序的干扰;⑤药物中杂质的作用等。

6. 精神状态对检验结果的影响　患者处于激动、兴奋、恐惧状态时,体内血红蛋白、白细胞增高。采血时应采取必要的措施保持患者的精神和情绪的平稳状态。患者的不安、紧张,甚至恐惧可造成标本采集的不顺利或失败。

7. 生物周期变异对检验结果的影响　某些项目随着时间的变化而波动或发生周期性变化,变化周期为每天、每月和季节等,变化程度不一。血清铁和皮质激素下午比早晨低,白细胞下午比早晨高;夏天由于血液浓缩,下午采集的标本血清蛋白质浓度高于早晨采集的标本。为降低由于采样时间不同引起的误差,每次最好在同一时段进行。

(三) 患者检验前的准备

根据所采集的标本类型和所分析物质的不同,对标本采集前的患者状态有不同的要求。许多非疾病因素都可能对检验结果产生影响,因此在标本采集前要根据需要要求患者做好相应的准备。①晨起时的精神、体力、情绪等因素受影响程度较小,是大部分标本采集的最佳时间,建议清晨空腹采血;②患者最好停服干扰检测的药物,治疗性药物应事先征求医生意见;③避免大量饮水,避免过度空腹;④避免出现情绪紧张;⑤有体位要求的标本采集,按要求准备;⑥微生物培养最好在使用抗生素之前;⑦尿液检查按不同的检验目的进行相应准备。

(四) 标本采集器材的选择

血液标本采集所需器材和材料有:

1. 推车或其他器皿　用于盛放采血操作所需的必要的器材和物品,如乙醇、碘酒、压脉带、无菌棉签和棉球等。

2. 标本收集器　可以使用托盘或试管架,规格要适合盛放各种规格、种类的采集管。

3. 手套　一次性消毒手套,保护采集操作者和患者,避免发生生物感染事件。对于橡胶过敏患者,使用非橡胶成分手套,如腈纶、聚乙烯材料手套等。

4. 采血针和注射器　建议使用真空采血系统,采血针和真空采血管尽量使用同一厂家制造的,不配套使用可能造成连接不稳或针头脱落,影响采血效果甚至导致采血失败。如果使用普通注射器采集标本,应取下注射器针头,然后将血液标本缓慢注入标本管中。操作过程中应遵循利器安全使用的要求,避免发生刺伤等安全事件。

5. 标本采集管　目前商品化的真空采血管一般都遵循标准化的头盖色标和管内添加剂,并具有适合不同用途的多种规格。真空采血管上必须有标签标注患者姓名、病历号或标本号等资料,或使用条形码标签进行标本信息的唯一性标注。

6. 压脉带　作用是使血管膨胀，压脉带使用后应进行消毒才能重复使用。

7. 消毒液　75% 乙醇、碘制剂（有效碘浓度 0.1%~1%）、氯己定（血培养采血用），乙醇过敏者使用无乙醇消毒液。

8. 急救药箱　配备必要的消毒及伤口处置材料，当发生职业暴露时，可按照生物安全管理要求对伤口及时进行处理。

9. 冰袋或冰箱设备　用于标本储存温度的控制。

10. 保暖设备　提供舒适的采集环境，有利于标本的顺利采集。

（五）标本采集程序的制订

区域临床检验与病理诊断中心负责编写标本采集程序，并与合作医院医护人员进行沟通，指导标本采集者规范操作，保证采集标本的质量及避免发生生物安全危害。标本采集程序内容包括（不限于）：①申请单或电子申请单的填写；②患者准备对检验结果的影响；③标本容器及必需添加物的说明；④标本采集方法；⑤暴露和紧急事件处理流程；⑥标本运送、核收与贮存；⑦标本生物安全管理；⑧患者信息保护等。

（六）标本采集活动的指导

负责标本采集的医护人员应经过专门培训，具备相关的理论知识、熟练的操作技能和其他应急事件的处理能力。区域临床检验与病理诊断中心质量管理部门人员应为负责标本采集的医护人员提供采集活动的指导，内容包括（不限于）：①申请单或电子申请单的填写；②患者采样前的准备（例如：为护理人员、标本采集者或患者提供的指导）；③标本采集说明，包括标本类型和标本量，原始标本采集所用容器及必需添加物；④特殊采集时机（针对特殊项目）；⑤标本采集注意事项、检验结果与用药史的关系；⑥患者身份确认及采集时间记录；⑦确认患者符合检验要求，如禁食、用药情况（最后服药时间、停药时间），在预先规定的时间或时间间隔采集标本；⑧可明确追溯到被采集患者的原始标本标记方式的说明；⑨采集的标本运送到实验室之前的正确处理与储存条件的说明；⑩采样物品使用后的安全处置；⑪运送标本的包装及注意事项；⑫标本运送条件等相关的信息和说明。

二、标本采集及采集后处理

（一）采集前准备

根据申请的检查项目准备标本采集所需要用到的全部用品，准确选择所需的采集容器和必要的器械，检查有无存在缺陷，观察物品的有效期，协助患者摆好姿势。

（二）采集容器标识

标本采集容器上的信息应能确保标本识别的唯一性和完整性，如使用手工标识应字迹清晰，信息内容齐全，如使用条形码标签打印应清晰规范无折痕，粘贴条形码后采集容器上要留有能够直接观察血液标本状态的透明位置。

（三）确认患者身份

根据申请单，核对姓名和性别、年龄、就诊号等其中至少两项内容，不能仅核对姓名或依赖床头卡的患者标识、床边的其他记录等。

（四）标本采集注意事项

1. 采集过程　在采血过程中要随时监控标本采集量，规范操作，避免溶血，避免标本污染。采集容器应无菌、干燥、洁净，当采血不顺利时，切忌在同一处反复穿刺，易导致标本溶血或有小凝块，影响检测结果。

2. 采集所用材料的安全处置　为符合生物安全管理要求，采集标本所用材料应安全处置。所用消耗性材料如手套、棉签等应作为医用垃圾处理，所用利器如针头等应放入利器盒并按医用垃圾安全处理。污染的台面、器具应严格消毒。

3. 组合项目采集基本原则　多个检测项目组合采血时应按下列顺序采血(参考 CLSI H3-A6 指南):①血培养瓶;②凝血项目管(蓝帽);③血沉管(黑帽);④血清管(红帽或黄帽);⑤肝素血浆管(绿帽);⑥EDTA 管(紫帽);⑦抑制葡萄糖酵解管(灰帽)。采用蝶翼方式采集血培养时,需氧瓶优先,采用注射器采集血培养时,厌氧瓶优先。当无血培养瓶时,顺序如下:①凝血项目管(蓝帽);②血沉管(黑帽);③血清管(红帽或黄帽);④肝素血浆管(绿帽);⑤EDTA 管(紫帽);⑥抑制葡萄糖酵解管(灰帽)。当使用核酸检测专用管(白色),应放在凝血项目管(蓝色)前采集。

（五）采集后标本处理

1. 核对信息　标本采集后应再次核对检验申请单信息、患者身份和容器标识条形码三者是否一致。

2. 标注信息　在申请单上注明采集时间和采集人等信息,如使用电子化标本采集信息管理系统可不需要手工标注。

3. 标本采集后处理注意事项

(1) 采集好的标本管应有盖塞,减少污染、蒸发、泄漏的可能性,避免长时间与空气接触导致血液 pH 改变对结果的影响。同时应管口向上,保持直立状态。标本采集后应及时送检,避光保存,避免因标本震荡导致溶血。

(2) 血清 / 血浆与血细胞长时间接触可导致部分被分析物含量发生明显变化,因此在标本采集后根据要求及时进行处理:①由于血细胞的酵解作用,葡萄糖以每小时 6% 左右的速率降低,即使在较低温度下每小时也会降低 1.9% 左右,同时乳酸和丙酮酸升高;②由于红细胞膜通透性增加和溶血加重,红细胞内化学成分发生转移和释放,血清无机磷、钾、铁、乳酸脱氢酶、天门冬氨酸氨基转移酶、肌酸激酶等升高;③由于酯酶作用,胆固醇酯被分解而减少,游离脂肪酸增加;④酸性磷酸酶测定血标本室温放置 1~2 小时测定活性降低 50% 左右;⑤RNA 检测标本需尽快分离血清或血浆,冷冻保存,防止 RNA 降解。

(3) 其他需要注意的问题:①促凝标本采集后 5~15 分钟、有血清析出时即可离心;②抗凝标本采血后立即离心;③非抗凝(无促凝剂)标本采血 30~60 分钟后离心;④抗凝全血标本(外周血染色体、微量元素检测等)不需要离心;⑤标本如不能及时送检应严格按规定的贮存条件暂存,可分为室温(18~25℃)放置、冷藏(2~8℃)放置、冷冻(−20℃)放置。

第二节　病理检查前的标本管理

一、标本采集

（一）组织活检标本采集方法

1. 取标本宜用锋利器械,切忌撕拉及用齿钳夹持组织,以免组织变形,影响诊断。

2. 病变的活体组织检查,采取组织部位要准确,如肿瘤组织的活检宜在肿瘤与正常组织交界处采取,勿取坏死组织,否则难以诊断。较大肿瘤中央区域常常坏死,做穿刺时应避开坏死区域。

3. 送检组织不宜太小或过少,手术标本应全部送检,以便做全面检查及诊断。

4. 避免乱切标本影响大体检查及取材,如因临床需要或标本太大需剖开固定时,需按正确的剖检方法剖开标本。

5. 对于病理诊断来说,病变组织越多,诊断成功率越高。因此,临床医师在切取组织时,在患者状况允许的情况下尽量多取组织。

6. 取材动作应轻柔,尽量避免挤压组织。

7. 标本容器要求洁净,口径不宜太小,否则取材时标本难以拿出。

8. 肿瘤切除标本应标记标本的方位,并在病理申请单中记录清楚,以便发报告时报告各切缘情况。建议对下述标本进行方位标记。

（1）对于恶性肿瘤带皮肤的标本，应在标本上下左右切缘用不同长度的缝线标记。

（2）大标本多部位取材应详细并准确标明取材部位，组织分袋包装，并在标本袋上写清楚标本部位。

（3）宫颈环切（Leep 术）标本在 12 点方向处用缝线标记。

（4）肾切除标本分别用长度明显不同的缝线标记输尿管与肾血管切缘。

（5）子宫次全切标本可在子宫前壁用缝线标记。

（6）其他部位肿瘤以方便病理医师识别切缘为原则进行标记。

（二）细胞学标本采集方法

1. 宫颈刮片标本采集

（1）检查前 48 小时禁止性生活，避免阴道冲洗及上药，避免月经期。

（2）充分暴露宫颈，以宫颈外口为圆心，在宫颈外口鳞柱上皮交界处和宫颈管内，用特制刮板或宫颈刷轻轻刮取或刷取 1~2 圈。

（3）阴道不规则流血者，用无菌棉棒轻轻拭净出血再取样。

（4）将刮下细胞立即一次涂在干净玻片上，顺着同一方向，轻轻均匀推平于玻片的右侧 2/3，切忌来回涂抹。

（5）在玻片磨砂端清楚写上患者姓名 / 编号，立即将玻片置于 95% 乙醇中固定至少 15 分钟。

（6）从 95% 乙醇中取出玻片晾干，根据玻片的多少或与病理实验室的约定，将玻片按顺序放于自封袋或玻片盒内。

2. 液基超薄细胞学检查（TCT）标本采集

（1）患者准备：检查前 48 小时禁止性生活，避免阴道冲洗及上药，避免月经期。

（2）取样：取材应在直接观察下进行，取膀胱截石位，用窥器打开阴道暴露宫颈后，将专用刷子平行插入子宫颈内，直到刷子最下面的刷毛暴露在子宫颈外为止。用手轻轻固定，避免刷子滑出，然后将宫颈刷向同一方向转 5~10 圈，使用恰当的力度保证取到较多的细胞。阴道不规则流血者，用无菌棉棒轻轻拭净出血，再取样。白带过多者，用无菌棉棒轻轻拭净黏液，再取样。明显肉眼病变（癌）建议直接活检。

（3）漂洗：上下反复将扫帚状取样器推入保存液瓶底，使毛刷全部散开，共 10 次，最后在溶液中快速地转动扫帚状取样器以进一步将细胞标本漂洗下来，刷头可留在瓶中。

（4）拧紧：拧紧瓶盖，使瓶盖上的扭矩标志越过瓶上的扭矩标志线为止。在瓶身上写上患者姓名、贴上条形码，填写申请单，标本送检。

（5）注意事项

1）宫颈糜烂患者应注意若取材前出血，应先止血，保证取样刷取材位置正确，稍用一定力量，快速旋转 1~2 圈，完成取材。

2）宫颈刷旋转取样时不要太用力或转得过多以免出血冲淡细胞，需注意刷子必须同一方向旋转，不能来回转动。

3）宫颈萎缩或治疗后宫颈颈管取材困难时，可改用小刮板、塑料毛刷及一次性使用的宫颈、颈管涂擦器取材。

4）既往史：接受过子宫切除术患者由于没有了宫颈，取材应选择阴道残端刮取脱落细胞送检。

5）详细填写申请单中的各项内容，特别是月经情况，用药史及妇科治疗情况以便正确诊断，如有特殊情况及要求请写明，以便正确诊断。

6）近期进行过宫颈检查工作（TCT、宫颈活检）的人员需要间隔 3~6 个月才适合再取样。

3. 胸、腹腔积液标本采集（胸膜腔液脱落细胞标本的采集）　血性胸、腹腔积液用肝素抗凝，标本采集液体量尽量多（100mL 以上为宜），盛装于防漏的容器内，于容器标签上标明患者的全名、性别、年龄、标本名称及种类;并及时制片。

4. 痰标本采集方法

(1) 送检清晨第 1 口痰,但不局限于第 1 口痰,血痰为好,深咳出的痰,而不是唾液。

(2) 支气管镜检查后送检第 1 口痰(因为第 1 口痰阳性率较高)。

(3) 放在密封的容器内及时送检,防止标本干涸,最少应连续送检 3 天。

5. 尿液标本采集方法

(1) 送检早晨第一次尿的中段尿,送检前患者可适当运动,血尿可随时送检。

(2) 将一次所排尿液应全部送检,标本量多些可提高检出率。

(3) 膀胱镜检查后第 1 次尿阳性率较高,应送检。

(4) 标本采集后盛放在专用容器中,至少连续送检 3 天。

6. 脑脊液标本采集方法　患者应先禁食,由医师以无菌操作在患者第 3 和第 4 腰椎间隙或稍低处穿刺取得,小儿则于第 4 和第 5 腰椎间隙穿刺。采集后立即涂片,注意涂片面积较小为好,以便细胞相对集中便于观察,不易漏诊,尽量使用涂有多聚赖氨酸的玻片或硅化玻片。

7. 乳头分泌物脱落细胞的采集

(1) 乳腺可触及肿块伴有溢液者,可用手指轻轻地按摩和挤压,使溢液溢出,并及时用玻片承接。

(2) 乳腺无肿块发生的乳头溢液者,可用手指从乳晕周围朝乳头方向轻轻按摩和挤压并及时承接。

(3) 若乳头表面有黄绿色黏稠分泌物,先用消毒棉签将分泌物擦去,继续从乳晕至乳头按摩挤压促使溢液流出。

(4) 若乳头表面有结痂伴有溢液者,乳头表面因有结痂而妨碍溢液流出,此时应先将结痂剥去后再按摩挤压乳头乳晕,促使溢液流出。

8. 口腔黏膜脱落细胞的采集

(1) 成年患者漱口清洁,婴儿或儿童则用蘸有生理盐水的消毒棉签擦拭黏膜。

(2) 用消毒的刮板(细胞刷)在病变表面轻刮,成人可重复数次。

(3) 将刮取物涂片,立即放入 95% 乙醇固定。

9. 各种内镜直视下细胞采集

(1) 通过各种内镜(胃镜、十二指肠镜、胆道镜等),插入细胞刷至病灶处,在直视下转动细胞刷对病变部位进行刷拭,尽可能使刷头各个面均能接触到病变部位。

(2) 将细胞刷轻轻取出,在载玻片上涂片,再立即将涂片固定于 95% 乙醇中。

(3) 也可将细胞刷漂洗于液基薄层细胞保存液或生理盐水中,行液基薄层细胞处理仪或离心涂片。

10. 细胞学标本采集注意事项

(1) 所采集标本必须新鲜,并有足够的数量。

(2) 盛放的容器及制作涂片的玻片必须清洁。

(3) 详细准确填写细胞学申请单,并贴上与玻片相对应的唯一性条形码。

(4) 宫颈 TCT 检查标本采集时,避免月经期取样,并要求 24 小时内禁止盆浴、性生活及近期阴道上药。

(5) 有传染可能的标本,如结核性胸、腹腔积液,以及肺结核患者的支气管纤维镜灌洗液等,请在申请单上注明,以引起检查者的重视。

二、标本处理

(一) 病理组织标本的固定

1. 病理组织标本应完整送检,尽量不要将同一份标本分开,不要任意将标本切开,如需要将标本切开,应按同一方向将其切开。

2. 除特殊说明外,取下的标本需立即放在 10% 中性福尔马林内固定,骨髓活检、睾丸活检标本用 Bouin 液固定。

3. 固定液与标本体积比应为 10∶1,较大标本不能满足上述条件的至少应保证组织能完全浸泡在固定液中。

4. 标本应尽可能用统一配送的标本瓶及标本袋,标本瓶口应足够大,保证取、放标本自如。

5. 标本容器上应清楚标记患者姓名及标本类型、部位、组织块数量等信息。

6. 较小病灶应加以标识,较小组织如胃黏膜活检、支气管镜活检等应平铺于小滤纸片上固定送检。

（二）细胞学标本处理

1. 涂片操作时动作轻巧,以免损伤细胞,涂片要厚薄适宜,细胞成分涂在玻片右侧 2/3 范围内。

2. 涂片应立即固定于 95% 乙醇内,至少 15 分钟,固定后取出晾干,在左侧 1/3 处贴条形码。

3. 送检时将玻片分隔,涂有细胞面向内,避免摩擦。

（三）液基薄层细胞学检查（TCT）处理

使用专用的取样器和标本保存液,取样后上下反复将扫帚状取样器推入保存液瓶底,使毛刷全部散开,共 10 次,最后在溶液中快速地转动扫帚状取样器以进一步将细胞标本漂洗下来,刷头可留在瓶中。

（四）胸腹腔积液标本（浆膜腔液脱落细胞标本）处理

取样后盛装于防漏的容器内,于容器标签上标明患者的全名、性别、年龄、标本名称及种类,若不能马上送检则宜放入冰箱 2~8℃冷藏或加细胞保存剂。浆膜腔冲洗液若立即送检不需加细胞保存剂,若不能立即送检则加入等量 50% 乙醇或其他保存剂,且应在申请单上注明所加的保存剂种类。

（五）痰标本处理

标本放在密封的容器内送检,以防标本干涸。及时送检,及时制片并且涂片要薄而均匀,涂片完毕后立即固定,避免细胞退化变性。

（六）尿液标本处理

标本采集后盛放在专用尿杯中,应及时送检,及时制片,避免细胞退化变性。若不能及时固定,用 1∶1 等量的 50% 乙醇或 10% 中性福尔马林固定。

（七）脑脊液标本

取样后立即涂片,注意涂片面积较小为好,以便细胞相对集中便于观察,不易漏诊,尽量使用涂有多聚赖氨酸的玻片或硅化玻片。

第三节　标本的接收、运送和交接

一、标本接收

（一）物流人员培训

区域临床检验与病理诊断中心质量管理部门要组织物流人员进行相关知识培训,评估物流人员的工作能力。培训内容包括:检查项目及标本要求、标本接收操作流程、标本识别和标本拒收流程、特殊项目标本的处理、标本包装、标本储存条件、标本运送及运送过程中突发事件的处理等。

（二）区域临床检验与病理诊断中心标本接收

1. 标本接收一般原则　培训合格的物流人员到各家合作医院上门接收标本,对标本来源、类型、检查项目、质量等内容进行检查,核对标本唯一性标志,确保申请单与容器标签上的信息一致。

2. 患者信息、样本信息及检查项目核对　标本上的患者姓名、申请单联号或自编号等要与申请单的相符。尤其是患者姓名要完全相同,有同音字、形近字的姓名,要请客户核对确认并更正。

(1) 普通检验申请单上内容应包括:送检医院名称、姓名、性别、年龄、送检医生、送检日期、标本类型(标本来源)、送检项目、临床诊断(适用时)、用药情况(适用时)、标本采集日期和时间(适用时)等,申请检验项目必须清晰明确。

(2) 骨髓检查申请单:病例摘要应填写全面,尤其是肝、脾、淋巴结、出血状况等与血液病相关的症状应填写清楚。血常规检验结果一定不能缺,骨髓采集部位也应填上,填写主治医生联系方式,如科室、联系电话等。

(3) 特殊检验项目:如药物浓度检验项目要求提供患者的用药时间和用药量;尿醛固酮、尿 17- 羟皮质激素、尿 17- 酮皮质激素、尿儿茶酚胺和 24 小时尿蛋白检验要求记录 24 小时总尿量;糖耐量试验、胰岛素释放试验、C 肽释放试验、生长激素释放试验等要求标注采样时间点等。

(4) 病理申请单:送检医院名称、姓名、性别、年龄、送检医生、送检日期、标本类型(标本来源)、切取部位、送检标本名称、临床所见、手术所见和临床诊断等。

3. **标本的质量核查**　物流人员应向合作医院相关人员了解标本处理和保存情况,并对标本数量和项目信息做好登记交接工作。此外还要对标本容器的完整性、标本量、标本的外观以及标本采集与送检时间的间隔进行检查和核实。

(1) 采样容器:检查和确认标本保存容器的适用性和完好性,并特别注意特殊取样器或专用保存液采样管的正确使用。

(2) 送检标本及送检量:标本送检物及标本的取量要能满足项目的检验需求。

(3) 保存条件:标本送检物满足项目需求。严格核查标本采集时间与实验室接收时间之间的间隔是否在标本稳定性范围内。

(4) 病理标本要仔细核对标本瓶中有无组织块,特别是活检小标本。

(5) 病理组织标本应放置在足量的固定液中,对固定液量不足的接收者应及时补充并在申请单中注明。

4. **标本的登记与核收**　核对和核查标本及相关的信息无误,由物流人员予以登记接收并粘贴条形码。完成后与医院标本委托负责人签字确认。

(1) 标本的登记内容:条码号、送检日期、患者姓名、性别、年龄、标本类型或标本来源(如分泌物、液基超薄细胞学、病理组织、细胞涂片等)、采样时间、送检项目等。如为多份标本应分装于多个容器送检,并分别详细标明。

(2) 登记要求:物流人员逐一登记送检的每一例标本,记录要清晰、工整、真实,与原始申请单内容相符,特殊情况须进行说明,如一张申请单两份标本等。

(3) 如果同一张申请单上有多个送检项目或多个送检项目只有一份标本,且各项目送检标本对储存温度的要求不同,物流人员需要现场拆分申请单或将标本分成相应等份后,申请单与标本一一对应后进行接收登记并按要求储存。

(4) 同一例病理标本有多个部位组织应分别装容器或有对组织的识别标识,同时在申请单和标本接收记录上注明标本份数。

(5) 会诊病例需送检全部切片,如制片质量差、需做免疫组化或其他特殊检测者,须同时提供相应蜡块。

(6) 批量体检刮片按申请单顺序有序摆放在玻片盒内。

5. **标本拒收处理**

(1) 检验标本不合格常见原因:①检验标本送检的是空容器无标本;②标本的包装容器不适当;③标本的运送温度不符合要求;④标本发生泄漏;⑤标本放置时间过长;⑥标本标识不全或不清,标本条码与其他标本重复或无效;⑦标本量过多或过少;⑧采血容器错误;⑨溶血或脂血标本;⑩抗凝血中有凝块;⑪细菌培养的标本被污染;⑫采样时间错误。

（2）病理标本不合格常见原因：①患者信息不全或错误的；②申请单内容与标本不符或不一致；③标本容器内无固定液、固定不佳导致标本自溶、腐败、干涸的情况；④不完整手术标本（部分标本）；⑤标本过小不能或难以制片的；⑥标本名称或数量与病理申请单中所提供的不一致，或标本其他特点（如体积、形态等）与送检单中的明显不符；⑦其他可能影响检查可行性或结果准确性的。

（3）对于不符合要求的标本根据标本拒收标准进行拒收，并与标本负责人员做好交接并做好拒收相关记录。对于病理标本，如果发现标本不一致要及时联系送检医生，在取得联系前不宜进行拒检。

（4）对于部分不易获得的标本，虽符合拒收规定，考虑到实际情况，应与标本采集者和（或）临床医生沟通后按让步检验标本处理程序进行标本接收检测，但在报告单中应注明标本存在的问题及对结果可能造成的影响。也可等待医院申请医师或原始标本采集者提供适当的信息后，再发布结果。

（5）区域临床检验与病理中心要定期统计与整理不合格标本拒收情况，加强相关人员的沟通与技术指导，不断提高标本质量。

二、标本运送

区域临床检验与病理诊断中心合作医院的委托标本由物流人员按要求冷链运送（常温保存标本除外），应保证标本运送时间和运送环境不影响检验结果质量。

（一）标本的包装

标本包装及运送应遵循 WS233—2017《病原微生物实验室生物安全通用准则》的规定：①应保证标本待测物质不受包装影响；②应保证包装在运送过程中能经受住震动、压力改变，以防标本泄漏导致生物污染。

1. 已接收的所有标本统一使用印有生物危害标识的可以密封的塑料标本袋进行包装。标本袋根据标本对储存温度要求的不同分为常温、冷藏、冷冻 3 种。

2. 按照"标本独立隔离、标本与申请单分开"的原则，每例标本独立使用标本袋包装。标本管贴上条形码密闭后放入有密封口的一层，申请单根据大小的不同折叠成标本袋的大小放入折叠层中，折叠申请单过程中要求尽量将送检医院或患者名字一面朝向外。

3. 出现多个标本仅有一张申请单或一个标本有多张申请单的，在现场拆分申请单或标本后，将申请单与相应标本一一对应。

4. 包装好的所有标本按标本储存的要求分类存放于标本专用运输箱内，标本专用运输箱体表面必须粘贴生物危害标识，以显示被运物质的性质。

5. 传染性标本的运送需要 3 层包装。①内层容器应防水、防漏，并贴上指示内容物的适当标签；内层容器外面要包裹足量的吸收性材料，以便内层容器打破或泄漏时，能吸收溢出的所有液体。②第二层包装用来包裹并保护内层容器，如使用防水、防漏的可封口的聚苯乙烯塑料袋。③外层包装用来保护第二层包装在运输过程中免受物理性损坏。

（二）标本运送

1. 安全要求　标本的运送应遵守国家和地方相关法规，注意容器的密封性，确保对运送者、公众和实验室的安全。标本容器必须加塞、管口向上、垂直放置，防止标本蒸发、污染、泄漏等，防止标本容器的破损，防止标本唯一性标识的丢失和混淆，使用专用的标本运输箱，在标本运输箱表面标明生物安全标识。对于高致病性病原体标本，应按《病原微生物实验室生物安全管理条例》的相关要求运送，由不少于 2 人的专人护送，并制定相应防护措施，确保所运输的高致病性病原体标本的安全，严防发生被盗、被抢、丢失和泄漏事件。若运输可感染人类的高致病性病原微生物菌（毒）种或标本，例如运输 HIV 筛查抗体待复检标本，需在当地卫生计生委办理准运证书。

2. 专人专车运送　区域临床检验与病理诊断中心标本接收与运送由经过培训并考核合格物流

人员负责,使用专用的标本运送车,标本运送途中尽量减少颠簸,防止标本泄漏、溶血和污染,保证运送过程中标本的完整性和安全性。运送时间应适合于申请检验的性质和实验室专业特点,保证运送的及时性。

3. 温度要求　将包装好的标本放入专用运输箱内冷链运输(常温标本除外),使用指定的保存剂,确保标本保存在所需的温度范围内。在运送中全程监测温度变化,如果温度超出控制范围,及时采取应急措施,并对标本质量进行评估,确保检验前标本贮存温度始终满足检测质量的要求。

(三) 运送中感染性物质泄漏处理

标本运送过程中对于所有感染性物质泄漏,可采用以下清除程序:①如果可能有气溶胶形成,在开始去污染之前,保持密闭状态30分钟,以保证气溶胶充分沉降;②处理人员在处理前佩戴手套、口罩、帽子、眼罩等个人防护用品;③用布或纸巾覆盖并吸收溢出物,将大部分漏出液体吸尽,在吸附完液体后将所有被污染的材料置于生物危害垃圾容器中;④用布或纸巾覆盖污染区域,向布或纸巾上倾倒2 000~3 000mg/L的含氯消毒液,使用消毒剂时,从溢出区域的外围开始,朝向中心进行处理;⑤经过约30分钟后,清除这些物质,如果现场有碎玻璃或其他锐器,则用簸箕或硬质纸板收集并将其存放于利器盒内以待处理;⑥对溢出区进行清洁和消毒,如有必要,重复以上步骤,将受污染的材料置于防漏、防刺穿的废弃物处理容器内;⑦经有效地消毒后,向相关部门报告泄漏事件。

三、标本交接

(一) 物流人员与前处理人员标本交接

前处理标本接收员要与物流人员一起对运回区域临床检验与病理诊断中心的标本专用箱进行交接,核查运输过程的温度控制,检查标本包装、标本的唯一性标识及外观(标本性状)是否完好,核对标本数量,再次验收标本的符合性,检查检验申请单和标本数量是否一致,验收合格后双方确认签字,并注明标本接收至区域临床检验与病理诊断中心的时间。对于前处理接收的标本,应尽快与实验室检测部门进行交接送检。

(二) 标本接收操作安全

操作过程中,对于所有接触到的物品和标本,都应视为具有潜在的生物危害,所有操作均应遵循生物安全要求。所有操作人员在上岗前必须经过相关安全培训,通过考核并取得授权。

四、注意事项

(一) 检测前标本的处理

标本在物流人员运送前应进行相应的处理,尽快将血清/血浆与血细胞进行物理分隔,对特殊标本及时按要求进行预处理。标本采集、接收、运送等任何环节的操作都要保证标本在流转到下一环节前唯一性标识的完整性和有效性,并能被有效读取和验证其来源。流程中的每个环节都应进行相应记录,确保存在问题时能追查到所有的流程环节。

(二) 标本储存

区域临床检验与病理诊断中心收到标本后应按规定的周期进行检测,并按不同待测物质的稳定性要求进行管理,对于不能及时测定或特殊标本应根据要求进行妥善保存。标本管理员负责环境温湿度的监测和控制,保证储存标本的质量与安全。标本储存时应遵循以下原则。

1. 标本应储存在避光、封闭的容器中,保持竖直存放状态,避免蒸发和溶血的发生。

2. 一般情况下,标本储存温度越低,可储存时间越长。但对于有些检验指标,标本不能冷冻,如进行血液形态学检验的EDTA抗凝血,进行脂蛋白电泳的血清或血浆、测定低密度脂蛋白-胆固醇的血清或血浆等。

3. 标本冷冻再溶解后,应充分混匀,防止被检物质分布不均。一般情况下标本不可反复冻融。

(戎奇吉　许　励)

参 考 文 献

1. 府伟灵.中国临床实验室血液标本分析前标准共识［M］.北京:人民卫生出版社,2014.
2. 张秀明,李炜煊,陈桂山.临床检验标本采集手册［M］.北京:人民军医出版社,2011.

第二十一章

检验程序的选择、验证与确认

检验程序是为临床实验室进行医学检验过程或活动所规定的途径。不同的检验程序存在方法学性能差异、计量学水平差异，以及不同的适用范围。ISO 15189:2012 在"5.5 检验过程"中具体列出了"检验程序的选择、验证和确认"内容，对检验程序的应用提出了纲领性技术要求，以便为候选检验方法应用于临床提供可靠依据。

第一节 定量检验程序的选择、验证和确认

一、定量检验程序选择

(一) 概述

ISO 15189:2012 明确要求实验室应选择预期用途经过确认的检验程序，应记录检验过程中从事操作活动的人员。每一检验程序的规定要求(性能特征)应与该检验的预期用途相关。首选程序可以是体外诊断医疗器械使用说明中规定的程序，或公认的权威的教科书、经同行审议过的文章或杂志发表的程序，或国际公认标准或指南中的及国家、地区法规中规定的程序。

按以上原则，原国家卫生计生委医政医管局《全国临床检验操作规程》(第 5 版)中规定的检验程序和方法是临床实验室的优选程序。实际工作中，如果临床实验室选择使用原创或调整检验程序，即内部程序，应在确认证明符合预期用途基础上，将检验程序按规定方法建立文件档案，通常称为标准操作程序(SOP)。

(二) 候选定量检验程序的评价

检验程序的选择和评价需要根据实验室的实际条件，以充分保证检验质量、满足临床需求为目的。在实验室应用新的检测程序对原有的检验程序进行替换时，为使检验结果符合临床要求，实验室首先要对方法进行科学、严谨、系统的性能评价，或对供应商提供的技术性能指标进行验证，确认候选检验程序是否具有足够的可靠性。

1. 性能评价标准的选择及作用　在使用候选检验程序前，应遵照 ISO 15189:2012 对检验性能进行科学、严谨、客观评价。性能评价方法一般选用国家标准、行业标准、国际和区域标准、地方标准、企业标准等，并确保所用标准为最新有效版本。

经历近几十年的发展，在借鉴、研究和实践的基础上，我国已经发布实施卫生行业标准 1045 项，其中临床检验标准 80 项。推动了临床实验室的标准化建设，为推进区域医疗资源共享奠定了基础。以下两个典型案例，说明我国行业标准在质量规范中的作用和意义。

(1) 国家卫生行业标准 WS/T 403—2012《临床生物化学检验常规项目分析质量指标》，本标准适用于临床实验室室间质量评价、仪器/试剂厂商的临床检验内部质量控制评价等。

不同检验项目分析质量水平不同，目前，根据生物学变异设定的分析质量指标分为优、中、低 3 个级别(表 21-1)。临床生物化学检验常规项目分析质量指标及与美国指标比较见表 21-2。

表 21-1　根据生物学变异设定的分析质量指标

等级	变异系数（CV）	偏倚（B）	总误差（TE）
优	$<0.25CV_I$	$<0.125(CV_I^2+CV_G^2)^{0.5}$	$<1.65\times0.25CV_I+0.125(CV_I^2+CV_G^2)^{0.5}$
中	$<0.5CV_I$	$<0.25(CV_I^2+CV_G^2)^{0.5}$	$<1.65\times0.5CV_I+0.25(CV_I^2+CV_G^2)^{0.5}$
低	$<0.75CV_I$	$<0.375(CV_I^2+CV_G^2)^{0.5}$	$<1.65\times0.75CV_I+0.375(CV_I^2+CV_G^2)^{0.5}$

注：个体内生物学变异（CV_I），个体间生物学变异（CV_G）；生物学变异主要采用国际数据，部分数据参考国内近年成果

表 21-2　临床生物化学检验常规项目分析质量指标及与美国比较

检验项目	中国				美国 TE	
	$CV(\%)$	$B(\%)$	$TE(\%)$	指标等级	a_1	a_2
丙氨酸氨基转移酶	6.0	6.0	16.0	优	±20%	
天门冬氨酸氨基转移酶	6.0	5.0	15.0	中	±20%	
γ-谷氨酰基转移酶	3.5	5.5	11.0	优	±20%	
碱性磷酸酶	5.0	10.0	18.0	低	±30%	
肌酸激酶	5.5	5.5	15.0	优	±30%	
淀粉酶	4.5	7.5	15.0	中	±30%	
乳酸脱氢酶	4.0	4.0	11.0	中	±20%	
总蛋白	2.0	2.0	5.0	低	±10%	
白蛋白	2.5	2.0	6.0	低	±10%	
总胆红素	6.0	5.0	15.0	优	±20%	±6.84mmol/L
血糖	3.0	2.0	7.0	中	±10%	±0.33mmol/L
肌酐	4.0	5.5	12.0	低	±15%	±26.5μmmol/L
尿酸	4.5	4.5	12.0	中	±17%	
尿素	3.0	3.0	8.0	优	±9%	±0.71mmol/L
总胆固醇	3.0	4.0	9.0	中	±10%	
甘油三酯	5.0	5.0	14.0	优	±25%	
氯离子	1.5	1.5	4.0	低于低等	±5%	
钠离子	1.5	1.5	4.0	低于低等		±4mmol/L
钾离子	2.5	2.0	6.0	中		±0.5mmol/L
钙离子	2.0	2.0	5.0	低于低等		±0.25mmol/L
镁离子	5.5	5.5	15.0	低于低等	±25%	
铁离子	6.5	4.5	15.0	优	±20%	
磷酸根离子	4.0	3.0	10.0	中	±10.7%	±0.097mmol/L

注：1. CV 为允许 CV，B 为允许偏移，TE 为允许总误差
2. 美国 TE 中，如项目列有 2 个 TE 标准，取较大值

（2）国家卫生行业标准 WS/T 407—2012《医疗机构内定量检验结果的可比性验证指南》指出，同一医疗机构内，使用多个检测系统同时进行临床检验的项目时，应根据该标准进行可比性验证。以"实验室两台生化仪谷氨酸氨基转移酶检测结果的可比性验证"为例，简要介绍该验证程序。

首先应评定检验结果的不精密度（表 21-3）。以 $m_{总}\times(1\pm20\%)$ 作为标本浓度的选择范围，确定比对样品浓度。根据 WS/T 407—2012 "6.7"确定比对检验的结果可接受标准，鉴于缺少文献及临床

医生的相关建议，ALT的个体内生物学变异(CV_I)18.0%，实验室将CV_I的1/3即6%作为分析质量要求。通过规范性附录(表21-4)确定每份标本的重复检测次数；样本1的CV合并值为2.39位于2%~3%间，分析质量要求为6%，位于重复3次的区间内(4.53%~6.80%)，确定重复检测3次。数据分析结果见表21-5，两个浓度标本的比对偏差小于分析质量要求，故认为A、B生化分析仪检测ALT的结果可比性是可接受的。

表21-3 两台生化仪谷氨酸氨基转移酶检测结果的不精密度

分析仪器	质控品浓度水平1		质控品浓度水平2	
	均值(U/L)	CV(%)	均值(U/L)	CV(%)
A	48.7	2.35	124.2	2.14
B	46.5	2.43	117.4	2.06
总结果	$m_{总}=47.6$	$CV_{合并}=2.39$	$m_{总}=120.8$	$CV_{合并}=2.10$

表21-4 确定比对物质重复检测次数的临界值表(部分)

检测系统数量	检测次数	$CV_{合并}$			
		1%	2%	3%	4%
2	2	4.30	8.60	12.90	17.20
2	3	2.67	4.53	6.80	9.07
2	4	1.73	3.46	5.19	6.92
2	5	1.46	2.92	4.38	5.83

表21-5 两台生化仪谷氨酸氨基转移酶检测结果分析

统计结果	样本1	样本2	统计结果	样本1	样本2
总均值	45.5U/L	124.9U/L	分析质量要求	6%	6%
极差	1.2U/L	2.4U/L	结论	通过	通过
比对偏差	2.64%	1.92%			

2. 评价分析方法的内容 检测系统的性能评价是临床检验质量管理的重要内容，选择性能良好的检测系统或方法是保证患者检验结果可靠性的前提。新方法和程序的选择与评价要从临床实际出发，依据临床需要和实验特点，结合实验条件和检测要求确定最适宜的方法。分析性能评价伊始，组织专家对新方法和程序评价工作的试验方案进行论证，评估工作的技术路线是否严谨、可行；确认评价工作的预期质量目标是否科学和可及；确定评价工作所确定的标本量能否满足对候选方法性能指标评价的要求；确定评价工作所包含的统计分析方法是否应用得当，是否可以正确地估算各种误差；确定评价工作对候选方法/程序是否可用数据证明其分析性能能够满足预期的质量要求。

3. 候选方法的可接受性 明确候选方法/程序的工作原理和所用仪器、试剂的来源和品质，以及标本采集和运输、工作流程和操作、结果的保存和输出、各种参数和标准值等。综合考虑候选方法/程序的性能、效能指标，以及成本及临床应用价值。任何一项指标大于允许误差，该候选方法/程序都不能接受。

二、定量检验程序验证

ISO 15189:2012验证是指提供客观证据对规定要求已得到满足的认定。"5.5.1.2检验程序验证"中规定未经修改而使用的已确认的检验程序在常规使用前，应经过实验室的独立验证。实验室应从制造商或方法开发者处获得相关信息,以确定检验程序的性能特征。实验室进行的独立验证,应通过获取客观的证据(以性能特征形式)证实检验程序的性能与其声明相符。验证过程证实的检验程序的性能指标,应与检验结果的预期用途相关。需要指出的是,这里强调了实验室的"独立"验证,而不是由厂家验证。

美国 CLIA′88 明确提出,对于定量分析性能验证来说,实验室只需对主要性能指标(精密度、正确度和测量区间)进行验证。CNAS-CL38《医学实验室质量和能力认可准则在临床化学检验领域的应用说明》的要求基本与此一致。

(一) 精密度验证

精密度性能是检测系统的基本分析性能之一,也是其他方法学评价的基础,精密度差,其他性能评价实验则无法进行。因实验室对样品的报告往往依据单次测量结果,此时精密度性能更是至关重要。

1. 试剂与校准物 在精密度评价的试验全过程中要使用同一批号的试剂和校准物,以控制不同批号的试剂或校准物可能存在的批间变异所带来的混杂影响。

2. 实验样品 样品可以是厂家生产的质控品或校准品,也可以是自制样品;用于精密度评价的样品需要有很好的稳定性和均匀性。通常选用稳定的、血清基质的质控物。推荐使用 2 个或以上浓度,选择样品浓度时应尽可能与厂商精密度评价时使用的标本浓度一致,或选用接近"医学决定水平"处的浓度。如血糖测量,可以分别取 7.0mmol/L 和 4.0mmol/L 浓度进行精密度试验,该浓度可分别用于糖尿病和低血糖的诊断。

3. 评价实验过程 精密度评价实验要在操作者完全熟悉实验过程和评价方案后进行。连续 5 天,每天检验 1 个分析批次,包括 2 个浓度水平分别对每个浓度水平的样品重复测量 3 次。

精密度评价实验中应进行常规的质控程序,根据厂商说明书规定的方法进行校准,每批测量中至少使用 1 个适当浓度的质控样品。如果出现失控数据,则应剔除该批次数据,查找原因并纠正后另加一个批次的测量。数据剔除量应控制在总数据量的 5% 以内。

4. 数据分析

(1) 重复标准差(S_r)计算:

$$S_r = \sqrt{\dfrac{\sum\limits_{i}^{D} sd_{runi}^{2}}{D}} \qquad 公式(21\text{-}1)$$

式中:D: 测量天(批)数,sd_{runi}:每批测量重复标准差。

重复自由度(ν)计算:

$$\nu = D \times (n-1) \qquad 公式(21\text{-}2)$$

式中:D: 测量天(批)数,n:每批重复测量次数。

(2) 期间标准差(S_l)计算:

总均值($\overline{\overline{X}}$)计算:

$$\overline{\overline{X}} = \dfrac{\sum\limits_{d=1}^{D} \overline{X}_d}{D} \qquad 公式(21\text{-}3)$$

式中:$\overline{X}_d$:每批测量结果均值。

批间方差(s_b^2)计算:

$$s_b^2 = \dfrac{\sum\limits_{d=1}^{D} (\overline{x}_d - \overline{\overline{x}})^2}{D-1} \qquad 公式(21\text{-}4)$$

期间标准差(s_l)计算:

$$s_t = \sqrt{\frac{n-1}{n} \times s_r^2 + s_b^2}$$ 公式(21-5)

式中:n:每批重复测量次数。

期间自由度(T)计算:

$$T = \frac{\left[(n-1)s_r^2 + (n \times s_b^2)\right]^2}{\left(\frac{n-1}{D}\right)S_r^4 + \left(\frac{n^2(s_b^2)^2}{D-1}\right)}$$ 公式(21-6)

5. 结果判读

(1) 重复精密度:如果厂家声称的精密度为变异系数CV_r,应先将其转换为标准差σ_r,见公式(21-7)。

$$\sigma_r = CV_r \times \overline{X}$$ 公式(21-7)

式中:CV_r:厂商声称的重复变异系数;$\overline{X}$:厂商测量结果总均值。

验证值(V_r)计算见公式(21-8)。

$$V_r = \frac{\sigma_r \times \sqrt{C}}{\sqrt{\nu}}$$ 公式(21-8)

式中:C:χ^2分布时所决定的百分点;ν:重复自由度。

判读标准:①如果重复标准差(S_r)≤厂商声称值(σ_r)或验证值(V_r),则验证厂商声称的重复精密度可靠。②如果重复标准差(S_r)>厂商声称值(σ_r),则需要将S_r与验证值(V_r)比较,如$S_r<V_r$,说明该差异无统计学意义,表明厂商声称的重复精密度可靠。如果$S_r \approx V_r$,应在相同条件下增加至少2个批次测量,将所得数据与之前的数据合并计算,以减小数据的离散性,增加结果的可靠程度。③如果重复标准差(S_r)>验证值(V_r),表明厂商声称的重复精密度未能通过临床实验室验证,应与厂商联系并取得帮助。

(2) 期间精密度:如果厂家声称的精密度为变异系数CV_l,应先将其转换为标准差σ_l,见公式(21-9)。

$$\sigma_l = CV_l \times \overline{x}$$ 公式(21-9)

式中:CV_l:厂商声称的期间变异系数;$\overline{x}$:厂商测量结果总均值。

验证值(V_l)计算见公式(21-10)

$$V_l = \frac{\sigma_l \times \sqrt{C}}{\sqrt{T}}$$ 公式(21-10)

式中:C:χ^2分布时所决定的百分点;T:期间自由度。

判读标准:①如果期间标准差(S_l)≤厂商声称值(σ_l)或验证值(V_l),则验证厂商声称的期间精密度可靠。②如果期间标准差(S_l)>厂商声称值(σ_l),则需要将S_l与验证值(V_l)比较,如$S_l<V_l$,说明该差异无统计学意义,表明厂商声称值可靠。如果$S_l \approx V_l$,应在相同条件下增加至少2个批次测量,将所得数据与之前的数据合并计算,以减小数据的离散性,增加结果的可靠程度。如果期间标准差(S_l)>验证值(V_l),表明厂商声称的期间精密度未能通过临床实验室验证,应与厂商联系并取得帮助。

(二) 正确度验证

正确度性能是检测系统或方法重要的分析性能之一,是分析测量范围、灵敏度及生物参考区间等评价实验的基础。正确度的大小通常用"偏移"表达,是对系统误差的衡量。按照CLSI EP15和WS/T 420—2013文件定量检测正确度的验证方案有两种方法,即使用患者标本和使用参考物质。

1. 用患者标本与其他检验方法/程序进行正确度验证

(1) 验证方法常见的几种情况

1) 如果实验室只是要验证厂家声称的正确度,并以厂家声称的正确度作为验证的基础,最好选择与该厂家具有可比性的检验方法或试剂盒,且被大多数用户认可。

2) 如果在临床实验室检测工作中,只是更新试剂盒,则应与现在使用的试剂盒进行比较。

3) 如果是将试剂盒应用到其他仪器,应重新验证。

（2）实验样本准备与使用

1）来源：按操作规程采集、处理新鲜患者标本，每个标本应有足够量以备两种方法作双份测定。如果从一位患者得不到所需量，可以将二位病史相同、被测物浓度大致相近的患者标本混合使用。

2）保存：尽可能避免贮存标本；样本必须保存时，实验室应根据项目特点规定贮存。冷冻样品要避免反复冻融，融化后应充分混匀后再测量。

3）样本数量：依 WS/T 420—2013 取 20 份患者标本，其浓度应均匀分布在试剂盒/检验方法的测量区间，同时避免使用已知对实验有干扰的标本。

（3）评价实验过程：实验前根据厂家说明书规定进行校准，测量宜在样本采集当日进行，也可在 3~5 天内完成 20 个标本的检测工作；有观点认为后者因工作时间周期相对长，而增加了包含更多系统误差的可能性，结果可能更有说服力。实验过程中，每个标本测量一次，不能重复多次测量。

（4）数据分析

1）每个样本测量结果在两个方法间的绝对偏移（b_i）计算：

$$b_i = R_i - R_c \qquad \text{公式（21-11）}$$

式中：R_i：实验方法结果；R_c：比较方法结果。

2）每个样本测量结果在两个方法间的相对偏移（b_{irel}）计算：

$$b_{irel} = \frac{R_i - R_c}{R_c} \times 100\% \qquad \text{公式（21-12）}$$

3）两个方法间的平均绝对偏移（$\bar{b}$）计算：

$$\bar{b} = \frac{\sum\limits_{i=1}^{n} b_i}{n} \qquad \text{公式（21-13）}$$

式中：n：样本数量。

4）两个方法间的平均相对偏移（$\bar{b}_{rel}$）计算：

$$\bar{b}_{rel} = \frac{\sum\limits_{i=1}^{n} b_{irel}}{n} \qquad \text{公式（21-14）}$$

5）绝对偏移标准差（$s_{\bar{b}}$）计算：

$$s_{\bar{b}} = \sqrt{\frac{\sum\limits_{i=1}^{n} (b_i - \bar{b})^2}{n-1}} \qquad \text{公式（21-15）}$$

6）相对偏移标准差（$s_{rel}(\bar{b})$）计算：

$$s_{rel}(\bar{b}) = \sqrt{\frac{\sum\limits_{i=1}^{n} (b_{irel} - \bar{b}_{rel})^2}{n-1}} \qquad \text{公式（21-16）}$$

7）绝对偏移验证区间（VI_i）计算：

$$VI_i = \beta \pm \frac{t_{\alpha/2,\nu} \times s_{\bar{b}}}{\sqrt{n}} \qquad \text{公式（21-17）}$$

式中：β：厂家声称偏移值；$t_{\alpha/2,\nu}$：α 为检验水准，$\alpha/2$ 表示双侧，$\nu=n-1$ 为自由度，查统计学相关教材 t 界值表可得 $t_{0.05/2,19}=2.539$。

8）相对偏倚验证区间（VI_{rel}）计算：

$$VI_{rel} = \beta \pm \frac{t_{\alpha/2,\nu} \times s_{rel}(\bar{b})}{\sqrt{n}} \qquad \text{公式（21-18）}$$

（5）结果判读：判读项为绝对偏移或相对偏移，判读标准如下：

1）如果计算值 $\overline{b}$（或 $\overline{b}_{rel}$）算数符号与厂家声称一致，且绝对值≤厂家声称，验证厂家声称值可靠。

2）如果计算值 $\overline{b}$（或 $\overline{b}_{rel}$）算数符号与厂家声称一致，但绝对值＞厂家声称值，需将偏移值与验证区间（verification interval, VI）比较，如在验证区间内，差异无统计学意义，认可厂家声称值。如两者数值很接近，可以增加 10~20 例样本，将所得数据与之前数据合并计算，以减小数据的离散性，增加结果的可靠程度。

3）如果计算值 $\overline{b}$（或 $\overline{b}_{rel}$）超出验证区间，表明厂家声称的正确度未能通过临床实验室验证，应与厂商联系并取得帮助。

2. 用参考物质进行正确度验证

（1）参考物质的来源

1）国际计量局（Bureau International des Poids et Mesures, BIPM）网站可查询到部分此类物质，网址为 http://www.bipm.org。

2）检验医学溯源联合委员会（Joint Committee on Traceability in Laboratory Medicine, JCTLM）公布的参考物质，网址为 http://www.bipm.org/en/committees/jc/jctlm。

3）全国标准物质管理委员会已经审批公布近百种有关临床检验的国家一级、二级标准物质。从其主页可查询到标准物质清单，网址为 http://naccrm.china-csm.org。另外，国家卫健委临床检验中心也提供部分参考物质，网址为 http://www.nccl.org.cn。

4）其他定值物质，鉴于该类物质存在不同的局限性，选用其作为验证正确度的标准物质用于不同室间质评时，结论要全面、具体，以增加对实践工作的指导意义。①大型能力比对或室间质评的标本，其定值常为实验室测量获得的大量数据的平均值，其往往局限于不同仪器设备和不同试剂；②同方法组的室间质评物质，以使用相同检测系统/相同检验方法/相同试剂盒为先决条件，按属性将不同的实验室归类为各自同方法组；③厂家提供的验证正确度的物质；④第三方提供的赋值物质。

（2）参考物质浓度及实验过程：按照说明书的要求准备参考物质，注意选择在所用试剂盒或检测方法精密度最佳浓度处进行实验。应该包含 2 个以上测量浓度，其中之一应在医学决定水平处。标本测量宜进行 5 个批次，不应少于 3 个批次，每个浓度标本单批测量 2 次。每个批次测量应分别进行校准。

（三）线性（测量范围）验证

线性是分析方法的一个特征，是描述分析方法在给定范围内得到与样品中被测物质浓度成比例关系结果的能力。为得到准确的试剂盒线性（测量范围）验证结果，实验人员应熟练掌握相关仪器操作、校准和维护，熟悉样品的准备方法。保证检测系统各环节在验证实验进行中尽可能处于标准化状态。验证实验条件尽可能与厂商一致，验证实验尽可能减少批次，最好同一批次完成全部实验工作。以上要求是为了有效减少系统误差至最低水平。

1. 标本选择　标本选择的基本原则是根据研究目的确定入选条件，以保证标本具有很好的同质性。选用与厂商做线性评价一致的标本，增加可比性；所用标本应排除说明书上指出的确定/可能干扰，如黄疸、溶血、脂血等。WS/T 420—2013 文件提供的标本类别如下。

（1）患者混合标本：患者混合标本是进行线性验证理想样本，为得到不同浓度水平的标本，应在测量区间的高低两端选择 2 个浓度的标本，按不同比例混匀得到不同稀释程度样品。

（2）患者标本添加分析物：如果验证实验中缺少高浓度患者标本，可以向患者标本中添加高浓度被测物质溶液制备。但操作中应尽可能减少溶液的添加量（＜10%），以减小对标本基质的不良影响，同时记录。

（3）用处理过的低浓度标本稀释患者混合高浓度标本：患者低浓度标本作为稀释液可避免基质效应，如果患者标本不能满足低浓度要求，可以用透析、热处理、层析等方法对患者标本进行处理。同时检测处理后的患者标本中分析物、基质的理化特性是否发生改变。

（4）用厂家推荐（提供）的稀释液稀释患者高浓度混合标本：某些厂家在评估线性时，使用特定的稀释液,如牛白蛋白溶液。标准化厂家应说明稀释液种类、来源方法;或提供产品,供验证实验使用。

(5) 商品质控品(校准品)和线性物质:某些厂家使用商品质控品(校准品)和线性物质作为决定"测量区间"的标本。

2. 实验标本的制备　在厂家声称的线性范围内使用 5~7 个浓度水平的标本,各浓度间近似等距,每个标本重复测定 2 次。选用的高值标本应高于线性上限 30%,低值标本应低于线性低限。使用患者混合标本做线性实验(X_1~X_5)时,准备如下。

X_1:低浓度患者混合标本

X_2:3 份 X_1 与 1 份 X_5 混匀

X_3:2 份 X_1 与 2 份 X_5 混匀

X_4:1 份 X_1 与 3 份 X_5 混匀

X_5:高浓度患者混合标本

3. 实验程序　全部线性评价实验和数据采集应在同一个工作日内完成,分析序列应为随机排列,每个浓度样品重复测定 2 次,如有可能重复测定 3~5 次。数据剔除量应小于总测量数据量 5%。

4. 数据分析及结果判定

(1) 线性回归:以稀释度为 x,每个稀释度的测量均值为 y,绘制线性回归图;线性回归图可以帮助初步鉴别数据离群值,也可以帮助判断数据是否存在线性趋势。拟合线性回归方程 $y=a+bx$,并计算相关系数(r)及 r^2。当 $r^2>0.995$ 时,可以初步判断厂家提供的线性范围符合要求。

(2) 差异图:根据线性回归方程 $y=a+bx$,求出每一稀释度对应的理论浓度值,计算每一稀释度下实测浓度值与理论浓度值之差;以理论浓度值为 x,差值为 y 作图。统计不同浓度处差值,如果均在厂家声称的允许差异百分数(差异限)内,厂家声称可测量范围是可接受的。

(3) 结果判读

1) 当 $r^2>0.995$ 时,可以初步判断厂家提供的线性范围符合要求。

2) 如果不同浓度处差值均在厂家声称的允许差异百分数(差异限)内,厂家声称可测量范围是可接受的。

3) 当线性验证结果不符合上述标准时,应重复实验或增加测量标本浓度数量至 7~11 个。变异系数较大时可以考虑增加每个浓度标本重复测量次数。

4) 进一步的实验依旧无果,应考虑与厂家联系寻求帮助。

三、定量检验程序确认

依据 ISO 15189:2012,确认(validation)指对规定的要求满足预期用途或应用要求的验证。5.5.1.3 专门论述了检验程序的确认,要求实验室应对以下来源的检验程序进行确认:①非标方法;②实验室设计或制定的方法;③超出预期范围使用的标准方法;④修改过的确认方法。方法确认应尽可能全面,并通过客观的证据(以性能特征形式)证实满足检验预期用途的特定要求。依据我国卫生行业标准 WS/T 420—2013,下列两种情况临床实验室需要进行全面确认:临床实验室自行创立的检验方法或试剂盒;对国家食品药品监督管理局(CFDA)批准的检验方法或试剂盒进行了重大修改。在对定量分析进行性能确认时,国际上广泛使用 CLSI 提供的各种标准文件,尽管其提供的方法比较繁琐,但依据这些标准文件提供的确认方法所获得的数据认可度高。CNAS-CL38 要求需要确认的性能指标至少应包括精密度、正确度、可报告范围及生物参考区间等。

1. 精密度确认　对非配套系统或实验室自行创建的方法,没有厂家未提供精密度声明,可参照 CLSI EP5《定量测量方法的精密度性能评价》确认方法的精密度。该方案采用 $2×2×20$ 的实验方法,即每天检测 2 批,每批检测 2 次,共进行 20 天,获得 80 个有效数据。方案同时提供直观实用的实验记录表格,实验者完成实验后,通过简单的计算即可得到批内、批间、天间及总不精密度。精密度评价标准可参考国家卫生行业标准 WS/T403—2012《临床生物化学检验常规项目分析质量指标》。

2. 正确度确认 对非配套系统实验室需要按照 CLSI EP9《用患者标本进行方法学比对及偏移评估》执行正确度确认检验。该方案主要用于评价同一检验项目二种测量方法之间的偏移,并确定偏移是否在可接受范围内。比较方法可以是参考方法,也可是厂家声明的方法、用户目前使用的常规方法。该方案每天测量 8 个标本,共 5 天,对实验方法与比较方法测量获取的数据进行统计分析,比较方法间的偏移是否可接受。将实验得到的偏移与允许偏移比较,整个结果具有较高的统计学效能。

EP9 文件对生产厂家的患者标本数量要求最少 100 份,标本应遍布在仪器或方法所能报告的测量范围内。在多个不同地方收集标本时,应综合考虑其他因素影响。

正确度评价所得到的偏移应符合国家卫生行业标准 WS/T 403—2012《临床生物化学检验常规项目分析质量指标》的要求。对于部分没有行业标准的检测指标,可用方法决定图进行判断。

3. 可报告范围确认 可报告范围(reportable range)是指测量仪器的误差在预期规定范围内的被测量值的集合,可报告范围等同于测量范围。测量范围(measurement range)为实验室可建立或验证仪器、试剂、检测系统测量相应的准确性检测结果的范围。

测量范围是评价分析方法性能的重要指标之一。经多年的发展,在检验医学领域测量范围的评价方法由最初的目测分析、回归分析,发展到 CLSI EP6 多项式线性评价方案。

CLSI EP6-A《定量测量方法的线性评价:统计方法》要求需要收集 5~11 个不同浓度的标本,重复多次测量。不同的浓度样本之间稀释关系已知,各浓度间无须等距关系。如果有条件提供更多的测量点,比预期分析测量范围宽 20%~30%,这样就能检测到“拐点”,就能确定更宽的可报告范围。

也可参照卫生行业标准 WS/T 408—2012《临床生化设备线性评价指南》,该指南推荐确认实验采用 9~11 个浓度水平,每个浓度标本重复测量 3~4 次。

4. 参考区间确认 参考区间(reference interval)曾被称为参考范围、正常范围等,一般定义为中央 95% 区间,个别情况下,其他宽度或非对称定位的参考区间可能更为适宜。因数据分布状态及专业意义分为双侧和单侧,如血压为双侧,肺活量、血铅为单侧。如果实验室建立新的检验方法,或对配套系统作出重要改变时,需要建立新的参考区间。

2000 年,CLSI 发布《临床实验室如何确定生物参考区间》(CLSI C-28A2)。该标准是专为指导临床实验室、诊断仪器试剂制造商如何确定定量检验项目参考区间而制定。为确保参考值数据的可靠性,建议至少需要 120 个参考值数据。对于严重偏态分布的数据,参考数值量可以高达 700 个。

第二节 定性检验程序的选择、验证和确认

定性检验是临床医学检验和病理诊断的重要组成,在疾病的筛查、诊断和治疗中发挥着不可或缺的作用,实际工作中定性检验与定量检验常常协同应用,病理诊断以定性为主;前者提示现象的性质,后者确定现象的本质。定性检验是定量检验基础,协同应用中还可以借助定性检验的分类数据辅助寻找健康与疾病相互转换的数量界限。

一、临床病理诊断相关程序的选择

CNAS-CL37:2012《医学实验室质量和能力认可准则在组织病理学领域的应用说明》中对检验过程有如下要求。

1. 应按照公认程序,如《临床技术操作规范:病理学分册》以及国际权威专著制定病理学检查程序,应包括从大体标本检查、取材直至病理报告发出的过程。适用时,同一个患者既往的细胞学和(或)组织学材料都应和当前正在进行病理检查的材料一起检查。

2. 对于新进的抗体,实验室应评估其对目标抗原阳性和阴性的染色条件。这些评估测试中应确定抗体反应的最佳条件,比如抗体滴度、抗原修复,以及其他反应试剂的类型及浓度。

二、定性检验程序验证和确认

定性检验仅给出阳性或阴性（是或非）的实验结果。其特点是使用简便、成本低、检验过程／程序规范，检测性能或更能达到临床检测的特殊要求。在临床检验工作中，定性检验同样需要进行方法学评价，以验证或确认方法是否可以达到临床检验工作标准要求。评价定性检测试剂或系统精密度时，要采用浓度接近临界值的分析物作为检测材料。定性测量的临界值由厂家依据阳性或阴性标本结果确定。

(一) 评价前的准备

在临床检验和病理诊断实验室使用新的检测试剂或检验系统，更换试剂或系统，都应进行方法学的性能验证，确认其在实际使用条件下的适应性。在评价工作开始前，需要做好的准备工作有：对实验室工作人员的培训；制订质量保证计划；确定检验方法／程序、标本的采集和处理、试剂的保存和处理，以及精密度偏差来源。准备工作是否充分可直接影响评价中系统误差的大小，甚至评价结果。

(二) 重复性研究

重复性研究可以与方法学比较研究同期进行，评价实验期间做好质量控制工作是获取有效数据的基本保证。质控物质可以使用试剂生产企业推荐的阴性和阳性质控物或其他商业质控物，使用其他商业质控物应注意可能存在的不同基质效应问题，病理诊断相关免疫组织化学检测或特殊染色可以使用前期自己染色并已经过认可的阳性、阴性对照切片；在进行方法学评价期间，尽可能使用相同的质控物。定性检测与定量检测相似，同样应考虑偏移（系统误差）和不精密度（随机误差）。重复性实验所用标本浓度应接近临界值，不宜采用阴性或强阳性标本评价定性方法的不精密度。在临界值95% 区间之外，定性检验给出相同测定结果的能力（阳性／阴性）是评价其方法性能的重要指标。定性检验方法重复性评价的目的是确立被评价方法的临界值，进一步确立临界值 ±20% 的标本浓度范围是否在该方法临界值的95% 区间内。一般试剂盒说明书中已经提供检测方法的临界值浓度，但实验室需要建立自己的临界值。这里的 ±20% 仅仅是示例，实验室可以根据检验目的及可接受精密度选择 ±10% 或 ±30%。如果不能通过重复实验来确定临界值，可以将阳性标本作系列稀释，重复检测各稀释物直至阴、阳性比率各占50%，此时该稀释物浓度即检测方法的临界值浓度。可通过以下步骤进行评价。

1. 确立方法的临界值　临界值（cut-off）是指实验结果处于（阴性、阳性）分界点时标本中分析物浓度值；定性检验结果低于临界值为阴性，高于临界值为阳性。

理论上，对恰好为临界值浓度的标本应进行系列重复性检测，阴性结果和阳性结果将各占50%，此分析物浓度为 C_{50}。实际重复性研究中厂家定义的临界值与方法评价时估计的 C_{50} 之间的差异会导致定性检测的偏差。类似 C_{50} 的定义，检测浓度为 C_5 和 C_{95} 的分析物时将分别产生5% 和95% 的阳性结果。分析物浓度位于 $C_5 \sim C_{95}$ 区间之外时，候选方法对同一标本的重复性检测将得到相同结果；使用不同方法检测同一分析物，结果的浓度范围可能存在差异，区分这种差异的能力对检验方法的评价将非常有价值。$C_5 \sim C_{95}$ 区间的宽度为定性检验精密度提供了相关信息，$C_5 \sim C_{95}$ 之间的浓度范围称为方法的"95% 区间"；95% 区间越窄，检测方法越好。

2. 准备足够量且浓度达到临界值或位于临界值 ±20% 浓度范围内的标本。

3. 每个标本分别检测20 次，记录结果，计算阴性率和阳性率。病理诊断相关染色的对照至少每个批次检测要进行阴性和阳性对照。

4. 当"临界值"标本实验结果中，阴性结果和阳性结果所占比例不是各50% 时，可能的原因有被评估的临界值浓度不准确、结果数据量不足、方法学剂量反应曲线在临界值处非线性。

5. 当实验结果表明 +20% 浓度的样本产生阳性结果≥95%，同时 –20% 浓度的样本产生阴性结果≥95% 时；说明临界值 +20% 浓度范围等于或超出临界值的95% 区间。对于被测物浓度在临界值 +20% 浓度范围以外的标本，实验方法应给出稳定的结果。

(三) 方法学比较

新的临床定性检验方法／程序的性能验证、确认中，采用同一系列标本经2 种或多种方法同时检测,采用适宜的统计学分析方法对测定结果进行比较。另外,也可以根据研究目的及被评价的定性检测方法特点进行有针对性地专门设计。其中,作为对比的方法可以是另一定性检测方法,如用户正在使用的方法、金标准、定量方法、明确的临床诊断。参考样品组合和实验室能力比对验证样品也可以用于定性检测方法的性能评价。但是,能力比对验证样品可能存在基质效应,而影响对实验结果的正确评价。在定性检测方法评价过程中应重点关注以下几个问题。

1. 标本及标本量 标本量足够大,能保证评价定性检验方法和比较方法测定的需要。进行方法学比较研究的样品建议使用新鲜的患者标本,样品中被测物质应稳定,尽可能在同一时间段完成测定,以减少时间对结果的影响。标本量的估计方法有两种:经验估计和统计计算。按统计原理,检测要持续到至少用比较方法获得 50 个阳性标本以确定该种检测方法的灵敏度,特异度的确定至少需要 50 例阴性标本。当然,这样的标本数量估算经验来源于长期的工作实践及统计理论支持。影响标本量大小的因素有很多,大家最熟悉的也许是指标的变异,我们称之为数据的离散性;用定性检测方法获得的数据,其变异大小用率的标准误(s_p)衡量。评价者可向生物统计学专家咨询相关问题,以合理确定适宜大小的标本量。

2. 实验过程 临床标本的方法学比较通常在 10~20 天内完成,这样可以保证研究者获得足够数量的具有代表性的样本,并在常规实验条件进行方法学评价。应妥善保存全部标本,以备再次检测使用。当相互比较的两种方法间出现显著差异且又不能判断何种方法正确时,可用"金标准"或"参考方法"确认实验方法和对比方法间的差异。

3. 数据收集与核查 数据的正确性、完整性和准确性对保证临床检验性能评价的质量,获得科学、真实、有效的研究结果非常重要。研究者应准确、完整、清晰、及时地记录实验数据。收集数据过程中同步实施核查,以便尽早发现数据的逻辑错误及可疑值,采取补救措施,及时修正。保证原始数据的客观、真实。

4. 参考样本盘 经过参考方法检测的一组临床标本被称为参考样本盘,对评价定性检测方法非常有效。这些参考样本盘通常包含不同浓度的临床标本。尽管参考样本盘有诸多优点,能节省评价者的资源和时间,提高工作效率,但是不易得到。

（四）评价指标及数据分析

1. 在已知标本临床诊断结果时,常用候选方法检测的定性检验结果与金标准结果进行比较,以评价定性检验真实性的经典指标诊断灵敏度和诊断特异度来评价其性能,如果灵敏度和特异度均接近 100%,则该方法具有很高的诊断价值。数据格式见表 21-6,依此对相应概念给予解释。

表 21-6 已知样本临床诊断结果判断定性检验性能

检验方法	比对方法（金标准诊断结果）		总数
	阳性	阴性	
阳性	a	b	a+b
阴性	c	d	c+d
总数	a+c	b+d	n(a+b+c+d)

（1）灵敏度:灵敏度（sensitivity）是指在全部受检人群中,一项定性检验能正确诊断出阳性结果的比例。

$$灵敏度 = \frac{a}{a+c} \times 100\%$$
公式（21-19）

（2）特异度:特异度（specificity）指在全部没有患病的人群中,一项定性检验能正确诊断出阴性结果的比例。

$$特异度 = \frac{d}{b+d} \times 100\%$$
公式（21-20）

(3) 阳性预测值:阳性预测值(positive predictive value,PPV)又称预测阳性结果的正确率,是指在新的诊断试验结果阳性的患者中,真正患病的例数所占的比例。即新的诊断试验认为患者有病,正确的把握有多大这是临床医师得到诊断结果时所关心的问题。

$$阳性预测值(PPV) = \frac{a}{a+b} \times 100\%$$ 公式(21-21)

(4) 阴性预测值:阴性预测值(negative predictive value,NPV)又称预测阴性结果的正确率,是指在新诊断试验阴性结果的患者中,真正没有患该病的例数所占的比例。即新的诊断试验结果显示没病,这个患者真的就没病的把握有多大。

$$阴性预测值(NPV) = \frac{d}{c+d} \times 100\%$$ 公式(21-22)

阳性预测值越大,诊断试验结果阳性患者患该病的概率越高;阴性预测值越大,提示诊断试验结果阴性者中未患该病的概率越高。预测值的大小对于临床工作具有更直观的实际意义。但是,其稳定性受到检验中的灵敏度、特异度和受试人群患病率大小的影响。一般情况,患病率对预测值的影响比灵敏度和特异度的影响更大。

2. 对定性检验方法进行评价时,许多情况标本的临床诊断是未知的,实验方法只能与比对方法进行比较。在比对方法的准确度并非100%情况下,不能简单地使用灵敏度和特异度评价检验方法性能。更为有效的方式是对实验方法结果与比对方法结果一致性进行评价。数据格式见表21-7。

表21-7 诊断未知时实验方法与比对方法的结果

实验方法	比对方法		总数
	阳性	阴性	
阳性	a	b	$a+b$
阴性	c	d	$c+d$
总数	$a+c$	$b+d$	$n(a+b+c+d)$

(1) 总一致率:与其他检验程序相比,其检测结果的一致率。

$$总一致率 = \frac{a+d}{n} \times 100\%$$ 公式(21-23)

(2) 阳性一致率:阳性标本中检测到的阳性结果的百分率。

$$阳性一致率 = \frac{a}{a+c} \times 100\%$$ 公式(21-24)

(3) 阴性一致率:阴性标本中检测到的阴性结果的百分率。

$$阴性一致率 = \frac{d}{b+d} \times 100\%$$ 公式(21-25)

(郑　芳)

参 考 文 献

1. 王治国,费阳,康凤凤.临床检验质量指标[M].北京:人民卫生出版社.2016.
2. 国家卫生计生委卫生和计划生育监督中心.中华人民共和国卫生标准汇编:临床检验标准卷[M].北京:中国标准出版社.2014.
3. 丛玉隆,王成彬,毛远丽,等.现代医学实验室管理与认可实践[M].2版.北京:人民军医出版社.2011.
4. 尚红,王毓三,申子瑜.全国临床检验操作规程[M].4版.北京:人民卫生出版社,2015.
5. 杨有业,张秀明.临床检验方法学评价[M].北京:人民卫生出版社.2008.
6. 丛玉隆.检验与临床诊断:质量管理和常规检验分册[M].北京:人民军医出版社.2006.

第二十二章

测量不确定度的评定

第一节 概　　述

一、测量不确定度的发展和定义

1. 测量不确定度的发展　自 1993 年 ISO 等 7 个国际组织联合发布《测量不确定度表示指南》（guide to the expression of uncertainty in measurement，GUM）以来，测量不确定度已得到了国际上的广泛认可，并应用于物理学和化学测量等各个方面。无论从理论上还是实践上都已证明，测量不确定度较测量误差更为科学合理，有着更广泛的用途。

近年来，国内外检验医学专家、学者对不确定度进行了大量研究，发布了许多指导性文件。澳大利亚临床生物化学学会（AACB）于 2004 年推出《定量医学检验中的测量不确定度实验室应用指南》；美国临床和实验室标准研究院（CLSI）于 2010 年发布 EP 29-A《检验医学测量不确定度的表达》；中国合格评定国家认可委员会（CNAS）组织相关机构和专家共同对医学实验室如何评定与表达不确定度进行了系统研究，于 2012 年发布技术报告 TRL-001《医学实验室——测量不确定度评定与表达》。目前 ISO TC212 正在起草标准 ISO/TS 20914《医学实验室——测量不确定度评定实用指南》。

ISO 15189:2012《医学实验室——质量和能力的要求》中明确要求："临床实验室应为检验过程中用于报告患者标本被测量值的每个测量程序确定测量不确定度，实验室在解释测量结果时应考虑不确定度。"由此可见，测量不确定度是临床实验室不可回避的问题。

AACB 提出："实验室应充分提供有关检验结果的测量不确定度信息，并使实验室的用户能容易获得。如不确定度信息提供在结果报告单上；或刊登在实验室的书面文件或电子文件中，如在实验室信息管理系统（LIS）或医院信息管理系统（HIS）发布。"起草中的 ISO 文件并不要求在结果报告单上提供不确定度，但同时明确提出，当需要时，实验室应能提供测量结果不确定度。

2. 测量不确定度相关术语和定义

（1）测得的量值：测得的量值（measured quantity value）又称量的测得值（measured value of a quantity），简称测得值（measured value），代表测量结果的量值。

（2）测量不确定度：测量不确定度（measurement uncertainty）简称不确定度，指根据所用到的信息，表征赋予被测量量值分散性的非负参数。不确定度表示被测量量值的分散性，是一定包含概率下（如 95% 或 99%）的区间半宽度。

（3）标准不确定度：全称标准测量不确定度（standard measurement uncertainty，standard uncertainty of measurement），以标准偏差表示的测量不确定度。

（4）相对标准不确定度：全称相对标准不确定度（relative standard uncertainty），标准不确定度除以测得值的绝对值。

（5）合成标准不确定度：合成标准不确定度（combined standard uncertainty）全称为合成标准测量不确定度，由在一个测量模型中各输入量的标准测量不确定度获得的输出量的标准测量不确定度。

（6）扩展不确定度：扩展不确定度（expanded uncertainty）全称扩展测量不确定度，合成标准不确定

度与一个 >1 的包含因子的乘积。

不确定度是与被测量的量值相联系的参数,一般情况下与该量值一起表达,如 LDH 的测量结果为 498.0U/L ± 19.4U/L(k=2),LDH 的量值为 498.0U/L,其扩展不确定度为 19.4U/L。

(7) 包含因子:包含因子(coverage factor)为获得扩展不确定度,对合成标准不确定度所乘的 >1 的数。包含因子通常用符号 k 表示。k 值取决于测量模型中输出量的概率分布类型及所选取的包含概率。

(8) 测量不确定度的 A 类评定:简称 A 类评定(type A evaluation),对在规定测量条件下测得的量值用统计分析的方法进行的测量不确定度分量的评定,规定测量条件是指重复性测量条件、期间精密度测量条件或复现性测量条件。

(9) 测量不确定度的 B 类评定:简称 B 类评定(type B evaluation),用不同于测量不确定度 A 类评定的方法对测量不确定度分量进行的评定。评定基于以下信息:①权威机构发布的量值;②有证标准物质的量值;③校准证书;④仪器的漂移;⑤经检定的测量仪器的准确度等级;⑥根据人员经验推断的极限值等。

二、测量不确定度评定的主要方法

通常将不确定度的评定方法分为两类。

1. 自下而上方法　自下而上方法(bottom-up method)指基于对测量的全面、系统分析后,识别出每个可能的不确定度来源并加以评定;通过统计学或其他方法,如从文献、器具或产品的性能规格等处搜集数据,评定每一来源对不确定度贡献大小;然后将识别的不确定度用方差方法合并得到测量结果的"合成标准不确定度"。自下而上方法可识别、细化不确定度的各种来源,通过对不确定度分量的分析有利于改进主要影响因素以减小不确定度。本法常用于参考实验室。由于考虑因素多、评定过程复杂、费用贵,常规实验室很少采用。

2. 自上而下方法　自上而下方法(top-down method)是在控制不确定度来源或程序的前提下,评定不确定度,不是对所有可能影响不确定度的因素进行分析,而是仅从影响测量的系统效应和随机效应两方面分析不确定度分量。运用统计学原理直接评定特定测量系统之受控结果的测量不确定度。评定数据来自于实验数据、质量控制数据、参考物质的相关数据等。该法简单、经济、实用,适用于常规实验室,不足之处是不能识别不确定度来源的具体因素。

第二节　测量不确定度的自上而下评定

一、自上而下方法评定不确定度的原理

自上而下评定方法,即从总体考虑,不确定度包括系统效应分量和随机效应分量,不具体研究每个测量细节的不确定度分量。系统效应(或系统误差)主要指方法的正确度及量值传递中产生的偏离,与偏移相关。随机效应(或随机误差)主要指方法的精密度,常用不精密度表示,如 s、CV 等。通过计算与偏移相关的不确定度分量(u_{bias})和不精密度的不确定度分量(u_{imp}),根据不确定度传播率计算合成标准不确定度,$u_c = \sqrt{u_{bias}^2 + u_{imp}^2}$;如果以相对值表示,则相对合成标准不确定度($u_{c.rel}$)为:$u_{c.rel} = \sqrt{u_{bias.rel}^2 + u_{imp.rel}^2}$,$u_{bias.rel}$ 与 $u_{imp.rel}$ 分别为 u_{bias} 和 u_{imp} 的相对值。

方法学的不精密度一般用该测量程序在该实验室的期间不精密度(s_R),AACB 主张至少选用连续 6 个月稳定的室内质控数据 s 或 CV 作为 s_R 值,从而可获得不精密度的不确定度分量,即 $u_{imp}=s_R=$ 连续 6 个月的 s,$u_{imp.rel}=$ 连续 6 个月的 CV。

计算测量程序的偏移及偏移的不确定度有多种方法,如与参考测量程序(RMP)或有证参考物质(CRM)比较,将 RMP 的测得的量值或 CRM 的量值作为参考值,用本实验室测得的量值减去参考值计算出偏移。然而,在常规实验室建立 RMP 或测量 CRM,存在很多困难,实际工作中常把室间质量评

价(EQA 或 PT)的靶值当作参考值,然后计算偏移及偏移的不确定度。

二、根据室间质量评价(PT/EQA)数据评定不确定度

1. 计算偏移　偏移(b)= 本室测得的量值－靶值(参考值)或 $b=x-x_{target}$(x_{target} 为室间质量评价的靶值);相对偏移($b\%$)=b/x_{target}。

一次室间质量评价的结果并不能代表其长期的系统误差,Nordtest(北欧部长理事会成立的官方机构,主要指导北欧的合格评定工作)方案提出至少 6 次室间质量评价结果的均值才能真实反映该实验室的系统误差,并认为以平方和均值的平方根计算更合理。

$$\bar{b}\% = \sqrt{\frac{\sum(b_i\%)^2}{n}} \qquad \text{公式(22-1)}$$

举例 1:某医院临床实验室的血清葡萄糖浓度测量(己糖激酶法)项目在两年内参加该省临床检验中心的室间质量评价共 10 次(表 22-1)。

表 22-1　某实验室血糖参加室间质量评价各项指标(mmol/L)

测量序次(i)	1	2	3	4	5	6	7	8	9	10
x_i	9.02	8.52	14.80	19.77	12.40	7.89	13.70	15.35	5.93	6.92
$x_{target(i)}$	8.82	8.44	14.87	19.47	12.35	7.90	13.75	15.58	5.98	7.01
b_i	0.20	0.08	−0.07	0.30	0.05	−0.01	−0.05	−0.23	−0.05	−0.09
$b_i\%$	2.27	0.95	−0.47	1.54	0.40	−0.13	−0.36	−1.48	−0.84	−1.28
$CV_{(i)}$	1.98	2.04	2.28	2.24	2.04	2.37	2.57	2.37	3.85	2.91
n_i	220	220	220	220	220	218	218	218	218	218
$u_{target(i)}$	0.13	0.14	0.15	0.15	0.14	0.16	0.17	0.16	0.26	0.20

注:不合格的室间质量评价结果应舍弃

CV 为参加质控单位的组内 CV,n 为参加室间质量评价的实验室数,u_{target} 可作为靶值的离散程度或靶值的不确定度。　$u_{target(i)} = CV_i/\sqrt{n_i}$,根据表 22-1 可计算出 $b\%$:

$$\bar{b}\% = \sqrt{\left(\begin{array}{c}2.27^2+0.95^2+(-0.47)^2+1.54^2+0.4^2+(-0.13)^2+ \\ (-0.36)^2+(-1.48)^2+(-0.84)^2+(-1.28)^2\end{array}\right)\Big/10} = 1.16(\text{mmol/L})$$

2. 计算偏移的不确定度　偏移的不确定度受 2 个分量的影响,即偏移本身和靶值的不确定度。偏移本身可影响测量结果,因此其本身应作为偏移不确定度的一个分量;同时靶值也具有不确定度,即靶值的离散程度,记作 $\bar{u}_{target}$,公式为:

$$u_{bias.rel} = \sqrt{(\bar{b}\%)^2 + \bar{u}_{target}^2} \qquad \text{公式(22-2)}$$

$$\bar{u}_{target} = \sum\bar{u}_{target}/n \qquad \text{公式(22-3)}$$

根据表 22-1 可计算出:

$$\bar{u}_{target} = (0.13+0.14+0.15+0.15+0.14+0.16+0.17+0.16+0.26+0.20)/10 = 0.17(\%)$$

$$u_{bias.rel} = \sqrt{1.16^2+0.17^2} = 1.17(\%)$$

3. 计算合成标准不确定度　已知该实验室最近连续 6 个月的血糖室内质量控制的值为 6.31mmol/L,期间不精密度(u_{imp})为 0.10mmol/L,期间相对不精密度($u_{imp.rel}$)为 $0.10/6.31 \times 100\% = 1.59\%$,相对合成标准不确定度为:

$$u_{c.rel} = \sqrt{u_{bias.rel}^2 + u_{imp.rel}^2} = \sqrt{1.17^2 + 1.59^2} = 1.97(\%)$$

在用本方法评定不确定度的过程中,由于引用的各种数据不是处于同一测量水平,因此,必须用相对值进行计算。但是根据文献报道和研究证明,同一分析物在不同测量水平具有不同的不确定度,因此,此处所得不确定度值也只能代表该测量程序在通常情况下的不确定度,而不是在某测量水平的不确定度,所以用该方法评定的不确定度尚不够精确。

三、根据有证参考物质评定不确定度

举例 2:取 NIST 的肌酐参考物质,其代号为 SRM967,其标称值($x_{CRM} \pm U_{ref}$)为 (142.1 ± 1.9)μmol/L (k=2),则可知参考物质的量值(x_{CRM})为 142.1μmol/L,其标准不确定度(u_{ref})为 1.9/2=0.95μmol/L,相对标准不确定度($u_{ref.rel}$)为 0.67%。

1. 计算偏移　用常规测量程序对标准物质连续进行 5 天测量,每天测量 5 次,结果见表 22-2。

表 22-2　常规测量程序测量肌酐标准物质结果(μmol/L)

测量序次	第 1 天	第 2 天	第 3 天	第 4 天	第 5 天
1	140	138	143	143	142
2	140	139	144	143	143
3	140	138	144	142	141
4	141	137	145	143	142
5	140	139	143	142	143

经计算 $\bar{x} \pm s$ 为 (141.4 ± 2.06)μmol/L,CV 为 1.46%。

$$b = \bar{x} - x_{CRM} = 141.4 - 142.1 = -0.7(\mu mol/L)$$

$$b\% = b/x_{CRM} = -0.7/1\ 421 = -0.49\%$$

2. 计算偏移的不确定度　在用 CRM 评定偏移的不确定度时,首先要考虑 CRM 的不确定度,并要将偏移看成是其中的重要分量,还要考虑将 CRM 的量值转移到常规测量程序上的不确定度,一般将 CRM 用常规测量程序连续测量 3~5 天、每天测量 3~5 次获得的不精密度(s)作为量值转移过程中的不确定度,本例中方法转移的不精密度为 2.06μmol/L,相对不确定度(CV)为 1.46%,并应用以下公式计算。

$$u_{bias.rel} = \sqrt{u_{bias.rel}^2 + (b\%)^2 + CV^2} \qquad \text{公式(22-4)}$$

$$u_{bias.rel} = \sqrt{0.67^2 + (-0.49)^2 + 1.46^2} = 1.68(\%)$$

3. 计算合成标准不确定度　已知该常规实验室肌酐测定的期间不精密度(6 个月)为 1.11%(CV),即 $u_{imp.rel}$=1.11%,则合成不确定度为:

$$u_{c.rel} = \sqrt{u_{bias.rel}^2 + u_{imp.rel}^2} = \sqrt{1.68^2 + 1.11^2} = 2.01(\%)$$

四、根据校准品有关数据评定不确定度

1. 概况　在分析化学领域的大多数定量测量程序中,通过使用校准品校准测量系统,很多影响测量的因素可得到修正或被抵消。因此,将校准品作为测量的主要影响因素,通过分析校准品相关数据并将此作为评定不确定度的依据,越来越引起人们的重视。

2013 年新加坡认可委员会发布的《医学检测中的测量不确定度指南》中提出,在使用自下而上方法评定时,应考虑校准品不确定度分量。

正在起草中的 ISO/TS 20914《医学实验室:测量不确定度评定实用指南》认为校准品本身的不确

定度对患者测量结果不确定度有很大影响,可利用校准品相关数据评定不确定度。

校准品是供检验人员校准测量系统,校准品应溯源至二级参考方法或二级参考物质,厂商应提供校准品的溯源途径和校准品的不确定度,以及校准品不确定度的评定过程。

2. 利用校准品相关数据评定不确定度的案例　ISO/TS 20914 提出的利用校准品数据评定不确定度的计算公式为:

$$U_C = \sqrt{U_{cal}^2 + U_{RW}^2}$$　　　　公式(22-5)

其中 U_{cal} 为校准品本身的不确定度, U_{RW} 为该测量程序的期间精密度数据,如果期间精密度有足够长的实验时间,在该期间内进行了多次校准,并且经历了多次校准品的配置及复溶、不同人员的校准、使用了不同批号的校准品及经历了校准品的老化等,这些因素引起的不确定度,都可归到期间精密度中去。

例如,某公司建立的利用离子选择性电极测量血清钠离子浓度的测量程序,其校准品可溯源至 SRM 919b,校准品本身的不确定度为 0.71mmol/L,使用了 3 个水平的质控品,其浓度分别为 134.8mmol/L、149.8mmol/L 和 86.4mmol/L,分析 2012 年 2 月 2 日~2012 年 5 月 2 日的室内质量控制数据,其标准差分别为 0.85mmol/L、0.87mmol/L 和 0.99mmol/L,已知该质控品不存在与测量血清不同的基质效应,经计算该 3 个浓度水平的合成标准不确定度分别为 1.1mmol/L($U_c = \sqrt{0.71^2 + 0.85^2} = 1.1$)、1.1mmol/L 和 1.7mmol/L。

从目前来看,在分析化学领域利用校准品相关数据评定不确定度是最简单的方法,但前提是:①校准品具溯源性,溯源过程发现有偏移应得到修正,修正过程产生的不确定度应计入到校准品的不确定度中去;②校准品与待测标本具有相同的基质或相同的基质效应,否则由基质效应引起的不确定度应单独作为一个分量进行合成;③没有修正的偏移应单独作为一个分量进行合成;④校准品应有良好的稳定性与均匀性;⑤校准品本身不确定度的评定过程是合理的。

五、常规实验室不确定度评定注意事项

1. 选择合适的分析物水平评定不确定度　对大多数测量项目而言,不确定度大小还与测得的量值高低相关,如图 22-1a 横轴为肌钙蛋白(cTnI)浓度,纵轴为测量不确定度绝对值,随着 cTnI 浓度增加,此值也增加;图 22-1b 横轴为 cTnI 浓度,纵轴为测量不确定度相对值,随着 cTnI 浓度的增加而下降。

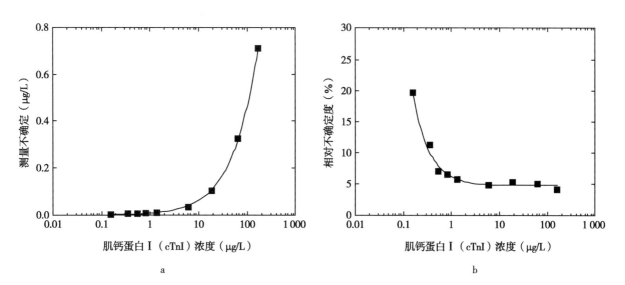

图 22-1　不同浓度肌钙蛋白 I(cTnI)与不确定度关系图

在实际评定过程中,可选择被测量浓度在医学决定水平的血清标本进行实验,通常一个测量程序至少评定 2 个医学决定水平的不确定度,以满足临床需要。

2. 尽可能修正已知的偏移　与 CRM 和 RMP 比较,如有偏移,通过测量系统校准可以进行修正的,只要可行,应进行修正。如例 2,可用 CRM 校准肌酐的测量系统,将偏移修正为"0",此时计算偏移的不确定度时简化为:

$$u_{\mathrm{bias.rel}} = \sqrt{u_{\mathrm{ref.rel}}^2 + CV^2} = \sqrt{0.67^2 + 1.46^2} = 1.61(\%)$$

3. 注意基质效应的影响　不确定度评定过程中所选用的参考物质(或质控物),应与所测标本具有相同的基质,否则应进行基质效应评价。对于室内质控所用质控物,可选用一份与该质控物水平相当的新鲜血清,同时进行重复性实验,两者变异系数经统计学处理差异无显著意义时,室内质量控制数据才可用于不确定度的评定。

第三节　测量不确定度的临床应用

一、目标不确定度及其应用

正在起草的 ISO 标准 ISO/TS 20914《医学实验室:测量不确定度评定实用指南》指出,临床实验室在评定不确定度前,应首先制定目标不确定度,将其作为重要的质量指标之一。

1. 目标不确定度的意义　目标不确定度是根据测量结果的预期用途,规定不确定度的上限。为了更好地应用测量不确定度概念和理论,医学实验室有责任与临床共同设立检验结果的目标不确定度,表达报告的测量量值是否达到临床应用的要求。目标不确定度的确定对临床应用具有重要意义。医学实验室在正式提供检验服务前,一件重要的工作就是要判断结果的不确定度是否符合目标不确定度的要求;如果不符合,说明该医学实验室的检验结果尚未控制在期望的质量水平。

2. 目标不确定度的确定　可以基于生物变异、国内外专家组的建议、管理准则或当地医学界的判断。根据应用要求,对不同检验项目的测量结果可以确定一个或多个目标不确定度。

二、测量不确定度的临床应用

(一) 实验室的应用

1. 提高检验质量　评定测量不确定度是改进医学实验室质量的有效途径。在评定不确定度的过程中,需要分析各种影响测量结果的因素,可以通过采取一些措施消除或减低某些主要的影响因素,就会明显提高检验结果的质量。

2. 测量程序选择　测量不确定度是医学实验室选择测量程序的客观指标,常将不确定度看成是检验程序的质量指标之一,不确定度可定量判断检验结果的可靠性。不确定度越小说明测量结果与"真值"越接近,较小的不确定度说明该测量程序较可靠。在选择一个新的检验项目时,在具有相同的经济效能前提下,优先选用测量不确定度较小的测量程序。

3. 加强与临床联系　经常、及时地向临床提供不确定度信息,有助实验室工作者加强与临床联系,帮助临床改进对患者结果的解释与应用,从而促进与医师的合作。

(二) 临床医师的应用

1. 比较患者两次测定量值　临床医师常需比较两个量值,如同一人的前、后两次测量量值。此时需要知道这两个量值的不确定度信息,如果是同一个实验室测量,通常认为测量不确定度是一样的,医师需要决定两个结果间差异的意义,通过考虑它们的不确定度可以做到此点。

2. 测量结果与参考区间或医学决定水平进行诊断性比较　测量结果常会与参考区间的上限( )或下限( )或医学决定水平限( )相比较。这些限值或决定值虽有自己的不足之处,但它们一旦确立便成为定值而无变化,所以不考虑它们本身的测量不确定度,即 $u_{(xlow)}=u_{(xhigh)}=u_{(xlimit)}=0$,则 $En=\dfrac{x-x_{high}}{U}$ 或 $En=\dfrac{x-x_{low}}{U}$ 或 $En=\dfrac{x-x_{limit}}{U}$,当 $En\geq1$ 时,说明测量结果不在参考区间内或超出医学决定水平,反之亦然。

举例1:某患者血清胆固醇浓度为5.3mmol/L,相对扩展不确定度为3%(绝对值为0.159mmol/L),血清胆固醇参考区间上限为5.2mmol/L,此时测量结果是否有意义?

计算 E_n 值,$E_n=(5.3-5.2)/0.159=0.63$,$E_n\leq1$,虽然测量结果高于参考区间上限,但可能是由于测量程序的不确定度造成,因而不能肯定其临床意义。

测量结果与参考区间上限的关系见图22-2,图中A表明测量结果高于参考区间上限而有意义;B虽然高于参考区间上限,但考虑到测量的影响,该值的升高没有意义;C和D在参考区间之内。

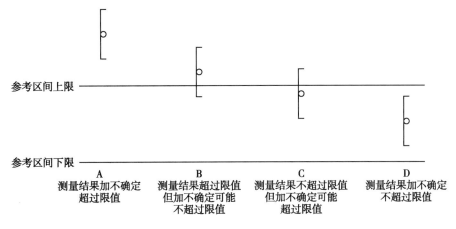

图 22-2　测量结果与参考区间上限关系

举例2:成年男性全血血红蛋白含铁量(Fe)浓度的参考区间为7.5~9.5μmol/L,此参考区间的限值没有不确定度。三位患者A、B、C的被测量的测得值分别是:7.0μmol/L、8.2μmol/L、9.2μmol/L。已知这3个测得值的标准不确定度均是0.2μmol/L,取 $k=2$,上述测得值可表达为:

A:$(7.0\pm2\times0.2)$μmol/L=6.6~7.4μmol/L;

B:$(8.2\pm2\times0.2)$μmol/L=7.8~8.6μmol/L;

C:$(9.2\pm2\times0.2)$μmol/L=8.8~9.6μmol/L。

这样可认为A患者结果偏低;B患者结果在参考区间内;虽然C患者结果在参考区间内,但无法确定是否正常,因为测得值加上扩展不确定度,已高于参考区间上限。

举例3:血浆前列腺特异性抗原(PSA)广泛用于筛查前列腺癌。医师经常解释为:当PSA测量值>4.0μg/L,提示需要对前列腺活检。某人测量了PSA,他焦急地想知道4.3μg/L有多么异常,是否必须活检?医师征求实验室的意见。

已知PSA=4.0μg/L时的标准不确定度是0.08μg/L,对应的相对测量不确定度是0.08μg/L/4.08μg/L=2.0%。使用包含因子 $k=2$ 得到单侧的包含概率,扩展不确定度为 $U=0.16$μg/L。按规定,临床决定值4.0μg/L没有测量不确定度。但考虑扩展不确定度,实验室可置信的决定值的最低值应是(4.0+0.16)μg/L=4.2μg/L。这样,某人的PSA测量值4.3μg/L高于决定值的最低值(概率超过97.5%)。

(顾桂兰　王惠民)

参 考 文 献

1. Harmening DM. Laboratory management：principles and processes. 2nd ed［M］. Florida：D.H. Publishing & Consulting，Inc. 2007.

2. Garcia LS. Clinical laboratory management［M］. Washington DC：ASM Press，2004.

3. 陈文祥. 医院管理学：临床实验室管理分册［M］. 2 版. 北京：人民卫生出版社，2011.

4. 王惠民，季伙燕. 医学检验中应该评定"测量程序"还是"测量结果"不确定度［J］. 临床检验杂志，2011，29（5）：324-326.

5. 沈蕾，王建新，季伙燕，等. 常规法测定不同 GGT 催化活性的不确定度评定［J］. 临床检验杂志，2011，29（9）：650-652.

6. 陈龙梅，居漪，王惠民. 不精密度分析需求最短时间的调查分析［J］. 中华检验医学杂志，2014，37（5）：386-390.

7. 王惠民，沈蕾，王艳秋，等. 蒙特卡罗法对参考测量程序测定 γ- 谷氨酰基转移酶活性浓度不确定度的评价［J］. 中华检验医学杂志，2013，36（9）：836-838.

8. 许丽丽，王惠民，王建新，等. Bootstrap 方法对参考测量程序测定肌酸激酶催化活性浓度不确定度的评价［J］. 临床检验杂志，2015，33（1）：66-69.

9. 中国合格评定国家认可委员会. CNAS-TRL-001：2012 医学实验室：测量不确定度的评定与表达.2012-11-08［2012-11-26］.https：//www.cnas.org.cn/rkgf/sysrk/jsbg/2012/11/722858.shtml.

第二十三章

生物参考区间的验证和建立

生物参考区间(又称参考区间)是解释检验结果和分析检验信息的基本尺度,是临床医生判断患者健康与否以及疾病诊断、治疗、预后判断的重要依据。因此,医学实验室为所开展的检验项目确定可靠的参考区间,是其重要任务之一,也是医学实验室质量管理和实验室认可的基本要求。CNAS《医学实验室质量和能力认可准则》及相关的应用说明中明确规定,临床实验室应定期评审生物参考区间;如果改变检验程序或检验前程序,实验室应评审相关的参考区间。2008 年,CLSI 发布了《临床实验室如何定义、建立和验证参考区间》第 3 版(CLSI C28-A3),内容包括医学检验中建立可靠的参考区间所用的方法、步骤和推荐程序,以及参考区间的转移和验证等内容。我国原卫生部也于 2012 年颁布了中华人民共和国卫生行业标准 WS/T 402—2012《临床实验室检验项目参考区间的制定》,规定了临床实验室检验项目参考区间制定的技术要求及操作规程。参照国外指南和国家行业标准,本章节对生物参考区间的验证和建立进行阐述。

第一节 概 述

一、相关术语

1. 观测值 观测值(observed value)是通过观测或者测量受试者某标本而获得的值。临床可用该值来与参考值或参考区间相比较。

2. 参考个体 参考个体(reference individual)是按明确标准选择的用作检验对象的个体。需要制订纳入和排除标准,确定选择原则,筛选符合特定标准的健康个体。

3. 参考人群 参考人群(reference population)是由所有参考个体组成的群体。参考人群中的参考个体数量通常未知,因此它是一个假设的实体。

4. 参考标本组 参考标本组(reference sample group)是从参考人群中选择的用以代表参考人群的足够数量的个体。

5. 参考值 参考值(reference value)是通过对参考个体某一特定量进行观察或者测量而得到的值(检验结果),参考值由参考标本组获得。

6. 参考分布 参考分布(reference distribution)是参考值的分布。参考人群的分布和分布参数可用参考标本组的分布和适宜的统计方法估计。

7. 参考限 参考限(reference limit)是依据所有参考值的分布特性以及临床使用要求,选择合适的统计方法进行归纳分析后确定的限值,包括参考上限和参考下限。参考值的一部分≤参考下限,一部分≥参考上限。

8. 参考区间 参考区间(reference interval)是介于参考上限和参考下限之间,包括参考上限和参考下限。在某些情况下只有一个参考限具有临床意义时,通常是参考上限,这时的参考区间是 0~参考上限。

二、各术语的区别和联系

参考区间以前通常又称为"参考范围""正常范围""正常值"等,但"参考区间"是目前国际通用规范术语。"正常"即健康,若观察值不在参考区间内,意味着检查对象有病或不是良好的健康状态,即"不正常"。但健康只是相对的,事实上很难判断谁是真正的正常人。因此,"正常值"和"正常范围"概念不清,现已弃去不用。

参考值是通过对参考标本组中参考个体的观察或测量获得的所有值。出于不同目的,参考值可以从健康状况良好的个体获得,也可以在其他的生理状况或病理情况下获得。无论何种情况,参考值就是允许我们将观测到的数据和取自被确定好的观察对象总体的参考数据进行比较,这种比较是基于观察值的意义和受检对象的状况作出医疗决定的一部分。参考范围是参考抽样组内所有参考值的集合,以最小和最大的参考值为界限,而参考区间通常介于确定的百分位数(通常为 2.5 和 97.5 百分位数)的参考限之间,是通过适当的统计学方法计算得出的参考范围的一部分。因此,参考区间与参考范围明显不同,两者不能混淆。

上述术语之间的关系可用图 23-1 来表示。

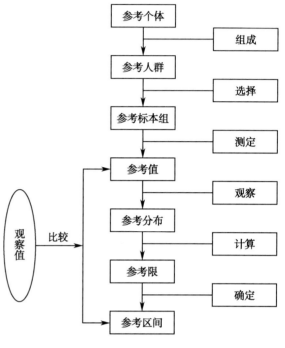

图 23-1　各术语之间的关系

第二节　参考区间的验证

一、参考区间的转移

建立一个可靠的参考区间,需要投入大量的人力和物力,费用昂贵。通过一些经济、简便的验证程序,把已建立的参考区间用于另一个新测量程序或实验室,即为参考区间的转移。因此,临床实验室越来越多地依赖其他实验室或厂商提供的参考值数据。

假设原始参考值研究得非常透彻,参考值研究的分析前因素在被转移实验室也具有相似性,如参考个体的分析前准备、标本采集和处理程序等,那么各自进行参考区间的转移就面临着两个主要而突出的问题:分析系统的可比性和受试人群的可比性。

区域临床检验与病理诊断中心通过搭建区域检验业务协同平台,建立各个实验室、各级医疗卫生机构的 LIS 数据存储和传输系统,实现与区域性检验数据互联互通,建立统一的报告审核标准。因此,对于区域临床检验与病理诊断中心来说,分析系统的可比性和受试人群的可比性都比较容易实现。所以,区域临床检验与病理诊断中心及各分部之间参考区间的转移和验证日益普遍。

1. 分析系统的可比性　区域临床检验与病理诊断中心在筹建或运行期间,在考虑购买仪器设备时,尽量统一各分部之间检测系统的一致性,同品牌最好,或检测原理相似。这样,比较容易实现分析系统的可比性。

如果目前已经存在检测系统适当的参考区间,那么在同一实验室或同一区域内,受试人群一样,改变检测系统的组成(方法或仪器)后,参考区间的转移就成为两个检测系统的可比性的问题,可按照CLSI EP9-A3 文件利用患者标本进行方法比对和偏移评估。如果两个检测系统不精密度相近,使用相同的校准品,报告单位相同,测定结果具有可接受的可比性,那么参考区间可以转移给新的或更改组成后的检测系统。

2. 受试人群的可比性　如果临床实验室使用的检测系统与其他实验室或诊断试剂生产商的检测系统相同或具有可接受的可比性,希望把他们已经建立的参考区间转移到实验室,这种情况就要看检验服务对象或人群的可比性。很多项目,在不同地域的人群,甚至不同种族的人群中,检测结果没有明显的差异,这些信息可以通过制造商或查找参考文献资料进行确定。因此,对于大多数项目来说,受试人群大多具有可比性,区域临床检验与病理诊断中心的受试人群更是毫无疑问的具有可比性。此外,参考值研究的分析前因素也必须可比,如参考个体的分析前准备、标本采集和处理程序等。

二、参考区间的验证过程

参考区间的验证是指用一定标本的参考个体,来证明厂商和其他实验室,或经转移获得的参考区间能否适用于本实验室。

(一) 参考区间的验证方法

主要通过以下三种方法来评估其可接受性:①主观评定;②小样品参考个体的验证(大约为 20 例);③大样品参考个体的验证(大约 60 例)。

1. 主观评定　分析厂家或其他实验室提供参考区间的原始资料,包括分析前、分析中和分析后程序,参考区间的估计方法,以及参考人群地理分布和人口统计学资料等。若实验室判断自己的情况与这些资料一致,则参考区间可不经过验证直接使用。对于区域临床检验与病理诊断中心而言,不同分部很多检测系统、检验过程、服务人群等因素几乎一致,因而可以直接调用某实验室建立的参考区间。

2. 小样品参考个体的验证　用户或接收实验室希望或被要求验证试剂厂商或其他实验室提供的参考区间。接收实验室在检验服务的总体中抽出 20 个参考个体,比较小样品参考值和原始参考值之间的可比性。需要指出的是,接收实验室必须和原始参考值研究的分析前和分析中各因素的控制保持一致。如果接收实验室和原始参考值研究的检验服务对象在地理分布或者人口统计学上存在差异导致参考区间差异的明显不同,参考区间的转移就毫无意义。

对于参考区间的转移和验证,参考个体的选择和参考值的获得应和厂商或提供参考区间的实验室制订的方案保持一致。20 个参考个体应合理地代表接收实验室选择的健康总体,并且满足其排除和分组标准。依照标准操作规程检测标本,检测结果用 Dixon-Reed 法则的 1/3 规则进行离群值检验(参考个体的选择及离群值检验参考第三节参考区间的建立)。发现离群值均应弃用,并用新的参考个体代替,以确保 20 例参考个体的测量结果不含离群值。

如果 20 例参考个体中不超过 2 例(或 10% 的结果)的观测值在原始报告的参考限之外,该参考区间可以接受。若 3 例以上超出界限,再选择 20 个参考个体进行验证,若 ≤2 个观测值超过原始参考限,参考区间可以接受。若又有 ≥3 个,超出参考限,用户就应重新检查所用的分析程序,考虑两个样品总体生物学特征上可能存在差异,并且考虑是否按照有关指南新建自己的参考区间。

3. 大样品参考个体的验证　有些检测项目的参考区间对临床解释的影响较大,因此需要一个较大规模的参考区间验证,往往从受试者总体中抽较大样品(大约 60 例)参考个体。同样,接收实验室的操作应和原始参考值研究的分析前和分析中各因素的控制措施保持一致。如果两组研究对象存在差异导致参考区间差异的地理区域或者人口统计学意义上实质性不同,参考区间转移也毫无意义。

参考个体入选后,获得参考值,在采取适当的数据检验和剔除离群值之后,要进行原始参考值组和验证参考值组之间的比较。通过 z 检验来判断两组参考值数值之间是否有统计学差异。

$$z=\frac{\overline{x_1}-\overline{x_2}}{\left[\left(\dfrac{s_1^2}{n_1}\right)+\left(\dfrac{s_2^2}{n_2}\right)\right]^{1/2}}$$

公式(23-1)

式中，$\overline{x_1}$ 和 $\overline{x_2}$ 分别为两组参考值各自的均值，s_1^2 和 s_2^2 分别为两组各自的方差，n_1 和 n_2 为两组各自的参考值个数。z 检验实质上是非参数检验，原始数据不论是否为正态分布均适用。如果原始数据分布严重不对称，可通过一个简单的转换（如对数转换），产生一个接近正态分布的数据，然后进行 z 检验更合适。

统计的 z 数值应与"临界值"进行比较。"临界值"z^* 的计算公式如下：

$$z^*=3(n_{均数}/120)^{1/2}=3[(n_1+n_2)/240]^{1/2}$$

公式(23-2)

此外，如果标准差 s_2 较大，应检查它是否 >1.5 倍的 s_1，或 $s_2/(s_2-s_1)$ 是否 <3。

如果 z 检验结果表明两组参考值之间无明显差异，那么原始相对较大样品群体的参考区间可以转移，否则需自建参考值区间。

（二）参考区间的验证示例

1. 血清甲胎蛋白（AFP）参考区间的验证   某区域临床检验与病理诊断中心甲实验室使用 Bayer Centaur 化学发光免疫分析系统定量测定血清 AFP，建立了 AFP 的参考区间为 0.6~7.7ng/mL。该区域临床检验与病理诊断中心乙实验室同样使用 Bayer Centaur 化学发光免疫分析系统，则该实验室应如何确定血清 AFP 的参考区间？

因为两个实验室使用相同的检测系统，隶属于同一区域临床检验与病理诊断中心，采用相同的标本采集手册（标本采集、处理、运输等），相同的人员培训和考核手段，相同的 SOP 程序和实验室内质量保证程序，且检验服务的范围和服务对象基本相同，因此，甲实验室建立的参考区间在乙实验室可以直接使用，即血清 AFP 的参考区间：0.6~7.7ng/mL，而不需要经过任何验证。

2. 血清钙参考区间的验证   某实验室使用 Roche Modular PPI 生化检测系统，建立了血清钙的参考区间为 2.08~2.60mmol/L。由于该仪器的使用已接近报废期限，经过评估，准备更换为 Hitachi 7180 生化检测系统。则该实验室应如何确定新的检测系统血清钙的参考区间？

由于建立新的参考区间，需要花费大量的人力和物力，因此实验室准备将 Roche 检测系统的参考区间转移到新的 Hitachi 7180 检测系统。

根据 CLSI EP9-A3 文件，选择 40 份新鲜标本进行两种方法的比对试验，得到线性回归方程和相关系数：$y=1.013x-0.024$，$r^2=0.996$。相关系数较大，斜率接近于 1，截距很小，表明两种方法间具有较好的可比性。

Roche 检测系统的参考区间为 2.08~2.60mmol/L，根据拟合的回归方程进行计算：

$2.08 \rightarrow 1.013 \times 2.08-0.024=2.08$

$2.60 \rightarrow 1.013 \times 2.60-0.024=2.61$

因此，根据回归方程，转移到 Hitachi 7180 检测系统的参考区间为：2.08~2.61mmol/L。由于两个参考区间下限一样，上限的差距非常小（0.01mmol/L），考虑到临床医生的接受性和习惯性，以及对患者诊疗的影响，新的检测系统继续采用原来的参考区间，即 2.08~2.60mmol/L。

按照 Roche 检测系统之前建立参考区间的筛选标准，招募 20 个参考个体，检测血清钙浓度。结果表明，20 个参考个体的数据均在 2.08~2.60mmol/L 的参考区间内，因此，转移的参考区间经过验证有效。

3. 血细胞分析仪参考区间的验证   某区域临床检验与病理诊断中心甲实验室使用 SYSMEX XE-5000 血细胞分析仪及其配套试剂的检测系统，WBC、RBC、Hb、HCT、MCV、MCH、MCHC 及 PLT 8 个参数采用《全国临床检验操作规程》（第 4 版）推荐的参考区间，并经过了验证。该区域临床检验与病理诊断中心乙实验室使用 Mindray BC-6800 血细胞分析仪及其配套试剂组成的检测系统，也准备采用

《全国临床检验操作规程》(第 4 版)推荐的参考区间,应如何验证?

《全国临床检验操作规程》(第 4 版)推荐的全血细胞分析的参考区间来自于国内的一个多中心研究。参考个体来自于考虑到地域(东北、华北、西北、华东、西南、华南)分布的国内 6 家医院的汉族人群,年龄为 18~79 岁之间,具有一定的代表性,因此,可以认为服务对象相同。由于甲乙两个实验室使用的检测系统不同,乙实验室要想引用该参考区间,必须证实自己的检测系统与参加建立参考区间的检测系统或其他经过验证的检测系统(如甲实验室)具有可比性,并需要在乙实验室选择 20 个参考个体(如有分组,则每组 20 个参考个体),进行参考区间的验证,有效后方可应用。

(1) 两个检测系统 WBC 等 8 个项目的结果比对:图 23-2 是甲乙两个实验室的两个检测系统 WBC 和 Hb 比对数据的回归图形,斜率均接近于 1(在 1 ± 0.03 的范围内),截距也都非常小,相关系数均大于 0.975,显示两个系统在 WBC 和 Hb 两个项目上具有很好的可比性。其他结果也都有较好的相关性,由于篇幅原因,没有一一列出。

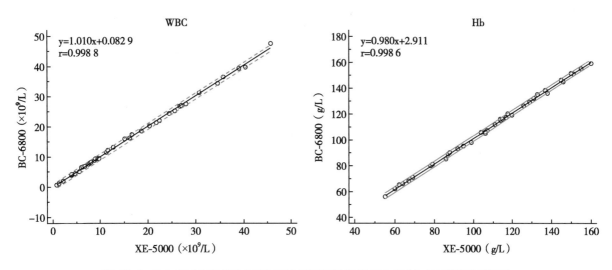

图 23-2　BC-6800 和 XE-5000 两个检测系统的 WBC 和 Hb 比对结果回归图

两个检测系统 WBC 等 8 个参数的检验结果具有可比性,服务对象也相同,因而乙实验室可以引用甲实验室使用的全血细胞分析的参考区间,并选择 20 个参考个体进行验证。

(2) 参考个体的选择:参照卫生行业标准 WS/T 402—2012《临床实验室检验项目参考区间的制定》,针对全血细胞分析项目,候选参考个体的排除标准为:①已知确诊疾病:血液系统疾病、变态反应性疾病、呼吸系统疾病、泌尿系统疾病、消化系统疾病、风湿性疾病、分泌系统疾病等;②2 周内服用药物,怀孕或产后不足 1 年;③6 个月内做过手术,4 个月内输血或献血;④吸烟量 >20 支 / 天;有长期饮酒史,男性 ≥40g/ 天,女性 ≥20g/ 天;⑤肥胖(BMI ≥28kg/m²);收缩压 ≥140mmHg 和(或)舒张压 ≥90mmHg;⑥实验室检查出现以下情况:HBsAg/ 抗 HCV/ 抗 HIV 阳性、GLU ≥7.0mmol/L、Hb<90g/L、尿液蛋白 / 葡萄糖 / 胆红素阳性和(或)RBC>5 个 /μl 和(或)WBC>10 个 /μl;⑦肝、胆、脾超声检查异常者。

(3) 验证结果:表 23-1 和表 23-2 分别是两个检测系统男性和女性全血细胞分析 WBC 等 8 个参数参考区间的验证数据,每个项目超限个数均不超过 2 个(总数的 10%),表明将甲实验室建立的血细胞分析这 8 个参数的参考区间应用到乙实验室 Mindray BC-6800 血细胞分析系统是可行的。

表 23-1　男性全血细胞分析 WBC 等 8 个参数参考区间的验证

项目	个数	单位	最大	最小	转移参考区间	超限个数	参考区间的有效性
WBC	20	$\times 10^9/L$	9.69	4.76	3.50~9.50	1	有效
RBC	20	$\times 10^{12}/L$	5.79	4.70	4.30~5.80	0	有效
Hb	20	g/L	163	136	130~175	0	有效
HCT	20	%	49.3	41.1	40.0~50.0	0	有效
MCV	20	fl	96.5	84.2	82.0~100.0	0	有效
MCH	20	pg	32.1	27.9	27.0~34.0	0	有效
MCHC	20	g/L	338	317	316~354	0	有效
PLT	20	$\times 10^9/L$	278	164	125~350	0	有效

表 23-2　女性全血细胞分析 WBC 等 8 个参数参考区间的验证

项目	个数	单位	最大	最小	转移参考区间	超限个数	参考区间的有效性
WBC	20	$\times 10^9/L$	8.9	4.45	3.50~9.50	0	有效
RBC	20	$\times 10^{12}/L$	5.09	4.04	3.80~5.10	0	有效
Hb	20	g/L	148	116	115~150	0	有效
HCT	20	%	44.8	36.6	35.0~45.0	0	有效
MCV	20	fl	94.4	85.2	82.0~100.0	0	有效
MCH	20	pg	31	27.3	27.0~34.0	0	有效
MCHC	20	g/L	355	318	316~354	1	有效
PLT	20	$\times 10^9/L$	332	190	125~350	0	有效

4. 血清 ALT 参考区间的验证　血清 ALT 结果对于健康体检、献血员的招募、患者肝脏功能的评估,都具有重要意义。某区域临床检验与病理诊断中心甲实验室使用 Roche Modular PPI 生化检测系统建立了男性血清 ALT 的参考区间为 7~50U/L。乙实验室也是使用 Roche Modular PPI 生化检测系统,采用的参考区间来自《全国临床检验操作规程》(第 3 版),为 5~40U/L。为实现区域性检验数据的共享和互联互通,乙实验室准备转移甲实验室 ALT 的参考区间,考虑到 ALT 对健康体检、采供血和临床应用的影响较大,乙实验室在转移前,进行 60 个参考个体的验证。

甲实验室建立 ALT 参考区间时,筛选男性参考个体 120 人。参考个体的筛选采用卫生行业标准 WS/T 404.1—2012 附录 A 推荐的标准。120 名参考个体 ALT 的均值为 18.9U/L,标准差为 9.1U/L,非参数法 95% 的参考区间为 7~50U/L。乙实验室采用同样的标准招募 60 个男性参考个体进行验证。经数据检查,未检出离群值,统计结果为:均值为 15.6U/L,标准差为 8.8U/L。进行 z 检验,结果计算如下:

$$z = \frac{\overline{x_1} - \overline{x_2}}{\left[\left(\frac{s_1^2}{n_1}\right) + \left(\frac{s_2^2}{n_2}\right)\right]^{1/2}} = \frac{18.9 - 15.6}{\left[\left(\frac{9.1^2}{120} + \frac{8.8^2}{60}\right)\right]^{1/2}} = 2.34$$

$$z^* = 3(n_{均数}/120)^{1/2} = 3\left[(120 + 60)/240\right]^{1/2} = 2.45$$

从上述结果可知，$z<z^*$，z检验结果表明两组参考值之间无明显差异，且两组参考值的标准差相差不到 1.5 倍，因此甲实验室的参考区间可以转移至乙实验室，验证完成。

第三节　参考区间的建立

如果参考区间的验证不能通过，这时就需要为某一或多个项目建立新的参考区间。建立参考区间是一个庞大的工程，应按照一定的程序进行。首先，依据参考个体的筛选和分组标准，确定合适的参考个体数，通过问卷调查表，完成潜在的参考个体的筛选，并要求所有参与者签署书面知情同意书。其次，关注分析前和分析中的影响因素，完成参考人群的标本采集和检测，获得参考值结果。最后，根据参考值数据的分布特征，选择合适的统计学方法，计算参考限和确定参考区间。

一、参考个体的选择

参考区间建立或验证的首要问题，是选择合适的参考个体组成参考标本组。而选择参考个体的第一步，就是要建立一个标准将非健康者排除在纳入的参考标本组之外。对候选参考个体健康状况的评估，需要进行多种检查，包括病史调查、体格检查和(或)某些实验室检测。作为参考区间研究的"健康"标准应该描述清楚，以便别人能对纳入的参考个体所处的健康状态进行评估。对每个参考个体的健康状态应建立一个评估调查表，并归档保存。

1. "健康"的含义　健康是一种相对状态，目前缺乏统一定义。在招募参考个体对象时不能只集中于青年人群，应尽可能选择与临床患者年龄分布相近的人群。IFCC 的参考值研究专家组也反对将青年作为参考值研究的"金标准"，并建议按年龄组建立参考区间。一般情况下，住院或门诊患者不能作为参考个体纳入研究，除非特殊需要，如儿童或老年人参考值的研究。

2. 参考个体的选择方法　从参考总体中选择参考个体可采用直接和间接两种采样技术。直接取样技术比较受推崇，通过明确定义的标准从参考人群中筛选出参考个体。如果在收集标本之前应用这些标准，则称之为"推测法"(a priori sampling)。如果在收集标本以后应用标准，则称之为"归纳法"(a posteriori sampling)。

特殊情况下，如研究婴幼儿某项目的参考区间，直接采样技术是很难实施的。一些学者建议使用间接采样技术，应用统计学方法对特定数据库中的数值进行分析。但是这种方法不能作为建立参考区间的首选方法。

(1) 直接采样技术

1) 推测法：适用于已经有较好的研究基础，并建立了完善的实验室检测程序的项目，主要步骤包括：①在选择参考个体前建立好排除和分组标准；②查阅文献，了解该检测方法生物学变异的来源，为制订排除和分组标准奠定基础；③编制调查表，把某些候选个体排除在采样外，已选择的候选个体被分入相应的组别；④参考个体数必须是在统计学意义上有效的足够的数量；⑤所有过程均发生在血液标本采集前。

2) 归纳法：与推测法相比，归纳法的操作程序刚好相反。归纳法是在采集标本及测试之后进行排除和分组。此方法适合于新的或者他人较少研究的检验程序，文献能提供的相关信息较少。因为影响分组的因素未知，所以设计调查表时应尽可能考虑周全，涵盖所有影响因素。

(2) 间接采样技术：间接采样技术不是 IFCC 推荐的首选方式，因为该技术的研究对象不是参考个体，而是检测结果。通常采用统计学的方法，从以其他目的建立的数据库(如实验室信息系统)中获得实验所需数据来估算参考区间。只有在很难从健康人群收集标本时才使用这种方法(如婴幼儿)。虽然这种方法相对比较简单而且费用较低，研究人员必须特别小心，尽量剔除数据库中非健康个体的数据。

间接采样技术是基于以下假设，即在住院或门诊患者中，大部分的检测结果都有可能呈现"正常"

状态,并通过观察证实。因而可以应用某些方法排除非健康个体数值,用统计学方法从医院数据库中分析得出参考区间。但是这种方法也许更加适合于相对"健康"的人群,如志愿献血者、体检人员等。

当应用排除和分组标准从研究人群中提取数据以后,可以采用相应的统计学方法去估算参考区间。然而由于数据来源的不确定性,不论采用何种统计方法,通过间接技术建立的参考区间只能被用来粗略的评估。

(3) 选择标准和排除标准:选择参考个体时应按照项目的临床使用要求设计排除标准,排除标准应尽可能详细而明确,将非参考个体排除在参考标本组之外。不同的参考值研究目的可能有不同的排除标准,如在进行全血细胞分析参考区间的研究时,由于地中海贫血(简称地贫)基因携带者的小细胞低色素特性会影响 MCV、MCH 等指标的结果,因此,在地中海贫血高发区,如广东、广西、海南等省份,需要采用血红蛋白电泳、血红蛋白成分分析、地贫基因检测等方法,将地贫基因携带者排除。表23-3 中所列内容必须予以充分重视并严格控制。

表23-3　设计排除标准时需考虑的因素

饮酒(量)	妊娠期	口服避孕药	近期手术
吸烟(量)	哺乳期	正在用药(处方药或非处方药)	近期献血
血压	肥胖	遗传易感因素	近期接受输血
吸毒	特殊职业	正在住院或近期住院	近期患病

(4) 参考个体的分组:如果参考区间存在分组情况,那么在选择参考个体时,每个组别均应满足要求的人数。分组时最常考虑的是按年龄和性别分组,民族或种族、地区差异等,也常常作为分组的因素。特殊情况下,建立与月经周期、妊娠相关的一些指标的参考区间时,也将月经周期、妊娠期的不同阶段作为分组的因素。

(5) 健康调查表:健康调查表是执行排除和分组标准的有效方法之一。调查表涉及的信息和结果应保密,注意保护每一个参考个体的隐私。问卷调查应包含姓名、住址和联系电话,当结果异常时,能及时联系到参与者。

调查表应简便而非命令式,问题最好用"是"或"否"来回答,简单且不需要解释。调查表包含参考个体的基本信息,血压、身高和体重等基本检查项目,以及一些与健康相关的问题调查,如生理周期、既往疾病史、服药、吸烟、饮酒、运动、睡眠情况等,问询不能太专业化,应选用一些常识问题进行评估。

(6) 知情同意书:实验室应及时地获得每个参考个体的书面知情同意书。该同意书应清楚地表达实验室全体人员均有权获得样品,并有权使用有关的实验室检测数据和调查表信息来确定参考区间。调查表和知情同意书常同时进行。调查表、知情同意书及参考区间研究的立项等,应经过本机构的学术委员会或伦理委员会审查通过。

二、分析前和分析中的影响因素

要想获得准确、可靠的参考个体的检验结果,必须关注所有能影响检验结果的因素,特别是分析前和分析中的影响因素。因此,所有的分析前影响因素,包括被测试者的准备、标本采集和处理、分析方法和仪器等条件必须认真进行规定,而且保证不管是在为患者服务,还是研究参考个体时均在同等条件下实施。

同一检验项目,采用不同的方法、不同的仪器或不同的检测系统进行检验,应使用适当的程序来验证检验结果的可比性(参见 CLSI EP9-A3)。如果检验结果不可比就应建立不同方法、不同仪器、不同检测系统的参考区间,特别是差异具有明显临床意义的数值类结果(如生化项目中干化学和湿化学检测方法的参考区间)。

在控制分析前因素时,必须将可能影响临床决策的因素减至最小,如采血体位,活动后休息的时间,空腹或餐后等。

1. 分析前受试者的准备　表23-4归纳了应引起注意的分析前的重要因素。受试者准备不充分或偏离标准状态可能会导致结果不准确或数据的偏离。

表23-4　分析前影响因素

受试者准备	标本采集	标本处理
采样前进食	采样时的环境	标本运输
空腹与非空腹	时间	标本凝固状态
药物、戒酒	体位	血清或血浆的分离
服用保健药物	标本类型	标本储存
取样时间和生物节律相关	采样部位	分析前预处理
体育锻炼	采样设备	
采集前休息时间	采样技术	
紧张	止血带压迫时间	

采样前进食将会影响多数检验结果,这种影响既有直接的(如改变分析物浓度),也有间接的(脂质成分的干扰);相反,长时间的禁食也将导致检验结果的改变。因此,绝大多数检验项目在参考区间建立或临床应用时,都建议参考个体或患者采样前禁食12小时左右。

运动和采样过程中的体位变化均能改变检验结果。比较住院患者和门诊患者的检验结果,就会发现体位的变化对检验结果有较大影响,故有时要为某些检验项目建立几种参考区间(如血浆肾素浓度)。另外,还有一些采样前能影响分析物浓度的因素必须加以考虑,如分析物的生理周期性波动,季节的影响,种族背景等。但上述诸多因素均能够通过适当的排除标准得到消除。

2. 标本的采集、处理和贮存　编制标本采集手册对于正确指导标本采集、处理和储存,有很重要的意义,临床医师也能利用标本采集手册,结合参考区间,合理地解释检验结果。

(1) 血液标本:应按照 CLSI 的有关文件,制定不同采血管采集血液标本的规范(如 H3:静脉穿刺血液标本采集程序,H4:外周血液标本采集装置和程序等)。考虑血液标本如果需要抗凝血,应选择何种抗凝剂。还应考虑标本是否应该维持在真空状态(例如钙离子的检测)或者是否置于冰水浴中收集和运送(例如血氨和乳酸)。血液采集后应尽快分离红细胞,当采样条件偏离标准状态时,实验室工作人员应考虑其对检验结果的影响,并从已报道的文献中寻找解决方法。

(2) 排泄物和分泌物:如果采集的标本是来自血液之外的其他液体,在临床标本采集手册中同样要制定一个指南来指导这些液体的收集、运输和处理,尽管这些操作通常不在实验室控制之下。这些标本包括尿液(参见 CLSI GP16《常规尿液分析和尿液标本的收集、运输及防腐》)、脑脊液、胸腔积液、心包液、腹腔积液、关节液、羊水和唾液等。有时,我们必须在抽取血液标本的同时收集上述标本,但多数情况下,更合适的方式是在规定的时间采集标本。标本采集前,应正确选用合适的保存剂和抗凝剂。

(3) 温度:收集和处理某些标本可能需要在特定温度条件下进行(如 37℃,室温或冷冻)。另外,某些标本或分析物需要规定在特定的温度下储存或冻存(如 −20℃或 −70℃冷冻保存)。一般情况下,标本收集之后应及时处理。血液标本处理是指在特定的温度下将血清或血浆与凝块和红细胞尽可能快地分离(参见 CLSI H18《血液标本的处理程序》)。

3. 分析方法的性能　在进行参考区间研究前,应对分析方法的性能进行验证。评价内容包括准确度、精密度、最低检测限、携带污染、线性范围、回收率等。其他需考虑的因素还包括使用的仪器设备、试剂、实验用水、校准品和计算方法等。如果使用同一型号分析仪器的重复测量，在建立参考区间时还应考虑批间差、不同技术人员产生的变异以及仪器之间的变异。以上所有因素应在分析系统中描述清楚。

检验结果的可靠性非常重要。无论是建立参考区间，还是日常患者标本的检验，都应使用质控品进行常规质量控制。这不仅可以监控整个分析操作过程，也能确保长期检测结果的一致性（参见CLSI C24《定量检测的统计学质量控制：原理和定义》）。最好在数天内完成对标本的检测和数据收集，因为由此获得的结果可减少各分析批间的影响。此外，还需要对标本中天然组分所产生的干扰进行评估。

三、参考值的统计学处理

（一）参考限的确定

参考区间是指参考上限和参考下限之间的所有数据。常选择参考值数据95%的分布范围表示参考区间。对于大多数检验项目参考区间即第2.5个百分位数（$P_{2.5}$）到第97.5个百分位数（$P_{97.5}$）所在的区间。某些情况下只有一个参考限有意义，通常使用参考上限即P_{95}的值。依据参考值的分布特性及临床使用要求，常用参数法和非参数法来决定参考限。

（二）确定参考值的方法

1. 参数法　前提是参考观测值呈正态分布。因为多数分析物的参考值数据不遵循正态分布，故使用参数方法时需要将这些参考值进行数据转换（如对数形式、幂形式等），即将他们"正态化"。在正态分布情况下，用$\bar{x}$（均数）$\pm 1.96s$（标准差）表示中心95%数据分布范围。

2. 非参数法　如果参考观测值不呈正态分布，即使采用数据转换后也不呈正态分布，推荐用非参数方法。该方法只需将参考数据按从小到大逐渐增加的等级排列好，剔除最低和最高的2.5%观测值，即可确定中心95%区域的数据分布范围。

3. Robust方法　非参数方法要求至少有120个参考值数据用于统计分析。当参考标本组较小的时候，Horn等提出了一种可以计算参考区间的稳健非参数方法，即Robust统计方法。Robust方法被认为是参数和非参数方法之间的一个折中方法，具有以下特点：①无需像非参数方法那样需要大标本量；②无需要求数据进行正态转化；③能有效对抗离群（或异常值）结果的影响；④由Robust方法得到的参考区间更加保守，即使是从小样本（$n=20\sim60$）获得的参考区间，也能保证其上下限有较高的置信度。Robust方法是一个双权方程，其计算方式比较复杂，需要计算机辅助。

（三）参考个体的最小数量

理论上，使用非参数的方法，至少应获得$n=(100/P)-1$的观测例数，才能区分两种分布的百分位数（即$P\%$）。以此类推，95%参考区间（$P=2.5$）的最低标本数：$n=(100/P)-1=(100/2.5)-1=39$。此时参考标本组的两个极端观察值将是参考总体$P_{2.5}$和$P_{97.5}$的估计值，这显然不合适。为确保参考值数据的可靠性，CLSI C28-A3建议至少需要120个参考值数据。若需要分组统计，则每个组也应有120个数据。这样才可能估计出参考上限和下限90%的可信区间。若估计95%的分布区间上限和下限95%的可信区间，则需要153个参考值数据；若估计参考限99%的可信区间，则需要198个参考值数据。对于严重偏态分布的结果，参考值数量要求达700个。

在参考区间研究的实际工作中，120例是推荐的最小样本量。建立每个参考区间时，倘若有异常值或离群值需要剔除，一定要注意及时选择新的参考个体进行补充，直到能获得至少120个可接受的参考值。而且，假如要确立分组（如不同性别组或不同年龄段组）的参考区间，每个组别的推荐参考个体数目至少也是120例。

Robust方法并没有指出所需要的最小测试数。由于小样本量的统计学不确定度会导致参考区间参考限的可信区间变宽，因此条件允许时应当收集尽可能多的标本用于计算参考区间，可以相应地降低不确定度,使结果更加可信。

（四）参考值分组

在实际处理和分析候选参考个体的标本之前,均应考虑分组。但参考值是否需要分组,主要依据临床意义和该项目的生理变异,并应作 Z 检验(参考第二节参考区间的验证),以确定分组后的均值间差异有无统计学意义。对于 3 个或更多组别均值的比较,推荐使用方差分析(ANOVA)进行统计处理。但所有组别均值间的统计学差异,事实上都取决于两组间均值的差异或一个组与其余组均值间的差异。因此,方差分析时还应同时进行均数间的两两比较(如 Tukey 检验)。

一般认为,只要两组间均值的差异在 5% 的概率水平,那么每个组别就应保持各自的参考区间。根据 Z 检验结果,很多检验项目在不同年龄段、不同性别间,都需要分组,但对临床的实际应用会造成很大的困扰。因此,CLSI C28-A3 建议,当组间均值的差异超过不分组总参考个体 95% 参考区间上下限差值的 1/4 时,才需要进行分组。此外,如果两组间均值相近,但标准差之比 ≥1.5,每个组别也应该保持各自的参考值区间。

表 23-5 列举的血小板数按不同地区分组建立参考区间,分为组 1、组 2 和组 3 三组,各组的 $P_{2.5}$、$P_{97.5}$、均值、标准差、1/4 的上下限差值和组间均值差等数据如表。当组 1 与组 2 合并时,两组间均值差为 6.2,小于合并后 95% 参考区间上下限差值的 1/4(52.0),因而组 1 和组 2 的数据可以合并,建立统一的参考区间。当组 1 与组 3 合并时,两组间均值差为 68.2,大于合并后 95% 参考区间上下限差值的 1/4(61.4),所以,组 1 和组 3 不可以合并,需要建立不同组间的参考区间。同理,组 2 和组 3 也需要建立各自的参考区间。各组之间的标准差之比均 <1.5。

表 23-5　血小板数($\times 10^9$/L)参考区间的分组评估

分组	$P_{2.5}$	$P_{97.5}$	均值	标准差	上下限差值 /4	组间均值差
组 1	136.0	345.0	229.6	52.9		
组 2	144.0	346.0	235.8	52.3		
组 3	67.0	286.6	161.4	55.3		
组 1/ 组 2 合并	138.0	346.0	232.2	52.7	52.0	6.2
组 1/ 组 3 合并	88.0	333.7	209.7	61.9	61.4	68.2
组 2/ 组 3 合并	87.0	337.0	208.9	64.2	62.5	74.4

（五）离群值的识别和处理

在估计参考限时,一个重要的假说就是被测量的参考值均来自于"同质的"标本,也就是说所有的参考值均来自于同样的分布概率之下。也许所有的参考值均能满足这种"同质的"条件,但总会有一两个数据的分布概率不同于大多数结果而显示异质性。不过,这些"偏移"值常常位于其余测量结果的范围之外,很容易被确认为"离群值"而引起注意。

因此,在分析收集到的参考区间的相关数据时,第一步就是将数据的频率分布可视化,然后应用统计学方法剔除离群值。

数据中的疑似离群点,可通过 Reed-Dixon 法则进行判断,即将疑似离群点和其相邻点的差值 D 和数据全距 R 相除,求 D/R 比值。D/R 比值以 1/3 为临界值,若 D/R ≥1/3 则该疑似离群点为离群值,应予删除。当有 2 或 3 个离群值均出现在分布区间的同一侧时,则 Reed-Dixon 法则不能辨别最极端离群值具有统计学上的意义,同时也掩盖了其他的仅比最极端值轻微些的离群值的存在。在这种情形下,可以将较小的疑似离群点按上述规则处理,若 D/R ≥1/3,则均为离群值,全部删除;若 D/R<1/3,则保留所有数据。若有离群点被剔除,应补充至 120 个数据。

（六）参考限的可信区间

参考个体是从某些特定的人群中抽样,理论上总体中的每个成员均有相同的机会被抽中。事实上,从一个参考总体中,每次抽取参考个体组成不同的参考标本组,其参考限不可能完全一样,因此应估计参考限的可信区间。参考限的可信区间就是参考限值的可能分布范围,通常选择置信水平为90%或95%时参考限值的分布宽度。增加参考个体的标本含量可提高参考区间估计的精度。

非参数法的可信区间可通过与某些秩号相关的观测值来决定。例如:当一个参考标本组由120个参考个体组成时,参考限下限90%的可信区间为秩号1和7对应的观察值。为获得参考限上限90%可信区间的秩号,只需将121(n+1)减去1和7,即114和120。因此,参考限上限90%可信区间即为秩号114和120对应的观察值。

四、参考区间的建立示例

1. 全血白细胞数(WBC)参考区间的建立   按照卫生行业标准 WS/T 402—2012《临床实验室检验项目参考区间的制定》,针对全血细胞分析项目候选参考个体的标准招募 240 名参考个体(考虑到男女性别分组),严格注意分析前和分析中的影响因素,采集标本,并在相应的检测系统上进行全血细胞分析的检测。设计表格,录入入选的参考个体的基本信息和白细胞数,采用 SPSS17.0 统计软件,建立数据库,首先进行离群值的识别和处理。然后通过"分析""描述统计""频率"等步骤操作,得到 WBC 各统计参数和数据分布的直方图(表 23-6、图 23-3)。按性别分为男女两组,每组各 120 个参考值数据。

表 23-6   240 名参考个体 WBC($\times 10^9$/L)的统计结果

性别	男性	女性	男/女
标本数(n)	120	120	240
均值($\bar{x}$)	6.259	5.685	5.972
标准差(s)	1.392	1.262	1.357
偏度	0.487	0.428	0.489
峰度	−0.328	0.378	0.040
极小值	3.68	3.30	3.30
极大值	9.93	10.23	10.23
$P_{2.5}$	4.17	3.55	3.66
$P_{97.5}$	9.32	8.13	9.05

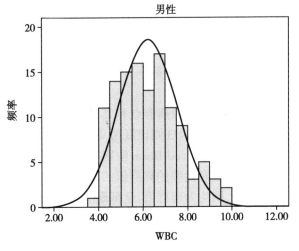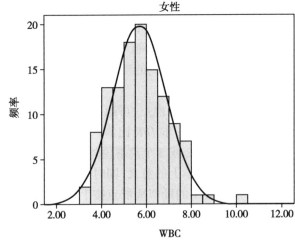

图 23-3   白细胞数分布直方图

　　由图 23-3 可以看出,男女两组白细胞数呈近似正态分布。本文用非参数方法计算得到的 WBC 95% 参考区间为:男性:(4.17~9.32)×10⁹/L;女性:(3.55~8.13)×10⁹/L;总的参考区间为:(3.66~9.05)× 10⁹/L。

　　2. WBC 参考区间是否需要按性别分组的检验　WBC 参考区间男性均高于女性,但是否需要分组,根据参考值分组部分描述的方法进行计算(表 23-7),以验证 WBC 同年龄段的男性和女性之间均值的差异有无统计学意义。

表 23-7　白细胞数(×10⁹/L)参考区间的分组评估

分组	$P_{2.5}$	$P_{97.5}$	均值	标准差	上下限差值 /4	组间均值差
男性	4.17	9.32	6.26	1.39		
女性	3.55	8.13	5.69	1.26		
男性 / 女性合并	3.66	9.05	5.97	1.36	1.35	0.57

　　由表 23-7 中数据可知,男性和女性组间均值差 0.57< 合并后上下限差值的 1/4,因此,参考区间可以合并,建立不分男女性别的共同的参考区间。因此,WBC 数非参数方法建立的参考区间为 (3.66~9.05)×10⁹/L。

(吴新忠)

参 考 文 献

1. 中华人民共和国卫生部 . 中华人民共和国卫生行业标准 WS/T 402—2012 临床实验室检验项目参考区间的制定 [S/OL].2012-12-24 [2012-12-28]. http://www.moh.gov.cn/zwgkzt/s9492/201212/84c035163f324785877dd138936f2fd1. shtml.

2. 中华人民共和国卫生部 . 中华人民共和国卫生行业标准 WS/T 404.1—2012 临床常用生化检验项目参考区间第 1 部分:血清丙氨酸氨基转移酶、天门冬氨酸氨基转移酶、碱性磷酸酶和 γ- 谷氨酰基转移酶[M].北京:中国质检出版社, 2013.

3. Bock BJ,Dolan CT,Miller GC,et al. The data warehouse as a foundation for population-based reference intervals [J]. Am J Clin Pathol,2003,120(5):662-670.

4. Clinical and Laboratory Standards Institute. CLSI H21-A5. Collection,transport,and processing of blood specimens for testing plasma-based coagulation and molecular hemostasis assays;approved guideline [S]. 2008.

5. Clinical and Laboratory Standards Institute.CLSI GP16-A3. Urinalysis and collection,transportation,and preservation of urine specimens;approved guideline [S]. 2009.

6. Clinical and Laboratory Standards Institute.CLSI C24-A3. Statistical Quality Control for Quantitative Measurement Procedures;Principles and Definitions;Approved Guideline [S].4th ed. 2016.

7. Linnet K. Nonparametric estimation of reference intervals by simple and bootstrap-based procedures [J]. Clin Chem,2000, 46(6 Pt 1):867-869.

8. Wu X,Zhao M,Pan B,et al. Complete blood count reference intervals for healthy Han Chinese adults [J/OL]. PLOS ONE, 2015,10(3):e0119669.https://journals.plos.org/plosone/article?id=10.1371/journal.pone.0119669.

第二十四章

标准操作程序的管理

第一节 概 述

一、标准操作程序的基本概念

操作程序也可称为操作规程,是为进行某项活动时所规定的途径。在临床实验室内部,用文件的形式对操作方法进行连续而恰当地控制,这个文件就是标准操作程序(standard operational procedure,SOP),通常称为 SOP 文件。由于影响操作的因素很多,而且不同实验室之间的条件和影响因素也各不相同。因此,一个 SOP 文件只在某个实验室内有效,而不一定适用于其他实验室。

二、标准操作程序的目的和作用

SOP 是检测系统的组成部分,是临床检验的技术档案,是保证检验结果准确可靠的依据,也是指导检验人员正确操作的依据。但 SOP 并不能用来弥补检验方法设计上的缺陷。临床实验室的标准操作程序一旦形成,就成为这个实验室内所有工作人员必须共同遵守的规则,以确保检测质量。SOP 可反映一个实验室开展检验工作的技术水平。

三、标准操作程序的分类

实验室的标准操作程序,应涵盖分析前、分析中、分析后的所有活动。

1. 用于分析前的标准操作程序 如标本采集、处理和保存。一般可以将样本采集、处理和保存写成独立的一个文件,也可以在各个分析项目操作程序文件中写出对样本采集、处理和保存的要求。

2. 用于分析中的标准操作程序 主要是分析仪器标准操作程序和分析项目标准操作程序,如大型自动化分析仪应单独建立用于操作的 SOP;各类小型辅助设备也应制定 SOP,如酶标仪、比色仪、分析天平、离心机、水浴箱、孵育箱、洗板机等。设备配套的用户手册或使用说明书可作为参考或 SOP 的附件材料。

3. 用于分析后的标准操作程序 一般与分析项目标准操作程序合在一起,写在同一个文件里。

四、标准操作程序的编写要求

1. 编写人的要求 操作程序可以由主任、主管技术人员或被授权的技术人员编写。操作程序应由授权人员批准,签字并注明时间。

2. 编写细节的要求 操作程序必须含有质量管理的内容,包括质量控制和特殊情况下的纠正措施。操作程序的文字应该简练、易懂;内容明确(不存在疑义)、完整。确保每个检验人员都能准确理解,并能严格按照操作程序的精确说明进行操作。

每个程序都应从第 1 页开始,自成一册(或设计成活页本形式),便于修改、补充或更换。临床实验室必须保存有开始和停止使用的操作程序的副本,且应保存到停止使用至少 2 年以后,才能销毁。

用于检验的每个程序的性能参数应与其预期用途相关。应定期评审生物参考区间,如果实验室有理由相信某一特定参考区间不再适用于参考人群,则应调查,如必要,应采取纠正措施。当实验室更改检验程序或检验前程序时,如适用,也应评审生物参考区间。

实验室应将现行的检验程序包括对标本的要求、相关的性能参数和要求列成清单,在实验室服务用户提出申请时可供适用。若实验室拟更改检验程序并可能导致结果及解释出现明显差异时,应在更改被采用之前以书面方式向实验室服务用户解释其含义。

由厂商提供的产品说明书,一般不能直接作为操作程序应用,但可以作为附录,以反映最新动态。

3. 编写 SOP 的通用内容和格式 实验室内,每个专业、各种类型、每个仪器以及每个分析项目的操作程序,都应确定统一的格式。每个操作程序的首页应注明:操作程序项目名称、操作程序的单位和部门,文件编号、版本、页序和总页数,批准实施日期,程序有效期以及复审计划,程序分发部门及个人,程序编写者、审核者、批准者以及保管者,程序修订记录。在以后各页的页眉均有"×× 操作程序"字样以及文件编号、页序和总页数,并印有横线。在定期复审或发现问题时,需要做部分修改和更新的,应注明新确认的时间及版本,并由实验室签名认可。

检验程序应文件化,并应用实验室员工通常理解的语言书写,且在适当的地点可以获取。任何简要形式文件(如卡片文件或类似应用的系统)的内容应与文件化程序对应。要有程序文件的全文供参考,工作台处可使用作为快速参考程序的作业指导书、卡片文件或总结关键信息的类似系统。检验程序可参考引用产品使用说明书信息。所有与检验操作相关的文件,包括程序文件、纪要文件、简要形式文件和产品使用说明书,均应遵守文件控制要求。

4. 检验项目操作的 SOP 内容 ①检验目的。②检验程序的原理和方法。③性能特征。④标本类型(如血浆、血清、尿液)。⑤患者准备。⑥容器和添加剂类型。⑦标本处理、储存。⑧所需的仪器和试剂、参考物、控制物等,所有用品都必须写明厂商名、产品号、包装规格、配制要求、使用和储存方法等。适用仪器及其厂商名、型号(仪器可以按其品种和型号,另行单独编写"分析仪器标准操作程序")。⑨环境和安全控制。⑩校准程序(计量学溯源)。⑪程序性步骤。⑫质量控制程序(包括质控规则与失控限)。⑬干扰(如:脂血、溶血、黄疸、药物)和交叉反应。⑭结果计算程序的原理,包括被测量值的测量不确定度(相关时)。⑮生物参考区间或临床决定值。⑯检验结果的可报告区间。⑰当结果超出测量区间时,对如何确定定量结果的说明。⑱警示或危急值(适当时)。⑲实验室临床解释。⑳变异的潜在来源及方法的局限性。㉑参考文献。

5. 仪器 SOP 至少应包含以下内容 ①检测原理;②仪器设备基本情况(环境要求、上下水、标本要求等);③开关机及检测操作步骤;④参数设置;⑤测量系统校准和仪器校准;⑥维护保养;⑦常见报警及故障处理。当实验室拟改变现有的检验程序,而导致检验结果或其解释可能明显不同时,在对程序进行确认后,应向实验室服务的用户解释改变所产生的影响。

第二节 检验方法和病理方法的标准操作程序

一、检验项目标准操作程序示例

丙氨酸氨基转移酶测定

(一) 检验目的

检测外周血中丙氨酸氨基转移酶活性。

(二) 实验原理

IFCC 推荐方法(不加吡哆醛磷酸激活剂)。

ALT 将丙氨酸的氨基转移到 α- 酮戊二酸,生成丙酮酸和谷氨酸。丙酮酸在乳酸脱氢酶(LDH)作用下生成乳酸,同时 NADH 被氧化为 NAD^+。在 340nm 测定 NADH 光吸收下降速率,其与 ALT 活性成比。其反应式为:

$$L\text{-}丙氨酸 + \alpha\text{-}酮戊二酸 \xrightarrow{ALT} L\text{-}谷氨酸 + 丙酮酸$$

$$丙酮酸 + NADH + H^+ \xrightarrow{\quad LDH \quad} L\text{-}乳酸 + NAD^+$$

（三）性能特征

线性范围：4~1 000IU/L；方法精密度：批内变异（CV）：低值 4.7%，高值 0.9%；总变异（CV）：低值 5.8%，高值 1.6%；灵敏度：4IU/L。

（四）样本类型

血清、肝素或 EDTA 抗凝血浆。稳定性：2~8℃稳定 24 小时，室温下 8 小时内分离血清或血浆。

（五）患者准备

空腹。

（六）容器和添加剂类型

血清、肝素或 EDTA 抗凝血浆。

（七）标本拒收、处理、储存

重度溶血、脂血的标本与标识不清晰的标本拒收。

（八）所需仪器和试剂

仪器：XX 全自动生化分析仪

试剂：厂家：XX 诊断产品有限公司；储存：未开瓶试剂：2~8℃可储存至失效期；R1 开瓶后上机冰箱稳定 28 天；R2 开瓶后上机冰箱稳定 90 天。

成分：R1（1#，1a# 瓶）

Tris buffer	125mmol/L，pH 7.3
L-alanine	625mmol/L
NADH	0.23mmol/L
LDH	≥1.5U/mL
防腐剂	

R2（2# 瓶）

α-ketoglutarate	94mmol/L
防腐剂	

试剂准备：用试剂盒内所附瓶口对接器连接瓶 1 和瓶 1a，使干粉充分溶解在缓冲液中。

（九）环境和安全控制

参照厂商安装及使用说明书的要求。

（十）校准程序

校准品：×××，基于人血清制成的冻干校准品，具生物危险性。

配制：从 2~8℃冰箱取出后，小心打开瓶盖，避免撒落干粉，用 5.0mL 玻璃吸管准确吸取 3.0mL 去离子水加入瓶中，盖上瓶盖，放混匀器上匀速混合、溶解 30 分钟，再静止 5 分钟，避免产生泡沫。

保存及稳定性：干粉：2~8℃，在规定的有效期内使用；溶解后：盖紧瓶塞，避光保存，15~25℃，稳定 8 小时；2~8℃，稳定 2 天；−15~−25℃，稳定 4 周（1 次冻融）。

校准频率：试剂批号改变时、质控结果不佳需要重新校准。建议使用两点校准。

（十一）程序性步骤

参照厂商使用说明书的步骤。

（十二）质量控制程序

质控品：××× Liquid Unassayed Multiqual 1、2、3。

保存：未开瓶：−20℃冰箱保存至有效期。解冻后未开盖：2~8℃保存，大部分分析项目可稳定 30 天，避免反复冻融。解冻后开盖：2~8℃保存，可稳定 14 天。

配制：从 −20℃冰箱取出质控品，在室温放置 1 小时至完全溶解，轻轻混匀或在混匀器上混匀至瓶内无可见沉淀物。同时填写《新开质控品登记表》，并在瓶上标记开启日期。

已解冻质控品：从 2~8℃冰箱内取出质控品至室温(18~25℃)，轻轻混匀或在混匀器上混匀 20 分钟至瓶内无可见沉淀物。用后及时将质控品放回冰箱保存。

（十三）干扰和交叉反应

结合胆红素 <1 026μmol/L 无干扰；非结合胆红素 <1 026μmol/L 无干扰；溶血有干扰，因红细胞内有 ALT。

（十四）结果计算

无需计算，直接报告。

（十五）参考区间

男性：9~50IU/L；女性：7~40IU/L。

（十六）检验结果的可报告区间

线性范围：4~1 000IU/L。

（十七）结果超出测量区间的说明

超过线性范围，使用 0.9%NaCl 稀释，结果乘稀释倍数；最佳稀释倍数为 2 倍；最高稀释倍数为 5 倍。

（十八）危急值

无。

（十九）结果解释

ALT 升高见于：①急性病毒性肝炎；②慢性肝炎和脂肪肝；③肝硬化和肝癌可轻度升高；④其他疾病如 Weil 病及传染性单核细胞增多症可升高。

ALT 降低无临床意义。

（二十）变异潜在来源及方法局限性

略。

（二十一）参考文献

略。

二、病理项目标准操作程序示例

大体标本检查

（一）原理

活体组织检查(biopsy)简称"活检"，亦称外科病理学检查，简称"外检"，是指应诊断、治疗的需要，从患者体内切取、钳取或穿刺等取出病变组织，进行病理学检查的技术。它是诊断病理学中最重要的部分，通过取材、制片、免疫组化及分子病理学检测后，对绝大多数送检病例都能做出明确的病理学诊断。但病变部位的取材是最为关键的环节，正确的取材决定正确的诊断。

（二）病理标本的核对与签收

1. 标本的要求　常规病理标本应在离体后立即放入 10% 中性(缓冲)福尔马林固定，固定液至少为标本体积的 5~10 倍，固定时间需 6~48 小时，实体肿瘤应切开固定，空腔脏器如胃、肠应剪开后展平固定，病理送检标本应为手术标本的全部。细胞学检查标本离体后立即放在 95% 乙醇中固定。需冷冻切片的标本无需固定，直接送病理科进行检测。

2. 标本的签收与核对　接收标本时应执行严格的核对签收制度，配送人员在医院(客户)收取标本时应进行当面核对，可发现申请单与标本名称、数量不符合，申请单重要项目填写不全或漏填，标本袋(瓶)未写姓名等。接收小标本时注意瓶内是否有组织，未发现组织应拒收。核对无误后交接双签名，并装入指定的标本箱内，封箱、编号并注明标本的总数量，信息拍照上传。封箱后的标本通过冷链物流运送至区域中心的标本室，进入标本室后再次逐一核对标本，并与当班技术员进行交接，标本应按照医院的顺序排放整齐。组织标本和病理申请单按顺序对应，注意核对患者姓名、条形码等标识后方可进行录单，对发现数量不符及信息不符的标本，作为问题标本及时与配送人员及医院的医生进行核对。

3. 大体标本检查操作规程　每一例标本应在检查前再进行核对，登记编号后再行取材，记录者对申请单上的内容逐一加以叙述。如有不一致的情况，应及时与送检医师联系，在取得联系前不宜进行检查。活检小标本应严格查对组织块数,分别记录体积的大小,体积采用国际标准计量单位(cm^3)表示,禁用"针尖大"、"米粒大小"等描述,对不同部位送检的组织,分别编写:A,B,C…标注部位,对胃镜、肺穿标本滴加伊红后用滤纸包好置于组织盒内。对活检小标本要求全部取材。

手术切除标本,应描述送检标本的脏器名称和手术类型并进行大体摄像,标本的大小以体积测量其长、宽、厚,如管腔脏器,应分别测量长度、周径及管壁的厚度;病灶的部位,大小与周围的关系。某些标本需称重,如卵巢、甲状腺、肾上腺等内分泌肿瘤。详细描述标本的形状、表面特点及包膜情况,皮肤标本注意描述是否有溃疡及皮损的形状、颜色、是否对称。切面则应注意质地,硬度、有无外翻、病变的位置及形状,如呈分叶状或结节状,病灶数目及分布情况,有无出血、坏死、钙化等。如属囊状标本,应注意囊壁的厚薄、囊壁内面的状态及囊腔内容物的性质。观察标本应在光线充足处进行,有些标本阳光照射下才可观察得更细致,有时可用放大镜帮助观察。

病变描述的常用语:质地的描述多用坚硬、质韧、质脆、鱼肉样等术语,切面结构多用编织状、海绵状、半透明、胶体状或黏液样,有无出血坏死及囊性变,囊内壁的特征,有无乳头状结构,外生性肿物是否为息肉状、乳头状,是否有蒂,细蒂还是宽蒂,是否为广基。脏器内的病灶是否边界清楚,有无包膜及包膜浸润。

4. 剖验标本的一般原则　切开标本时必须尽量显露正常脏器组织结构的全貌和病变的最大面积。具体步骤是:从标本最大直径处(对准病变,如系器官必须对准器官门部)一刀切开(不一定切断),要求切面宽、平,便于全面观察。切时应用力均匀,力戒挤压组织。较大的标本应在平行方向作多个切面,以易于保持标本的完整性及原来的面貌。对病变部位及与周围组织关系最好能先进行摄影,后行切取标本及取材制片,有时质量高的肉眼标本照片比文字描述更有价值,而且照片可长期保存。

正确切取组织块非常重要,取材不当可造成误诊、漏诊。小块活检组织的取材,内镜所取食管、胃、肠、支气管、膀胱等处组织,肝、肾等穿刺组织及宫颈活检,必须全部取材,标记包埋面,并用吸水纸包裹,以防遗失。宫颈 Leep 标本、前列腺电切标本也应取全。其他较小或不完整组织,如刮取宫内膜、部分肿瘤组织等,可选择有代表性的病变包埋制片。大标本的取材,要有代表性,应包括病变的主要部分、病变与正常组织交界处及正常组织等,以便全面了解病变及病变与周围组织的关系,凡需观察包膜的组织,取材时必须完整切取包膜,如需观察周切缘和基底切缘应保持原样不可修整,并在切缘处涂以 10% 的硝酸银或碳素墨汁以便镜检者辨认。恶性肿瘤,应取周切缘和基底切缘,并切取其附近的淋巴结,同时必须检查手术的断端(如胃肠道恶性肿瘤),以便明确肿瘤的范围及手术是否将肿瘤完全切除。切取组织块的要求:肿瘤组织要求 3~5 块,切取组织块一般面积为 $2.0cm \times 1.5cm$,厚度不超过 3mm,切面尽量平整,不同部位切取的组织均应分别编号,并注明编号所代表的部位,例如:A 表示肿块,B 表示肿块与正常组织交界处,C 表示正常组织,D 为切缘,E 表示淋巴结等。取材组织内的线结尽量取出。如系骨组织或钙化物质,先行脱钙处理。

标本编号:对于大标本,不同部位、不同病变处所取组织块分别编次级号。例如:A-1、A-2、A-3 等,必要时可画图表示。此后,制片过程中的每一步骤,每块组织的号码标签必须紧随组织,不得分离,以免出现差错。另写正确号签贴于切片上。将肉眼观察结果,认真详细地填写在送检单的检查记录内并作出肉眼诊断,并同时与技术员签署全名。取材组织部位、块数、检查号、记录及日期等均应认真填写在相应栏内,一起作为档案记录,以便查对。

取材后的组织块核对与交接:每一例标本取材结束后,取材医生要将剩余标本放回原标本容器内,然后清洁台面及巨检器械,避免污染,技术员应与医生核对脱水盒号码与申请单号码是否一致。大体标本取材结束后医生与技术员一起清点组织块,核对无误后双签名,由记录技术员将组织块放入脱水机进行脱水流程的操作。

各脏器肿瘤标本取材规范请参照《临床技术操作规范:病理学分册》《病理诊断与技术规范》《常见肿瘤病理诊断及报告指南》要求。

取材工作完成后,进入常规脱水、包埋、制片程序,各环节均需进行交接记录。组织脱钙应填写《病理实验室组织脱钙记录表》;重新取材应填写《病理实验室组织病理标本重新取材记录表》。

（三）取材后剩余标本的处理

取材所剩的组织标本,应添加适量 10% 中性缓冲福尔马林,标注取材日期和取材医生后保存在标本柜中,剩余标本至少保存至报告发出后 2 周。取材后无剩余标本的容器应至少保存至报告发出后 2 周。报告发出 2 周后临床无疑义后,由相应取材医生负责处理,转交实验室卫生人员,签字确认后由具有环保资质的公司回收到指定的场所焚烧。

（四）质量控制

大体标本检查的质量控制集中体现在病理报告单上，从取材到发出诊断的每一步骤，均可影响病理诊断结果。因此，每一环节的工作均不能有丝毫疏忽，应严格按照操作程序进行，定期进行室内质控检查。

（五）仪器准备

按取材台说明书设定，参见《取材台标准操作程序》。

（六）记录表格

《病理实验室组织标本取材记录表》

《病理实验室组织脱钙记录表》

《病理实验室组织病理标本重新取材记录表》

三、检验仪器标准操作程序示例

E170 电化学发光仪操作程序

（一）原理

电化学发光免疫法（electrochemiluminescence immunoassay，ECLIA）：采用双抗体夹心法，即生物素化的单克隆抗体和钌（Ru）标记的单克隆抗体与标本混匀，形成夹心复合物，再加入链霉亲和素包被的微粒，通过生物素与亲和素的特异性作用将夹心复合物结合到磁性微粒上，与检测反应使用的碱性溶液中的三丙胺（TPA）反应，该反应中由于磁性微粒被电极板下的磁铁吸附而留在电极板表面，在加压的阳性电场条件下，复合物上的吡啶钌与 TPA 发生氧化还原反应，在该反应中 NHS 与 TPA 两种电化学活性物质可同时失去电子发生氧化反应，在这一过程中发射光子（hv），光子信号通过光电倍增管进行接收测定，传入计算机系统进行数据转化并报告结果。

（二）基本信息

1. 仪器信息表　略。

2. 仪器名称、型号、购买日期、生产厂家等基本信息相关人员信息　略。

3. 所测定项目清单　略。

4. 所用试剂清单　略。

（三）基本操作

1. 安装条件

（1）电源：AC230V/50Hz 或 AC208V/60HZ（±10%），应安装地线，单相三线专用电源。

（2）环境要求：无尘，通风良好，避免阳光直晒；温度在 18~32℃，在仪器使用时温度变化不超过 2℃，湿度 45%~85%。放置于足够承重（重量见操作手册）的地面，地面水平，不能有可感觉的震动。周围不能有产生超高频率辐射仪器和电磁辐射仪器（如手机、无线电收发机等）。噪声 <65 分贝。

（3）水源要求：无菌（<10cfu/mL），电阻率≥1.0MΩ.cm（或电导率≤1.0μS/cm），1.5~2.5PSI（0.5~35kg/cm³），用水量 18L/h。

2. 开机程序

（1）确认 UPS 在开机状态（UPS 开关在 ON 位置，电源指示灯在 ON 状态）。

（2）打开纯水机。

（3）打开 E170 电源按钮（定时器在 OFF 状态）。

（4）仪器自动启动电脑主机。

（5）显示屏显示厂家操作系统简介后回到主屏。

（6）检查消耗品下方柜门指示灯，灯暗表示在用，灯亮表示备用，灯闪表示需要更换（换好后按灯按钮），TIP/CUP 指示灯亮表示在用，灯闪表示正在自动更换中，不能拉动 TIP/CUP 门。

（7）登录。

注：MODULAR 分析仪每日测定完成后关机，须将试剂取出，放入冰箱。

3. 关机程序

（1）标本测定完成后将标本取出做相应处理。

（2）放入绿色清洗架，当仪器回到 STANDBY 状态后，进行仪器每日维护。

（3）当仪器回到 STANDBY 状态后，清除当日的数据，关闭 E170 电源按钮。

（4）将试剂取出并放入冰箱。

（5）每日操作结束后，填写《E170 仪器使用及维护记录表》、《纯水制备仪使用及维护记录表》及《实验记录表》。

4. 样品检测   进入"Work Place"中的"Test Selection"选项，选择"Barcode Read Error"，进入"Rack NO-Pos"界面，输入标本架号和位置号以及样本 ID 号，输入完成后按"Add"（两次）存档，将样品架上机，按"Start"开始样品检测。

5. 日常维护   上样品前检查 PROCELL、CLEANCELL、WASHBUF 是否够用，反应杯与吸头是否装载，垃圾袋是否清理。

每日测定结束后，依次运行维护菜单中以下维护操作：第 13 项试剂灌注、第 27 项手工清洗、第 30 项关机维护。

每周应清洗孵育盘及水槽，执行第 25 项流动池清洗及第 23 项 MC-preparation 维护，填写《E170 仪器使用及维护记录表》。

6. 质量控制   所有在测项目均应进行质控。选择"QC"菜单并进入"Status"，用鼠标选中检测项目（变为蓝色），点击"Select"并保存"Save"，将质控品放在白色架上机，点击"Start"（两次），开始进行质控品的检测。当仪器回到"Stand By"状态后，选择"Individual"选项，选中项目，选择"Accumulate"，点击"OK"，将质控结果收集到数据库中。每日将质控结果登记到《实验记录表》，如有失控，填写《失控处理记录表》。

7. 测量系统校准   当排除其他原因的失控及更换试剂批号时，需进行测量系统校准（定标）。

（1）首次定标：在"Stand by"状态，进入"Calibration"中的"Install"选项，点击"Read Barsheet"命令，用扫描仪读取条码，当 Active Test 变成蓝色，进入"Rack Assignment"选择定标液的架号和架位，点击"Assign"命令存档，将定标液放入指定的架号和架位，并将需定标的试剂放入仪器内，在"Status"中选择定标项目"Full"，"Save"存盘，"Start"开始定标。

（2）重复定标：在"Stand by"状态，进入"Calibration"中的"Install"选项，将原来的定标项目删除"Delete"，"Active Test"变成蓝色，"Calibrator"定架号和架位，需定标的试剂放入仪器内，在"Status"中选择定标项目"Full"，"Save"存盘，"Start"开始定标。

每次定标后，填写《MODULAR-E170 定标记录表》

8. 常见故障处理   参见 E170 操作手册。

第三节   标准操作程序的文件控制

应按照第四章介绍的方法对 SOP 文件进行控制，但由于 SOP 文件涉及的范围广，文件量大，因此还有一些特别需要注意的地方。

一、操作卡的建立和管理

操作卡与 SOP 同等管理。卡片文件的内容应与文件化程序对应，同意由授权人员审核后批准，没有批准签字的卡片文件属于无效文件。SOP 文件的修改、换版后，所有卡片文件作为其中的一个副本，也应与 SOP 文件保持一致，进行同步修改。

二、标准操作程序的修改

文件（包括储存在计算机中的文件）的使用人员或内审员发现不符合的地方可提出对文件的修改建议，由该文件的批准人确认是否进行修改。一般情况下，批准人应指定原编写者修改。手写修改应在适当时间内修订成正规文件，收回原文件并加盖作废标志。在操作程序使用或复审中，需要对程序作修改或更新时，应有充分的实验资料证明确有修改的必要，并须明确拟修改的具体内容。编写者完成修改后，经过审核和批准，修改稿以新版本的形式更换原有 SOP，并及时通知相关部门及个人。

受控文件未经实验室主任批准不得复制、外借、外传。文件和资料的借阅由文档管理员在借阅登记表上登记,并定期归还。

三、标准操作程序的废止

各组质量监督员应监督该组使用的文件是否有效,对已经作废的文件,应尽快通知文档管理员予以处理。文档管理员负责收回旧版本文件或无效文件,并做好记录。未被销毁的作废文件,由文档管理员标注上红色的"作废"标记,并且应放置在非使用场所,以防误用。对需要销毁的文件,由文档管理员填写销毁申请,经实验室主任审核批准后,由文档管理员组织至少两名实验室人员负责销毁。

四、SOP 的培训

SOP 手册编写完成后,由授权人员审核批准生效。在操作台处应能方便获得 SOP,便于操作人员翻阅学习。SOP 培训主要有以下几种方式:①文件阅读:新的 SOP 批准生效后,相关人员应认真阅读,并在有关培训表格上签字;②技能培训:可由专人(人员管理员、技术组长等)针对性培训新定岗员工或其他情况需要培训的技术人员,逐条培训操作手册的各项要求和步骤;③内部讲座:通常实验室新开展项目或新安装仪器,需要对该检测组所有技术员进行统一培训,实验室可组织内部讲座,详细讲解操作流程和注意事项等;④测验考试:相关人员接受培训后,可通过理论考试和现场操作进行考核,对于不合格者可进行再培训和再考核,直至合格。

(陈　捷)

参 考 文 献

1. 中国合格评定国家认可委员会 .CNAS-CL02 医学实验室:质量和能力认可准则[S/OL].2013-11-22 [2013-12-11]. https://www.cnas.org.cn/rkgf/sysrk/jbzz/2013/12/750592.shtml.
2. 王惠民,王清涛 . 临床实验室管理学[M].2 版 . 北京:高等教育出版社,2016.
3. 徐思行,余心如 . 病理诊断与技术规范[M]. 杭州:浙江大学出版社,2003.
4. 毛伟敏,倪型灏 . 常见肿瘤病理诊断及报告指南[M]. 杭州:浙江大学出版社,2015.
5. 陈杰 . 病理标本的检查及取材规范[M]. 北京:中国协和医科大学出版社,2013.

第二十五章

室内质量控制

第一节 概　述

室内质量控制(internal quality control,IQC)简称室内质控,指由实验室工作人员利用统计学原理,按照实验室规定的程序,连续评价实验室工作的可靠程度,以确定检验报告可否发出,并排除各环节中可能导致不满意因素的一项工作。IQC旨在控制本室常规工作的精密度,提高常规检测工作批内、批间结果的一致性。IQC的基本要素包括质控品、质控图和质控规则。

一、质控品

(一) 定义

质控品(control material)也称质控物、控制品或控制物。国际临床化学与检验医学联合会(International Federation of Clinical Chemistry and Laboratory Medicine,IFCC)对质控品的定义为:专门用于质量控制目的的标本或溶液,但不能用作校准。

(二) 分类

质控品按其形态不同,可分为新世代液体、传统液体、干粉等几种类型;按其是否定值,可分为定值与非定值两类;按其基础材料不同,可分为人源和非人源两类;按其来源不同,又可分为第三方、配套与自制三类。

(三) 质控品的性能

1. 基质效应　对某一分析物进行测量时,处于该分析物周围的其他成分的组合,是该分析物的基质(matrix)或基体。由于这些组合成分的存在,对测量该分析物产生的影响称为基质效应。

理想状态下,质控品应和来自人体的标本具有相同基质,保证其在测量时和患者标本具有相同的基质效应,但在质控品实际生产制备过程中,通常不可避免地要加入一些防腐剂、稳定剂、人工制备的分析物成分等,经过这样处理后的质控品,很容易产生与来自人体标本不同的基质效应。

2. 稳定性　稳定性(stability)是质控品的重要指标,包括有效期内稳定性和开瓶后稳定性。在规定的保存条件下,一般质控品的有效期内稳定性至少可达1年以上。实验室宜购买1年或更长时间用量的一个批号的质控品,避免重建质控图,方便在较长时间内观察控制过程的质量变化。

3. 均匀性(瓶间差)　质控品测量结果的变异来源于实验室测量不精密度和更换的各瓶质控品间的差异的综合,只有将瓶间差控制到最小,室内质控得到的不精密度才是实验室测量项目质量水平的真实反映。

专业的质控品厂商,一般可将重复加样的变异系数控制在0.5%以内,但是,实验室内的操作极易产生新的瓶间差,如在冻干质控品复溶过程中使用的去离子水不纯,复溶时加溶剂的重复性较差,未按程序对冻干品进行复温、溶解和混匀等,所以复溶的操作一定要加以控制,并实现标准化。

4. 定值与非定值质控品　定值质控品是指生产厂家已给出各分析物在不同测量系统下的均值和预期范围。必须注意的是,生产厂家所给的预期范围一般较为宽泛,如果用户测量值在预期范围内,只能说明质控品满足要求,并不能说明实验室的测量结果是准确的,因此,即使实验室使用的是定值质控品,也应由本实验室重新确定质控品的均值和控制限。

非定值质控品与定值质控品的质量其实是一样的,只是生产厂商没有邀请一些实验室为质控品做检测。

5. 分析物水平(浓度)　不少测量项目在不同浓度时的临床意义不一样,临床最关心的是各项目在医学决定水平处的测量结果质量,实验室更关心检测系统性能在临界值处的质量表现。日常工作中,如只做 1 个水平的质控品检测,反映的只是整个可报告范围中某一点的质量表现,若同时检测 2 个或更多水平的质控品,此时反映的不是某一点而是在某范围内的质量表现,质量控制效果会更好。因此在使用质控品时,应该有多个浓度的、浓度分布较宽的、值最好位于医学决定水平或检测限处的质控品。

二、质控图

1. 统计质量控制　统计质量控制(statistical quality control,SQC)又称统计过程控制(statistical process control,SPC),指应用统计方法对过程中的各个阶段进行监控和诊断,以保证和提高产品(检验结果)质量。SQC 强调全过程的预防原则。

影响检测结果质量的因素(人、机、料、法、环),无时无刻不在变化,决定了检测结果质量具有变异性。检测结果质量变异并非漫无边际,而是在一定范围内按照一定的规律变化,但其不具有确定的规律,而是符合随机现象的统计规律。

通常应用分布来描述随机现象,如计量数值服从正态分布、计件数值服从二项分布、计点数值服从泊松分布;而通过研究分布可以知道变异的幅度以及出现一定变异幅度的可能性(概率),这就是统计规律。对于计量特性值(如浓度)测量变异的描述,最常见的是正态分布。正态分布曲线(图 25-1)是以均值为中心、左右完全对称的钟形曲线;均值位于横轴上方曲线的最高点。正态分布有两个参数,即总体平均值 μ 和总体标准差 σ;μ 是位置参数,σ 是变异参数。正态曲线下的面积有一定的分布规律,如假定正态曲线总面积为 1 或 100%,则理论上曲线下面积 $\mu\pm1\sigma$、$\mu\pm2\sigma$、$\mu\pm3\sigma$ 的面积占总面积的比例分别为 68.2%、95.5%、99.7%。

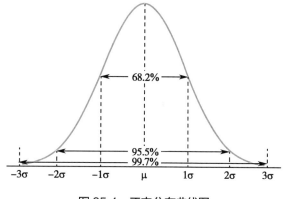

图 25-1　正态分布曲线图

检验过程中质量变异幅度的大小,主要由分布的特征参数值 μ 和 σ 决定。了解检验过程的质量特性,必须清楚其出现变异时的概率是多少,如是 95.5% 还是 99.7%。

2. 质控图的基本概念　质控图(control chart)又称质量控制图或控制图,是一种具有控制限的图形,即对检验过程质量加以设计、记录,进而评估检验过程是否处于控制状态的统计图。控制限通常由受控测量程序对已知样品(通常为质控品)作重复检测获得的样本均值($\bar{x}$)和样本标准差(s)来确定。依据统计分布规律,可以预期约 68.2% 的数据点在均值 $\pm1s$ 范围内,约 95.5% 在均值 $\pm2s$ 范围内,约 99.7% 在均值 $\pm3s$ 范围内,可见,如果出现一个偏离均值超出 $3s$ 的质控结果的概率是极低的(只有 0.3% 的可能性),一旦发生,通常说明出了问题。

依据质量控制的方法和用途不同可有多种形式的质控图,如 Levey-Jennings 质控图、Z- 分数图、Youden 图、Monica 图、均值 - 极差图等,其中又以 Levey-Jennings 质控图和 Z- 分数图最为常用。

3. Levey-Jennings 质控图　又称常规质控图或 L-J 质控图。通常开始以质控品重复测量 20 次的结果,计算 $\bar{x}$ 和 s,确定控制限(以 $\bar{x}\pm2s$ 为警告限,$\bar{x}\pm3s$ 为失控限)。每天随患者样品对相同批号质控品进行检测,将质控结果用圆点或其他符号标在质控图上,用直线连接,以纵坐标为浓度单位,横坐标为分析批次,画出 7 条平行线,分别为 $\bar{x}$、$\bar{x}\pm1s$、$\bar{x}\pm2s$ 和 $\bar{x}\pm3s$(图 25-2)。为了方便判别控制结果,可

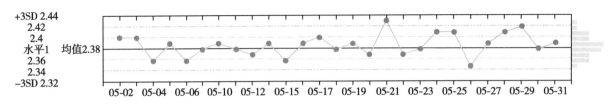

图 25-2　Levey-Jennings 质控示意图

用不同颜色线条区分其控制限。

4. Z- 分数质控图　当每批使用多个浓度水平的质控品时,要在一个质控图上同时反映这些质控品的测量结果,用 Levey-Jennings 质控图就不够方便,此时推荐使用 Z- 分数(Z-score)质控图,其最大优点是可以将不同浓度质控品计算值在一张质控图上表示出来。纵坐标为 Z- 分数,横坐标为分析批次。

Z- 分数是由质控品的测量值与其均值之差除以该质控品的标准差而得。

$$Z\text{-分数} = \frac{x_i - \bar{x}}{s} \qquad \text{公式(25-1)}$$

式中:x_i 表示质控品的测量值;$\bar{x}$ 表示均值;s 表示标准差。例如某质控品的均值为 100,标准差是 5,某次测量值是 105,则 Z- 分数 =(105–100)/5=+1,如同一质控品的另一次测量结果是 90,则 Z- 分数为 –2。

5. 质控图的制备
(1) 计算质控图的中心线($\bar{x}$)

$$\bar{x} = \frac{\sum x_i}{n} \qquad \text{公式(25-2)}$$

式中:$\bar{x}$ 表示均值;x_i 表示质控品的测量值;$\sum$ 为总和的符号;n 表示被统计 x_i 的个数。
(2) 计算标准差

$$s = \sqrt{\frac{\sum (x_i - \bar{x})^2}{n-1}} \qquad \text{公式(25-3)}$$

式中:$\sum (x_i - \bar{x})^2$ 简称为离均差平方和;$(n-1)$ 为自由度。
(3) 变异系数

$$CV(\%) = \frac{s}{\bar{x}} \times 100\% \qquad \text{公式(25-4)}$$

式中:CV 表示变异系数,它是对于均值的相对标准差;s 表示标准差;$\bar{x}$ 表示均值。
(4) 绘制质控图:根据质控品的 $\bar{x}$ 和 s 计算而得到的控制限(以 $\bar{x} \pm 2s$ 为警告限,$\bar{x} \pm 3s$ 为失控限),绘制 Levey-Jennings 质控图(单一浓度水平质控品)或 Z- 分数图(多浓度水平质控品)。

水平线或 X 轴代表时间,通常把刻度设置成分析批。

垂直线或 Y 轴代表质控品测量结果,在 Y 轴均值处画一条水平直线作为均值线,在均值 +2s、均值 –2s、均值 +3s 和均值 –3s 处分别画一条水平直线作为控制限线。

质控图设置好以后,可能开始将日常工作的新质控结果点于图上,依据统计分布规律,新的质控品测量结果应和以往的质控品测量结果具有相同的分布。

三、质控规则

质控规则(control rule)又称控制规则,是判断某分析批是否在控的标准。通常用符号 A_L 表示,其中 A 是质控品测量值超过控制限的个数或特定统计量的缩写,L 代表控制限,通常是 s 的倍数。当质控品测量值超出质控规则的规定时,则判断该分析批(单独批或连续批)为失控。例如 1_{3s} 质控规则表示:在质控品测量值中,有 1 个(A 为 1)超出控制限 $\bar{x} \pm 3s$(L 为 3s),则判断为失控。

1. 常用的质控规则

(1) 1_{2s} 规则:有一个质控品测量值超出 $\bar{x} \pm 2s$ 控制限(图 25-3),此为警告限,对随机误差敏感。

(2) 1_{3s} 规则:有一个质控品测量值超出 $\bar{x} \pm 3s$ 控制限(图 25-4),是失控的表现,此规则对随机误差敏感。

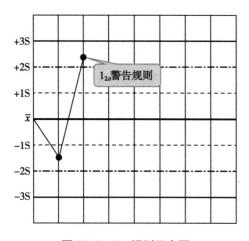

图 25-3　1_{2s} 规则示意图

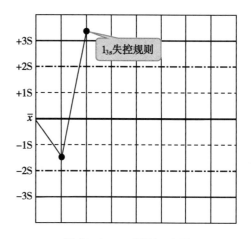

图 25-4　1_{3s} 规则示意图

(3) 2_{2s} 规则:连续 2 次测量值超出同侧的 $\bar{x}+2s$ 或 $\bar{x}-2s$ 控制限,此规则对系统误差敏感。如图 25-5 所示的两种情况:①图左同一浓度水平的质控品测量值连续 2 次同方向超出 $\bar{x}+2s$(若超出 $\bar{x}-2s$ 一样)控制限,是失控的表现;②图右 2 个浓度水平的测量值同方向超出 $\bar{x}-2s$(若超出 $\bar{x}+2s$ 一样)控制限,是失控的表现。

(4) R_{4s} 规则:同一批内最高和最低测量值之间的差值超过 4s,是失控的表现(图 25-6)。如果其中一个测量值超出 $+2s$,另一个超出 $-2s$,则较容易判断;如果一个测量值超出 $+2.5s$,此时就要认真观察另一个是否超出 $-1.5s$。此规则对随机误差敏感。

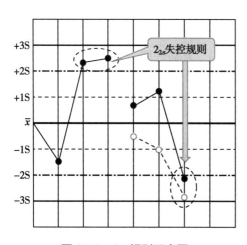

图 25-5　2_{2s} 规则示意图

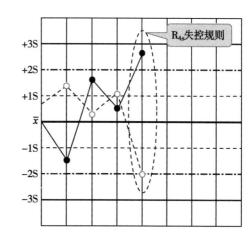

图 25-6　R_{4s} 规则示意图

(5) 4_{1s} 规则:连续 4 个测量值同时超出 $\bar{x}-1s$ 或 $\bar{x}+1s$ 控制限,对系统误差敏感(图 25-7)。

(6) 7_T 规则:连续 7 个测量值均呈向上或向下的趋势(图 25-8)。

(7) $10\bar{x}$ 规则:连续 10 个测量值落在均值 $\bar{x}$ 的同一侧,对系统误差敏感(图 25-9)。

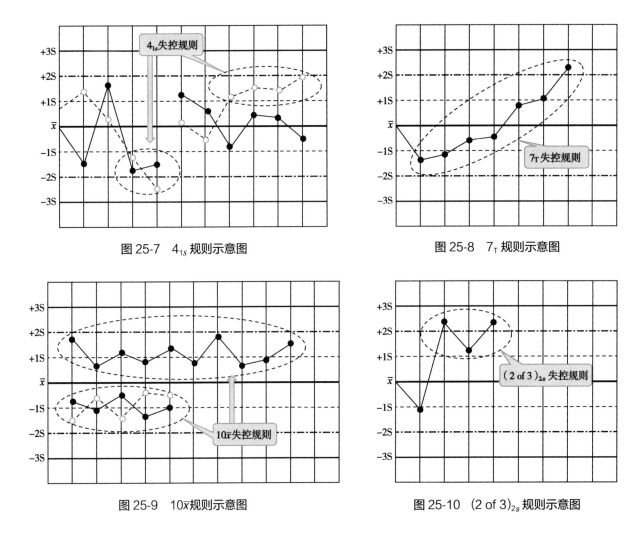

图 25-7　4_{1s} 规则示意图　　　　　　　图 25-8　7_T 规则示意图

图 25-9　$10\bar{x}$ 规则示意图　　　　　　图 25-10　$(2\ of\ 3)_{2s}$ 规则示意图

（8）比例控制规则（m of n）L：例如常用的 $(2\ of\ 3)_{2s}$ 规则，是指连续 3 个质控品测量值中有 2 个测量值超出 $\bar{x}+2s$ 或 $\bar{x}-2s$ 控制限（图 25-10）。

还有其他的质控规则，如 $8\bar{x}$、$9\bar{x}$、$12\bar{x}$ 等，其解释方式同前。

2. 质控规则的应用

（1）常规判断标准：为大多数实验室的判断方法，即以 1_{2s} 为警告限，以 1_{3s}、2_{2s} 和 R_{4s} 为失控限。一般实验室使用两个浓度水平的质控品，只要其中 1 个超出 1_{3s} 质控限，即可确定为失控，因为正常情况下超出 1_{3s} 质控限的可能性很小（0.3%）。两个浓度水平中任一质控品测量值超出 1_{2s} 质控限，不能判为失控。因为同一批次测量中，1 个质控品测量值超出 1_{2s} 的可能性为 5%，两个浓度水平时 2 个质控品测量值中任一个超出 1_{2s} 的可能性是 10%，如以 1_{2s} 质控限作为失控判断标准，可能出现 10% 的"假失控"。同一批内 2 个浓度水平质控品测量值同时超出 $2s$，正常情况下这种可能性很小（0.25%），应属系统误差导致的失控（2_{2s}）。若 2 个质控品测量值误差方向相反，更为少见，属严重随机误差导致的失控（R_{4s}）

（2）经典"Westgard 多规则"：是由美国著名的质量管理专家 Westgard 于 20 世纪 80 年代提出来的多规则质控判断标准（图 25-11）。

按照图示程序，每天对你的质控品测量值做检索，确定质控品的测量值是否符合 1_{2s} 警告规则。如果没有，说明检验结果在控，可以报告患者样品结果；如果符合，说明检验结果可能有问题；继续检索，看质控品测量值是否符合 1_{3s} 质控规则、符合 2_{2s} 质控规则、符合 R_{4s} 质控规则、符合 4_{1s} 质控规则、符合 $10\bar{x}$ 质控规则，只要符合其中一个，说明确实失控，拒发患者样品报告；如果不符合任何一个质控

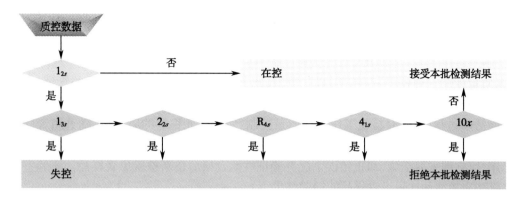

图 25-11　经典"Westgard 多规则"控制程序

规则,说明仍然在控,可以发出检验报告。

　　随着科技的迅猛发展,尤其是计算机的性能,可自动进行 QC 的检查,1_{2s} 这个旨在减轻质控技术人员工作量的警告规则,现代版"Westgard 规则"已经不推荐使用了。按照传统 Westgard 多规则判断标准,在出现 R_{4s}、4_{1s}、7_T、$10\bar{x}$,同时出现 1_{2s} 才视为失控,依据现代版"Westgard 规则",多规则判断程序已经不需要设有 1_{2s} 表现了。没有出现 1_{2s} 表现,质控结果已出现倾向性表现,如已出现 4_{1s}(或 $10\bar{x}$)记录,这都应按失控进行处理。

　　(3) 6σ 质量管理:随着质控理论的发展,Westgard 又将工业管理上的六西格玛质量管理方法应用于临床实验室质量控制,并提出了 6σ 质量管理控制程序(图 25-12),并逐步在临床实验室得到了推广和应用。

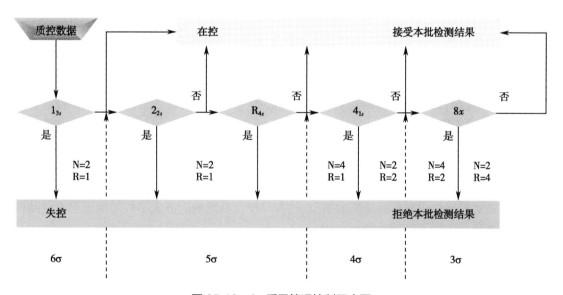

图 25-12　6σ 质量管理控制程序图

第二节　室内质量控制要求

一、室内质量控制的总要求

　　1. 室内质量控制程序文件要求　为规范区域临床检验与病理诊断中心的质量控制活动,以保证检验结果达到预期的质量要求,区域临床检验与病理诊断中心应制定《室内质量控制管理程序》,并适用于所有检测项目的质量控制活动。

在区域临床检验与病理诊断中心《室内质量控制管理程序》不适用的情况下,各专业组可以根据实际情况,制定适用于本专业组的《室内质量控制 SOP》,以保证检验质量。

《室内质量控制管理程序》应包括目的、范围、职责、质量目标的设定、质控品的管理、质控范围的建立、质控规则的建立、质量控制数据管理、失控的处理、无质控品项目的替代方案、记录等。

在检验活动过程中,应对检验工作进行质量控制,使用性能稳定的质控品,随着患者样品一起进行检验、分析。当违反质控规则并提示检验结果可能有明显临床错误时,拒绝接受结果,不能进行后续检验工作,应立即采取措施,纠正错误情况并验证性能合格后重新检验患者样品。实验室还应评估最后一次成功质控活动之后患者样品的检验结果。

2. 管理层要求

(1) 区域临床检验与病理诊断中心开展的所有检测项目均应开展室内质量控制。

(2) 区域临床检验与病理诊断中心成立质量管理小组,负责区域临床检验与病理诊断中心的质量控制、质量监督和质量评价,由区域临床检验与病理诊断中心质量负责人或技术负责人任组长、组员履行质量监督员职责。

(3) 质量监管员应不定期检查专业组的质量控制方案实施情况,监控专业组的质量控制数据,针对室内质控失控,监督失控处理流程。

(4) 专业组负责设定各项目的质量目标,专业主管制定质控计划、质控方案,并负责组织具体实施、数据统计和形成评价报告等。

(5) 各专业主管每月审核一次所有项目的质控图和统计结果,并签字。

(6) 质量管理小组组长负责审核质控方案,不定期检查实施情况。

(7) 项目或仪器的质控员负责具体质控的实施,一旦失控,则不能进行后续检验工作,按失控处理流程处理。

(8) 区域临床检验与病理诊断中心主任或其指定人员负责对室内质量控制汇总结果进行审核。

3. 质控员要求　在开展质控前,对每个工作人员都进行质控相关知识的培训,应对质量控制的重要性、基础知识和控制方法有较充分地了解,考核合格后,授权其成为质控员,并在质控的实际过程中不断进行培训提高,区域临床检验与病理诊断中心每年安排适当的质量管理培训课程。各专业组需多培养几名质控工作的技术骨干。

二、质控品的要求和管理

1. 质控品的选择　根据质控品的性能特征,选择质控品主要从以下几个方面考虑。

(1) 规定测量程序使用质控品基质的类型,选择与检验系统响应方式尽可能接近患者样品的质控品,减少基质效应。

(2) 在选择质控品之前,应评估质控品的稳定性,选择性能稳定的质控品,以保证其能客观地反映检测系统的稳定性能。

(3) 宜选择独立的第三方质控品,应规定哪些测量程序使用第三方质控品,哪些测量程序使用配套质控品,哪些需要使用自制的质控品。

(4) 宜选择临床决定值水平或与其值接近的质控品,以保证决定值的有效性。应规定哪些测量程序应用 2 个或 3 个浓度水平的质控品,如规定用 2 个浓度水平质控品的应同时规定使用高、中或高、低或中、低浓度水平的质控品。

(5) 特殊情况下须自制质控品,应满足以下要求:①和被检测患者样品一样的基质,分布均匀;②无传染性;③添加剂和调制物的数量少;④瓶间差≤0.5%;⑤冻干品在复融后稳定,2~8℃时不少于 24 小时,−20℃时不少于 20 天;某些不稳定成分(如胆红素、ALP 等)在复溶后前 4 小时的变异应≤2%。

2. 质控品的申请、采购、验收

(1) 申请:宜购买 1 年或更长时间用量的一个批号的质控品。①每年申请:第四季度之前,每专业组统计好次年所需质控品的品种、浓度、数量;②根据质控品失效日期申请:计算效期时间内所需的质控品用量,注意留足备货周期(通常 3 个月)。

(2) 采购:各专业组将质控品需求量统计好后,按采购流程采购同一批号的质控品。

(3) 验收:同试剂管理流程。

3. 质控品的储存

(1) 质控品的储存,应严格按厂家说明书要求的储存条件储存,不能储存在自动化霜的冰箱中,如超过保质期不得使用。

(2) 质控品开瓶后的有效期要有明确规定,需要特别注意个别项目的有效期和分装保存条件。

(3) 质控品的复溶:①按厂家说明书要求复溶冻干质控品;②冻干质控品复溶时要确保所用溶剂的质量,如优质去离子水或复溶液;③冻干质控品复溶所加溶剂的量要准确,加样一般使用 A 级移液器;④冻干质控品复溶时加入复溶液后,应先静置 20 分钟使其充分溶解后,倒置 5 分钟,避免沾在瓶盖上的内容物得不到溶解或溶解不完全,再轻轻摇匀,使内容物完全溶解,切忌剧烈摇晃;⑤复溶好的质控品应立即分装或上机检测。

(4) 质控品的复融:①按厂家说明书要求复融冷冻保存的液体质控品;②从冰箱取出冷冻保存的液体质控品,静置室温(18~25℃)中至完全融解;③轻柔颠倒混均 8~10 次,确保充分混均;④开瓶,取出足量质控品于样品杯中,剩余质控品盖好瓶盖或分装好后,立即放置于 2~8℃冰箱中保存;⑤取出的质控品静置 15~20 分钟,平衡至室温,轻轻摇匀,上机检测;⑥分装后的冷冻质控品,从冰箱取出后,静置室温,待其充分融解并平衡至室温(一般为半小时),轻轻摇匀,上机检测,检测完成后丢弃剩余质控品,切不可反复冻融。

(5) 质控品的检测:①质控品的检测应由当日岗位质控员完成;②所有检测项目的质控品都必须与患者样品一样对待;③专业组必须规定每个项目的质控检测频次,如在每一个批长度内至少做 1 次质控,每次 2 个浓度水平;④各专业组规定质控品检测放置的位置。

三、绘制质控图的要求

(一) 利用质控功能软件绘制质控图要求

随着实验室信息管理系统的发展,现在实验室基本上都是利用 LIS 质控模块或更为专业的质量管理软件绘制质控图,可使用 Levey-Jennings 质控图和(或)Z- 分数图。

1. 质控范围的建立　质控图的 $\bar{x}$ 和控制限必须由实验室使用现行的测量方法进行确定,定值质控品的标定值只能作为参考。

(1) 新批号质控品均值($\bar{x}$)的建立:新批号质控品的每个项目都应和现用的质控品作平行检测,应在结束使用旧批号质控品之前,将新批号质控品与旧批号质控品同时进行测量,在 20 天获得至少 20 个新质控品的测量结果。做不到 20 天,至少 5 天内获得至少 20 个新质控品的测量结果,对数据进行离群值检验,剔除超过 3s 外的数据后计算出 $\bar{x}$ 和 s,可作为暂定的 $\bar{x}$ 和 s。

(2) 新批号质控品标准差(s)的建立:若在相当长的时间内操作稳定,有大量历史质控数据,则由此确定的标准差估计值应可用于新批号,但对标准差估计值应定期重新评估。若无较好的资料,则应重新作估计,最好是在 20 天得到至少 20 个数据。在以后能有较长的稳定操作的数据时,即计算更好的估计值,用其替代前者。

2. 质控范围的变更

(1) 由质控范围建立之初的 20 个质控品测量结果所计算的 $\bar{x}$ 和 s 只是暂定的,待下月结束后,将该月的在控结果与前 20 个质控品测量结果汇集在一起,计算累积的 $\bar{x}$ 和 s,并将此累积的 $\bar{x}$ 和 s 作为再下一个月质控图的 $\bar{x}$ 和控制限依据;重复上述操作,直至 $\bar{x}$ 和 s 较为稳定时才作为长期的 $\bar{x}$ 和控制限依据,此过程一般需 3~5 个月。将累积的 3~5 个月在控数据汇集,计算的累积 $\bar{x}$ 和 s 作为该质控品在有效期内的常规中心线和标准差。未经授权人员批准,不能轻易改变。

(2) 质控范围的浮动统计:①浮动最新值:是基于指定的最近的质控品测量次数的测量值计算得到的 $\bar{x}$ 和 s;本质上,这是一个固定区间,包含了最近的指定的周期内的检测次数;例如,实验室可以使用最近 90 次的质控品测量值计算的 $\bar{x}$ 和 s 更新每天的控制限;②累计最新值:是指从某指定日期或时间(如开始检测质控品的日期)到当前日期或时间范围内的质控品测量值计算的 $\bar{x}$ 和 s 作为控制限,判断下一个质控品测量值的质控状态。

3. 稳定期较短的质控品　如血细胞计数质控品的测量应在每天的不同时段至少检测 3 天,至少使用 10 个测量结果计算 $\bar{x}$ 和 s。对数据进行离群值检验,如有超过 $3s$ 的数据,需剔除后重新计算余下数据的均值,并将此作为暂定质控图的中心线。由于该法使用的数据量较小,其 s 估计值可能会有较大偏移。因此,可采用以前室内质控得到的 CV(加权平均 CV)乘以上述重复测量获得的均值得出 s,作为暂定 s。

CV 应是累积的不精密度,并不是简单计算 CV 平均值,而是采用加权平均的方法计算出 CV,数据示例见表 25-1。

表 25-1　白细胞计数的质控结果(WBC × 10^9/L)

批号	均值	批的数量	CV(%)	批号	均值	批的数量	CV(%)
123	7.9	25	2.3	125	8.1	22	2.1
124	8.0	28	4.1				

加权平均 $CV = \dfrac{25 \times 2.3 + 28 \times 4.1 + 22 \times 2.1}{25 + 28 + 22} = 2.91$

假定新批号 WBC 的 $\bar{x}$ 为 8.0,使用上面所得的加权平均 CV 值 2.91(%),计算得出 s:

$$s = \frac{\text{加权平均 } CV \times \bar{x}}{100} = \frac{2.91 \times 8.0}{100} = 0.23$$

待此月结束后,将该月在控结果与前面建立质控图的质控结果汇集,计算累积的 $\bar{x}$ 和 s,以此累积的 $\bar{x}$ 和 s 作为下一个月质控图的中心线和 s;重复上述操作过程,并逐月累积。

(二) 绘制质控图

根据质控品测量值计算的 $\bar{x}$ 和 s 计算控制限,绘制 Levey-Jennings 质控图(单一浓度水平质控品)或 Z- 分数图(多浓度水平质控品)。将每次的质控品测量结果画在质控图上,根据所设定的控制限和质控规则进行判读。需要注意的是,失控的数据点也要保留在质控图中。质控图应包括质控原始结果、质控品名称、浓度、批号和有效期、质控图的中心线和控制界线、分析仪器名称和唯一标识、方法学名称、检测项目名称、试剂和校准品批号、每个数据点的日期和时间、干预行为记录、质控人员及审核人员的签字。

(三) 质控图的打印和保存

专业组规定专人于每月月初打印上月的质控图,可使用 Levey-Jennings 质控图和(或)Z- 分数图。打印出来的质控图应包括绘制质控图时上面需要的所有信息,保留纸质原始质控记录至少 2 年。

四、建立质控规则的要求

1. 建立质控规则的基本原则　质控方法应既能灵敏地检出分析误差(具有较高的误差检出概率),又能特异地识别误差(即具有较低的假失控概率),使用多规则方法可改善误差检出率,同时具有低概率的假失控。实验室应根据不同的检测系统和不同的临床需求选择不同的质控规则。使用恰当的质控规则,检查随机误差和系统误差。

2. 定量测量程序的质控规则 检验应规定最基本的质控规则,检查随机误差和系统误差,全血细胞计数至少使用 1_{3s}、和 2_{2s} 规则。目前大多数实验室以 1_{2s} 为警告限,以 1_{3s}、2_{2s} 和 R_{4s} 为失控限。区域临床检验与病理诊断中心在此基础上,规定各个测量程序的质控规则。如临床化学实验室的测量程序可增加 7_T、$10\bar{x}$ 等规则。各专业组应针对不同的定量检测项目设置质控规则。

3. 定性检测项目的质控规则

(1) 定性项目按符合度来判别是否在控,即只有一个质控规则:符合度。

(2) 报告"+"号或滴度的定性项目,偏差不超过 1 个等级,超过上、下一个"+"或一个滴度为失控,且阴性不可为阳性,阳性不可为阴性。

第三节 失控原因分析及纠正措施

一、失控处理的工作流程

区域临床检验与病理诊断中心应制定符合自己实际的质控规则和方法,用以判断质控结果是否在控。当发现失控时,应依照制订的失控处理流程进行处理。

处理流程一般包括:①立即报告专业主管;②立即停止该分析批次报告的审核和发布;③迅速查明原因,针对性地采取纠正措施;④处理后再次做质控验证,直至质控结果在控;⑤填写失控及处理记录表,交专业主管、质控负责人或技术负责人审核、签字;⑥审核者查验处理流程和结果,并对质控合格后的患者样品测量结果进行评价;⑦由审核者决定是否发出同失控批次的检验报告,或决定是否回收失控发现前已发出的检验报告,以及是否根据随机原则挑选一定比例的失控前患者样品进行重新测量和验证,以判断失控前测量结果是否可接受。

二、失控原因分析与处理

(一) 失控原因分析流程

在日常室内质控工作中,质控结果"失控"经常出现,失控原因分析与处理往往成为我们工作中的难题,解决它既是技能也是对待失控的认识和态度。失控后的第一反应重做质控品检测是一种非常普遍的不当做法,在 Westgard 的著作中强调了这一点。失控后首先应结合质控图和失控规则,分析质控数据,再结合实验室日常的行为记录分析出最有可能的原因,进行排查与处理,直至找到真正的失控原因(图 25-13)。

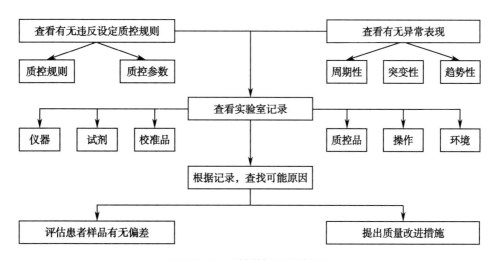

图 25-13 质控数据分析流程图

1. 检查质控图或违反的规则以确定误差类型 确定导致失控的误差类型对于解决某个失控问题很有帮助。由于规则本身的特性不同,它们在检出不同类型误差的能力上也不尽相同,如 1_{3s} 和 R_{4s} 规则,通常提示随机误差增加,而那些连续的质控值超出同侧控制限的规则,如 2_{2s},4_{1s} 和 $10\bar{x}$ 规则,往往说明是系统误差。

2. 根据误差类型确定潜在原因 由于随机误差和系统误差的原因各有不同,观察到的误差类型为我们提供了误差来源的线索。导致系统误差的问题比导致随机误差的问题更常见,也更易解决。

可能导致系统误差的因素包括试剂因素(换批号、准备不当、储存不当、变质等)、校准因素(校准品换批号、变质等)、仪器因素(光源老化、加样系统加样量的改变、温控系统温度变化)、人为因素(更换操作者等)。

可能导致随机误差的因素包括试剂或管路中的气泡,试剂未充分混匀、电源不稳定、温控系统不稳定、操作问题等。

3. 考虑多项检测系统上的共性因素 若一台仪器的许多项目出现问题,排查流程应当针对那些项目间的共性因素。如所有这些项目用的都是小样品量或大样品量,是否使用了相同的滤光片,是否使用了相同的灯泡,是否这些项目都使用了相同的检测模式(终点法、速率法),是否都进行校准或校准验证,是否都具有特定且共用的机械组件或发光组件等。

4. 与近期改变关联的因素 系统误差的常见原因是试剂和校准问题,突然的漂移常源于某个近期事件,如更换试剂、重新校准、仪器维护保养等。

系统趋势可能比单一漂移更难解决,因为趋势的问题是在很长一段时间内发生的。首先要检查质量控制记录,趋势可能源于试剂的缓慢变质、校准漂移、仪器温度的变化、滤光片或灯泡的老化。在分析原因中,使用系统性分析程序逐步排查,使得同一时间只有一种变化,并将采取的每项措施记录好。

(二) 失控原因与处理

1. 人为因素

(1) 可能原因:质控品放错位置,仪器操作界面有关参数设置错误,加样、混匀、洗涤错误等。

(2) 处理步骤:纠正操作错误后,重新测量同一质控品,其结果应在质控范围内(在控)。如果重测结果仍然不在控,需进一步寻找原因。

2. 试剂因素

(1) 可能原因:试剂质量差、灵敏度低、特异度差,贮存不当,过期失效等。

(2) 处理步骤:检查试剂是否变质、失效或被污染,换一批试剂重新测量。如果重测结果仍然不在控,需进一步寻找原因。

3. 校准因素

(1) 可能原因:校准品过期、校准品变质,校准相关操作过期,校准值错误,溯源性更改等。

(2) 处理步骤:检查校准品、校准操作是否过期、校准值是否错误,重新校准或换新批号校准品重新校准。如果结果仍不在控,需进一步寻找原因。

4. 质控品因素

(1) 可能原因:质控品变质、污染、挥发、贮存不当、过期失效等。

(2) 处理步骤:新开一瓶质控品,重新测量失控项目。如果结果仍不在控,需进一步寻找原因。

5. 仪器因素

(1) 可能原因:仪器使用不当,操作方法错误;未定期校准,仪器维护不良,性能不佳;水箱、孵箱温度不准等。

(2) 处理步骤:检查仪器状态,查明光源是否需要更换,比色杯是否需要清洗或更换,对仪器进行清洗、维护、校准。排除各种原因后重测失控项目,如果结果仍不在控,需进一步寻找原因或请专家帮助。

如果经前面各步骤处理后未能得到"在控"结果,且未能找到原因并及时排除,可能是更为复杂的原因,实验室很难依靠自己排除,此时可求助于技术专家或仪器、试剂厂商。

三、验证解决方案并记录失控及处理记录表

1. 验证解决方案　失控查明原因,针对性地采取纠正措施后重测质控品,以确认失控问题得到解决。

2. 评估患者样品　在日常工作中,由于质控品只是监测检测系统是否正常运转的材料,所以对由质控品本身的问题(如质控品变质、复溶不正确等)引起的失控无需评估,而对由检测系统本身引起的失控,除了需要分析原因并采取措施纠正外,还应对最后一次成功质控活动之后患者样品的检验结果的有效性进行评估,以判断失控是否影响临床判断,由审核者决定是否需要收回前批次的患者样品检测结果。

在 2 次质控之间检测的患者样品,可根据失控原因和检测系统变化分析设计抽样方案,抽取至少 5 份样品复测,计算偏移。①若 80% 样品计算的偏移≤1/3 允许总误差,则 2 次质控之间检测的样本结果可接收;②若偏移 >1/3 允许总误差,所有样本重新检测,报告第 2 次检测结果;若有可能应回收第 1 次报告,同时报告主任,并登记备案;若结果已应用于临床,则应通知临床医生,以期将对患者的影响降到最低。

3. 记录失控及处理记录表　将失控处理过程、失控违反规则、失控原因、纠正措施、纠正结果、对患者样品的评估和处理一起记入失控及处理记录表中,审核签字。失控及处理记录至少保存 2 年。

第四节　室内质量控制数据管理

应每月评审一次质控数据,以发现可能提示检测系统问题的检验性能变化趋势。发现此类趋势时应采取预防措施并记录。

1. 每日质量控制数据
(1) 每日质控所得到的质控结果,由当日质控员录入质控软件,绘制质控图并判断失控与否。
(2) 如果质控结果在控,则在质控原始记录上签名。
(3) 如果质控结果失控,须按失控处理流程处理,查找失控原因并采取纠正措施。
(4) 打印质控原始记录,纠正后的结果和原来的失控结果必须一并记录,质控员签字保存。

2. 每月质量控制数据　各专业组规定由专人负责在每月月初,对上月的所有质控数据进行汇总和统计处理,形成月度质控分析报告,并由组长审核签字。计算内容至少应包括:①上月及以前每个测量项目所有在控数据的累积 $\bar{x}$、s 和 CV 值;②上月每个测量项目除失控数据后的 $\bar{x}$、s 和 CV 值;③评价月与月之间的 s 和 CV、上月 $\bar{x}$、s 和 CV 值与累积的 $\bar{x}$、s 和 CV 值,以发现可能提示检验系统问题的检验性能变化趋势,采取预防措施,若发现结果存在显著差异,要查找原因,例如:失控的次数是否有增多、质控品是否保存适当、仪器是否要进行维护和校准等。

3. 每年质量控制数据　每年在管理评审前由专业主管对室内质量控制进行周期性评价,交质量管理小组组长审核后输入管理评审。评价的内容包括:①对本年的所有质控数据进行汇总和统计处理,每个测量项目所有在控数据的累积 $\bar{x}$、s 和 CV 值;②室内质控质量目标达成率;③分析未达标项目原因;④针对未达标项目提出持续改进方案。

4. 室内质量控制数据的保存　每月月初,应将上月的所有质控数据汇总整理后存档保存,存档的质控数据包括:①上月所有测量项目原始质控数据;②上月所有测量项目质控数据的质控图;③上述所有计算的数据(包括 $\bar{x}$、s、CV 及累积的 $\bar{x}$、s、CV 等);④上月的失控及处理记录表或失控报告单(包括符合哪一项失控规则、失控原因分析和采取的纠正措施、效果评价、患者样品的处理等)。

第五节　病理检查的质量控制特点

1. 质控品

(1) 选择商品化质控品的原则同上。

(2) 尽管已有部分商品化的质控品,但由于其种类远远少于病理科日常工作所需,因此,目前病理科多采用自制的质控品,大多为甲醛溶液固定石蜡包埋的人体组织切片和细胞切片。

(3) 自制质控品应满足以下要求:①与待测患者样品一样的组织学或细胞学分型;②均质;③无传染性;④与待测患者样品制备的类型相同。

2. 分析前和分析后环节对结果的影响　除了实验过程以外,分析前和分析后环节,大约占影响因素的80%。上机或手工进行标本检测之前的全过程各个环节,包括离体后标本的固定、取材、包埋、切片,均会影响实验结果,而检测结果的分析和解读,对最终报告正确性的影响也很大,这些环节均是病理科工作的组成部分,应包含在整个质量管理体系中。

其他质量管理的有关文件还可参见《分子病理诊断实验室建设指南(试行)》《肿瘤病理诊断规范(总则)》及《BRCA 数据解读中国专家共识》等。

(沈　瀚　章宜芬)

参 考 文 献

1. 王惠民,王清涛. 临床实验室管理学[M].2 版. 北京:高等教育出版社,2016.

2. 中华人民共和国卫生部. 卫生部关于印发《医疗机构临床实验室管理办法》的通知(卫医发[2006]73 号)[EB/OL]. 2006-02-27[2006-03-06]. http://www.moh.gov.cn/mohyzs/s3577/200804/18468.shtml.

3. 陈文祥. 医院管理学:临床实验室管理分册[M].2 版. 北京:人民卫生出版社,2011.

4. Westgard JO. Basic QC practices(3rd ed)医学实验室质量控制实践基础[M]. 杨卫冲,译. 上海:上海科学技术出版社,2015.

5.《肿瘤病理诊断规范》项目组. 肿瘤病理诊断规范(总则)[J]. 中华病理学杂志,2016,45(8):522-524.

6. 中华医学会病理学分会,中国医师协会病理科医师分会,中国抗癌协会肿瘤病理专业委员会,等. 分子病理诊断实验室建设指南(试行)[J]. 中华病理学杂志,2015,44(6):369-371.

7.《BRCA 数据解读中国专家共识》编写组.BRCA 数据解读中国专家共识[J]. 中华病理学杂志,2017,46(5):293-297.

第二十六章

室间质量评价

第一节 概 述

室间质量评价(external quality assessment,EQA)是多家实验室分析同一标本并由外部独立机构收集和反馈实验室上报结果评价实验室操作的过程,室间质量评价也被称作能力验证(proficiency testing,PT)。它是为确定某个实验室进行某项特定校准/检测能力以及监控其持续能力而进行的一种实验室间比对。实验室间比对是指按照预先规定的条件,由两个或多个实验室对相同或类似被测物品进行校准/检测的组织、实施和评价的活动。

室间质量评价是一项对技术要求很高的工作,在美国要开展室间质量评价工作,必须首先获得HCFA(Health Care For All)组织的资格认可。国际标准化组织为了促进室间质量评价的规范化运作,专门制定了 ISO/IEC 17043《合格评定:能力验证的通用要求》,从室间质量评价的组织和设计、室间质量评价的运作和报告、室间质量评价的保密/道德考虑、室间质评数据处理的统计方法4大方面19个小方面提出了明确和具体要求。

通常医学实验室在完善的室内质控基础上,会选择参加 1~2 个室间质量评价计划,目前我国可供选择的有:国家卫健委临床检验中心室间质量评价计划、各省临床检验中心室间质量评价计划、美国病理学家协会(CAP)能力验证计划等。病理的室间质量评价有国家卫健委病理质控评价中心(PQCC)室间质量评价计划,还可参加欧盟分子基因诊断质量联盟(EMQN)、英国室间质量评价服务处(UK NEQAS)等的室间评价计划。

第二节 室间质量评价的要求和实施

一、室间质量评价的要求

实验室应参加适于相关检验和检验结果解释的实验室间比对计划,应监控实验室间比对计划的结果,当不符合预定的评价标准时,应实施纠正。实验室应建立参加实验室间比对的程序并文件化。该程序包括职责规定、参加说明,以及任何不同于实验室间比对计划的评价标准。实验室选择的实验室间比对计划应尽量提供贴近临床实际的、模拟患者样品的比对试验,具有检查包括检验前和检验后程序的全部检验过程的功用。

二、室间质评结果的监测

EQA 性能由三部分组成,即实际测定结果、靶值和评价范围或允许误差。有三种不同类型的靶值,相同方法组平均值、其他组平均值或所有结果的平均值、外部来源导出的值(如参考实验室公认值或测定值)。有四种类型的评价范围:固定范围(例如:±4mmol/L)、固定百分数(例如:±10%的靶值)、以上两者的结合(例如:±4mmol/L 或 ±10% 的靶值,取较大的值)和基于组标准差(S)范围(例如:±2s)。

三、室间质量评价的工作流程

室间质量评价组织者工作流程和室间质量评价参加者工作流程见图 26-1 和图 26-2。

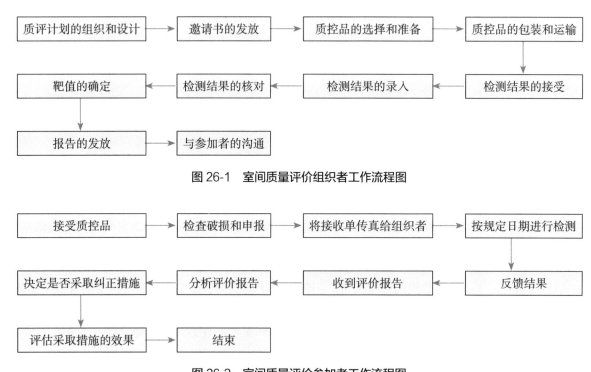

图 26-1　室间质量评价组织者工作流程图

图 26-2　室间质量评价参加者工作流程图

第三节　医学检验与病理的室间评价计划

一、室间质量评价的目的和作用

室间质量评价作为一种质量控制工具,可以帮助区域临床检验与病理诊断中心发现实验室中存在的质量问题,促使区域临床检验与病理诊断中心采取相应的措施提高检验质量,避免可能出现的医疗纠纷和法律诉讼。尽管很多实验室长期参加了室间质量评价,但由于没有充分了解其作用和用途,仍有部分实验室未能充分利用它解决工作中存在的问题。以下介绍室间质量评价的 8 项主要用途。

1. 识别实验室间的差异和能力　室间质量评价报告可以帮助区域临床检验与病理诊断中心的管理者(如卫生行政主管部门),实验室的用户(如医师、护士和患者),区域临床检验与病理诊断中心管理人员和技术人员发现该实验室和其他实验室检测水平的差异,客观地反映该区域临床检验与病理诊断中心的检测能力。

2. 识别问题并采取相应的改进措施　帮助实验室发现质量问题并采取相应的改进措施是室间质量评价最重要的作用之一。室间质量评价结果的比较是每个参评实验室检测项目终末质量的综合比较,这种比较可以帮助实验室确定自己在参评实验室中检测水平的高低,如果自身检测结果与靶值或公议值有显著差异,则需认真分析每一实验过程,找出存在的问题并采取相应的改进措施。以下是导致室间质量评价失败的几个主要原因:①检测仪器未经校准并有效维护;②未做室内质控或室内质控失控;③试剂质量不稳定;④实验人员的能力不能满足实验要求;⑤上报的检测结果计算或抄写错误;⑥室间质量评价的样品处理不当;⑦室间质量评价样品本质存在质量问题。

3. 改进分析能力和实验方法　如果实验室拟改变实验方法和选购新的仪器,室间质量评价的信息就可以帮助实验室作出正确的选择。通过分析和比较室间质量评价的信息资料,不难识别出较准确、较可靠和较稳定的实验方法和(或)仪器。选择新的检测系统时,可做如下考虑:找出多数实验室使用的检测系统;比较不同系统的靶值或公议值,比较不同系统室间质量评价的变异系数;调查了解不同实验室检测系统的区别。

4. 确定重点投入和培训需求　室间质量评价可以帮助实验室确定需要加强培训的检测项目。如实验室参加细菌鉴定的室间质量评价,若多次检测结果与预期结果不符,说明该实验室在细菌学检测上存在问题较多,需要予以更多的关注和投入,并加强对细菌室技术人员的培训。

5. 实验室质量的客观证据　室间质量评价结果可以作为实验室质量稳定与否的客观证据,特别是《医疗事故处理条例》在 2002 年 9 月 1 日由国务院正式颁布实施的情况下,实验室更加需要参加室间质量评价计划证明自己已采取各种质量保证的措施,并已获得满意的质量评价结果来证明实验室检测系统的准确性和可靠性。即使室间质量评价成绩不理想,但若实验室分析了实验过程,查找问题,采取改进措施并加以记录,也可以作为检验质量保证的有利证据。

6. 支持实验室认可　在实验室认可领域中,室间质量评价越来越受到国际实验室认可组织及各国实验室认可组织的重视,成为实验室认可活动中不可或缺的一项重要内容。在实验室认可的主要依据 ISO 15189 文件中,多处提到了"能力验证",即室间质量评价。室间质量评价之所以受到认可组织的重视,主要因为室间质量评价本身可以反映实验室是否胜任从事某项检测的能力,它也可以补充实验室认可评审员和技术专家进行试验现场评审的不足。成功的室间质量评价结果是实验室认可中所需的重要依据。

7. 增加实验室用户的信心　作为检测质量重要标志的室间质量评价成绩可以反映实验室检测水平的高低,满意的室间质量评价成绩可以鼓励实验室的用户,即医师和患者充分利用实验室提供的检测信息帮助临床诊断和治疗。当然,无论是满意的还是不满意,一次室间质量评价成绩的解释具有一定的局限性,但利用多次室间质量评价的结果分析实验室检测水平就比较客观和准确。

8. 实验室质量保证的外部监督工具　美国国会 1988 年通过的《临床实验室改进法案修正案》对于未能获得满意的室间质量评价成绩的实验室,要进行追踪检查,并可责令实验室暂停该检测项目。室间质量评价成绩仍可作为卫生行政主管部门和医院管理者对实验室质量实施监督的重要工具。

室间质量评价虽然有以上诸多重要作用,但也存在一些缺陷,如参评实验室为了得到一个较好的室间质量评价成绩,没有将室间质量评价的样品按常规样品去做,而是选用最好的实验人员、最好的检测系统,采用多次反复测定的方式去完成,因此,评价的不是实验室的正常检测水平而是它的最好水平;室间质量评价也不可能确认分析前和分析后存在的许多问题,如患者确认、患者准备、标本收集、标本处理、实验结果的传递等。调查人员对室间质量评价结果的分析表明,方法学、技术能力、笔误和质控物本身等存在问题都可以导致室间质量评价的失败。

二、室间质量评价的类型

大部分室间质量评价具有共同的特征,即将一个检测系统与其他一个或多个检测系统所得到的结果进行比对。

依据被检测物品的特性、使用的方法、参加实验室和比对仪器的数目等,可将室间质量评价计划分为 6 种类型,即实验室间检测计划、测量比对计划、已知值计划、分割样品检测计划、定性计划和部分过程计划,我国各级临床检验中心组织的室间质量评价多为实验室间检测计划,PQCC 组织的也属于此类。其他常用的还有已知值计划和分割样品检测计划。

1. 实验室间检测计划　实验室间检测计划是由组织者选择室间质量评价的样品,同时分发给参加计划的实验室进行检测,完成检测后将结果返回室间质量组织者。组织者将各实验室结果与靶值或公议值比对,以确定各实验室该项检测与其他实验室的异同。每次比对中提供给参加者的室间质量评价的样品必须质量好、均匀一致,从而保证以后出现的任何极端结果均不能归因于样品的质量。政府、实验室认可机构等在判定实验室的检测能力时,通常采用该类型的实验室间检测计划。

2. 分割样品检测计划　分割样品(split-sample)检测计划通常在 2 个或 2 个以上的少数实验室中进行,也可以在 1 个实验室中的两个同类检测系统间进行。分割样品检测计划在临床实验室中指将样品如新鲜血分成 2 份或几份,每个检测系统分析每种样品中的一份。与实验室间检测计划不同,分割样品检测计划通常只有数量有限的实验室参加。特别适用于在同一实验室不同定量检测系统间进行,如急诊化验室和常规化验室血细胞计数仪、生化分析仪结果的比对。这种计划可识别不良的精密度、结果的偏移和验证纠正措施的有效性。

3. 已知值计划　已知值计划是指组织者通过参考实验室已知检测物品的被测量值,该检测物品被发放给其他实验室后,将其测定的结果与已知的测量值进行比对。通过此法各常规实验室可以了解检验结果的准确性和偏倚度。被检测物品可以是新鲜血、质控物或参考物质。卫生部临床检验中心建立的血细胞分析参考实验室依据国际血液学标准化委员会(ICSH)规定的参考测量程序对新鲜血定值,并将新鲜血发给实验室进行检测,实验室可将自己测定的结果与已知值进行比对,这就是已知值计划。原卫生部老年研究所的胆固醇一级参考物质和二级参考物质也可以用做此项计划的实施。这样的能力验证实验不需要很多实验室参与。

三、室间质量评价的程序和运作

1. 项目设置　各专业组组长根据本组工作情况,确定参加室间质评的项目;技术负责人根据各组计划,确定本科参加质评的项目,制订质评计划,并报实验室主任批准。

实验室参加原卫生部质评项目有:常规化学、干化学分析、脂类、特种蛋白、糖化血红蛋白、血气及酸碱分析、内分泌、肿瘤标志物、自身抗体、临床免疫学、心肌标志物、血细胞计数、凝血试验、尿液化学分析、显微镜形态学、临床微生物学、PCR(病毒学)、PCR(非病毒、如结核分枝杆菌、衣原体等);目前病理实验室参加 PQCC 的质评项目有:常见免疫组织化学抗体,如乳腺癌 *HER2* 表达(IHC)等,乳腺癌 *HER2* 基因扩增(FISH)、胃癌 *HER2* 基因扩增(FISH)、肺癌 *ALK* 基因融合(FISH),基因突变包括 *EGFR*、*KRAS*、*BRAF*、*C-KIT*、*PDGFR*、*PIK3CA*、*BRCA* 等。

计划内容:项目、名称、项目负责人、技术方案(实验项目或实验参数,实验样品,测量仪器,测量条件,测量方法,数据处理,结果评定方法等)、参加单位、计划进度、经费预算。计划由质量负责人批准后执行,相关检测人员负责实施。

2. 项目检测　各专业组组长协助检测人员按常规标本完成室间质评项目的检测,填写报告并签名。然后,交技术负责人审核,送报结果。原始结果由专业组负责保存。在此过程中制定相应程序文件,规定禁止将标本送上级单位检测,或与上级单位核对及修正结果。

质量监督员监督本专业组质评标本的接收、分发、检测、结果报送、质评报告总结、整改等过程。

3. 结果回报　室间质评结果回报后由组长分析原因,总结经验,编写室间质评小结、质控报告,以及制定不合格项目处理措施一并交技术负责人签字确认后交文档管理员存档,并在归档记录中记录。

当试验结果判为不满意时,质量管理员向质量负责人报告,并按程序文件《纠正措施程序》和《预防措施程序》进行纠正。

四、室间质量评价结果的处理和纠正

1. 室间质量评价样品检测时的处理　实验室应尽量按日常处理患者样品的方式处理实验室间比对样品;实验室间比对样品应由常规检验患者样品的人员用检验患者样品的相同程序进行检验;实验室在提交实验室间比对数据日期之前,不应与其他参加者互通数据;实验室在提交实验室间比对数据之前,不应将比对样品转至其他实验室进行确认检验,尽管此活动经常用于患者样品检验;应评价

实验室在参加实验室间比对中的表现,并与相关人员讨论,当实验室表现未达到预定标准(即存在不符合)时,员工应参与实施并记录纠正措施;应监控纠正措施的有效性,评价参加实验室间比对的结果,如显示出存在潜在不符合的趋势,应采取预防措施。

2. 室间质量评价结果的处理 室间质评报告可以回答两个重要的问题。①比较你自己的实验室与使用同一方法的其他实验室的结果差异;②与做同一实验但使用不同方法的实验室结果进行比较。这样的比较可以提示实验室室内质控难以发现的偏差或系统误差。大多数室间质评用的质控物是由生产厂家生产的,一些室间质评用的质控物由于基质效应问题可能会出现特定的方法学上的偏差(因为质控物不是真正的人体样本,它既不新鲜,同时还含有掺杂物质)。假如定量室间质评实验结果持续偏高或偏低,就需要对仪器设备重新进行校准和标化了。

如果室间质评结果与靶值的偏差较大,那么就需要认真回顾实验过程包括校准、系统维护、结果确认、质控控制和其他质量保证措施并修正存在的缺陷以提高和改进检测的精密度。需要说明的是,室间质评不能替代包括患者准备,标本收集、运输、储存、处理、校准,室内质控等综合的质量保证体系。

如果在室间质评中发现的问题得不到确认和修正,那么这个问题将来有可能在常规检测中再次发生,也可能导致下一次室间质评的失败。实验室对于失败的室间质评应该有一个综合的评价,发现错误出现的可能根源并避免将来类似的错误再次发生。记录这些错误并修正这些错误是 CLIA88 的要求,实验室的管理者有责任保证以上措施的落实。

下面是导致室间质评失败的可能出现的原因:①校准和系统维护计划失败;②室内质量控制失控;③实验人员的能力欠缺;④结果的评价、计算和抄写错误;⑤样本的处理不当(如冻干样本不适当的复溶、混合、移液和储存不当);⑥样本自身存在的质量问题;⑦室间质评组织者对靶值定值不准。

3. 实验确认 如果实验室不能提供可以接受的实验结果,实验室就应该停止利用该检验方法提供相应的服务,室间质评实验可以为以上工作提供依据。对室间质评的分析可以为实验室提供一个依据,以便实验室选用变异较小的检验方法,同时实验室也能获得好的室间质评成绩。如果实验室要选用一个新的检测系统,FDA 要求实验室要用一个稳定的传统方法与新的方法进行比对,但是有些FDA 认可的方法可能无法与新的检测方法进行比较实验。可接受的室间质评结果可以给实验室工作人员积极的信息反馈,支持对拟选用方法的确认。

我们特别要注意的是,作为检验质量标志的一次室间质评实验结果的解释具有一定的局限性,多次室间质评的结果比一次室间质评的结果在分析评价实验室质量时要有效的多,不能被接受的室间质评结果,特别是多次出现未被接受的室间质评结果是实验室质量较差的标志。

4. 室间质评汇总信息的使用 汇总的室间质评信息可以用来监测实验室长期的工作状态,可以用来支持或反对实验室用户有关该实验室检验精密度和准确度的感性认识,不同实验室间质评结果的较大差异可能源于实验方法、试剂质量或者操作的不规范,这些资料可被实验室工作人员、生产厂家、患者和其他医务工作者利用。

室间质评可以促进检验结果趋向一致,这样不同实验室的结果,特别是那些已经有了标准化方法的实验结果比较就显得很有意义,研究室间质评报告的一个用途是自问为什么不同的实验室要选用不同的检验方法和采用未广泛使用的检测系统。如果没有很好的理由来解释,实验室工作人员最好采用更常见的、更普遍使用的方法。当你准备改变实验方法或增加一个新的检验项目时,汇总的室间质评信息可以帮助你作出选择。

通过综合分析室间质评资料,可以确认更准确、更可靠的实验方法或更适合自己实验室特殊要求的实验方法。当选择一个新的实验系统时,应考虑下列因素:①找出多数实验室用的检测;②比较靶值、评价室间质评结果的差异程度;③调查不同实验室检测系统的区别。

如果发现室间质评结果存在较大差异,那就意味着临床样本的检测也会存在较大的变异,这种情况很明显会对患者和医疗机构双方的利益造成损害。

5. 室间质评的不足   室间质评的缺陷之一就是评价的可能不是实验室的正常水平而是它的最好水平。为了得到一个较好的室间质评成绩，有些实验室没有将室间质评样本按常规标本去做，而是选用最好的实验人员采取多次实验的方法。

有时室间质评的成绩可能比你实验检测水平要好，排除专人专项做、打电话互通消息等弄虚作假因素之外，靶值的确定是一个十分重要的因素，参加实验室上报结果离散度较大的话，特别是在参加室间质评实验室数目较少的情况下，靶值(或均值)就容易偏离真值。

室间质评不可能确认分析前和分析后存在的许多问题，如患者确认、患者准备、标本收集、标本处理、实验结果给申请者的传送。

整个过程时间较长。作为整个质量保证体系的一个组成部分，室间质评的缺陷是通常需要花费几个星期的时间实验室才能知道他们的室间质评成绩如何，因此尽可能地缩短室间质评的反馈时间会使其更加有效。许多室间质评的组织者已经开始采用光学扫描技术减少录入的时间，也可以避免文字录入产生的错误；也有一些室间质评组织者选用了电子汇报的方式，室间质评组织者可以在收到实验室上报结果的几天内就完成统计分析、分组、总结报告并将结果返回参加实验室，有效地加强了室间质评在对实验室教育和改进质量方面的应用价值。

室间质评实验一个最主要的好处是提供一个外部的工具，在对患者样本进行错误的检测之前发现存在的问题并对存在的问题予以纠正。参加室间质评可以发现实验室管理和技术可能出现的问题，但是室间质评只能作为质量改进和培训系统的一个部分，它不能与实验室的其他信息分割孤立地应用。

总之，室间质评可以与其他工具一道成为质量保证、质量改进和实验室教育的工具。尽管它有一些缺陷，但是室间质评还是评价实验室水平的主要工具，它在发现实验中存在的问题、证明现行实验方法的有效性、评价实验室的工作人员能力方面都有积极意义。

五、无室间质量评价时的质量评估

《医疗机构临床实验室管理办法》规定："医疗机构临床实验室应当将尚未开展室间质量评价的临床检验项目与其他临床实验室的同类项目进行比对，或者用其他方法验证其结果的可靠性。临床检验项目比对有困难时，医疗机构临床实验室应当对方法学进行评价，包括正确度、精密度、特异性、线性范围、稳定性、抗干扰性、参考区间等，并有质量保证措施。"因此，对于无法进行室间质量评价计划的检测项目，应制订替代评估方案。

1. 无室间质量评价计划试验的区分   ①新开发的试验项目；②不常见的试验项目：如某些生物体的抗体、骨骼肌抗体、维生素 A、胡萝卜素等；③某些药物检测；④与室间质量评价材料问题有关的试验：材料的不稳定性或分析项目的易变性(如冷凝集素、血氨)；基质效应(如游离药物检测、游离激素检测(睾丸激素、胰岛素)；高灵敏分析的污染(如分子扩增技术)；⑤与分析物容器相互作用有关的试验：如微量元素检测；⑥样本需要广泛操作的试验：如环境暴露或损害标志物的监测、蛋白和 DNA 复合物、重金属；⑦不常见基质/环境的分析物：如组织间隙液(葡萄糖)、头发分析(滥用药物检测)；⑧微生物学组织：如需要复杂营养的、难以生长的微生物等(如 Helicobacter pylori)；⑨体内检测：如出血时间、汗液试验采集程序等；⑩地理位置：实验室处在无法提供相关室间质量评价的地方。

2. 检测结果双边比对   本中心和参加考核的单位对某一批样品或同一对象分别进行检测，进行结果比对。特别是当主要检测设备无法溯源到国家计量基准时，通过检测结果双边比对来确认检测结果的可靠性和可比性。质量管理员对本中心检测结果和参加考核单位的检测结果进行分析比较，给出评价意见。当双边比对不一致时，质量管理员协助检测技术组分析原因，提出今后的工作建议，并向质量负责人报告。

采用定期使用有证标准物质、用相同或不同的方法进行重复检验、对保留样品的再检验等方法进行内部质量控制。所有记录均归档保留，不少于 2 年。

3. 室间比对的材料　①新鲜患者血清;②有证标准物质/标准样品;③以前检验过的样品;④细胞库或组织库中的物质;⑤与其他实验室的交换样品;⑥实验室间比对计划中日常测试的质控品。

应规定比较程序和所用设备和方法,以及建立临床适宜区间内患者样品结果可比性的方法。此要求适用于相同或不同的程序、设备、不同地点或所有这些情况。在测量结果可溯源至同一标准的特定情况下,若校准物可互换,则认为结果具有计量学可比性。

当不同测量系统对同一被测量(如葡萄糖)给出不同测量区间以及变更检验方法时,实验室应告知结果使用者在结果可比性方面的任何变化并讨论其对临床活动的影响。实验室应对比较的结果进行整理、记录,适当时,迅速采取措施。应对发现的问题或不足采取措施并保存实施措施的记录。

推荐使用患者新鲜标本,它不仅能较好地评价临床患者检测的分析前步骤,如标本采集、运输及处理等,还可降低检测过程中的基质效应。当然,用于比对的患者标本在保存及实验室间运输过程中,应注意保持其具有较好的稳定性,尽可能减少其额外变异。

4. 比对方法的应用　实验室应根据自身情况,列出无法提供室间质量评价的相关试验,并尽可能地建立这些试验的比对评价方法。一般情况下,每年执行两次比对试验是适当的。实验室在运行该比对评价前,应预先规定每一定量评价的可接受界限。假定存在足够的质量控制数据,实验室可以从室内质量控制数据中建立可接受界限(如均值加减 2 或 3 倍标准差);或从文献数据获知,如从生物学变异或临床决定点导出基于界限的标准;或从患者数据中建立分析偏倚和不精密度允许界限的程序;或从文献中获得评价室间质量评价的统计方法汇总数据。实验室应做好文件记录并保存比对的结果,既可识别出相关指标变化趋势,又可对不可接受的结果进行纠正。

(陈　捷)

参 考 文 献

1. 庄俊华,黄宪章,翟培军.医学实验室质量体系文件编写指南[M].北京:人民卫生出版社,2006.

2. 庄俊华,张秀明,徐宁.医学实验室质量体系文件范例[M].北京:人民卫生出版社,2006.

3. 魏昊,丛玉隆.医学实验室质量管理与认可指南[M].北京:中国计量出版社,2004.

第二十七章

区域内检验结果的可比性管理

卫生部办公厅 2006 年 2 月 24 日发布《关于医疗机构间医学检验、医学影像检查互认有关问题的通知》(卫办医发〔2006〕32 号),要求各省级卫生行政部门开展结果互认工作,就是要求区域内的检验结果具有可比性。

第一节 概 述

一、相关术语与定义

1. 可比性 可比性(comparability)是指使用不同的测量程序测定某种分析物获得的检测结果间的一致性。结果间的差异不超过规定的可接受标准时,可认为结果具有可比性。

2. 互通性 互通性(commutability)是指用不同测量程序测量该物质时,各测量程序所得测量结果之间的数字关系,与用这些测量程序测量实际临床标本时测量结果的数字关系的一致程度。

3. 比对 比对(comparison)是在规定条件下,对相同准确度等级或指定不确定范围的同种测量仪器复现的量值之间比较的过程。

二、ISO 15189 的要求

ISO 15189:2012 中 5.6.4 专门论述了检验结果的可比性,提出了以下要求。

应规定比较程序和所用设备及方法,以及建立临床适宜区内患者样品结果可比性的方法。此要求适用于相同或不同的程序、设备、不同地点或所有这些情况。

当不同测量系统对同一被测量给出不同测量区间或者变更检验方法时,实验室应告知结果使用者在结果可比性方面的任何变化并讨论其对临床活动的影响。

实验室应对比较的结果进行整理、记录,对发现的问题或不足应采取措施并保存实施措施的记录。

第二节 临床检验结果的可比性管理

一、可比性检验标本的选择

可比性检验标本的选择应考虑材料的互通性。互通性是对于想要测量类型的参考取值和代表的标本在不同测量程序之间数学关系的等效性。新鲜获得的患者标本代表可比性检验的"理想"材料,因为它们是在常规条件下由测量系统分析的标本。当使用任何其他类型的标本时,必须验证其与新鲜患者标本的互通性。用于常规质量控制、线性验证、室间质量评价和仪器校准用的商品材料,在大多数情况下,由于改变了它们的基质,可能显著影响其与新鲜临床标本的互通性。厂家的产品校准品仅用于特定常规的测量程序,且与其他厂家的测量程序不具有互通性。

1. 患者标本　在满足分析物稳定性要求的前提下,可比性检验理想的标本是以适当、有效的采集容器和处理方式获得的新鲜患者标本,并确保不含有已知的干扰成分。当进行比较的测量系统所需的标本量超过单次静脉采血能获得的标本量时,可使用混合标本作为可比性标本。

2. 具有互通性的参考物　参考物质、PT/EQA 质控品且已被证明与患者标本具有互通性,适用于可比性检验。

3. 室内质量控制的质控品　与患者新鲜标本相比,质控品具有稳定、使用方便等优点,尤其适合日间精密度测定使用。但要注意的是质控品由于加入了稳定剂、防腐剂等成分,具有与新鲜标本不同的基质,可能对某些成分和反应带来干扰。在某些情况下,当使用相同的仪器同一批号的试剂时,由于基质带来的检测偏移是一致的,可选择使用质控品做可比性标本,但是当使用不同的仪器设备或试剂时,则不应使用质控品。

二、检测的分析物浓度

用于可比性检验的标本分析物浓度应选择在有临床意义的范围内,各个标本分析物浓度分布越宽越好,尽可能覆盖不同的医学决定水平,并在分析测量范围内均匀分布。其中要求 50% 的标本分析物浓度尽可能不在参考区间内,表 27-1 提供了部分分析物的数据分布建议。

表 27-1　样品中分析物浓度的建议

项目	A 组		B 组		C 组		D 组		E 组	
	范围	%	范围	%	范围	%	范围	%	范围	%
GLU	<2.76	10	2.81~6.06	40	6.12~8.27	30	8.32~13.78	10	13.83~SL	10
Urea	<2.50	10	2.50~4.16	40	4.33~8.33	20	8.50~16.65	20	16.65~SL	10
Na	120~130	20	—	—	131~140	40	141~150	30	151~160	10
K	<3.0	20	3.0~4.5	35	4.5~6.0	35	>6.0	10	—	—
Cl	80~95	30	95~105	40	105~120	30	—		—	
CO_2	<15	10	15~20	30	20~30	40	30~40	10	>40~SL	10
UA	<178	20	178~297	20	297~476	20	476~595	20	>595~SL	20
Ca	<2.00	10	2.00~2.25	20	2.25~2.75	40	2.75~3.24	20	>3.24~SL	10
P	<0.8	10	0.8~1.5	60	1.5~2.1	20	>2.1	10	—	—
ALP	<NL/2	30	NL~2NL	20	NL~2NL	20	2NL~4NL	20	4NL~SL	10
TP	<50	10	50~70	40	70~90	40	>90	10	—	—
ALB	<43.5	10	43.5~58.0	40	58.0~72.5	40	>72.5	10	—	—
TBIL	0~17.1	30	17.1~34.2	30	34.2~85.5	20	85.5~171.0	10	171.0~SL	10
TCHO	<3.9	10	3.9~6.5	40	6.5~9.1	30	>9.1	20	—	—
TG	<0.86	10	0.86~1.43	30	1.43~2.29	30	2.29~3.43	20	3.43~SL	10
ASL	NL/2	20	NL~2NL	30	NL~2NL	30	2NL~4NL	10	4NL~SL	10
ALT	NL/2	20	NL~2NL	20	NL~2NL	40	2NL~4NL	10	4NL~SL	10
GGT	—	—	0~NL	40	NL~2NL	40	2NL~4NL	10	4NL~2SL	10

续表

项目	A组		B组		C组		D组		E组	
	范围	%	范围	%	范围	%	范围	%	范围	%
LD	NL/2	15	NL~2NL	25	NL~2NL	30	2NL~5NL	20	5NL~SL	10
CK	NL/2	15	NL~2NL	25	NL~2NL	30	2NL~5NL	20	5NL~SL	10
CR	0~88.4	20	97.2~221	30	221~442	20	442~884	20	884~SL	10
Fe	<9.0	20	9.0~26.9	50	26.9~53.7	20	53.7~SL	10	—	—
AMY	—	—	0~NL	40	NL~2NL	40	2NL~4NL	10	4NL~2SL	10
Hb	<55.8	15	56.5~74.5	25	75.0~105.5	50	—	—	106.1~SL	10
RBC	<3.0	10	3.1~4.0	30	4.1~6.0	50	6.1~SL	10	—	—
WBC	<2.0	10	2.1~5.0	20	5.1~11.0	40	11.1~25.0	20	25.1~-SL	10
PLT	<50.0	10	51.0~150.0	20	151.0~300.0	30	301.0~450.0	30	451.0~SL	10

注:SL:分析测量范围的上限;NL:实验室参考区间的上限

三、可比性标本的保存及运输

区域内医疗机构间的实验室可以选择保存含有特定分析物浓度的新鲜患者标本用于将来比对检验(如不常遇到的浓度标本)。当保存标本时,应考虑分析前变异和适当的贮存条件。当贮存冷冻标本时,不应使用自动除霜冷冻设备,因为该设备周期性加热使冰室部分解冻,然后再冰冻。标本宜贮存在 −70℃,且需保证冷冻条件的稳定性。

当区域内医疗机构之间运输可比性标本时需谨慎小心,确保分析物的稳定性及防止蒸发。当需要在不同的场所测量相同的标本,存在运输耽搁时,建议准备等份标本,这样能保证所有等份标本在大约相同的时间被测量。一般来说,不建议对明显不同时间测量的测量值进行评价。

四、临床化学检验结果可比性

1. 目的 保证区域内检验机构临床生化检验结果的可比性。

2. 依据 CNAS-CL02-A003《医学实验室质量和能力认可准则在临床化学检验领域的应用说明》、WS/T 407—2012《医疗机构内定量检验结果的可比性验证指南》。

3. 方法一

(1) 区域内使用相同检测设备和相同试剂、校准品的实验室,进行每年至少 1 次的比对。选取至少 20 个临床标本,要求浓度水平覆盖测量范围,包括医学决定水平,不同的检测项目按照项目检测要求对标本进行保存和运输,每个实验室对 20 个标本进行检测,选用已通过实验室认可的实验室作为参比实验室,进行结果比对分析。

(2) 判断标准:计算回归方程,计算在医学决定性水平的系统误差(偏移 %),如果≥80% 的标本检测结果的偏移 <1/2TEa(总允许误差可采用国家标准、行业标准、或地方法规中的要求,如中华人民共和国卫生行业标准 WS/T 403—2012《临床生物化学检验常规项目分析质量指标》、原国家卫生计生委临床检验中心室间质评价允许总误差等),则认为比对结果可接受。

4. 方法二

参照 WS/T 407—2012《医疗机构内定量检验结果的可比性验证方案》。出现比对结果不一致时,应分析原因,并采取必要的纠正措施,定期跟踪验证,评估纠正措施的有效性。

(1) 标本选择:建议选用临床患者标本作为比对物质;不得不使用其他物质(如室间质评或其他参

考物质)时,应验证比对物质的互通性。

(2) 标本浓度水平:需已知比对物质不同浓度水平对应的结果不精密度,故通常选择与质控品浓度水平相近的比对物质进行可比性验证。要求每个检测系统至少检测 2 个浓度水平(包含正常和异常水平)。

(3) 确定检测系统测定结果的不精密度

1) 使用日常工作中质控品的检测数据估计不精密度,尽可能使用累积 6 个月的检测数据计算长期的变异系数(CV),以保证不精密度的估计结果具有代表性。

2) 比较不同检测系统不精密度的大小,确定最大 CV 与最小 CV 间的差异是否 <2 倍;如果 <2 倍,可使用该比对方案;如 >2 倍,则应参照 CLSI EP09-A3 和(或)EP15-A2 确认区域内医疗结构间的结果可比性。

3) 不同检测系统的 $CV_{合并}$ 值计算见式:

$$CV_{合并} = \left[(CV_1^2 + CV_2^2 + \cdots + CV_i^2 + \cdots + CV_n^2)/n \right]^{1/2} \qquad 公式(27\text{-}1)$$

式中:$CV_{合并}$:不同检测系统的合并 CV 值;CV_n:每个检测系统的长期 CV 值;n:参与比对的检测系统数量。

使用上述公式计算 $CV_{合并}$ 值的前提是各检测系统长期 CV 值(CV_1,CV_2,$\cdots CV_n$)是通过基本相同的检测次数(即相等的标本量)计算得出,$CV_{合并}$ 值将用于(5)查表,以确定比对物质的重复检测次数。

(4) 确定比对标本的浓度范围:参与比对的所有检测系统质控品均值的总均值($m_{总}$)按式 2 计算,以 $m_{总} \times (1 \pm 20\%)$ 作为比对标本的浓度选择范围。

$$m_{总} = (m_1 + m_2 + \cdots + m_i + \cdots + m_n)/n \qquad 公式(27\text{-}2)$$

式中:$m_{总}$:所有检测系统质控品结果均值的总均值;m_n:每个检测系统质控品结果的均值。

(5) 确定比对物质的重复检测次数:使用公式(27-1)计算得出的 $CV_{合并}$ 值,查找表 27-2,以确定每台仪器比对标本的重复检测次数。

(6) 建立比对试验的结果可接受标准:确认在参与比对的各检测系统的不精密度均符合要求的前提下,按以下优先顺序确定不同检测项目的分析质量要求:①依据临床研究结果得出的推荐指标;②依据生物学变异确定的分析质量要求:对于精密度检测结果符合要求的检测系统,同一检测项目可比性结果的允许差异为个体内生物学变异(CV_I)的 1/3;③依据 EQA 数据设定的分析质量要求;④依据认可机构设置的最低标准;⑤如无适用的外部标准,可依据实验室内部的长期不精度数据确定分析质量要求;⑥所选定的分析质量要求至少应满足国家或行业标准的要求。

(7) 比对试验的实施

1) 按(5)确定的重复次数检测比对标本。

2) 如未进行重复检测,则直接比较每个检测系统的结果,计算所有检测系统结果的均值。

3) 如进行了重复检测,则计算每个检测系统的均值,然后再计算所有检测系统结果的总均值。

4) 选取差异最大的 2 个检测系统的均值计算极差,并除以所有检测系统结果的总均值以得出比对偏差(R),方法如下。

① 如未进行重复检测,计算方法见公式(27-3):

$$R = \left[(X_{max} - X_{min})/\overline{X}_{总} \right] \times 100\% \qquad 公式(27\text{-}3)$$

式中:R:比对偏差;X_{max}:检测系统结果的最大值;X_{min}:检测系统结果的最小值;$\overline{X}_{总}$:所有检测系统结果的总均值。

② 如进行了重复检测,计算方法见公式(27-4):

$$R = \left[(\overline{X}_{max} - \overline{X}_{min})/\overline{\overline{X}}_{总} \right] \times 100\% \qquad 公式(27\text{-}4)$$

式中:$\overline{X}_{max}$:检测系统结果的最大均值;$\overline{X}_{min}$:检测系统结果的最小均值;$\overline{\overline{X}}_{总}$:所有检测系统结果均值的总均值。

表 27-2　确定比对物质重复测定次数的临界值表

检测系统数量	检测次数	$CV_{合并}$												
		1%	2%	3%	4%	5%	6%	7%	8%	9%	10%	15%	20%	25%
2	2	4.30	8.60	12.90	17.20	21.49	25.79	30.09	34.39	39.69	42.99	64.48	85.98	107.47
2	3	2.67	4.53	6.80	9.07	11.33	13.60	15.87	18.14	20.40	22.67	34.00	45.34	56.67
2	4	1.73	3.46	8.19	6.92	8.65	10.38	12.11	13.84	15.57	17.30	25.95	34.60	43.26
2	5	1.46	2.92	4.38	5.83	7.29	8.75	10.21	11.67	13.13	14.58	21.88	29.17	36.46
3	1	8.33	16.66	24.99	33.32	41.65	49.98	58.32	66.65	74.98	83.31	124.96	166.62	208.27
3	2	4.18	8.36	12.54	16.72	20.89	25.07	29.25	33.43	37.61	41.79	62.68	83.58	104.47
3	3	2.51	5.01	7.52	10.02	12.53	15.03	17.54	20.04	22.55	25.05	37.58	50.10	62.63
3	4	1.97	3.95	5.92	7.90	9.87	11.85	13.82	15.79	17.77	19.74	29.61	39.48	49.36
3	5	1.69	3.37	5.06	6.75	8.47	10.12	11.81	13.50	15.19	16.87	25.31	33.75	42.18
4	1	6.82	13.65	20.47	27.30	34.12	40.95	47.77	54.60	61.42	68.25	102.37	136.49	170.61
4	2	4.07	8.14	12.21	16.25	20.35	24.43	28.50	32.57	36.64	40.71	61.06	81.42	101.77
4	3	2.61	5.23	7.84	10.46	13.07	15.69	18.30	20.92	23.53	26.15	39.22	52.29	65.37
4	4	2.10	4.20	6.30	8.40	10.50	12.60	14.70	16.79	18.89	20.99	31.49	41.99	52.48
4	5	1.81	3.62	5.43	7.24	9.05	10.86	12.67	14.48	16.29	18.09	27.14	36.19	45.24
5	1	6.29	12.57	18.86	25.15	31.44	37.72	44.01	50.30	56.58	62.87	94.31	125.74	157.18
5	2	4.01	8.02	12.06	16.05	20.06	24.07	28.08	32.09	36.10	40.12	60.17	80.23	100.29
5	3	2.69	5.37	8.06	10.75	13.44	16.12	18.81	21.50	24.18	26.87	40.31	53.74	67.18
5	4	2.18	4.37	6.55	8.73	10.92	13.10	15.28	17.47	19.65	21.83	32.75	43.67	54.59
5	5	1.89	3.79	5.68	7.57	9.46	11.36	13.25	15.14	17.03	18.93	28.39	37.85	47.31
6	1	6.03	12.07	18.10	24.13	30.16	36.20	42.23	48.26	54.30	60.33	90.49	120.66	150.82
6	2	3.98	7.96	11.94	15.92	19.87	23.88	27.86	31.84	35.82	39.80	59.70	79.60	99.50
6	3	2.74	5.49	8.23	10.97	13.71	16.46	19.20	21.94	24.68	27.43	41.14	54.85	68.56
6	4	2.25	4.49	6.74	8.99	11.24	13.48	15.73	17.98	20.22	22.47	33.71	44.94	56.18

续表

检测系统数量	检测次数	CV合并												
		1%	2%	3%	4%	5%	6%	7%	8%	9%	10%	15%	20%	25%
6	5	1.96	3.91	5.87	7.82	9.78	11.73	13.69	15.64	17.60	19.56	29.33	39.11	48.89
7	1	5.90	11.79	17.69	23.58	29.48	35.37	41.27	47.16	53.06	58.95	88.43	117.91	147.38
7	2	3.96	7.93	11.89	15.86	19.82	23.78	27.75	31.71	35.67	39.64	59.46	79.28	99.10
7	3	2.79	5.58	8.36	11.15	13.94	16.73	19.52	22.30	25.09	27.88	41.82	55.76	69.70
7	4	2.30	4.60	6.90	9.19	11.49	13.79	16.09	18.39	20.69	22.99	34.48	45.97	57.47
7	5	2.01	4.01	6.02	8.02	10.03	12.04	14.04	16.05	18.06	20.06	30.09	40.12	50.16
8	1	5.82	11.63	17.45	23.26	29.08	34.89	40.71	46.52	52.34	58.15	87.23	116.31	145.38
8	2	3.96	7.91	11.87	15.83	19.79	23.74	27.70	31.66	35.61	39.57	59.36	79.14	98.93
8	3	2.83	5.65	8.48	11.31	14.13	16.96	19.79	22.61	25.44	28.27	42.40	56.54	70.67
8	4	2.34	4.68	7.03	9.37	11.71	14.05	16.39	18.74	21.08	23.42	35.13	46.84	58.55
8	5	2.05	4.10	6.15	8.19	10.24	12.29	14.34	16.39	18.44	20.49	30.73	40.97	51.22
9	1	5.77	11.53	17.30	23.07	28.84	34.60	40.37	46.14	51.91	57.67	86.51	115.35	144.18
9	2	3.96	7.91	11.87	15.82	19.78	23.74	27.69	31.65	35.60	39.56	59.34	79.12	98.90
9	3	2.86	5.72	8.58	11.44	14.30	17.17	20.03	22.89	25.75	28.61	42.91	57.22	71.52
9	4	2.38	4.76	7.14	9.52	11.90	14.28	16.65	19.03	21.41	23.79	35.69	47.58	59.48
9	5	2.09	4.17	6.26	8.34	10.43	12.51	14.60	16.68	18.77	20.85	31.28	41.71	52.13
10	1	5.74	11.48	17.22	22.95	28.69	34.43	40.17	45.91	51.65	57.38	86.08	114.77	143.46
10	2	3.96	7.92	11.88	15.83	17.79	23.75	27.71	31.67	35.63	39.59	59.38	79.17	98.97
10	3	2.89	5.78	8.67	11.57	14.46	17.35	20.24	23.13	26.02	28.91	43.37	57.83	72.28
10	4	2.41	4.82	7.24	9.65	12.06	14.47	16.88	19.30	21.71	24.12	36.18	48.24	60.30
10	5	2.12	4.23	6.35	8.47	10.59	12.70	14.82	16.94	19.06	21.17	31.76	42.35	52.93

5) 将比对偏差(R)与(6)中确定的分析质量要求进行比较:①如比对偏差小于或等于分析质量要求,则在该次评估的标本浓度水平,所有检测系统的结果都具有可比性;②如比对偏差大于分析质量要求,则均值差异最大的两个检测系统间的可比性不符合要求;将两个检测系统的结果分别与规范操作检测系统的结果进行比较,剔除偏差较大的检测系统的结果后,对剩余的检测系统的结果按上述(4)和(5)的程序进行可比性分析,直到剩余检测系统的比对偏差小于或等于分析质量要求。以此方法筛出不同检验项目结果可比性不符合要求的检测系统。

6) 对于不符合可比性要求的检测系统,应分析原因,必要时采取相应的纠正措施,其后再将该检测系统与规范操作检测系统(如使用配套试剂、用配套校准物定期进行仪器校准、仪器性能良好、规范地开展室内质控、参加室间质评成绩优良、检测程序规范、人员经过良好培训的检测系统)的结果进行比对,确认比对结果符合分析质量要求。

(8) 可比性验证结果不符合要求的处理措施:维持结果的可比性需以检测系统各质量保证环节的标准化为前提,必要时通过校准改善结果的可比性,即不同检测系统通过结果的数字转换获得结果的一致性;结果不可比且难以纠正时,应采用不同的参考区间和(或)医学决定水平并在检验报告单中明确标注。

五、临床免疫学定性检验结果可比性

1. 目的　保证区域内检验机构临床免疫学定性检验结果的可比性。

2. 依据　CNAS-CL02-A004《医学实验室质量和能力认可准则在临床免疫学定性检验领域的应用说明》。

3. 方法　区域内各实验室每年至少进行 1 次比对,选取至少 5 个临床标本,其中 2 份阴性标本(至少 1 份其他标志物阳性的标本)、3 份阳性标本(至少含弱阳性 2 份)进行检测比对。

4. 判断标准　要求至少≥80% 标本检测结果阴阳性一致。自身免疫抗体项目要求阳性抗原着色带深浅均在要求范围内(仪器读取结果相差小于一个等级),阴性标本至少≥80% 检测结果符合要求,自身抗体 IIF 图谱核型鉴定一致。

5. 应用　当出现比对结果不一致时,应分析原因,并采取必要的纠正措施,定期跟踪验证,评估纠正措施的有效性。

六、临床血液学检验结果可比性

1. 目的　保证区域内检验机构临床血液学检验结果的可比性。

2. 依据　CNAS-CL02-A001《医学实验室质量和能力认可准则在临床血液学检验领域的应用说明》、WS/T 407—2012《医疗机构内定量检验结果的可比性验证指南》。

3. 血液学全血细胞自动分析项目的比对方法　见本节四"临床化学检验结果可比性";WS/T 407—2012《医疗机构内定量检验结果的可比性验证方案》。

4. 细胞形态学的比对方法　区域内至少每半年一次组织形态学检验人员进行比对,每次至少 5 份临床标本。判断标准:≥80% 标本血液学细胞形态识别一致。

5. 血液学细胞形态学人员定期考核方法　区域内收集至少 50 幅显微摄影照片,包括正常和异常的有形成分,通过区域内实验室工作沟通平台进行图片的上传,由形态学检验人员对血液细胞形态进行识别并上报识别结果。判断标准:≥80% 图片血液学细胞形态识别正确。

6. 出凝血项目的比对方法　区域内使用相同参考区间的出凝血分析仪可进行比对,每半年至少 1 次,比对方法参照血液学全血细胞自动分析项目的比对方法;使用不同生物参考区间的出凝血分析仪间不宜进行比对。但需进行医疗安全风险评估。

7. 应用　当出现比对结果不一致时,应分析原因,并采取必要的纠正措施,定期跟踪验证,评估纠正措施的有效性。

七、临床体液学检验结果可比性

1. 目的　保证区域内检验机构临床体液学检验结果的可比性。

2. 依据　CNAS-CL02-A002《医学实验室质量和能力认可准则在临床体液学检验领域的应用说明》。

3. 尿液分析仪的比对方法　区域内尿液分析仪进行比对前,需确认分析系统的有效性及其性能指标符合要求,至少每半年进行 1 次比对,使用 5 份临床标本,含正常和异常水平。判断标准:定性项目检测偏差不超过 1 个等级,且阴性不可为阳性,阳性不可为阴性。

4. 尿液形态学的比对方法　区域内至少每半年 1 次组织体液学工作人员进行比对,每次至少 5 份临床标本。判断标准:≥80% 标本体液细胞形态识别一致。

5. 体液形态学人员定期考核方法　区域内收集至少 50 幅显微摄影照片,包括正常和异常的有形成分,通过区域内实验室工作沟通平台进行图片的上传,由形态学检验人员对体液学形态进行识别并上报识别结果。判断标准:≥80% 图片体液学形态识别正确。尿液中有形成分检查、尿液有形成分分析仪、尿液沉渣显微镜检查之间不宜进行比对。

6. 应用　当出现比对结果不一致时,应分析原因,并采取必要的纠正措施,定期跟踪验证,评估纠正措施的有效性。

八、分子诊断检验结果可比性

1. 目的　保证区域内检验机构分子诊断检验结果的可比性。

2. 依据　CNAS-CL02-A009《医学实验室质量和能力认可准则在分子诊断领域的应用说明》。

3. 方法　区域内检验机构中的分子诊断实验室进行每年至少 2 次的比对,定量项目选取至少 20 份临床标本,浓度水平应覆盖测量区间。定性项目至少 5 份,包括正常和异常水平或不同的常见基因突变或基因型。判断标准:定量项目计算回归方程,系统误差应 $< \pm 7.5\%$。定性项目应有 ≥80% 的结果阴、阳性一致。

4. 应用　当出现比对结果不一致时,应分析原因,并采取必要的纠正措施,定期跟踪验证,评估纠正措施的有效性。

九、临床微生物学检验结果可比性

1. 目的　保证区域内检验机构临床微生物学检验结果的可比性。

2. 依据　CNAS-CL02-A005《医学实验室质量和能力认可准则在临床微生物学领域的应用说明》。

3. 方法　区域内检验机构中的临床微生物室组织微生物工作人员进行手工检验项目的比对,至少包括显微镜检查、培养结果判读、抑菌圈测量、结果报告,至少每半年 1 次,每次至少 5 份临床标本。判断标准:≥80% 标本的检验结果一致。

4. 应用　当出现比对结果不一致时,应分析原因,并采取必要的纠正措施,定期跟踪验证,评估纠正措施的有效性。

十、医学检验结果的可比性其他方法

区域临床检验与病理诊断中心质量管理部门应定期监督检查,以确保区域内的检验结果质量。

1. 对室内质量控制数据进行实验室间比对　区域临床检验与病理诊断中心总部建立室内质控数据管理平台,仪器、试剂、校准品及质控品实行集中采购和集中供应,应用统一的厂商和品牌。要求区域内各分中心和(或)区域内合作医院将每日的室内质控数据通过室内质控数据管理平台上报,总部安排人员对室内质控数据进行统一分析评估。确定:①实验室内和实验室间不精密度;②实验室间同一方法组的偏移;③精密度和相对偏移的分析和统计,以及与质量要求的关系。

区域内各分中心可通过系统软件统一打印质控报表,查看本实验室内和实验室间的不精密度、实验室间同一方法组的偏移以了解本实验室的室内质控水平,从而进一步采取纠正措施和(或)预防措施以提高结果质量。

2. 组织实验室间质量评价　区域临床检验与病理诊断中心根据专业特点,组织区域内各家医院开展实验室间质量评价活动。由区域临床检验与病理诊断中心总部质量管理部门组织区域内实验室比对计划,内容包括:评价类别、项目、频次、时间安排等。由区域临床检验与病理诊断中心总部负责制备室间质量评价标本,确保其均匀性和稳定性,并将评价标本按照规定的运输条件发送到各家分中心和(或)区域内合作医院。

各分中心和(或)区域内合作医院实验室检测人员按照实验室的常规方法检测,检测次数应与检测患者标本次数一致。在规定的时间内进行数据的统计汇总及上报。各分中心和(或)区域内合作医院间不能进行室间质量评价检测结果间的交流。

区域临床检验与病理诊断中心总部参照原国家卫生计生委临检中心的统计方法及评价标准,对室间质评检测结果进行统计分析,并下发评价结果。各分中心和(或)区域内合作医院依据评价成绩进行内部的结果质量确认,当出现不合格成绩时应及时查找原因,并采取相应的纠正措施和预防措施。

第三节　病理检查结果的可比性管理

一、组织病理 HE 切片诊断结果可比性

1. 目的　保证区域内病理 HE 切片诊断结果的可比性。
2. 依据　CNAS-CL02-A007《医学实验室质量和能力认可准则在组织病理学检查领域的应用说明》。
3. 方法
(1) 方法一:区域内各机构病理医生每年至少进行 2 次的院外读片比对学习,选取至少 10 例临床标本 HE 切片,其中至少 3 例少见病标本 HE 切片(含至少 2 份疑难病例的标本)、7 例常见肿瘤标本进行读片比对。
(2) 方法二:区域内各机构病理科每月进行一次科内读片学习,选取当月疑难病例,科主任或者亚专科组长组织学习。
4. 参比病理机构选择　选择已通过 CNAS 实验室认可、国家卫健委病理质控中心室间质量评价成绩通过、同等级或高等级医院等结果可靠的病理机构作为参比病理机构,进行结果比对分析。
5. 判断标准　定性结果要求结果一致。
6. 应用　当出现比对结果不一致时,应分析原因,及时讨论学习并采取必要的纠正措施,定期跟踪,评估纠正措施的有效性。

二、术中冰冻切片分析结果可比性

1. 目的　保证区域内病理机构术中快速诊断结果的可比性。
2. 依据　CNAS-CL02-A007《医学实验室质量和能力认可准则在组织病理学检查领域的应用说明》。
3. 方法　区域内各病理机构每月至少进行一次的比对,选取至少 10 个临床术中快速标本,跟踪选取 10 个相同病例的临床常规石蜡切片进行结果比对。
4. 参比病理机构选择　选择已通过 CNAS 实验室认可、国家卫健委病理质控中心室间质量评价成绩通过、同等级或高等级医院等结果可靠的病理机构作为参比病理机构,进行结果比对分析。

5. 判断标准　要求≥90%标本诊断结果与常规病理诊断结果一致。

6. 应用　当出现比对结果不一致时,应分析原因,及时讨论学习并采取必要的纠正措施,定期跟踪,评估纠正措施的有效性。

三、特殊染色结果可比性

1. 目的　保证区域内病理机构特殊染色结果的可比性。

2. 依据　CNAS-CL02-A007《医学实验室质量和能力认可准则在组织病理学检查领域的应用说明》。

3. 方法

(1) 方法一:区域内各病理机构每年至少进行一次比对,选取至少10个临床标本,与阳性切片进行检测比对。

(2) 方法二:区域内各病理机构每批次特殊染色切片应做阳性、阴性对照。

(3) 方法三:区域内各病理机构每张特殊染色切片,诊断医生在阅片时应观察组织内对照是否正确(比如弹力纤维染色时血管弹力纤维是否着色)。

4. 参比病理机构选择　选择已通过CNAS实验室认可、国家卫健委病理质控中心室间质量评价成绩通过、同等级或高等级医院等结果可靠的病理机构作为参比病理机构,进行结果比对分析。

5. 判断标准　定性结果要求结果一致,定量结果应有≥95%的阴性、阳性结果一致。

6. 应用　当出现比对结果不一致时,应分析原因,及时讨论学习并采取必要的纠正措施,定期跟踪,评估纠正措施的有效性。

四、免疫组织化学结果可比性

1. 目的　保证区域内病理机构免疫组织化学结果的可比性。

2. 依据　CNAS-CL02-A007《医学实验室质量和能力认可准则在组织病理学检查领域的应用说明》。

3. 方法

(1) 方法一:区域内各病理机构每年至少进行1次比对,选取至少10个临床标本,选取3种不同细胞定位的抗体,与阳性切片进行检测比对。

(2) 方法二:区域内各病理机构每批次免疫组织化学切片应做阳性、阴性对照。

(3) 方法三:区域内各病理机构每张免疫组织化学切片,诊断医生在阅片时应观察组织内对照是否正确(比如血管内皮是否表达,正常腺体是否表达,平滑肌是否表达等)。

4. 参比病理机构选择　选择已通过CNAS实验室认可、国家卫健委病理质控中心室间质量评价成绩通过、同等级或高等级医院等结果可靠的病理机构作为参比病理机构,进行结果比对分析。

5. 判断标准　定性结果要求结果一致,定量结果应有≥95%的阴性、阳性一致。

6. 应用　当出现比对结果不一致时,应分析原因,及时讨论学习并采取必要的纠正措施,定期跟踪,评估纠正措施的有效性。

五、细胞病理诊断结果可比性

1. 目的　保证区域内病理机构细胞病理诊断结果的可比性。

2. 依据　CNAS-CL02-A008《医学实验室质量和能力认可准则在细胞病理学检查领域的应用说明》。

3. 方法　区域内病理机构细胞病理诊断结果的比对至少每年进行1次。使用10份临床标本,含阴性和阳性结果。

4. 参比病理机构选择　选择已通过CNAS实验室认可、国家卫健委病理质控中心室间质量评价成绩通过、同等级或高等级医院等结果可靠的病理机构作为参比病理机构,进行结果比对分析。

5. 细胞病理诊断结果的比对方法　区域内病理机构至少每半年组织 1 次细胞病理诊断结果的比对,每次至少 10 份临床标本。判断标准:≥90% 标本细胞病理诊断一致。

6. 应用　当出现比对结果不一致时,应分析原因,并采取必要的纠正措施,定期跟踪验证,评估纠正措施的有效性。

六、分子病理诊断结果可比性

1. 目的　保证区域内病理机构分子病理诊断结果的可比性。

2. 依据　CNAS-CL02-A009《医学实验室质量和能力认可准则在分子诊断领域的应用说明》。

3. 方法　区域内病理分子诊断实验室进行每年至少 2 次的比对,定性项目至少 5 份,包括不同的常见基因突变或基因型;判断标准:≥90% 标本的结果一致。

4. 参比病理机构选择　选择已通过 CNAS 实验室认可、国家卫健委病理质控中心室间质量评价成绩通过、同等级或高等级医院等结果可靠的病理机构作为参比病理机构,进行结果比对分析。

5. 应用　当出现比对结果不一致时,应分析原因,并采取必要的纠正措施,定期跟踪验证,评估纠正措施的有效性。

(戎奇吉　张智弘)

参 考 文 献

1. 中华人民共和国卫生部 . WS/T 407—2012 医疗机构内定量检验结果的可比性验证指南[S/OL].,2012-12-25［2013-01-09］.http://www.nhfpc.gov.cn/zwgkzt/s9492/201301/6cdf57d92f6a4250847ba532df5ed488.shtml.

2. 中华人民共和国卫生部 . WS/T 403—2012 临床生物化学检验常规项目分析质量指标[S/OL].2012-12-25［2013-01-09］.http://www.nhfpc.gov.cn/zhuz/s9492/201301/c8dd48222ab14387a6503667be78bec3.shtml.

3. 中华人民共和国卫生部 .WS/T 406—2012 临床血液学检验常规项目分析质量要求[S/OL].2012-12-25［2013-01-09］http://www.nhfpc.gov.cn/zhuz/s9492/201301/c9746a6f2093456f9430045db01b1175.shtml.

4. 中华人民共和国国家质量监督检验检疫总局,中国国家标准化管理委员会 .GB/T 20468—2006 临床实验室定量测定室内质量质控指南[S/OL]. 2006-09-01［2014-09-11］. http://www.nhfpc.gov.cn/zhuz/s9492/201409/8da8601c27e941b5a650cdfc0da97e2f.shtml.

5. 王治国 . 临床检验方法确认与性能验证[M].北京:人民卫生出版社,2009.

6. 张秀明,黄宪章,曾方银,等 .临床生化检验诊断学(上册)[M].北京:人民卫生出版社,2012.

第二十八章

医学检验和病理检查结果的审核

检验结果审核(review of results)属于检验后过程(post-examination process)中的重要环节,是以人工/计算机为手段,对检测和观察所产生的检验数据、图形图像、仪器警示和标本来源等信息进行综合分析,排除检验前和检验过程及其质量控制活动中存在的潜在问题,以评估检测结果和诊断结论的可靠性。ISO 15189:2012认为:医学实验室应制定程序确保检验结果在被授权者发布前得到复核,适当时,应对照室内质控、可利用的临床信息及以前的检验结果进行评估。应制定复核标准、批准权限并文件化,以确保:①规定自动选择和报告的标准,该标准应经批准、易于获取并可被员工理解;②在使用前应确认该标准可以正确应用,并对可能影响功能的系统变化进行验证;③有过程提示存在可能改变检验结果的样品干扰(如溶血、黄疸、脂血);④有过程将分析警示信息从仪器导入自动选择和报告的标准中(适当时);⑤在发报告前复核时,应可识别选择出的可自动报告的结果,并包括选择的日期和时间;⑥有过程可快速暂停自动选择和报告功能。

第一节 概 述

众所周知,医学实验室所提供的检验信息占患者全部临床诊断、疗效等医疗信息的60%以上,为人类医疗卫生保健康复的重要信息资料。检验全过程(total testing process,TTP)的质量保证日益被重视,国际权威报告表明,虽然每10年差错率降低34%,但分布模式变化不大,分析前、中、后阶段的差错率分别约为62%、15%、23%,后者差错率高于分析中过程。由于检验结果审核工作已经严重影响实验室的检测质量,因此,关注检验后工作,尤其是检验结果的审核可能会成为今后的研究热点。

一、检验结果的审核规范

(一)《全国临床检验操作规程》(第4版)的规定

1. 建立实验室的质量评估制度

(1)对检测系统要进行评审:检查检测仪器工作状态是否正常;保养工作是否到位;检测试剂是否正确无误,有无失效;校准品的使用及校准程序及质控品的使用是否正确;操作人员有无更换;必要时要检查蒸馏水的纯度、实验室的温湿度及其他设备及用品的情况。只有这样对检测系统及检测条件进行评审,才能对检验结果可靠性进行正确评估。

(2)检测过程:通常用质量控制图法或其他质量控制方法来判断是否在控制状态。至于判断该批检验结果是否可靠,检验结果可否发出,通常可根据室内质控的情况来加以判定。

室内质控"在控"时,报告可发出。"失控"时必须寻找原因,结果不宜发出。在定量分析中目前主要采用Levey-Jennings质控图这一方法,应用这一方法,有2个基本前提:①送检患者标本的质量是保证的;②所用的质控图是测定过程完全在控制条件下绘制的,即其上下控制界限范围必须小于或等于临床允许误差。

必须指出根据质控图有无失控来判断检验结果可否发出是总体上的判断,并不代表个别标本结果是否皆可以报告,很多异常结果就属于这种情况。

在定性分析中,也要用相应质控品判断有无假阳性或假阴性,再决定该批检验结果可否发出。此外还应注意检验结果与可利用的患者有关临床信息的符合程度。

2. 建立严格的检验报告单的签发审核制度

(1) 检验报告单发出前的审核:①主要操作人员应对检验报告进行核查,核查的基本内容应包括临床医师所申请的检验项目是否已全部检验、有无漏项,检验结果的填写是否清楚、正确,检验报告单上所有内容是否全部填写完整,有无非常异常的、难以解释的结果,有无书写错误,是否有需要复查的结果等;②还应有另一有资格的检验人员审核并签名,最好由本工作室负责人或高年资、有经验的检验人员审核签名。在危急情况下或单独一人值班时(如夜班)除外,但对值班人员应资格认定。审核者可对拟发检验报告进行检查或抽查,重点放在结果有无异常、异常波动,难以解释的结果,检验结果与可利用的患者有关临床信息的符合程度等;③实习人员不得签发检验结果报告单。

(2) 特殊项目的检验结果及一些关系重大的检验结果:如抗 HIV 初筛阳性的检验结果,初次诊断为白血病及恶性肿瘤的检验结果,发现罕见病原体的检验结果,发现高致病性病原微生物等,需由实验室主任或实验室主任授权的检验人员复核无误并签名后方可发出。

(3) 异常结果、危重患者、疑难疾病患者等的检验结果复核或复查制度:此处所谓异常结果并非单纯指高于参考区间上限或低于参考区间下限的检验结果,而且还包括以下情况的检验结果:①检验结果异常偏高或偏低;②与临床诊断不符的检验结果;③与以往结果相差过大的检验结果;④与相关试验结果不符的检验结果;⑤有争议的结果。

遇到上述情况,应检查当天检测系统的可靠性,核查送检标本情况,并考虑是否用原送检标本复查,或另行采集标本复查。或与临床医师联系,必要时查阅病历、查询患者情况。

当检测结果有争议而不能决定时,如某些特殊细菌的鉴定、寄生虫及细胞的识别,也包括某些难以解释的结果,除上述处理方法外,还可采用外送会诊方法处理。

(二) 美国 CAP 关于自动化检验结果审核条款

在最终验收和计算机报告前,人工或通过自动方法输入计算机系统的数据应由授权人员进行审查,以校验输入数据的准确性。宜对照可报告范围和测试临界结果进行检查。校验程序必须进行审核追踪。关于检验结果的审核,CAP 检查包括(但不限于)如下条款:GEN 43800、GEN 43850、GEN 43875、GEN 43878、GEN 43881、GEN 43887、GEN 43890、GEN 43893 等。

二、检验结果的审核原则

审核原则的制定主要依据:①仪器提供的错误报警信息,如标本量不足、加样时混有气泡或凝块等;②对检测可能存在干扰的标本状态异常,如标本溶血、黄疸或脂血;③参考区间;④分析测量范围;⑤危急值;⑥ delta 检查,即与既往检验结果的差异性比较;⑦分析物之间的内在联系;⑧室内质控状态;⑨实验室大量检验数据的分布特征。

1. 标本与仪器状态判断原则　标本溶血、黄疸、脂血可能会影响部分项目的检测,造成干扰,标本有凝块不仅直接影响凝血指标等检验的结果,而且有可能因为仪器加样针吸入凝块,造成加样不准,严重影响结果准确性。吸样量不足、加样混有气泡或凝块等,仪器本身的校验系统如果侦测到,会记录错误信息并报警。实验室需要设定标本溶血、黄疸和脂血严重程度的判断标准,超过标准的标本不能通过自动审核,需要人工审核。此外,实验室需将仪器提供的错误报警信息设定为审核规则。

2. 范围判断原则　依据检验项目的参考区间、分析测量范围、医学决定水平、危急值及实验结果等。根据大量检验数据的分布特征设置范围判断规则。项目参考区间代表了95%健康人群的结果分布,应用参考区间作为审核规则对只做体检检验的实验室来说可能是一种不错的选择,但对病源结构复杂的实验室而言,仅用参考区间作为审核规则可能导致自动审核通过率很低。因此,对于稳定的检验项目,有实验室选择分析测量范围设置范围规则,也有实验室对过去一段时间内检验项目数据进行统计分析,以统计结果的第 1 分位或第 2 分位为自动审核下限、第 98 分位或第 99 分位为自动审核上限,设定该项目自动审核范围规则。这样设置的自动审核范围相对较宽,有利于提高审核通过率。但是,不论审核范围宽与窄,必须将检验项目的医学决定水平和危急值作为范围规则的一部分,以引起检验人员和临床医生重视,确保医疗安全。

3. 差值判断原则 此类规则即delta检查,又称为历史审核,是指通过对同一患者同一检验项目在特定时间段内结果的差异进行分析,以判断检验结果的可接受性。可根据各检验项目的特性将审核周期设置为3天内或10天内。若差值>允许界限,则检验结果不能通过自动审核。按照Ladenson制定的部分检验项目在3天内delta检查界限为5%~99%,国内一些学者提出一些生化检验项目10天内delta检查界限为10%~70%。

4. 逻辑判断原则 ①根据检验项目的生物学特性、生理变化规律及不同项目间的医学逻辑关系,发现自相矛盾或违背生理规律的结果,如直接胆红素>总胆红素、清蛋白>总蛋白、高密度脂蛋白胆固醇+低密度脂蛋白胆固醇>总胆固醇、肌酸激酶同工酶>肌酸激酶等;②根据检验项目的送检科室、病理变化规律及临床意义设定规则,如对来自心血管内科的乳酸脱氢酶、天门冬氨酸氨基转移酶、肌酸激酶和羟丁酸脱氢酶检测,肾脏科的血尿素和肌酐检测,肝病科的总胆红素和直接胆红素检测等2个或多个有关联指标的逻辑关系;③检测结果可疑或与临床不符或者同一科室同样检验项目结果全部偏低或全部偏高。

人工审核和计算机自动审核报告实施过程中应遵守标准操作规程。当实行计算机自动审核检验结果时,自动审核规则的制定和更新应由实验室专家小组负责。

第二节 医学检验的审核程序和专业特点

临床检验质量管理工作的核心是保证检验结果的可靠性。建立具有各专业特点的检验结果审核程序,以确保检验结果的正确性在被授权者发布前得到确认。

一、检验结果审核程序

程序的编写采用5W1H原则,实验室应规定:①"Why":检验报告的审核目的;②"Where":审核范围;③"When":审核时间要求;④"Who":谁具有资质审核报告;⑤"What":报告审核的具体内容;⑥"How":实验室内审核的步骤。

根据报告审核的难易程度,一般分为普通审核和特殊审核。普通审核指具有检验资质的一般员工即可执行;特殊审核往往指检验结果与常见的结果明显不符时,需要由实验室内指定的具有较高资质的员工查阅相应的临床资料,或者进行实验室内调查才能发出报告。为保证工作流程的一致性及与行业指南、专家共识相符,可制定实验内的复检规则、反馈实验(reflex test)等来促进报告的精准审核。

审核内容和步骤

1. 普通审核

(1) 标本质量审核:实验室信息系统内如能显示采集时间、实验室接收时间,应根据项目要求,判断标本是否延迟送检。标本溶血、脂血、凝血等质量不合格,有时是在结果审核时才能发现并识别出来。生化专业自动化设备可以采用试剂检测或者扫描等方式,检测血清指数即溶血、脂血、黄疸等,从而根据检测值判断标本质量。如果能在系统内设置提醒,可以帮助审核人员自动识别不合格标本,避免误检、误报。

(2) 室内质控、检测平均值审核:审核者需确认当日室内质控在控,方可进行标本检测、审核。如质控合格,但出现检测结果连续偏低或偏高,或者出现异常的高低值、跳值情况,应及时查找原因,避免因仪器、试剂问题导致检测误差。

(3) 格式审核:审核人员应注意查看报告中所有项目的数据信息是否完整,是否存在异常符号,是否有仪器报警信息。除急诊独立值班的人员以外,通常要求专人审核,签名者分为操作者和审核者。

(4) 逻辑审核:在一张组合项目的报告单上,很多项目之间是存在一定的逻辑关系,如总前列腺特异性抗原应大于游离前列腺特异性抗原,总胆红素应大于直接胆红素等。在报告单审核时,应注意这些项目间的逻辑意义。如发生逻辑错误,应及时复查,并分析原因。

(5) 根据临床信息审核:检验申请单上的临床信息可以为审核提供参考,如与诊断、治疗或者患者性别、年龄不符的异常值,审核人员应要求检测人员及时复检,并联系临床进行共同分析。

(6) 特别异常值的审核:当实验室内部出现异常的高值、低值,或者与诊断不相符的结果时,检验结果之间关系不合理的结果,此次结果与既往测定结果不相符的结果,应作如下分析:①对检验过程进行审核,如标本编号是否正确、在试管架放置位置是否正确、LIS 系统的结果传输是否正确等;②分析是否存在标本采集、运送及保存中的问题,并及时与临床联系;③分析是否存在与治疗及病程进展有关的问题,并及时与临床联系;④如果无法确认以上情况,应对标本进行必要地复检,所有重复或特殊处理均应在备注栏中标明。

2. 特殊审核　如实验室内信息系统可以实现过滤功能,应设置报警值,异常结果可直接提交给相应人员的操作界面进行审核。相应人员通常要熟悉临床诊断、治疗,并具有权限可查看患者的病历信息,必要时应到病房进行询问和分析。特殊岗位,如电泳、骨髓片或血片、分子生物学的报告审核,可由检验医师负责报告的签审。

3. 自动审核　专业组根据检验项目特点、自动化程度,可自行制订自动审核规则,经专业组批准后,可进行检验结果的自动审核。应根据参考文献、行业指南、实验室内部数据累积制订自动审核规则,经过试用、讨论、反复修改后正式实行,运行期间应有专人定期评估自动审核规则的合理性,随时听取临床反馈意见,并由专业组长负责该规则的年审。在发现自动审核出现异常时,授予特定权限的员工在 LIS 上快速取消自动审核,避免发布错误的检验报告。

4. 反馈实验　反馈实验指患者筛查实验阳性后,实验室内根据指南或与临床协商制定的反馈流程,自动加做的有助于疾病进一步诊疗的检测项目。在检测技术突飞猛进的今天,临床实验室可提供几百种检测项目,临床医师对于其临床意义和检测方法并不一定完全了解。根据 ISO 15189 的要求,临床实验室应通过设置反馈试验或者诊断路径,来促进和监测专家共识或行业指南在临床的应用,以提高实验室服务临床的能力。

反馈实验的应用范围涉及临床检验诊断专业的各个亚专业,其中有些反馈实验已经得到了行业认可,在各医院普遍实施。比如,微生物标本进行细菌培养后,如果出现阳性菌,就会自动为住院患者加做反馈性药物敏感试验。在血常规自动复检规则中,对于仪器标记异常符号的标本自动进行反馈性白细胞分类推片镜检试验。这些反馈实验都是在初筛结果异常的必备前提下,才能进行下一步检查。也有一些反馈实验是遵照指南或与临床医生商议后实验室自建的反馈实验。如美国国家临床生化协会(NACB)颁布了多个检验相关的指南,对这些指南的及时应用,反映了实验室对专业发展方向的关注程度。

二、各专业审核和复查要点

(一) 临床生化检验

临床生化检验以定量分析为主,在质量控制和检测自动化方面发展最为成熟,通过与血清指数等实验室信息相联系的自动审核,显著缩短了审核时间,降低了人工审核的误差率。但临床生化项目因为其检测结果受个体变异、饮食、药物等生理情况影响多,也经常会受到临床的质疑。有报道显示,当实验室结果与临床不符时,临床医生首先想到的是检测错误。这与检验专业既往对于分析前、后质量控制重视不够也有关系。Cockayne 等根据临床生化常见问题的关键点设计了框架图,内容覆盖了分析前、中、后的各个方面。

1. 分析前

(1) 正确的标本采集过程:①血管选择:血气标本如出现血氧分压过低的情况,应注意患者是否为静脉采集,离子、血糖异常极端值可能与临床在输液侧、静脉置管处采集标本有关,压脉带捆扎时间过久(>3分钟)多种离子、小分子浓度会升高;②抗凝剂:错误的抗凝剂如使用EDTA抗凝剂采集生化检测项目,会导致血浆Ca离子明显降低,而血钾等显著升高;③正确的患者:检测结果的异常如与既往不符,要考虑临床因素,最常见的就是没有认真执行"三查七对",错误采集了另一患者的标本,通过比对血型、其他项目检测结果可以明确原因。

(2) 标本采集后处理:血气标本如在采集后不能及时送检,会导致血氧分压降低,二氧化碳分压升高。促肾上腺皮质激素(ACTH)用于诊断垂体前叶-肾上腺皮质功能,标本在室温稳定性差,需要冰浴送检。在审核报告时,均应考察标本是否满意,以免因分析前误差导致报告的错误。

(3) 标本运输:标本运输的方式包括气动送检和人工送检,气动送检节省了送检的时间,但可能会由于震动而增加标本溶血、脱帽等风险因素。尤其是红、白细胞数量较高的标本,会导致血清钾含量明显升高。人工送检如没有落实培训,则规范性较差、错误率较高,而导致相应的检测结果出现误差。

(4) 实验室内标本接收、处理:①接收-分离时间:标本采集-接收时间差越短越好,一般应<2小时,血液系统疾病患者标本中细胞数量过高时,如不能及时分离血清,因细胞内成分的释放和细胞代谢消耗,就会导致血糖结果明显降低、血钾结果明显升高;②保存条件:胃泌素释放肽前体使用血清采集管采样时,在室温4小时内浓度降低迅速,降钙素半衰期很短,如果标本检测后没有及时冻存,不建议再进行复测。

(5) 检测前再关注:①标本量:临床如未按规定标本量采集标本,上机检测时未及时发现,有可能导致标本针吸样不足、标本针吸取液面下细胞成分(无分离胶采集管)、标本针误扎到分离胶,导致检测结果的异常;②标本状态(溶血、脂血、黄疸):溶血对血清乳酸脱氢酶(LDH)、天门冬氨酸氨基转移酶(AST)和钾(K)有严重影响(升高),对丙氨酸氨基转移酶(ALT)、总蛋白(TP)、清蛋白(Alb)、钙(Ca)、磷(P)和镁(Mg)有轻度影响(升高),对钠(Na)、氯(Cl)和尿酸(UA)等有轻度影响(降低)。严重溶血标本应及时与临床联系,作为不合格标本处理。有条件的实验室应在仪器和信息系统内设置血清指数等,可以根据检测数字的变化,客观评价标本质量。脂血标本除检测血脂项目外,如未超速离心,会导致离子、ALT、AST等成分检测异常。黄疸时,标本本底偏高,会导致肌酐、磷等检测误差。重度黄疸由于胆红素作为还原剂易作用于H_2O_2,对检测原理涉及Trinder反应的项目,如总胆固醇(TC)、甘油三酯(TG)、UA、葡萄糖(GLU)等会导致检测结果假性降低。

2. 分析中质量控制

(1) 标本编号:如检验科已经实现条码双向通讯,一般患者信息依赖于条码的准确性,实验室内不更换条码,标本编号出错率很低。但如果手工项目或者复查项目、人工编号,应注意核对标本信息,以避免报告错误。

(2) 检测线性:由于样品中酶活性很高,加入第二试剂后(含底物),样品中的酶迅速将反应体系中的底物耗尽,使反应不呈线性,可能出现异常低值。遇此情况,报告审核时,首先应在仪器上查看反应曲线是否存在底物耗尽,如有底物耗尽,应按检验项目的标准操作程序或试剂说明书要求,对样品稀释后检测,然后将测定结果乘以稀释倍数报告。

(3) 试剂批号、有效期、校准、稳定性、抗干扰能力:试剂在临床应用前,应对其性能进行全面评估,只有满足实验室规定的试剂才能用于临床检测。在常规试剂的配制、使用有效期上,实验室内应有严格的规定,避免因试剂过期或者配制错误,使检测结果发生漂移。但有时限于项目的特殊性,市场中只有一种试剂,应用前应注意与临床诊断的符合性进行确认。如在应用过程中出现与临床诊断不符的情况,应及时调查原因,纠正试剂导致的假阳性或假阴性。

(4) 其他影响:如质控品、仪器状态、环境污染、纯水质量等。

3. 分析后质量控制

(1) 复检规则:临床生化专业的复检规则一般都包含在自动审核的设置和处理中。上海市第六人民医院检验科通过与最近一次既往结果的比较,根据不同项目,设置复检规则,变异超过10%~90%(一般选用20%),要求自动复查。北京协和医院检验科首先对于有仪器超线性报警、危急值的标本,设置待查,然后进行自动稀释复查。对于检测结果与患者临床信息不符的标本,应要求检测人员复查。

(2) 其他:如危急值、药物等。

(二) 血液、体液检验

1. 分析前审核　常见的问题类似于临床生化各个关键点,但对标本送检的时间要求更高。血常规中 WBC 和 PLT 在 20 分钟时的测定值与 4 小时及 24 小时的结果有显著性差异。尿液成分具有不稳定性,如贮存时间过久,细菌生长,蛋白质分解,氨升高而导致细胞管型等有形成分破坏。以往认为晨尿较为理想,但在实施时发现,若清晨留尿送到实验室,约 3~5 小时后才能检查,必然会影响其中的成分,因此近年来强调留取第二次晨尿用作物理、化学及镜检;即留尿后,不得超过 2 小时检测。粪便常规标本,应在 1 小时内检查完毕,否则可因 pH 及消化酶等影响导致有形成分破坏分解;各种检查用的粪便标本中不得混有尿液、消毒剂及污水等;采集待检粪便时,应取黏液、脓血等病理部分。

2. 分析中(以尿干化学分析为例)

(1) 在进行尿 WBC 审核特别是尿试条法时,要注意检测白细胞是根据酯酶法的原理,所以在高比重尿、淋巴细胞尿、高葡萄糖尿以及清蛋白、维生素 C、头孢菌素等可造成结果偏低或假阴性。

(2) 当肉眼血尿而尿沉渣红细胞呈阴性时应镜检,若镜下有红细胞,则报告结果时以镜下检测为准。

(3) 当尿试条法显示蛋白阳性时,在审核报告时可用 5- 磺基水杨酸复查尿蛋白,或用加热醋酸法复查,如结果吻合,即可发出报告;如果不相符时,以加热醋酸法或磺基水杨酸法为准,排除尿干化学法假阳性。

3. 分析后复检规范

(1) 仪器法血细胞分析后血涂片复审标准的制定原则

1) 所用仪器对细胞形态的识别能力的差异,决定复审规则的控制范围和程度不同;同一型号的仪器因实验室要求不同,标准也可不同。

2) 筛选标准所涉及的参数,所用仪器均能够提供;复审范围要涵盖仪器的所有参数以及形态学特征。

3) 在保证筛选质量的基础上,尽量使复审率降低。这样可使患者能在较短的时间内,以较少的费用获得准确的检验报告。

4) "假阴性"是关键参数,具有诊断意义的重要参数,不能出现假阴性;其他参数假阴性率也应 <5%。

5) 在较低假阴性率的前提下降低假阳性率,假阳性率过高会无意义地增加工作量,延迟检验报告发放时间,应该采取适当措施。

6) 临床医生提出要求镜检的必须镜检,白血病患者(不论初诊还是复诊)血细胞分析标本必须镜检。

(2) 血涂片复审标准的制定步骤

1) 校准血细胞分析仪,使其性能评价符合制造厂家的标准;根据血涂片复审 41 条国际规则和本实验室使用仪器的功能初步设计、制定初选标准,拟定预期指标(如复检率 <30%、假阴性率 <5%、假阳性率 <20%)等。

2) 制定血涂片阳性发现的评定标准。中国血细胞分析复审协作组关于血涂片阳性的评定标准为至少下列条例之一:a. 细胞形态学改变:①红细胞明显大小不等,染色异常红细胞 >30%;②巨大血小板 >15%;③见到血小板聚集;④存在 Dohle 小体的细胞 >10%;⑤中毒颗粒中性粒细胞 >10%;

⑥空泡变性粒细胞 >10%。b. 细胞数量 / 比例改变:①原始细胞≥1%;②早幼 / 中幼粒细胞≥1%;
③晚幼粒细胞 >2%;④杆状核粒细胞 >5%;⑤异常淋巴细胞 >5%;⑥嗜酸性粒细胞 >5%;⑦嗜碱性粒
细胞 >1%;⑧ NRBC>1%;⑨浆细胞 >1%。

3) 确定血液标本的数量及类型(要有一定数量标本中含有幼稚细胞)建立仪器法复检标准。国
际血液学复审协作组要求各研究单位完成的标本量为 1 000 例,这些标本从日常检测中随机抽取,其
中包括:①800 份首次检测标本;②200 份再次检测标本,用于验证 delta 规则。

4) 用双盲法分别作仪器分析和血涂片复审,对比两者检测结果,分别计算真阳性率、真阴性率、
假阳性率、假阴性率以及血涂片复检率。

5) 根据实验室复审指标及其他具体要求,调整仪器阈值或初筛标准条款,直到最终复审效果既
能符合血涂片复审规则的制定原则和拟定的预期指标,又能适应实验室常规工作的需要。

6) 再以 120 例以上标本验证本实验室所建立的复检规则的有效性。

(3) 尿液分析的有形成分复审:尿沉渣镜检是尿常规分析的金标准,然而若所有标本都进行沉渣
镜检,工作量大、耗时长,会显著影响发报告时间,因此制定尿液自动分析后的尿液检查复检标准是必
要的。

1) 干化学检测结果复审:在尿试带质量合格、尿液分析仪运转正常前提下,其检验结果中白细胞
脂酶、隐血、蛋白及亚硝酸盐全部为阴性时,可以不进行显微镜检查。但如其中有 1 项阳性,必须进行
尿液有形成分显微镜复核。

2) 临床原则:①肾科患者尿不适合干化学检查,应作湿化学及显微镜检查;②以镜检有形物质(如
结石、结晶等)结果作为主要诊断依据和观察疗效指标时,必须进行显微镜镜检;③临床医师要求镜检
的标本(如免疫抑制剂使用者、孕妇、糖尿病患者等),需进行标本图像审核或显微镜镜检。

(4) 粪便检验自动化仪器检验结果的复审:粪便检验对消化系统的炎症、出血、细菌或寄生虫感
染、肿瘤等疾病的筛查有一定的参考价值。随着粪便检验自动化技术的发展和日趋成熟,粪便检验工
作效率得到提升,检出率逐步提高,生物安全性也得到更好的保障。

1) 粪便自动化有形成分分析仪对有临床意义的有形成分检出率不低于标准人工方法检出率的
90%;即同时使用待测仪器与标准粪便显微镜检查方法检查 1 000 份标本(有病理意义的标本不应小
于 30%),与粪便标准镜检方法比较,仪器筛检阳性率应大于 90%;

2) 无论任何原理的粪便自动化分析设备,其阳性有形成分的发现均应对仪器拍摄的实景图像进
行人工审核确认后方可发出阳性报告。在肠道寄生虫卵和虫体检验方面,粪便分析自动化设备的检
验和识别技术有待进一步提高。

(三)临床免疫检验

1. 分析前　标本质量可能影响检测结果,包括标本的内源性干扰因素和外源性干扰因素,前者
包括类风湿因子、补体、异嗜性抗体、自身抗体、溶菌酶等,后者包括标本溶血、标本被细菌污染、标本
贮存时间过长、标本凝固不全、冷冻标本的反复冻融等。比如激素标本受采集时间影响,标本溶血会
使神经元特异烯醇化酶(NSE)假性升高。患者本身因素的影响,如饲养宠物的患者,出现异嗜性抗体
会导致肿瘤标志物假性升高,可出现与临床严重不符的 CA199 升高。

2. 分析中

(1) 手工操作的项目如 ELISA 每天应做阴阳性对照,以控制操作的质量。ELISA 方法影响因素较
多,如标本溶血,血清标本中血红蛋白浓度较高,血红蛋白中含有亚铁原卟啉基团,具有类过氧化物酶
的活性,在以辣根过氧化物酶为标记酶的 ELISA 测定中,很容易在温育过程中吸附于固相,从而与后
面加入的底物反应显色,造成假阳性结果。

(2) 特定蛋白仪的检测要注意抗原过量引起的 HOOK 效应,导致检测结果假性偏低,比如免疫球
蛋白测定时,如果患者的 IgG 原来是较高的结果,突然下降且低于参考区间下限,咨询临床如无重大
病情变化,应进行稀释后重新检测。

（3）乙肝五项、HIV 抗体、HCV 抗体及梅毒抗体要注意阴、阳性的发光值或 OD 值,对重复性不满意的测定结果要查找原因,及时改进。

3. 分析后

（1）发现检测结果显著升高或降低,要注意复检,比如原发性甲亢患者,T_3、T_4 升高而 TSH 降低,如果不符合这种病情逻辑,就要引起注意;应先检查机器是否正常,排除血清量不足引起的结果异常后复检,复检无误后再发。出现乙肝 5 项少见模式也应有处理预案。

（2）特殊检验项目的结果报告应符合相关要求,当 HIV 抗体筛查试验呈阳性反应时,应报告"HIV 抗体待复检";当 HIV 抗体确证试验呈现不是阴性反应,但又不满足阳性判断标准时,应报告"HIV 抗体不确定（±）",并在备注中注明"4 周后复查";产前筛查报告应由两个以上相关技术人员核对后方可签发,其中审核人应具备副高级以上检验或相关专业的技术职称。

（四）临床微生物检验

1. 分析前　首先应注意遵循 CLSI 标准来规范采集标本。在药敏试验的实际工作中需重点考虑的标本如下:①脑脊髓液:正常和疾病状态不能穿透血脑屏障的药物,常规不应报告细菌培养的药敏试验,如仅有口服剂型的抗菌药物、一、二代头孢菌素（除外静脉用头孢呋辛）、头霉素类、克林霉素、大环内酯类、四环素类和喹诺酮类;②尿液:细菌培养的药敏试验常规不应报告氯霉素;③呼吸道:呼吸道标本分离株不应测试和报告达托霉素的敏感性。

2. 分析中　以药敏方法的选择和判定标准为例,不同药物 / 菌种组合,应遵照 CLSI 的要求选择适当的药敏方法和判定标准。药敏判定标准至少采用近 2 年的折点。对于没有给出折点的药物,建议采用国内外专家共识、权威文献等进行操作和判断,如替加环素药敏试验建议参照《替加环素体外药敏试验操作规程专家共识》进行。

3. 分析后　以预报药 / 指示药举例:①苯唑西林:预报葡萄球菌属对 β 内酰胺类药物（除头孢洛林外）的敏感性;②苯唑西林（纸片法）:预报肺炎链球菌对青霉素的敏感性;③四环素敏感:预测多西环素、米诺环素敏感;④肠球菌对青霉素敏感:预测肠球菌属对氨苄西林、阿莫西林、哌拉西林、氨苄西林 / 舒巴坦等敏感,但氨苄西林敏感,不能预测青霉素为敏感;⑤头孢唑林:其结果可以预报非复杂性的泌尿系统感染的大肠埃希菌、肺炎克雷伯菌和奇异变形杆菌对口服头孢拉定、头孢地尼、头孢克罗、头孢丙烯、头孢泊肟、头孢呋辛的敏感性;⑥红霉素敏感:可以预测克拉霉素、阿奇霉素、地红霉素敏感;⑦万古霉素敏感:预报对替考拉宁敏感。

对于各种微生物检测、药敏报告和特殊耐药性或耐药表型检测审核要点参阅《细菌与真菌涂片镜检和培养结果报告规范专家共识》和《常见细菌药物敏感性试验报告规范中国专家共识》,此处不再赘述。

（五）分子生物学检验

1. 分析前　分子生物学标本的质量和类型直接关系到检测结果的准确性和具体处理过程,因此,多个指南要求在检验报告单中需体现此内容。体液标本应严格无菌操作,全血标本应根据检测项目试剂盒要求选择相应的抗凝剂,为避免肝素对于聚合酶链反应（PCR）的抑制,不应使用肝素抗凝。在标本中出现感染性标志物阳性（如尿液标本中检测支原体 RNA）时,应特别注意标本是否被污染。

根据检测的目的不同,临床应提供相应的信息以便实验室准确报告结果,尤其是对于诊断性报告。包括与待检测基因相关的疾病信息,比如新生儿代谢异常、阳性家族史、染色体变异、感染等;有明确的实验目的,如鉴别诊断、基因携带状态评估、产前诊断等。

2. 分析中

（1）遵守规范:2010 年,卫生部办公厅关于印发《医疗机构临床基因扩增实验室管理办法》,对于临床基因扩增实验室的人员资质、实验室分区等有明确规定,规范了分子生物学检测技术在临床的应用。从质控品的使用、实验室消毒、人员操作等各方面规范行业标准,最大限度地避免了实验室内因污染、操作错误出现的假阳性、假阴性结果。

（2）质控品选择:目前厂商尚不能提供少见基因突变的核酸质控品,因此需要实验室依据实际情况建立质量控制模式。常见等位基因突变检测试剂盒通常每批都带有质控品,但如何监测失控尚无统一方法。而且很多试剂厂商尚未设置基因检测的内源性质控,不能很好地监控测定结果。

(3) 室间质量评价:根据美国病理家学会(CAP)统计 2006—2007 年的室间质量评价结果,超过 2% 的实验室对于血栓分子风险分析存在误差。对多重囊性纤维化筛选实验,4% 的实验室存在误差。主要是因为少见基因型报告错误、数据分析错误、多态干扰常见序列的检测。有时由于参加室间质量评价的实验室较少,室间质量评价标本不能适用于大部分实验室,导致室间质量评价的作用受限。

3. 分析后 对于定性的生物基因检测,报告应能区分正常结果,非特异性结果和明显异常结果。对于定量的单个分析物的分析,应同时提供数值和参考区间;定量的组合分析,应报告主要的可区分正常、非特异和疾病特异性的组合,数值可作为附件列在后面。如果检测到超过一种变异,在报告上应添加备注说明变异的阶段,以说明疾病可能的遗传特点。

随着二代测序等高通量检测技术的应用,检测结果中可能需要注明专业建议或结果解读。一般分为以下 5 类:

(1) 正常结果(生理发现,正常变异):如在基因变异库(DGV)中经常存在的变异。定量分子生物学检测结果在参考区间内。需要注意的是,报告中需要提供诊断方法的灵敏度或者假阴性率。

(2) 没有临床相关性的非特异性发现:在生理性变异以外的发现,但与疾病不相关,这主要是指一些定量分子生物学检验中,受标本质量影响的非特异性发现。

(3) 其他发现:可能与临床疾病相关,但是与申请检验的疾病不相关,是否报告要看当地政策和患者需求。

(4) 不确定相关性的发现:不是生理变异,但是可能和临床疾病相关,如新的错义突变、拷贝数异常等。这种发现一定要体现在报告中,因为可能在未来的研究中证实它的作用。在一些情况下,需要提供诊断特异性的数据,可给予假阳性率的风险评估。有必要时,应咨询临床基因诊断师。

(5) 确诊性发现:这种发现和临床疾病的相关性要有明确的文献支持。

第三节 检验结果的自动化审核

传统意义的检验结果审核依赖于检验医师、病理学家、检验技师等被授权的员工对单一或一批检验结果的准确度评估所产生的心理活动和执行过程。目的是在实验室提供报告之前辨别潜在的分析错误。随着临床检验任务的日趋繁重、检验人员有限的制约,人工审核检测结果的模式已不能满足临床需要,严重制约了 TAT 时间。自动化审核(automated selection and reporting of results)通过使用信息技术工具来实现,其实现的自动化审核决策策略见图 28-1。自动审核通常单独由 LIS 或由 LIS 和中

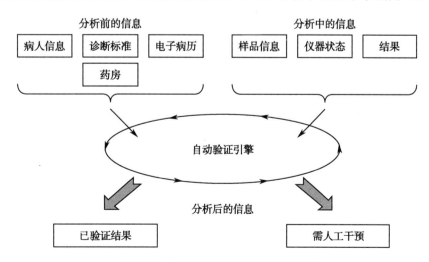

图 28-1 自动化审核决策策略示意图

间件系统共同实现。

一、自动化审核历程

早在 20 世纪 80 年代,法国开始采用 VALAB 自动审核系统,该系统最早设定 4 500 条审核规则,主要包括历史结果比较、逻辑关系、离子平衡、医学专业、患者年龄及性别、定性考量等方面。目前国际上自动审核系统在欧美国家使用比较普遍。一项针对西班牙国内临床生化实验室调研结果显示,将近 64% 的临床实验室使用计算机自动审核,实验室是否启用自动审核与实验室规模、雇主及 LIS 类型密切相关。有报道称,应用自动审核系统可实现 80% 常规生化和化学发光项目的自动审核报告;实施凝血指标三项计算机自动审核后,82% 的凝血指标报告可经自动审核发出,明显缩短凝血指标检验的标本周转时间(turn around time,TAT)。随着全实验室自动化的兴起,许多自动化系统的制造商高度重视包括计算机自动审核功能在内的中间件系统研发,如贝克曼公司 DM2、罗氏公司 IT3000、西门子公司 CentraLink 和雅培公司 Instrument Manager 等的应用。

近 10 年来,我国已有一些大型医院开始使用自动审核系统。复旦大学附属中山医院检验科作为全国最早使用自动审核的科室之一,总结了 6 个步骤:①检测报告浏览;②相关指标综合比较评估;③关键项目多次结果比较;④重视临床诊断;⑤关键项目数据再确认;⑥及时与临床电话沟通。瑞金医院在 2011 年遵循 AUTO-10A 文件启用临床化学自动审核规则,共设定确认范围、历史审核、逻辑判断 3 大类规则,对 55 417 份血清标本进行了 711 866 次审核测试,自动审核通过率为 65.8%,以单项检测项目统计最高通过率为 99.3%,最低通过率为 74.0%,平均通过率为 94.0%;TAT 从 5.5 小时降至 3.2 小时。北京协和医院自 2012 年启用自动流水线检测常规生化标本,并探索制定了实验室内自动审核规则。苏州大学附属第二医院自 2014 年起开始探索自动审核系统,目前已建立了 495 条规则,按提醒类型可分为警告提醒类与禁止报告类;按审核类型可分为 9 大方面,即标本状态、检测完整性、结果类型、结果可靠性、异常高低值、危急值项、项目间关系、前次结果比较以及与诊断相符性。

现行的自动审核程序所依据的国际标准主要包括 CAP checklists、CLSI AUTO10-A 以及 CNAS-CL02:2012《医学实验室质量和能力认可准则》中条款 5.9.2,涵盖的标准。由北京协和医院等单位牵头起草了我国自动审核行业标准《临床实验室定量检验结果自动审核程序建立与验证》(征求意见稿,2016 年 4 月 21 日)。通过制定自动审核行业标准,用于指导临床实验室建立、改进、优化、验证定量检验结果的自动审核程序,可为实验室实施自动审核程序提供指导。"征求意见稿"将自动审核定义为"在遵循实验室的操作规程的前提下,按照临床实验室设置并已经过验证的规则、标准和逻辑,由计算机系统自动对检测结果进行审核并发布检验结果成为医疗记录的行为。在此过程中,与实验室预设的可接受标准相符的结果自动输入到规定格式的患者报告中,无需任何外加干预。"

为适应我国医学实验室现状,应结合国际上 CAP 和 CLSI AUTO10-A 标准以及 ISO 15189 对自动审核的要求,建立适合我国国情的自动审核标准。自动审核功能的应用必将能够在很大程度上避免人工审核的不足,在提高实验室工作效率,为临床及时准确地提供检验结果等诸多方面发挥重大的促进作用。

二、自动审核构成模式和实施过程

(一) 自动审核的构成模式

1. 利用中间件软件　所谓中间件软件,是连接 LIS 和自动化系统的软件,其主要功能是将标本和检测信息传递给自动化系统、控制监测标本的检测过程、报告审核并把检测结果传递给实验室信息系统。以贝克曼库尔特公司的中间件产品 REMISOL Advance 为例,它可以实现自动化流程监控、自动储存和查找标本、自动复检、危急值和超时标本管理、质量管理,以及自动审核等功能。实验室可以在中间件上设置一系列自动审核规则,包括各项指标审核范围、逻辑判断规则、危急值范围、历史审核规则等等,甚至可以根据标本来源不同设置不同的审核范围和判断规则。

2. 嵌入 LIS　利用中间件软件进行自动审核程序一般由自动化设备供应商开发,应用比较成熟,但是需要将所有数据传输到中间件系统才能使用,对于不通过中间件的数据无法实施自动审核。因此,在已有的 LIS 基础上开发自动审核程序模块并应用于常规工作也势在必行。如北京协和医院学者以 LIS 为基础设计自动审核程序,在程序中设置审核参数,包括自动审核允许范围、历史结果比较允许范围、项目关联性比较参数等;统计每个检验项目的自动审核通过率、分析不通过原因、汇总问题进行分析,根据评估结果修改程序和参数,并由主管技师以上职称的工作人员对自动审核的检验报告进行评估,直到自动审核结果与人工审核结果全部相符,才将自动审核程序应用于常规工作。结果表明对于 50 个生化免疫项目执行自动审核时,单个检验项目自动审核通过率为 91.1%~96.6%,检验报告自动审核通过率达 74%;使用自动审核程序后,TAT 由 111.6(53.9~270.7)分钟缩短为 87.2(45.4~202.4)分钟,其中从仪器出结果到审核的时间由原来的 18.6(1.0~99.3)分钟缩短到 0.1(0~58.3)分钟。审核人员由 3 名减至 1 名。从而明显缩短 TAT、提高工作效率。周密的流程设计、合理的参数设置、全面的评估验证是在 LIS 中建立安全高效的自动审核系统的重要保证。

（二）自动化审核的实施过程

1. 准备期　在准备期中,实验室工作人员应了解自动审核的基本理念,并通过学习一些实际的案例分析,让实验室工作人员获悉开展自动审核能给实验室、给自己工作带来哪些有益的价值,诸如案例分析中提到的减少了 40% 的人工成本、标本的 TAT 提升了 22% 等。如果实验室已经在使用一些自动审核机制,如果需要进一步优化审核效率,则需要回顾实验室当前的自动审核工作流程,包含当前开展自动审核的测试项目有哪些、当前自动审核的测试范围、当前自动审核的机制是怎样的等一系列相关信息。同时,还应挖掘当前有哪些想要实现但仍未开展的自动审核工作。通过收集汇总以上信息,再对实验室的工作流程以及当前的审核流程进行分析,并结合实验室将来想要开展自动审核机制的一些需求,调整并制订出一套适合实验室使用的自动审核流程。

与此同时,目前常用的自动审核机制主要涉及以下一些因素:测试项目对应的审核范围、测试结果历史比对公式和不同测试项目间的交叉比对公式等。因此,在进行自动审核工作的实施前,实验室需要准备好以上的相关信息,这样更有利于完善自动审核实施前的准备工作。而对于尚未对自动审核形成一定概念与想法的实验室,可以先提供一些普遍性的数据信息给实验室使用,并在后续的完善期中根据实验室的需求对这些数据进行调整。

2. 实施期　在所有的资料收集及需求分析完成后,就将进入到自动审核的实施阶段。实施人员需要根据收到的资料,结合通过分析得到的自动审核工作的流程,将整个自动审核的逻辑部署到 LIS 中,称之为自动审核规则。通过设定自动审核规则,可以将之前需要人工进行的一系列重复操作自动化,并且降低因人工介入而可能造成的差错。

在设定自动审核规则时,首先需要考虑规则的整体逻辑性。在部署自动审核规则的时候,要先理清所有规则之间的相互依赖性,调整好对应规则的执行顺序,避免因为规则执行顺序错误而导致的逻辑冲突。

3. 观察期　当所有自动审核规则部署完成后,就进入了规则执行的观察阶段。在这个阶段需要观察所有自动审核规则的运行情况,包括规则是否正确执行、规则之间是否存在逻辑冲突、规则是否被有效利用等。所谓规则执行的准确性,就是需要观察规则是否按照设定好的逻辑运行并且实现设定的操作;而规则之间是否存在逻辑冲突,就是需要观察是否存在规则运行的死循环导致规则无法执行完成;而规则是否有效利用,简单地说,就是设置的规则是否被运行到,如果设置的规则在日程使用中未曾被执行到,就需要去分析是否设置的规则条件存在问题或是否忽略了一些对应情况导致规则无法正常执行等。

4. 完善期　完成了自动审核规则部署后,并不是意味着所有的工作都已经完成,此时就进入到自动审核实施的最后一个阶段,也是必不可少的一个阶段——完善期。在这个阶段需要收集一定时间段内自动审核规则运行情况,并统计分析出当前所有测试项目的自动审核率,并统计分析未审核情况的比率。根据统计得到的数据,需要关注自动审核率较低的测试项目,分析造成自动审核率低的原因;诸如自动审核范围设置不合理,历史比对范围设置不合理等。

第四节   组织及细胞病理诊断报告的审核

病理诊断报告是临床确定疾病性质、明确病因、制订治疗方案、评估预后的重要依据。也是具有法制效力的医疗文书。病理诊断需要病理医师和病理技术员共同完成的繁琐而复杂的过程,其在制片、阅片及诊断等环节上均可对最终的病理诊断质量产生重大影响。除常规的检查手段外,特殊情况还会利用新鲜的组织和细胞标本进行分子病理检查,以获得患者的相关诊断准确信息。组织学、细胞学及分子病理学检查对送检标本要求和检查目的各有不同,因此报告审核也有各自的特点。

一、组织病理学检查报告的审核

(一) 组织病理学检查审核的相关因素

1. 制片因素

(1) 采取合理的组织标本

1) 内镜取材及影像定位下穿刺活检标本:通常组织量较少,具有局限性,往往不能完全反映病变的全貌,且经常容易受到挤压导致组织结构、细胞形态的变形。体腔内肿大的淋巴结和软组织肿块的CT/B超定位穿刺标本常因组织量太少,不具有代表性而导致诊断困难。肺小细胞癌的纤维支气管镜活检标本、鼻咽黏膜病变的鼻咽镜活检标本常因组织挤压、细胞变形而难以辨认其病理形态。在确认审核过程中应充分考虑到取材组织量少或组织易受挤压等因素而产生的误诊。

2) 大体标本取材:所取组织块应具有代表性,注意病灶不同性状的区域、与周围正常组织的关系,如边界、切缘等,以及所取组织是否达到临床分期及预后评估的需要。人为冲洗掉部分主观认为是坏死、血凝块的组织往往会导致漏诊,比如肺叶切除标本中支气管腔内的坏死物中可能是诊断霉菌的唯一线索,将其冲洗掉后,可能得出的是非特异性肺炎的诊断。

(2) 处理良好的组织标本

1) 优质的固定液和合理的固定时间:10% 中性福尔马林是目前最常用的组织固定液,固定液量为被固定标本体积的 5~10 倍;至少在室温下固定 6~8 小时,以 24 小时最为理想,原则上不能超过 48小时。

2) 正确处理的标本:离体后的标本(器官或组织)应尽快(一般应在 30 分钟内)置于装有足够固定液的容器中固定并标记清楚(至少包括患者姓名、取材部位 / 标本名称、住院号或条形码)。大标本如乳腺、胃、肝、脾、肾脏、子宫等都应按取材规范要求剖开固定过夜。淋巴结标本没有切开并充分固定时,将严重影响到 HE 染色的形态及后续的免疫组化质量,是影响淋巴瘤诊断准确性的重要因素。病理医师在确认诊断前必须考量组织标本固定对免疫组化结果带来的误差。

(3) 优化的自动组织处理机程序:①合理设定运行时间(充分利用夜间)提高组织处理的工作效率,缩短报告审核时间;②设置预案,严防因停电、机械故障等造成的组织块损坏而导致诊断误差;③脱水的环境温度不得超 30℃;④乙醇、二甲苯和熔蜡的容积,要大于组织块总体积的 5~10 倍,需经常过滤、保持清洁,定期检查试剂浓度,及时更新。

(4) 正确的包埋:①包埋用的石蜡熔点应在 58~62℃之间,包埋用的蜡如果含有杂质和灰尘,应过滤后使用。②使用放大镜更易识别组织的极向,组织定位或方向更准确,胃镜组织、腺瘤 / 息肉的蒂部、皮肤组织需"竖立包埋",利于诊断医生获得完整、清晰的层次结构,减少误判。

(5) 优质的切片与染色:①切片厚度一般为 3~4μm、肾穿刺组织 1~2μm、淋巴结 2~3μm、脑组织4~5μm,切片要求完整、无裂隙或皱褶、厚薄均匀,切片不完整,可能将重要病变遗漏,导致漏诊或误诊;②经内镜、穿刺获取的细小组织,应间断性连续切片(一张切片上至少捞 6 块组织片),须做特殊染色、免疫组化染色的病例,可预制切片备用;③染色前脱蜡必须干净,苏木精-伊红(HE)染色脱蜡不净,会导致切片着色不均、点状/片状不着色,核浆对比不清,使得诊断困难或误诊,免疫组化染色脱蜡不净,可能导致染色结果出现假阳性或假阴性。

2. 阅片因素

(1) 严格的查对制度:查对申请单与切片编号是否相符,查对取材记录的蜡块数与切片数量是否一致,查对切片编号是否具有唯一性,发现有不相符时,应查清原因,及时改正,以避免张冠李戴导致的报告错误。

(2) 详细的患者信息

1) 阅片时应知悉申请单中的临床资料及大体检查记录,可先查看切片标签与玻片上编号是否一致,然后检查相邻申请单编号、相应标本采集部位及临床诊断,最后追踪至制片环节(切片、包埋、取材)的记录。如有不符,要查明原因、弄清真相,准确无误后再发报告。

2) 阅片诊断过程中如有需要,可向临床医师了解更多临床信息,有条件的实验室可直接调阅电子病历查阅相关信息,特殊情况下到床边亲自向患者了解情况,如肠道肿瘤患者诊断为神经纤维瘤时,应调阅患者的影像学资料,了解其他部位是否有肿瘤或骨病,到床边亲自询问/检查患者(比如查看皮肤有无牛奶咖啡斑),以确认该患者是否符合神经纤维瘤病Ⅰ型。不详细了解相关情况,可导致诊断误差。

(3) 有序的阅片方法及步骤:①先用肉眼或超低倍镜观察:初步全面了解切片全貌,尤其有多块小组织的切片,不了解切片全貌,容易漏诊;②用低倍镜观察:这时要上下、左中右移动切片,全面观察整张切片,了解病变的组织结构、形态特征和毗邻关系;③高倍镜观察:重点观察细胞形态、细胞内物质变化及细胞间关系,高倍镜的使用宜在低倍镜已观察病变全貌后,以免误导诊断。

(4) 阅片时对制片质量的再关注:在阅片过程中发现制片质量不佳、可能影响诊断时,或为了充分观察病变,需作深切、连续切片的,甚至重新包埋的,应提出相应处理意见并签名后通知技术室相关人员,按要求重新制片后再阅片审核发出报告。

3. 诊断因素

(1) 病理诊断表述的科学性

1) 明确的病理诊断:这类明确的诊断是指导临床制订治疗方案的依据,也是对患者疾病性质的最后定论。比如"(左上肺叶)高分化鳞状细胞癌"。

2) 基本明确的病理诊断:根据对病变判定的程度不一,病理学诊断的表述分为3类:①Ⅰ类:检材部位的疾病名称/病变性质明确或基本明确的病理诊断。原则上能确定病变的基本性质,但尚不能明确具体类型或病因等。比如"(左上肺叶)低分化癌,首先考虑腺癌"。这类诊断的第一层次是肯定的,第二层次是意向性诊断。一般来说,此类诊断对临床确定治疗方案同样具有指导意义。②Ⅱ类:具有重要参考意义的病理诊断,因各种主观和客观原因无法对病变作出明确、肯定的诊断时,此时病理医师只能根据镜下形态,提出具有重要参考价值的意向性诊断意见。比如:"(右颈部淋巴结)淋巴组织非典型增生,淋巴瘤不能排除"。此时往往采用"疑为……""提示为……""倾向于……"等诊断术语。此类病例通常要结合临床其他检查结果综合考虑。③Ⅲ类:检材切片中见不到明确的病灶,不足以诊断为某种疾病(即不能作出Ⅰ类或Ⅱ类病理诊断),只能进行病变的形态描述。比如:"少量坏死组织中见极个别异型细胞"。此类病变常常需要重取活检明确诊断。

(2) 病理诊断的准确性与规范性

1) 准确的病理诊断必须是在显微镜下仔细观察其具有特征性的组织学结构、细胞形态,结合其大体(肉眼)形态,根据取材组织的部位、患者年龄、性别及其他相关临床特征,严格按各疾病诊断要点及鉴别诊断进行综合分析后得出的正确结论。其中,肿瘤组织的病理诊断原则上应参照相应系统的WHO肿瘤组织学分类进行诊断与命名。

2) 规范的病理诊断是以满足临床需要为前提,即明确病因或病变性质,合理制订个性化治疗方案、提高疗效，正确评估预后。对肿瘤的病理诊断，原则上参照各类疾病相应的专家诊断共识与指南以及肿瘤病理规范化诊断标准，应报告：①肿瘤的分级、分型；②血管、淋巴管、神经的浸润；③切缘的情况；④临床病理分期；⑤淋巴结转移、浸润的程度；⑥累及邻近组织 / 器官的情况；⑦新辅助治疗的病理改变等诊断内容。还应包括组织化学、免疫组织化学、分子病理检测等相关技术的检测结果，甚至病变相关的文献解释或认识等，也应包括参考建议（如建议进一步行其他相关检查、院外会诊、密切随访、治疗后复查等）。

（二）组织病理学审核的规范要点

1. 组织病理标本的取材应由具备操作资质的病理学医师执行，并由病理技师进行相关记录及监督。

（1）取材应两人同时参加，严格按国家和省卫健委下发的病理标本取材操作规范进行。

（2）组织处理及切片制作人员要监督取材大小厚薄是否规范，及时向取材人员反馈情况以便改进。

（3）病理医师对于需要特殊处理的情况，例如：标本过小或在采集过程中挤压严重，或取材代表性不够（如肾脏穿刺未见足够数目的肾小球，肝脏穿刺标本无足够数目的汇管区等），可能影响正确的诊断时，均需在标本取材处理记录中说明。

（4）病理医师取材完毕，应与病理技师进行取材组织的交接工作，形成组织包埋对照表格，包括取材医师、取材时间、组织学名称、取材块数、病理技师等信息。

2. 应由具备病理专业资质的技术人员制作冰冻切片、石蜡切片、免疫组化、电镜切片和各种分子检测样品。

（1）审核标本脱水流程，要求脱水程序符合病理标本处理规范的要求。

（2）使用自动化脱水机，应有巡检记录，要求巡检时间至少每 2 小时一次，保证及时发现机器故障。

（3）保留包埋、切片、染色、封片等具体的操作人员及时限等流程的记录。

3. 病理医师进行诊断前，核对申请单和切片核查是否相符。

（1）阅读申请单上所有填写的内容，对于不清楚的内容及时联系送检医师。

（2）所有阅片人员阅片过程中都要检查取材质量问题，及时提出问题，引起注意，必要时重新取材，确保取材质量。

4. 审核病理报告签发人员的资质，必须是经过注册的临床执业医师，注册范围是临床检验、病理诊断。

5. 病理诊断报告必须具有 2 名病理医生共同签字，其中复诊医生必须具有主治医师资格，并且从事本专业年限不少于 5 年。疑难病例诊断应由上级医师再复核。当病理诊断与临床诊断不符合时，涉及病变部位或病变性质，需重新审查临床医师要求时，应对病理诊断结果进行复核和确认。

6. 审核常规组织切片标本时必须全面，不要遗漏病变；审核免疫组化和分子病理诊断时要注意质控片和（或）内对照是否合格。

7. 审核报告发布时限

（1）冰冻标本，接到标本后 30 分钟内。

（2）常规标本，接到标本后 5 个工作日，需要特殊处理的可酌情增加天数，但应告知患者延迟报告的原因。

二、细胞病理学报告的审核

（一）细胞病理学报告审核中的过程关注

1. 分析前

（1）标本的正确采集

1）采集原则：不同的标本应有不同的采集原则，必须尽可能地在病变区域获取标本，根据标本部位的差异,采集操作可由临床医生或病理医生完成;在标本采集时,应尽量达到检测所需的细胞数量,以满足细胞学诊断的最低要求;采集过程中应尽量避免混入其他干扰物,如血液、黏液及其他非诊断成分等。

2) 标本采集方式:根据检查部位、检查项目和目的不同,采集方式也不同。通常可分为细针吸取和脱落细胞学两种方法。对于细针穿刺吸取法,采集人员应向患者说明检查目的、方法和检查中可预测或不可预测的相关情形,签署知情同意书,以避免不必要的医疗纠纷和投诉。应按照程序文件或SOP 规范操作。

(2) 细胞病理学标本的运送:用于细胞病理学检查的标本必须保持新鲜,防止细胞自溶或腐败。标本应尽可能短的时间送到实验室,不能达到要求时应及时进行固定、防凝固或低温保存等处理。对标本的运送人员要作相应的培训和考核。

(3) 标本的验收:标本验收是保证合格标本进入实验室的重要环节,应审核相应的制度以确保执行。

1) 送检申请单填写的完整性:申请单上患者的基本信息(姓名、性别、年龄,妇科标本应注明月经史、生育情况等);科室、床号,门诊 / 住院号;送检标本类别与要求;联系方式等。

2) 标本标识的唯一性:审核标本容器标识的唯一性,标签是否粘贴牢固、清晰,二次标记不可对原标识进行涂改、遮盖。

3) 标本合格性:标本的质与量要与送检要求相符,满足细胞病理学诊断的需要。

4) 不合格申请单与标本的处理:对于填写不完整或错误的申请单在接收时不可擅自改动,若需修改应由送检医生签名确认。对于不合格标本,应在申请单上说明登记并退回,以便作为质量跟踪和整改的依据。

5) 签收登记:对于标本验收时,应按相应的标准操作程序要求进行登记双签,以划分责任和明确流程。

2. 分析中

(1) 标本的预处理:根据标本自身性状与检测目的不同,评估标本是否需要进行预处理,以保证标本制作的质量。常用预处理方法有:①血性标本:可用冰醋酸溶解破坏红细胞;②黏液性标本:可用滤网过滤法或加入 1,4- 二硫苏糖醇(DTT)法去除黏液;③细胞量少的标本:可用多次离心浓集的方法富集检测成分。

(2) 细胞病理学制片:良好的制片质量是保证正确诊断的重要条件之一。无论是手工涂片还是机器制片,要求涂片薄厚均匀,太厚会使细胞过多而重叠,太薄则细胞量过少,影响检出的阳性率。审核制片质量可用优秀(薄厚均匀)、合格(薄厚不均,不影响诊断)和不合格(过厚或过薄,影响诊断)来评价。

(3) 固定与染色:不同来源、性质的标本,固定及染色方法有所区别。固定的目的是使细胞形态保持完好,以便后续的染色。细胞病理学染色通常有巴氏染色、HE 染色和瑞氏染色等。染液质量和染色方法应通过标准操作规程予以保证和规范。评价其染色质量常用优秀(细胞核着色清晰,胞质着色正常,核质分界清楚,脱水、透明效果好)、合格(细胞核着色尚清晰,胞质着色尚可,核质分界尚清楚,脱水、透明效果较好,不影响细胞病理学诊断)及不合格(染色效果差,影响正常诊断)来评估。对于细胞病理学制片质量的审核与评估,可用优良率(包括优秀 + 合格比率)评价(三级医院≥85%,二级医院≥80%)。

(4) 细胞病理学诊断与审核:要有制度保证和规范细胞病理学阅片的查对、阅片、诊断等工作程序。实行分级诊断、三级阅片制度,加强对细胞病理报告的审核。阳性报告要由主治或 5 年以上医师签发,并实行双签制度,疑难病例由多人讨论或高年资医师签发。审核报告时,注意报告格式的完整性和诊断术语的规范性。在诊断的术语上尽量使用规范的 WHO 肿瘤组织学分类或相关共识进行诊断与命名,但在部分细胞病理的报告中,如在甲状腺针吸细胞学,应使用《甲状腺细胞病理学 Bethesda 报告系统:定义、标准和注释》所推荐的报告方式,在宫颈妇科细胞学中则需按 TBS 报告方式和参考建议。

3. 分析后

(1) 定期对员工能力进行评估和动态授权；审核中发现的不符合项要根据其性质采取相应的纠正措施并进行跟踪确认。

(2) 实验室至少对 10% 的阴性片进行复审。风险的评估可根据临床提供的患者既往史和现有临床表现加以决定。

(3) 临床随访和细胞学 - 组织学结果的相关性分析可用于评估细胞病理学诊断的可靠性,对所有细胞诊断为恶性或癌前病变,进行组织学结果的比较,查找所有出现诊断偏差的原因。在实验室质控体系中记录细胞 - 组织学相关性,可为组织学诊断起到前瞻性作用,当细胞诊断为恶性肿瘤,而组织学阴性时,常提示临床医生取材不满意。在评估时,实验室应有关于确定细胞学—组织学相关性的方法。

（二）细胞病理学报告审核要点

1. 审核细胞学标本采集的规范性　穿刺细胞学标本的采集应由具备操作资质的病理学医师或临床医师执行。

2. 审核标本采集、送达、固定时间及标本交接　质量合格且符合相关规定和程序,有相应记录。

3. 按照细胞学筛查与细胞学诊断有关的制度与流程进行审核　①核对申请单与涂片是否相符;②核对细胞形态或类别描述与诊断意见是否相符;③核对筛查或诊断报告者是否为能力评估合格被授权的医师。

4. 执行细胞病理学复核制度和疑难病例讨论制度　对于宫颈涂片检查应实施报告发布前抽查 10% 阴性涂片进行复核的制度;应组织科内疑难病例讨论,每月至少 1 次,或参加省市或地区的读片会,以提高细胞病理学诊断水平。

三、分子病理学报告的审核

1. 审核分子病理标本的选取应由具备操作资质的病理学医师执行。

2. 审核应由具备临床基因扩增实验室上岗证的技术人员对各种分子检测的样品进行检测。

3. 审核实验室操作记录,其流程符合相关规定。标本肿瘤含量较少(如肺穿刺标本,液体标本等),可能存在假阴性结果时,均需在标本处理记录中说明。

4. 病理医师进行诊断前,审核申请单和所检测标本及检测项目是否相符。

5. 审核申请单上所有填写的内容,对于不符合的申请或者存在有疑义的标本及时联系送检医师。

6. 审核常规组织切片中肿瘤组织的含量。

7. 审核出现可疑检测结果时及时与技术人员沟通,讨论解决方案(如换取组织重复或者换更灵敏方法重复检测等)。

8. 审核当分子检测结果与临床病理诊断不符合时,应与诊断医师沟通,结合组织学及免疫学进行复核和确认(如良性淋巴细胞克隆性扩增会出现基因重排阳性等)。

9. 审核分子病理学最终报告应由具备资质的医师或者授权签字人审核后签发,应满足分子病理检测 3 年以上,中级及以上职称。

10. 审核分子病理实验室的室内质控,每月至少 1 次。制定室内质控制度,并制订明确的操作方法及表格。

11. 审核分子病理实验室的室间质评,每年至少 2 次和制定相关制度。

12. 审核分子病理实验室操作人员以及诊断医生的培训,制订相关的计划。

（杨　静　秦绪珍　张智弘）

参 考 文 献

1. 丛玉隆,王昌富,乐家新.血细胞自动化分析后血涂片复审标准制定的原则与步骤[J].中华检验医学杂志,2008,31(7):729-732.
2. 陆怡德,施新明,杨帆,等.临床化学审核规则的制定及计算机自动确认的应用[J].检验医学,2011,26(4):277-280.
3. 中国合格评定国家认可委员会.CNAS-CL02:2012医学实验室:质量和能力认可准则.[S/OL].2013-11-22[2013-12-11].https://www.cnas.org.cn/rkgf/sysrk/jbzz/2013/12/750592.shtml.
4. Hawkins R. Managing the pre-and post-analytical phases of the total testing process[J]. Ann Lab Med,2012,32(1):5-16.
5. 郑卫东.计算机自动审核检验结果的应用[J].中华临床实验室管理电子杂志,2014,2(2):12-14.
6. 尚红,王毓三,申子瑜.全国临床检验操作规程[M].4版.北京:人民卫生出版社,2015.
7. 赵林,杭永伦.临床生化检验报告审核需要考虑的因素[J].医学理论与实践,2016,29(17):3103-3104.
8. 夏良裕,程歆琦,刘茜,等.临床实验室生化免疫项目自动审核程序的建立与应用[J].中华医学杂志,2017,97(8):616-621.

第二十九章

检验后标本的管理

第一节 概　述

检验后标本的管理包括标本的储存、保留和处置。检测后标本的储存是指对检测完毕的标本,为了满足实验室复查的需要,依据分析物的稳定性和工作实际,在适当的环境中保留一定的时间。检验后标本的正确处置需遵循实验室的生物安全与防护原则。同时,实验室应制订标本的储存、保留和处置等程序,对标本进行识别、收集、保留、检索、访问、储存、维护和安全处置的全过程管理,以降低由于存放时间和条件不当带来的误差,也可为科学研究保留原始状态的研究材料,并确保检测后标本不会造成环境污染和生物危害。长期保留的病理组织、石蜡组织标本,亦能够作为重复检查的材料来校验观察者之间的认知差异。

第二节　医学检验后标本的储存

医学检验后标本的储存是指为了满足复查的需要,在检验报告发出后,标本放置在适合的环境中保存一定时间的过程。当临床医生或实验室人员对检验结果存疑时,为避免医疗纠纷,相关工作人员应保存数据、及时给予反馈。实验室应考虑标本的理化性质及检测方法学,征求医护人员同意和主管部门批准后规定检测后标本的保存时限并使其文件化。当患者或临床医护部门认为检测结果有差错时,可在标本保存期限内申请复查;超过时限,实验室可拒绝复查。

一、检验后标本储存的目的

检验后标本储存最主要目的是为了在必要时复查。本次检验结果只能代表本次标本的某项指标水平;也就是说,每份检验报告仅对本次送检标本负责。当质疑检验结果时,只有对原始标本进行复查,才能说明初次检验是否有误。此外,标本保存也有利于开展科研工作的回顾性调查。

一般将相同标本用相同检验程序再次检测称为复查;用不同检验程序对同一标本进行再检测、或者相同检验程序重新采样再检测为复检。实验室工作发现问题时,往往先进行复查;如复查后仍为可疑结果时,应及时联系临床重新采样进行复检,以避免原标本采集不当或被污染造成的不正确数据。

二、检验后标本储存的原则

检验报告发出后的标本应按照相关要求放置于适合的环境下储存,以便复查或与重新采样的标本进行对比分析。首先,实验室应制订检验后标本储存的处置程序,标本专人专管,敏感或重要标本可加锁重点保管;其次,标本保存前需进行必要的收集和处理,如分离血清、添加防腐剂等;再次,应做好标本的标识并有规律存放,将标本的原始标识(包括条码和文字化信息)一并保存;最后,对保存的标本要定期清除,以减少不必要的资源消耗。

三、储存标本的种类及条件

临床检验标本以最常见的血液、尿液和粪便为主。尿液及粪便标本一般很少进行保存,保存价值亦不大。血液的保存又因检验项目不同,保存条件和时间也各不相同。如细胞形态学分析的骨髓标本、各种积液细胞涂片标本、病理组织切片和组织蜡块等,可以档案片的形式进行长期保存。

标本中不同分析物的稳定性存在差异。通常检验后血液标本置 4~8℃ 冰箱保存:临床生化和免疫检验项目的标本保存时间不应超过 1 周;但检验抗原和抗体的标本可保存较长时间,必要时可离心后冷冻保存;激素类测定标本保存 3 天为宜;凝血因子、细胞因子测定的标本,以及尿液、脑脊液、胸腔积液、腹腔积液等一般不作保存。

有条件的实验室应建立标本存放信息管理系统,可监控每个标本的有效存放状态及按生物安全要求最终销毁的处置时间,并可通过患者信息快速定位找到标本的存放位置。暂无以上条件的实验室,保存的标本应按检验日期分类储存,标识清楚,便于查取,到保存时间后即行处理。

1. 血液标本的储存

(1) 临检标本:所有标本均需加盖保存于 2~8℃,外周血细胞分析标本、凝血试验标本、溶血试验标本、血流变检测标本、血沉检测标本和穿刺液标本保存 7 天,血型标本保存 30 天。

(2) 生化标本:生化检验后的标本(血清或血浆)均需保存,实验室标准化文件应根据其分析物的稳定性,制订标本的保存方法、保存条件和时限,确保在保存期内可追溯到原始检验标本。常见的生化分析物在检验标本中的稳定性见表 29-1。

表 29-1　常见生化分析物质在检验标本中的稳定性

检验项目	4℃冰箱	低温冰箱	检验项目	4℃冰箱	低温冰箱
ALT	7 天	—	BUN	7 天	1 年
AST	7 天	12 周	BIL	2 天	7 天
AMS	7 天	1 年	GLU	7 天	—
GGT	7 天	数年	血气	2 小时	—
LDH	4 天	6 周	cTnT	1 天	3 月
CK	7 天	4 周	Cl	7 天	数年
Cr	7 天	3 月	K	1 周	1 年
TG	7 天	数年	Na	2 周	1 年
TC	7 天	3 月	Ca	3 周	8 月
HDL	7 天	3 月	LDL	7 天	3 月
ALB	3 月	3 月	P	4 天	1 年
TP	4 周	数年	HCG	3 天	1 年

由于不同生化分析物的稳定性各异,在 4℃ 条件下,普通生化检验标本不超过 1 周;在涉及升学、提干、入伍体检、医疗纠纷鉴定等特殊的生化标本时,可改变储存条件如分离血清低温冷冻,按规定适当延长保存时间。保存的标本应有明显的标识、日期,并与原始标本唯一对应。

(3) 免疫标本:临床免疫学检验后的标本保存时间和保存方法(室温、4℃ 冰箱、−20℃ 或 −80℃ 低温冷冻等)视工作需要及分析物的稳定性而定。通常,检测完的标本密封保存并置于 2~8℃ 的冷库架上;保留原始标签,标签有标本的检测日期、项目及检测号码等信息,保存时间为 7 天;部分特殊标本,分离血清后 −80℃ 低温冷藏可保存更长的时间。同时对于某些免疫学检验项目,如自身抗体等,可将检测后的抗原基质片置 2~8℃ 冰箱保存 3 天后,再放置于 −20℃ 可保存很长时间,结果不受影响。

2. 尿液、粪便标本的储存和处理

(1) 尿液标本：检验后尿液标本不作保留，所有尿液标本一律视为传染性生物污染源，必须经过10g/L过氧乙酸或漂白粉消毒处理后才能排放入污水处理管网内。标本容器如盛尿容器和试管等若不是一次性的，应浸泡于消毒液(如 30~50g/L 漂白粉或 10g/L 次氯酸钠溶液等)2 小时，也可用 5g/L 过氧乙酸浸泡 30~60 分钟，弃消毒液，再用清水冲洗干净；若为一次性尿杯，应先消毒，做好记录，再与污染性医疗垃圾一道送入专业医疗垃圾回收处理公司作无害化处理。

(2) 粪便标本：检验后粪便标本不作保留，应将粪便及一次性纸类或塑料容器投入焚化炉中烧毁；陶瓷容器、载玻片等应浸泡于消毒液中(如 0.5% 过氧乙酸、含氯消毒液或苯扎溴铵等)24 小时后弃消毒液，再煮沸后流水冲洗、晒干或烘干备用。

3. 其他标本的储存和处理

(1) 脑脊液及胸腔积液、腹腔积液：检验后的脑脊液及胸腔积液、腹腔积液标本一般不作保留。用过的标本在丢弃前应放置在防渗漏容器(如有颜色标记的可高压灭菌塑料袋)中高压灭菌或者用含有效氯 2g/L 的消毒液浸泡至少 30 分钟。

(2) 精液及前列腺液：检验后的精液及前列腺液标本不做保留。用过的标本应用做无害化处理，也可将其浸入 5% 的甲醛皂液或 1% 的过氧乙酸中 12 小时后倒掉。

(3) 痰液：检验后的痰液不作保留。为防止医源性感染和污染，用过的标本及容器应煮沸 30~40 分钟，痰纸盒可烧毁，不能煮沸的容器可用 5% 苯酚消毒后再处理。

(4) 阴道分泌物：检验后的阴道分泌物标本不作保存。用过的标本以及容器应放在含有效氯 2g/L 的消毒液搅匀后浸泡 24 小时，再放入不漏水的黄色医疗垃圾袋，与污染性医疗垃圾一道送入专业医疗垃圾回收处理公司作无害化处理。

(5) 液基细胞学标本：检验后存留于液基细胞学保存液中的标本，密封于液基细胞学瓶内，常温或 4℃下保存时间可达 4 周。处置标本时放入不漏水的黄色医疗垃圾袋，作为污染性医疗垃圾处理。

4. 病理检查后组织标本的储存和处理

(1) 术中冰冻切片分析后的组织块、剩余组织标本，应立即置于足够的 10% 中性缓冲福尔马林溶液中固定(5~10 倍组织体积)。此部分标本再作为常规检查的组织块或用于常规病理取材。

(2) 常规病理取材后，剩余组织置于固定液中，密封保存每一份标本，贴附标本标签。防止甲醛溶液的流失与挥发，防止标本腐烂。标本须保留至病理报告发出后的 15 天，再行处理。有条件的单位，病理取材后标本可置于 4℃冰箱内保存。过期标本，放入不漏水的黄色医疗垃圾袋，与污染性医疗垃圾一并送入专业医疗垃圾回收处理公司作无害化处理，保留医疗垃圾处理的交接记录。

(3) 病理检查完成后，病理组织切片(包括常规 HE 检查切片、免疫组化片、组织化学染色片、原位杂交切片等)、蜡块和阳性细胞涂片保存期限为门诊患者 15 年、住院患者 30 年；阴性涂片保存期限为 1 年。

(4) 荧光原位杂交、免疫荧光标记后的切片，不作长期保存。这类切片制作完成后，立即 4℃避光保存，防止荧光淬灭。及时于荧光显微镜下观察，有效保存观察所得的病变图像。

(5) 病理组织蜡块集中密闭保存，标签清楚，环境温度不得超过 37℃，以防止石蜡溶解，并做好防虫、防蟑螂蛀蚀。保存环境干燥，防止霉变侵蚀。

5. 特殊项目的标本储存

(1) 新生儿遗传代谢病标本：检测后的标本应做好资料登记和存档保管，标本筛查结果的原始数据应至少保存 10 年。每份标本应贴上统一标签，清晰标明编号、品名、提取或取材日期，按研究或检测内容分类存放于标本盒；标本盒上附有清单，同样列出该盒每一份标本的编号、品名、提取或取材日期，并注明存放人、存放日期、保存时间；血片标本 2~8℃密封保存，有条件的最好保存在 0℃以下，至少 5 年。标本应由专人管理，存放人应定期整理存放的标本，并做归档记录，注明存放人、存放日期、标本种类、标本盒编号、冰箱编号等。未经实验室主任及课题负责人同意，不得将任何种类的标本私自转送他人;在职人员调离、出国等情况下需进行标本交接,将所有相关标本进行整理,列出清单,交与标本保管员处,标本保管员核对后负责保管。

(2) 产前筛查标本:检测后的血清用 1.5mL Eppendorf 塑料带盖离心管分装,置于 -80℃保存。存放时间至少 2 年,且避免反复冻融。在标签上清晰写明编号、姓名、年龄、孕妇 ID 号码、采血日期及检验日期。按检测日期将上述标本存放于标本盒,标本盒上附有清单,列出该盒每一份标本的编号、姓名、年龄、孕妇 ID 号码、检验结果、采血日期及检验日期,并注明存放人、存放日期,保存时间。标本保管人核对后负责保管,做到责任到人。

(3) 艾滋病检测标本:检验后标本的保存参见上文中免疫标本的储存条件。艾滋病检验标本需指定专人妥善保存各种实验记录和档案,不得擅自修改和销毁。严格遵守保密制度,未经省级卫生行政部分许可,不得向无关人员或单位提供任何情况。接触过标本的容器,先用含 2~3g/L 有效氯消毒剂浸泡 30 分钟,再用高压锅高压消毒,然后用双层专用黄色医用垃圾袋由专人收集所有废弃医用垃圾,送专门存放医用垃圾处统一焚化处理,并做好登记。

第三节　医学检验后标本的应用

一、结果复核

临床医生或患者对检验结果有疑问时,应根据患者信息,快速定位到标本存放位置;按照实验室检验后标本管理程序,查取储存标本进行复查,并详细记录复查结果。如检测结果仍为不可靠或不可能的检测值,需及时联系临床医生,通知其重新采样进行复检。若临床拒绝采样或无法采样并要求发报告单时,应在检验报告中详细备注。临床医生对病理组织标本取材存在疑问,病理报告不能反映临床现象,需通知临床医生与病理医生一起复查标本,尽可能发现特征性病变区域、微小病变区域并取材,根据复查发现,重新签发病理报告。

二、科学研究

许多标本均可用于医学科学研究,来源包括人、细胞和动物。对于医学实验室而言,科学研究用标本来源于人体生物,因此在标本的获取、保存、处理方面都有着严格的要求。

1. 科学研究用标本伦理要求　凡涉及人的生物医学研究必须事先得到受试者的书面知情同意。无法获得书面知情同意的,要事先获得口头知情同意,并要有证明文件作为证据。对于无行为能力、无法自己做出决定的人应得到监护人或法定代理人的同意。在受试者同意之前,研究者应向受试者提供全部必要的信息,并为受试者所理解。应确保受试者做出的决定无任何不正当压力和影响。同时,研究者需提交申请,在管理委员会审核认可后,报科技处批准备案,再经伦理委员会批准,上报国家有关部门批准后,标本的获取才能进行。

2. 科学研究用标本的处置　科研用标本根据不同实验的需要,可放置 -80℃或 -20℃,有些需要保存更久的标本甚至需要放在液氮中。留置病理组织或病理细胞学标本用于科研,应在保证满足诊断所需材料后,再分割留取病变组织。新鲜病理组织标本,需保留病变的原始状态,应在病理医生的指导下,详细记录标本状态,拍摄大体改变图像,再进行标本切割,不得在没有病理医生的参与下,破坏组织标本的原始状态。用于基因和蛋白质所需的病理组织研究材料,应于标本离体后 1 小时内留置,其后及时固定标本。对于实验后需要丢弃的标本和废物处理方法与本节"四、医学检验后标本的处置"方法一致,此处不再赘述。

三、借阅与复验

检验后标本的借阅与复验,常用于病理组织标本,临床医生或患者及其家属借阅组织切片或组织蜡块到其他实验室检测。

1. 应由患者本人或其直系亲属借阅病理组织切片,或借阅人获得患者或其直系亲属的授权代理。

2. 借阅人保证不损害借出的切片,保留切片的初始状态。

3. 借阅人需要组织材料到其他实验室进行复验(如行 HE 染色、免疫组化检测等),不主张检验机构向借阅人提供组织蜡块,可以切白片形式替代。

4. 检验机构提供借阅材料时,同时应标明前期处理过程,如组织取材部位、病变来源等。

5. 归还借阅切片或蜡块时,应及时归档,保持档案资料的完整性。

6. 做好借阅记录,包括借阅人、借阅内容、借阅日期和归还日期等。

四、医学检验后标本的处置

使用后不需再保存的检验后标本属医疗废物,应按照有关医疗废物处理的原则进行处理,具体见第三十二章第五节"实验室废物"。

(梁纯子)

参 考 文 献

1. 丛玉隆,王前.实用临床实验室管理学[M].北京:人民卫生出版社,2011.
2. 王惠民,王清涛.临床实验室管理学[M].2 版.北京:高等教育出版社,2016.
3. 龚道元,赵建宏.临床实验管理学[M].武汉:华中科技大学出版社,2014.
4. 刘成玉,罗春丽.临床检验基础[M].5 版.北京:人民卫生出版社,2012.
5. 张秀明,熊继红,杨有业.临床免疫学检验质量管理与标准操作程序[M].北京:人民军医出版社,2011.
6. 卫生部办公厅关于印发《病理科建设与管理指南(试行)》的通知(卫办医政发〔2009〕31 号)[EB/OL].2009-03-06
   〔2009-03-18〕.http://www.moh.gov.cn/mohyzs/s3577/200903/39513.shtml.

第三十章

结果报告与发布的管理

医学检验和病理报告是临床医生诊断疾病和制订治疗方案的重要依据,区域临床检验与病理诊断中心应保证检验结果准确、完整、及时,同时还应注意保护患者隐私。

第一节 概　　述

区域临床检验与病理诊断中心的检验报告应当能够准确、清晰和客观地描述每一项检测结果,并符合检测方法中规定的要求。医学检验结果报告的管理主要包括报告内容、格式要求、发放方式、报告时间、修改报告以及特殊报告的发放。此外,危急值报告也是其重要组成部分,应当有效保证检验危急值能有效传输到临床医生,用以保证最佳救治时机。既往临床医学检验报告在报告署名、报告时间、检验项目、检验方法和仪器、综合性实验室意见等方面存在一定问题,为达到检验数据互认和共享,区域临床检验与病理诊断中心的报告应从内容和形式上进行规范,切实提高临床医学检验在诊疗过程中的地位和作用。

第二节　医学检验结果报告的要求

检验报告单是医生开展常规诊疗活动的重要依据,因此,应重视报告单的内容、格式和发放方式,使各类检验报告、记录更加规范和标准,易于达到区域内各中心实验室、基层医疗单位、第三方检验机构和独立医学实验室的结果互认的目的,满足临床医生诊治患者的需求。

一、报告内容

检验报告单是指患者体检、门诊、急诊或住院期间所做各项检验结果的记录。根据 ISO 15189 的要求,临床检验报告应该准确、清晰、明确地反映每一项检验结果,此外,检验人员还应对报告结果,尤其是异常值和危急值作出详细解释说明。检验报告主要包括以下部分。

1. 标本来源信息　包括姓名、性别、出生年月、科室、床号、患者标识(病例号 / 门诊号 / 身份证号)临床诊断、标本类别、条形码编号、申请时间、采集时间、申请医师、采样者、标本状态、检验目的、急诊 / 常规 / 体检、检验号。委托实验室名称、编码和联系方式。

2. 报告发布的单位　包括发布报告的单位和实验室名称、地址、电话、报告单编号,便于检验咨询。

3. 检验项目信息　检验项目名称和编码(中文或国际通用的规范缩写),适当时包括检验方法、仪器和程序。

4. 结果和解释

(1) 检验结果:应当包括数值、单位、提示、参考区间、标本接收时间、报告时间、检验者、复核者、授权发布报告者。定量实验报告具体数值;定性实验报告阴、阳性;异常值提示位于测定结果后,升高或降低以"↑""↓"等明显的符号表示。签名处应当使用电子签名、手签或盖章,不得使用计算机自带的字体打印。

(2) 结果解释:包括实验室检查意见、可能影响结果的标本状态、建议进一步的检查内容等。当接收到的原始标本不适于检验或可能影响检验结果时,应在报告中说明。

(3) 其他评注:指警戒性或解释性注释如"此报告仅对送检标本负责、结果供医师参考""可能影响检验结果的原始标本的品质或用量""委托实验室的结果/解释""使用研发中的程序"等。

二、格式要求

区域范围内所有实验室应当规定统一的报告格式和介质(电子或纸质版)以及从实验室发出的方式。中心实验室可以通过 LIS 和全区其他实验室、基层医疗机构、第三方检测机构、独立医学实验室等实时传输检验报告,使各单位能够在第一时间接收、查阅和共享结果。

1. 普通报告单　使用 A5 大小(148mm×210mm),两侧空白宽度不少于 10mm。

2. 特殊报告单　使用 A4 大小(297mm×210mm),两侧空白宽度不少于 10mm。

三、发放方式

检验报告格式和发放介质应由医务部、护理部、检验科或区域内其他检验机构共同讨论决定,报告单应当结果清晰、转录无误。发放报告的人员应由实验室主任和区域内检验部门负责人授权,并报告给患者本人或授权接收和使用信息的个人。

1. 委托检验的报告发放　当实验室的检验项目中全部或部分由委托实验室完成时,应注明申请实验室和委托实验室的名称、检验项目名称、结果等信息。当实验室需要对来自委托检验的结果进行转录时,应确保所有转录内容正确无误,经审核人员逐项核对无误后再签发。

2. 报告发放形式　区域检验报告应该做到简洁、美观、有层次、便于存档、整理和查询,其发放形式可以多种多样,主要包括电子报告单和纸质报告单两种方式。急诊检验报告应优先处理,并及时通知医护人员领取、查收及阅读。

(1) 基本发送方式:能够通过区域 LIS 自动向检验申请科室或单位发送常规、急诊、住院检验报告。当网络或计算机出现故障无法立即修复时,能够以人工方式发送检验报告。

(2) 报告打印方式:纸质报告单主要的打印方式有套打、热敏打印机、针式打印机、喷墨打印机、激光打印机。套打不灵活,容易错位。热敏打印速度快、噪声低、打印清晰、使用方便,但打印的单据不能永久保存。针式打印机适用于打印文字和表格,不宜打印图片,且噪声较大。激光打印机和喷墨打印机比较相似,和喷墨打印机不同的是使用的耗材不同,激光打印机使用碳粉,喷墨打印机使用墨水,相较之下激光打印机效果好且速度更快。

(3) 注意事项:当结果以临时报告形式或口头报告发出时,应及时提供正式报告。此外应保证患者隐私,发布的检验结果只能送达至授权的接收者,防止报告内容外泄。当患者或其家属要求用电话、传真、邮件和其他电子设备传送报告时,应仔细询问患者姓名、性别、年龄、检验项目、检验时间、临床诊断及与患者的关系等信息,确认对方身份后方可发布临时报告。

四、报告时间

因仪器故障、系统崩溃或其他不可抗力因素导致检验延误并可能影响患者就诊时,实验室应当有通知检验申请者的方式和方法。

1. 报告时间　指检验完成并经审核后的发出时间或急诊检验室由操作者发出报告的具体时间。一般检验时间以年、月、日、时、分为单位表示。由于检测与报告时间间隔较短,因此很多检验报告只要求标明报告时间,而不反映检测时间。

2. 常规项目要求

(1) 常规报告时间:根据原国家卫生计生委要求,急诊检验临检项目≤30 分钟,生化、免疫项目≤2

小时。非急诊检验临检项目≤30分钟,生化、免疫项目≤1个工作日,微生物项目≤4个工作日。

(2) 分级报告制度:适用于微生物检测项目。一级报告包括标本是否有致病菌生长、革兰染色结果和细菌形态;二级报告包括药敏实验结果;三级报告包括细菌种属、结果评价等,为指导临床用药提供科学依据。

3. 实验室内周转时间中位数

(1) 实验室内周转时间:指从实验室收到标本到发送报告的时间(以分钟为单位)。

(2) 实验室内周转时间中位数:指将实验室内周转时间由长到短排序后的中位数。

(3) 计算公式:实验室内周转时间中位数 $=X_{(n+1)/2}$,n 为奇数;或实验室内周转时间中位数 $=(X_{n/2}+X_{n/2+1})/2$,n 为偶数。其中 n 为检验标本数,X 为实验室内周转时间。

4. 延迟发放报告的处理

(1) 检验报告延迟:指不能在规定时间内发送检验报告的情况。

(2) 处理原则:检验人员应及时通知申请者和临床医师,说明报告延迟发送的原因和可能发出报告的时间,待检验完成后立即发出报告并通知医护人员和患者。如经常延迟发放报告,应对检验流程进行评审,采取一定的纠正措施。

五、修改报告

区域检验中所有报告应由计算机打印,报告页面应清晰、整洁,原则上不允许修改。如果出现修改报告的情况,应保证更改的必要性和真实性,同时保留相关修改记录,避免因随意修改、修改错误而造成对患者的伤害甚至医疗纠纷。

1. 对未发布的检验报告的修改　实验室对未发布的报告进行补充或修改时,须由原检验者操作,并经原签发者审核批准。更改报告时,应在记录上显示修改时间和日期,以及负责修改的人员姓名。如报告系统不能显示修改、变更或更正,应保存修改记录。修改后,原始报告应保留在记录中,不得任意删除。已用于临床决策且被修改过的结果应保留在后续的累积报告中,并清晰标记为已修改。

2. 对已发布的检验报告的修改　对实验室已发布的检验报告进行补充和修改时,应将原报告收回、注销,重新发出一份检验报告,并将修改后的报告清晰地标记为修订版,包括原报告中的日期和患者识别,使用者能够知晓报告进行了修改。

六、特殊报告的发放

对某些不宜直接发给患者的检验结果,可由患者家属或其他授权人员代领报告,注意仔细询问患者姓名、性别、年龄、检验项目、检验时间、临床诊断及与患者的关系等信息,确认对方身份后方可发布报告。对其他需要确认的特殊检验结果(如 HIV 阳性),应当由当地卫生行政部门制定的有资质的实验室经确认试验后再报告,同时注意保护患者隐私。

第三节　病理检查结果报告的要求

病理学检查结果报告包括活检和手术切除组织病理学诊断报告、术中冰冻切片分析病理诊断报告、细胞病理学诊断报告、尸检病理诊断报告和病理会诊诊断报告。

一、活检和手术切除组织病理学诊断报告

1. 患者基本信息　包括姓名、性别、年龄、医院、科室、床号、患者标识(病理号/门诊号/住院号)、标本部位、标本类别、送检时间、固定时间、申请医师、送检日期和接收日期、临床诊断等。

2. 病理学诊断报告书的基本内容

(1) 大体检查和镜下病变图像采集。

(2) 大体检查病变和镜下病变要点描述,并作出明确的病理学诊断;若为恶性肿瘤,还需描述肿瘤的肉眼类型、组织学类型、分级、肿瘤浸润范围或层次,切缘是否阳性,脉管、神经有无肿瘤组织浸润,淋巴结有无转移和转移数目。

(3) 与病理学诊断相关技术的检查结果,如特殊染色、免疫组织化学、分子病理的检查结果。

(4) 经过本病理科和(或)其他单位病理会诊的病例,可将各方病理会诊意见列于该例患者的病理学诊断报告中。

(5) 病理诊断报告需有病理医师签名。

3. 病理学诊断报告的发送

(1) 病理科自接收送检标本至签发该例病理学诊断报告的时间,一般情况下为 5 个工作日以内。

(2) 由于某些特殊原因,如深切片、补取材、脱钙、加做特殊染色、免疫组织化学、分子病理等检测和疑难病例会诊等原因造成不能如期签发病理报告时,应以书面形式告知有关临床医师或患者。

(3) 病理诊断报告应由专人派送至相关送检科室(若为电子病理诊断报告,经电子签名提交即可)。

(4) 病理学诊断报告的经收人员必须履行签收手续。

(5) 已发出的病理学诊断报告被遗失时,一般不予补发。

(6) 所有病理诊断报告应由计算机打印,报告页面应清晰、整洁、原则上不允许修改。如果出现修改报告的情况,应保证更改的必要性和真实性,同时在病理检查申请单上保留相关修改记录以及签署修改医师的姓名,避免因随意修改、修改错误而造成对患者的伤害甚至医疗纠纷。

二、术中冰冻切片分析诊断报告

1. 患者基本信息　包括姓名、性别、年龄、医院、科室、床号、手术室号、患者标识(病理号/住院号)、标本部位、标本类别、送检时间、签收时间和临床诊断等。

2. 快速病理学诊断报告书的基本内容

(1) 大体检查病变和镜下病变要点描述,并尽可能作出定性的病理学诊断,为手术医生提供采取合适的手术方式的参考。

(2) 确实有些疑难病例难以在术中冰冻切片分析对病变定性时,建议在报告中进行组织学描述并提出倾向性意见,必要时及时与手术医师沟通,达成初步一致意见;或通过再送冰冻组织活检等解决疑难病例的病理诊断问题。

(3) 术中活检病理诊断报告属于急会诊,病理诊断报告需由高年资病理主治医师或以上签名。

(4) 标明报告签发时间。

3. 快速病理学诊断报告的发送

(1) 病理科自接收送检标本至签发该例病理学诊断报告的时间,原则上单份标本在 30 分钟以内。

(2) 签署后的快速病理学诊断报告使用传真机即时发送至手术室,传真后的报告粘贴于原快速病理检查申请单背面存档。

三、细胞病理学诊断报告

1. 患者基本信息　包括姓名、性别、年龄、医院、科室、床号、患者标识(病理号/门诊号/住院号)、标本部位、标本类别、条形码编号、采集时间、固定时间、申请医师、送检日期、接收日期和临床诊断等。

2. 细胞病理学诊断报告书的基本内容

(1) 镜下病变图像采集。

(2) 镜下病变要点描述,并作出直接表述性诊断或间接分级性诊断。

(3) 与细胞病理学诊断相关技术的检查结果,如免疫组织化学、分子病理检测以及特殊染色。

(4) 经过本病理科和(或)院外病理会诊的病例,可将各方病理会诊意见列于该例患者的病理学诊断报告中。

（5）细胞病理诊断报告需由病理医师签名。

3. 细胞学诊断报告的发送

（1）病理科自接收送检标本至签发该例病理学诊断报告的时间，一般情况下为 2 个工作日以内。

（2）基本要求同本节"一、活检和手术切除组织病理学诊断报告"。

四、尸检病理诊断报告

1. 死者基本信息　包括姓名、性别、年龄、委托方、申请时间、申请医师、送检日期、接收日期、尸检号、临床诊断等。

2. 尸检病理诊断报告的基本内容　①各个系统的病变，包括大体检查和镜下描述，建议附主要脏器和镜下病变图片；②主要疾病、继发疾病和伴发疾病；③死亡原因；④尸检病理报告需由病理医师签名。

3. 尸检病理诊断报告的发送　尸检病理学诊断报告通常在尸检后 1 个月内发出。由于病变复杂或其他原因不能如期发出报告时，应该向委托方说明迟发原因。

五、病理会诊诊断报告

1. 患者基本信息　包括姓名、性别、年龄、患者标识（会诊号）、提请会诊单位名、原单位病理诊断报告（复印件）、临床诊断、病变部位、类型。会诊切片类型、数量、提供白片的编号、数量等。

2. 病理会诊诊断报告的基本内容　①镜下病变要点描述和病理会诊意见；②与诊断相关技术的检查结果，如特殊染色、免疫组织化学和分子病理检测的检查结果；③由具有高级职称的病理医师接受院外病理会诊并签发病理会诊报告。

3. 病理学会诊诊断报告的发送　病理科自接收送检病理会诊资料至签发该例病理会诊报告的时间，一般情况下为 3~5 个工作日以内。如需加做特殊染色、免疫组织化学、分子病理检测等可相应延长报告发出时间。

第四节　医学检验危急值结果的报告

危急值管理是质量管理体系的重要组成部分，其目的在于及时处理患者病情，提升医疗服务总体水平。优化和实施危急值管理制度可进一步提高危急值通报率，减少漏报率的发生。

一、危急值的确定

1. 危急值的定义　危急值（critical value，panic value）这一概念最早在 1972 年由美国 Lundberg 率先提出并将其表述为"检查结果提示患者存在病理生理紊乱，如不及时进行适当的治疗将会威胁患者生命"。现指除外检验仪器或试剂等技术原因出现的表明患者可能正处于生命危险的边缘状态，必须立刻进行记录并第一时间报告给该患者主管医师的检验结果。自 2007 年起，原卫生部将危急值报告列入患者安全目标，要求各级医疗机构根据其实际情况，制订适合本单位的危急值项目及危急值界限和危急值管理程序，对危急值报告项目实行严格地监测并能提供咨询服务。危急值报告的重点对象是急诊、手术室及各类重症监护病房等，用以保证最佳救治时机，提高患者就医质量。

2. 危急值的确定

（1）危急值区分管理：危急值项目和水平应由实验室和临床医师共同商议制订，不同临床科室对危急值的要求可能不同，必要时应根据不同科室、病种、年龄等因素进行划分。根据医院科室及患者的实际情况，合理地完善危急值项目分类标准，对检验项目进行区分管理，不同类别的疾病设置不同的预警值，以进一步减少危急值漏报情况。

（2）危急值制定原则：在制订危急值的内容和阈值时，通常根据医院具体临床情况来设定，以满足临床需求为原则。其内容不宜太多、太泛,否则可能造成假"危急",长期执行会引起临床医生的麻痹,反而容易降低临床对检验数据危急值的认识和警惕性;而内容太少、阈值太高,可能给部分危急患者的生命安全造成隐患。

(3)危急值的临床意义:如果临床医生能够准确、及时得到检验结果,迅速给予患者有效的干预措施或治疗,就可以在第一时间挽救患者生命。否则可能会出现病情加重或更严重的后果。例如:当血钾 $<2.5mmol/L$ 时,可能有出现神经肌肉兴奋性降低、传导性下降、骨骼肌和平滑肌麻痹无力、中枢神经系统异常、循环系统异常,以及横纹肌溶解等症状。当血糖 $<2.2mmol/L$,有出现低血糖休克的风险。

二、危急值的处理

当检验结果处于规定的"警戒"或"危急"区间内时,在 LIS 上能够实现危急值的自动筛选、甄别和提醒的功能。

1. 处理要点

(1)检查质控:立即检查室内质控是否正常,操作流程是否正确,仪器传输是否有误,核实标本采集是否符合要求,排除标本采集、送检不合格造成的伪危急值情况。

(2)核对历史结果:查看危急标本的历史检测结果,联系该患者主治医师,询问是否与病情相符,必要时重新取样进行二次检测。

(3)确认危急值:危急值得到确认后,立即通知医师或其他授权医务人员,并确认临床医师已收到危急值报告。

(4)危急值的发布:纸质报告单中危急值使用大一号加粗字体醒目标识,同时记录检测结果、患者信息、病情及处理情况。

2. 危急值的管理

(1)培训考核:制订危急值管理程序,加强对检验相关人员的培训考核,将危急值管理程序执行情况纳入绩效考核中进行管理。此外,定期对制订的危急值进行抽查,根据检查结果进行纠正和总结。

(2)质控管理:为保证危急值结果准确可靠,应做好室内及室间的质控工作,尤其是检验前的质量控制,包括标本采集、储存和运输等环节。

(3)管理专岗:欧美等发达国家实验室设有自动通知和客户服务呼叫中心,能保证危急值的及时送达和处置。国内也有一些医疗机构和实验室对门诊检验危急值管理进行了一定的探索,如设置门诊专岗,专职处理门诊检验危急值,取得一定效果。

三、危急值报告的监测

1. 危急值通报率

(1)定义:指已通报的危急值检验项目数占同期需要通报的危急值检验项目总数的比例,反映了危急值通报情况,是检验后的重要质量指标。

(2)计算公式:危急值通报率 = 已通报的危急值检验项目数 / 同期需要通报的危急值检验项目数 ×100%。

2. 危急值通报及时率

(1)定义:危急值通报时间(从结果确认到与临床医生交流的时间)符合规定时间的检验项目数占同期需要危急值通报的检验项目总数的比例,反映危急值通报是否及时,是检验后的重要质量指标。

(2)计算公式:危急值通报及时率 = 危急值通报时间符合规定时间的检验项目数 / 同期需要危急值通报的检验项目总数 ×100%。

3. 区域临床检验与病理诊断中心危急值报告的注意点 区域 LIS 可有效保证检验危急值在实验室间实时共享和传输。实验室工作人员在发现危急值后,应立即进行复核确认,已确认的危急值应马上通知相应临床科室,同时在 LIS 上发布提醒。对已离开医院的门诊患者,实验室人员应协助就诊医师联系患者及时进行下一步诊疗。保存采取措施的记录，包括日期、时间、负责的实验室员工、检验结果通知对象，及在通知时遇到的任何困难。

（谷雅君　韩安家）

参 考 文 献

1. 王福元. 临床检验危急值的建立与应用[J]. 临床合理用药杂志, 2017, 10(6):125-126.

2. 宁红英, 周旭东. 门诊检验危急值管理模式的探讨[J]. 临床检验杂志, 2016, 34(10):737-738.

3. 董丽华. 检验危急值报告制度的建立及其在医疗中的价值[J]. 实验与检验医学, 2016, 34(2):211-212, 214.

4. 周炯, 范靖, 黄鹏, 等. 危急值管理与患者安全[J]. 中华医院管理杂志, 2015, 31(3):200-202.

5. 张鑫, 刘新, 张淑红, 等. 关于医学检验危急值管理评估分析[J]. 中国卫生产业, 2015, 12(25):194-195.

6. 庄广云, 杨秀敏, 刘雪双, 等. 门诊设置专岗接获危急值管理方法的探讨[J]. 中国护理管理, 2015, 15(8):1014-1016.

7. Hashim IA, Cuthbert JA. Establishing, harmonizing and analyzing critical values in a large academic health center [J]. Clin Chem Lab Med, 2014, 52(8):1129-1135.

8. 钟杰, 陈增会. 加强检验"危急值"报告规范的探讨[J]. 中国社区医师:医学专业, 2013, 15(1):261.

9. 方兴, 盛建丹, 应小霞, 等. 区域检验中心的建立和绩效评价[J]. 中国农村卫生事业管理, 2012, 32(2):132-133, 207.

10. 张蕴婷, 王君亭. 基层医院检验报告危急值的护理管理[J]. 基层医学论坛, 2012, 16(9):1098-1099.

11. 郑波, 吕媛, 王珊. 2010年度卫生部全国细菌耐药监测报告:革兰阳性菌耐药监测[J]. 中华医院感染学杂志, 2011, 21(24):5128-5132.

第三十一章

实验室的信息管理

随着我国社会与经济的不断发展以及医疗卫生体制的变革,传统医疗管理模式逐步呈现出运营效率低下、资源分布不合理、内部管理僵化等问题。医院信息系统是解决上述问题的有效方法。实验室信息系统作为医院信息系统的一部分,已成为现代实验室建设中不可或缺的部分,在医疗、教学、科研和管理等各个方面发挥着十分重要的作用。在原国家卫生计生委"十三五"卫生计生事业发展规划中明确指出,以中心卫生院为龙头,鼓励探索建立区域医疗服务中心、医疗联合体、区域性实验室,承担区域内常见病的诊治。在区域协作新形势下,如何建立面向医疗机构内的区域实验室信息系统是未来区域卫生信息化的重要组成成分,是区域卫生信息化进程的主要建设内容。

第一节 概 述

实验室信息系统是医院信息系统的一部分,区域实验室系统则是在一定地域内构建的实验室信息系统,旨在实现区域内结果互认和数据共享、合理配置城乡医疗资源、推进分级诊疗、引导科学就医。区域实验室信息系统使用统一应用平台和界面,支持医学检验和病理诊断等科室所属项目和数据的采集、存储、管理、交换和分发等功能,实现区域内实验室的全包围、全覆盖。区域实验室信息系统具有独特的数据库系统结构以及软硬件要求。此外,还需要注意区域实验室信息系统的安全管理和维护更新。

一、HIS 和 LIS 的定义及特点

1. 医院信息系统

(1) 医院信息系统(hospital information system, HIS)的定义:医院信息系统已被公认为新兴的医学信息学重要分支。1988 年,美国著名教授 Morris Collen 对 HIS 作了如下定义:医院信息系统是利用电子计算机和通讯设备,为医院所属各部门提供患者诊疗信息和行政管理信息的收集、存储、处理、提取和数据交换的能力,并满足所有授权用户的功能需求。

(2) HIS 的特点:HIS 主要包括临床诊疗系统(医生工作站、护士工作站、实验室信息系统、医学影像信息系统)、药品管理系统、经济管理系统、综合管理系统、外部接口等方面内容。HIS 的出现在一定程度上实现了资源的整合,优化了就诊流程,减少了人为误差,降低了运营成本,提高了工作效率和管理水平。

2. 实验室信息系统

(1) 实验室信息系统(laboratory information system, LIS)的定义:实验室信息系统是医院信息系统的一部分,它以先进的管理思想为基础,通过计算机和网络技术,实现临床实验室的信息采集、存储、处理、传输、查询等功能,对实验室信息进行高效管理和数据共享。

(2) LIS 的特点:根据原卫生部印发的《医院信息系统基本功能规范》(卫办发[2002]116 号)所述,LIS 是协助检验科、病理科等完成日常检验和病理检查工作的计算机应用程序。其主要任务是协助检验师、病理医师对检验申请单及标本进行预处理,检验数据、资料的自动采集或直接录入,检验数据处

理、检验报告的审核,检验报告的查询、打印等。系统应包括检验仪器、检验项目维护等功能。LIS 可减轻检验人员的工作强度,提高工作效率,并使检验信息存储和管理更加简捷、完善。

(3) LIS 的发展:我国 LIS 系统的建立和兴起最早可追溯到 20 世纪 70 年代,某些大型临床检验仪器已经开始使用计算机储存并管理标本信息和实验数据,即为第一代 LIS 系统,但是由于软硬件条件的限制,计算机体形庞大、汇编语言繁琐、操作难度较大,与传统手工管理方式相比,优势并不十分明显。进入 80 年代后,随着电脑技术的飞速发展,体积小、易操作的工作站逐步替代了大型计算机,这种单机运行的系统可对检验数据进行简单的管理和分析,即为第二代 LIS 系统。90 年代后,网络技术的出现使得检验数据在局域网内进行信息交换,出现了第三代 LIS 系统。目前,各中心实验室、基层医疗机构、第三方检验机构等 LIS 系统之间仍处于相互独立的状态,无法达到数据共享和结果互认。为打破这种"信息孤岛"的屏障,响应国家分级诊疗的政策方针,建立区域 LIS 对检验数据进行交互和发布是亟待解决的问题。

二、区域 LIS 的概念和特点

根据国务院办公厅关于推进分级诊疗制度建设的指导意见(国办发〔2015〕70 号),为配合建立分级诊疗制度,合理配置医疗资源,促进基本医疗卫生服务均等化,鼓励探索设置独立的区域医学检验机构和病理诊断中心,实现区域医疗资源共享。针对以上要求,亟须发展区域内的实验室信息管理系统。

1. 区域 LIS 的概念　区域 LIS 是借助计算机和网络技术,在一定区域范围内,构建一个以管理和共享检验数据和病理信息为核心,面向各级医疗卫生机构、独立医学实验室和第三方检验平台的区域性实验室信息系统。

2. 区域 LIS 的特点　①区域 LIS 有利于整合内部医疗资源,提高大型仪器使用效率,通过规模效应降低医疗成本;②通过在区域内统一技术标准和质量管理体系认证,达到实验室间检验结果的互认,促进检验结果的一致化,减少患者在本地区的重复检验,为适应深化医改,实施分级诊疗,合理配置医疗资源奠定技术基础。

三、区域 LIS 的目标和整体要求

区域 LIS 的建设应采用一体化设计,使用统一应用平台和界面,支持生化、免疫、临检、微生物、分子诊断、病理诊断等科室所属的检验项目和数据信息的采集、存储、管理、交换和分发等功能,实现区域内实验室的 LIS 全包围、全覆盖。

1. 区域 LIS 的目标

(1) 完善区域内 LIS 基础化建设:既往由于不同实验室软、硬件等基础设施之间的差异导致临床实验室间质量管理体系略有不同,使得检验结果在不同医院、不同实验室间难以得到互相认可,因此增加了重复检查的次数,在一定程度上激化了医患矛盾。区域 LIS 的基础化建设是发展区域检验中心的首要环节。只有实现了区域化网络一体模式,数据集中存储、传输和管理,才能真正实现区域内数据信息共享、检测报告互认、质控统一管理,为未来发展医疗大数据分析和远程会诊奠定基础。

(2) 实现区域内结果互认和数据共享:当前实验室信息系统尚处于一种各自开发、各自建设、各自为营的状态,大多卫生院之间、卫生院与城乡医院、城乡医院之间的 LIS 信息无法互联。即使患者自行携带纸质检查报告,在不同医院间就诊,有时仍无法受到认可,需要进行重复检验或会诊。发展区域 LIS 的目标之一即为实现实验室信息共享和结果互认,尤其是同级医院以及医院与独立医学实验室、第三方检验机构间的数据互认,使得患者在区域内进行的检查可以就近获取报告,在不同医院就诊时可以共享社区检查的原始数据和历史结果,减少重复检测。

(3) 合理配置城乡医疗资源:我国医疗资源分配不均,优势资源大部分集中在城市,尤其是经济发达、人口密集的一线城市,造成农村、乡镇和社区医疗资源严重短缺、医疗设施老旧,医务人员业务水

平低下,医疗卫生事业发展严重滞后。通过区域LIS的实施促进优质卫生资源在城乡区域间合理分配,互通有无,真正实现资源的高效利用。

(4) 推进分级诊疗,引导科学就医:通过整合中心医院现有的检验项目,向基层医疗机构开放,通过区域LIS实现资源共享。此外,中心医院医务人员亦可借助区域LIS平台为下级医院或基层医疗单位提供诊疗意见,探索"基层检查、上级诊断"的模式,使得患者就近就医也能享受到中心医院等同的医疗服务品质。

综上所述,区域LIS建设的首要服务对象是医院内部检验科和病理科的应用系统;其次是实现医院内部检验科和病理科室内各实验组的数据共享;再次是达到院内LIS的信息集成,满足检验科、病理科与临床科室和其他辅助科室之间的信息共享;最后,通过区域LIS将不同的医院、医疗机构、第三方检验平台等单位统一整合到区域卫生信心平台,建成区域内检验数据的运行管理和数据存储中心。

2. 区域LIS的整体要求

(1) 检验平台的搭建:建立区域内各实验室、各级医疗卫生机构,以及第三方公共检验平台间的LIS存储和处理系统,实现区域内医学检验和病理信息的互联互通,支持数据集中管理,最终达到区域化网络一体模式。同时应充分考虑区域内医疗机构的需求,提供系统所需的合理软件(网络操作系统、数据库系统、客户端程序等)与硬件(服务器、工作站等)的性能要求和配置。

(2) 检验数据的共享:在各个实验室、各级医疗机构原有LIS基础上,构建区域临床检验数据平台,将区域内中心实验室与基层检验科、病理科、独立医学实验室等进行数据交换和结果共享,进而实现检验报告互认。

(3) 检验质量的监控:在区域内制定、发布和管理临床检验和病理质控管理规范,建立统一的报告审核标准,建立区域内医学检验和病理服务信息资源和业务协同流程,并可按照不同的组织架构和资源配置模式灵活扩展。

(4) 检验结果的互认:区域LIS通过整合中心实验室、基层检验科和独立医学实验室后形成独立医疗检测机构,有效保证了数据的统一性和完整性,最终达到检验结果互认的目的。

(5) ISO 15189的认可:区域LIS的建立需要符合ISO 15189的整体要求,主要包括环境条件、程序手册、系统安全性、数据输入和报告、数据检索与存储、硬件与软件、系统维护、信息系统的验证以及灾难恢复等方面内容。

(6) 第三方检验的整合:根据第三方医学检验服务总体方案,建立标准化体系和监管流程,整合人力资源、设备资源、标本物流、试剂供应等内容,形成规范标准的数据存储,有效推动检验信息的标准机制和标准化体系研究。

(7) 教育培训的支持:区域LIS应支持继续教育和培训平台的功能,具备覆盖全区域实验室的检验知识库,对人员进行统一培训和统筹管理。具有灵活和强大的数据查询、分析、导出功能,支持科研与教学的应用。

(8) 系统安全的保证:系统稳定性要求200并发用户下支持7×24小时不间断运行,500并发用户下不出现因访问量或其他问题导致的系统重启、崩溃等问题。此外,还应采用电子签名、权限管理、系统日志等多种方式防止各种形式与途径的数据泄露、流失或破坏。区域LIS应具有较强的系统安全性和灾难恢复能力,制订书面应急预案用以应对某些特殊事件,确保在发生计算机或其他信息系统故障时,能快速有效地发出患者的结果报告。

(9) 系统扩展的支撑:系统宜采用模块化设计,并符合目前检验项目和医疗业务的实际需求。此外,为满足人民日益增长的医疗服务需求,区域LIS应支持系统扩展,提供丰富的开发环境,支持多种应用软件的开发,用以配合未来大数据的存储和处理。

四、区域LIS的系统构架和工作流程

1. 系统构架　区域LIS主要构建的平台包括数据中心、数据交换平台、实验室LIS系统和终端

LIS。各基层单位 LIS、中心实验室 LIS、独立实验室 LIS 等医疗机构通过数据交换平台同数据中心进行互联互通。其中,数据中心和数据交换平台是区域 LIS 的核心组成部分。

(1) 区域 LIS 数据中心:主要负责各级医疗机构和实验室的管理(质控管理、标本物流管理、数据分析和教育培训等)、基础数据的管理(机构代码、检验项目、检验申请、报告管理、审核规则等),以及检验数据的管理(流转标本、检验结果、报告信息、质控结果等)。同时对患者电子档案数据进行整合,为检验业务监管和临床医生的决策分析提供数据支持。

(2) 区域 LIS 数据交换平台:由于各中心实验室、基层医疗机构、独立医学实验室等部门的 LIS 相对独立运转,患者的临床资料和检验数据无法在系统中交互与共享,因此,需要一个中间的数据共享平台,整合各实验室的 LIS 原始数据。区域 LIS 数据交换平台是实现区域检验的核心环节。在各医疗机构 LIS 中采集的信息通过数据交换平台传输到数据中心,或在原 LIS 中建立中间表,由医院将符合要求的数据从各类系统中提取后,再导入中间表,系统自动从这些中间表提取数据,通过数据交换平台传输到数据中心。LIS 数据交换平台主要通过对检验数据的访问、存储、转换和加载,实现对多种业务数据的统一管理和互认共享。

2. 条形码系统　在传统临床实验室中,条形码的应用建立了标本与检验项目的一一对应关系。在区域 LIS 中,"一码通"的应用为流转标本提供了更为科学、稳定、安全、准确的运送方式,有效保证了待检标本在流转过程中不被互相混淆。

(1) 条形码的定义:条形码(barcode)是将宽度不等的多个黑白条纹,按照一定编码规则排列,用以表达一组信息的图形标识符。它集编码、印刷、识别、数据采集和处理于一身,具有输入速度快、可靠性高、灵活使用、易于制作等特点。

(2) 条形码的分类:按照维数和码制两种方式进行分类。以维数为标准时,条形码分为一维码(1-dimensional barcode)、二维码(2-dimensional barcode)和三维码(3-dimensional barcode)。三维码又称为多维码、万维码、数字信息全息图,目前仍处于研究测试过程中。以码制为标准时,条形码主要包括 UPC 码、EAN 码、交叉 25 码、Code39 码、Code128 码等。

(3) 条形码的生成方式:根据条形码产生方式和所含信息内容的不同,主要分为现打印条形码和预制条形码两大类。现打印条码是在医嘱产生后,通过 LIS 主动生成的编码,它在标本采集时打印贴在试管上。预制条形码是在电子检验申请前,事先印刷或打印好并粘贴在试管上的标签。

(4) 区域检验中常用的条形码:在区域 LIS 中,现打印条形码的应用更加广泛。一方面,预制条形码的患者信息未知,容易造成标本采集错误,在标本流转过程中易被混淆。另一方面,基层医疗机构的标本量较少,使得生产厂家在预制条码的分段制作上存在一定的困难。

3. 主要工作流程　临床医生通过电子平台下医嘱,传输至实验室 LIS 终端、LIS 服务器及区域 LIS 平台,完成检验电子申请到检验结果远程查询、打印等工作流程(图 31-1),其中主要操作步骤如下

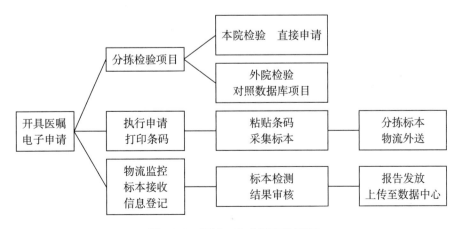

图 31-1　区域 LIS 主要工作流程

所述。

（1）电子申请信息采集：主要包括患者基本信息、检验相关信息和送检机构的信息。其中患者基本信息有姓名、性别、年龄、民族、血型、科室、病例号、病区、入院诊断、送检日期等。检验相关信息主要包括标本种类、标本性状、采集时间、采集人员、采集部位等。送检机构的信息有送检机构代码、机构名称、目的实验室代码、目的实验室名称等内容。在具体实施过程中，电子申请信息采集又针对门急诊患者、住院患者和体检人员三种人群有不同的流程。

（2）生成条形码：通过电子申请检验单，生成电子标签并打印条形码标签（现打条形码），或遵医嘱采用预制条形码并生成电子标签，粘贴于标本试管外部。当标本外送后，电子申请信息通过数据交换平台上传至数据中心，待处理标本时从实验室 LIS 中获取电子申请信息。

（3）标本流转管理：送检医疗机构将电子申请信息上传至数据中心后，由 LIS 生成物流单据，可对标本的运输、接收、分配等处理方式进行实时追踪。

（4）结果的审核：检验结果首先由 LIS 进行初筛，智能分析结果是否符合人工审核条件，如：①标本是否漏检、漏项；②结果是否超出参考范围；③是否需要复查等。当检验结果超出预设范围时，系统自动出现危急值预警，还可通过区域 LIS 直接发送给主管医师。检验人员根据仪器初筛情况进行人工复审，上级检验人员进行二次审核后，报告生效。

（5）报告的发布：区域 LIS 报告的检验结果主要包括患者基本信息、检验报告结果和检验方法的信息。其中患者基本信息有姓名、性别、年龄、送检日期、报告单号、申请单号等。检验报告结果主要包括检验结果的描述、正常值的范围、危急值的提示等。检验方法的信息有实验设备名称、标本运输的人员和时间、标本接收的人员和时间、项目审核人员和时间等项目。检验报告可从检验数据交换平台上自助查询并下载打印；亦可发送到医生客户端进行查询打印；或直接上传至网络数据平台，患者经身份认证后可查看检验结果。

第二节　信息系统的软件和硬件要求

一、LIS 的数据库系统结构

LIS 数据库是独立于硬件平台的信息集合，其系统的设计必须遵循《国家卫生信息标准基础框架》。操作系统应基于主流的 Unix、Linux 或 Windows，数据库平台主要采用 ORACLE、SQL SERVER、DB2 或 SYBASE，具有完善的安全系统和纠错功能，数据安全级别达到 C2 级或以上，并且易于开发和维护。LIS 数据库主要有"客户端 / 服务器（client/server，C/S）"和"浏览器 / 服务器（browser/server，B/S）"两种数据库系统结构。国内 LIS 大部分以 C/S 模式为主，完全采用 B/S 结构来构建 LIS 软件的产品并不多见。

1. C/S 数据库系统　C/S 是一种以客户端为主、服务器为辅的主从结构的应答系统，客户端主要包括实验室及医护计算机终端，充分发挥了各客户端计算机的处理能力，响应速度快，适用于功能复杂的 LIS 系统。

（1）客户端（client）：是指在网络中享受其他计算机提供某种服务或资源的计算机或其他网络设备。LIS 的功能主要通过客户端程序实现，主要包括标本的采集、运送、接收、检测，结果的复核和发布，检验的质控和管理，检验收费和仪器通信等。

（2）服务器（server）：是网络中向其他计算机或网络设备提供某种服务的计算机系统。服务器主要负责储存数据并应答客户端的数据查询、修改和更新等任务请求。

（3）客户端和服务器的区别：服务器作为 LIS 系统的枢纽，需要向多个客户端发布的任务进行应答，因此，应具备较强的数据处理能力，并配有不间断电源系统，防止因意外断电或死机时造成客户端无法访问。此外，服务器上安装的操作系统必须能够管理和控制客户端的计算机。

2. B/S 数据库系统　　B/S 是一种具有三层结构的系统,它主要包括客户端、WEB 服务器和数据库服务器,客户端仅需安装浏览器,功能则集中在服务器端。B/S 是信息技术发展的新架构,反映了当前 LIS 的最新方向。三层结构可满足客户端通过网络在不同时间访问并获得个性化的数据信息。由于 LIS 客户端的功能较为复杂,检验仪器的接入程序各异,仅在客户端安装浏览器无法满足 LIS 需求。因此,国内 LIS 大多是在 C/S 结构的基础上增加 WEB 应用服务器,做到 C/S 和 B/S 互嵌,实现结果发布、远程办公等功能。

3. 区域 LIS 数据库系统结构　　区域 LIS 与现有各医院内的 LIS 最大的不同之处在于它将院内的系统和院间的数据进行交互共享,并提供一个统一的入口供不同类型的用户访问、查询、统计、分析检验数据,因此区域 LIS 的用户界面需要以 WEB 方式进行体现。以浏览器为交流媒介,用户可以在各自不同地区、不同医疗机构、不同操作系统中使用同一套区域 LIS 系统访问数据交换平台。在区域 LIS 中检验数据共享互联流程见图 31-2。

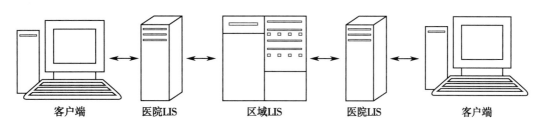

客户端　　　医院LIS　　　　　区域LIS　　　　　医院LIS　　　客户端

图 31-2　区域 LIS 中检验数据共享互联流程

在区域 LIS 的应用上,B/S 结构拥有 C/S 所不可比拟的优势。因为 B/S 结构是随着网络技术的兴起,对 C/S 进行优化的一种新型系统结构。在 B/S 结构下,客户端的功能是通过浏览器来实现,仅有少部分事务逻辑在浏览器实现,主要事务逻辑在服务器完成。该设计一方面可以满足不同机构、不同人员、不同地点、以各种不同的接入方式(如 WAN、LAN、Internet 等)访问和操作同一数据库。另一方面,由于数据集中存储于服务器,客户端不保存任何数据信息,亦无需同步数据,因此能够有效地保护数据安全和管理访问权限。以 B/S 结构为主的区域 LIS 维护和升级方式简单,用户数量基本没有上限,能够有效降低运营成本。

4. LIS 通信必须符合行业标准　　现代临床实验室中各种大型自动化分析仪器均配有与计算机连接的标准通讯接口,用于实时、准确地将检验数据传入计算机系统并上传到网络数据平台。在 LIS 进行外部通讯的过程中,必须遵循一定的标准。美国卫生信息传输标准(Health Level Seven,HL-7)是由美国国家标准局批准颁布实施的医疗卫生机构及医用仪器设备的数据信息传输标准,是目前国内外广泛采用的医疗卫生行业信息通信的国家化标准。

二、LIS 的软件要求

LIS 软件主要由网络操作系统、数据库系统、客户端程序组成,此外还有与仪器连接的通信软件和其他功能软件。

1. LIS 软件的主要部件

(1) 网络操作系统:安装在数据库服务器上,提供其他软件在网络操作系统下的运行环境,通过协调服务器与其他网络设备或客户端的通信,达到对 LIS 进行管理的目的。目前大部分 LIS 采用 Windows 操作系统,部分医疗机构使用 UNIX、OS/2 或其他操作系统。

(2) 数据库系统:主要由数据库和数据库管理系统两部分组成。其中,数据库是指存储在计算机内按照一定规则组织、存储和管理数据的仓库。数据库管理系统是一种操纵和管理数据库的大型软件,其主要功能包括数据定义、数据操纵、数据库的运行管理和数据库的建立与维护。目前主流的 LIS

数据库系统有 ORACLE、SQL SERVER、DB2 和 SYBASE 等。

(3) 客户端程序:LIS 的主要功能包括业务信息功能、管理信息功能和分析决策功能,均由客户端程序实现。业务信息功能位于客户端程序第一层,为满足日常工作而设计,主要实现中心实验室、基层医疗单位和第三方检验机构的检验流程信息化,是 LIS 建设的最基本目标;第二层为管理信息功能,主要负责原始信息的采集、汇总和储存,反映实验室的运行状况;第三层是分析决策功能,便于用户对检验数据进行深度挖掘和有效利用。

2. 设计要求   LIS 软件的设计应全面符合原卫生部颁布的《医院信息管理系统基本功能规范》的要求,实验室软件的设计需遵循 ISO 15189 所规定的实验室流程与管理制度,其他参考设计要求如下。

(1) 完善的应急功能:具备应急预警以及日常监测功能,可监控局域网通讯性能与流量,存储网络设备和安全设备的操作记录、网络访问记录,备份存储系统状态,具有实时计算机漏洞公告、网络漏洞扫描报告、病毒公告和防病毒系统报告等。此外,应采取多种手段防止各种形式与途径的非法破坏,建立健全保证系统正常运行的各种措施。

(2) 标本物流监控:对区域内的实验室和医疗机构的地理位置与外检项目进行综合分析,设计出合理的运输路线,同时配备专业的物流人员和恒温保存箱,对标本运输过程中的温、湿度进行实时监控。

(3) 报告网络查询:各医疗机构依托区域内数据中心和数据交换平台进行数据查询业务,中心实验室 LIS 包含本部及各医院的数据信息,各医疗机构通过访问区域 LIS 服务器获取检验数据。为了方便患者查询检验结果,可以开通检验报告网络查询系统,患者可以访问互联网、手机 App 查阅个人检验报告。

(4) 一体化数据平台:以检验数据为核心,集临床信息、科研教学、继续教育、办公自动化于一体的综合数字平台。

(5) 系统和登录日志记录:提供系统正常运行的监控指标、软件版本、更新服务,并记录工作人员的登录信息(如身份、时间、模块、IP 地址等)。

(6) 易学易用:软件应具有较强的可操作性,界面友好、丰富灵活、便于使用。

三、LIS 的硬件要求

LIS 的硬件主要是服务器和工作站,此外还包括网络适配器、中继器、网桥、路由器、网关等辅助设备。

1. 服务器   LIS 服务器是一种高性能计算机,它作为网络的节点,主要负责存储并处理网络上的数据和信息。根据其发挥的作用不同,可将 LIS 服务器划分为数据库服务器、文件服务器、应用程序服务器、WEB 服务器等。其中数据库服务器是 LIS 最重要的系统部件,主要用于数据的存储、访问和分析。

2. 工作站   又称为客户端,它安装了独立的操作系统和 LIS 客户端程序,其作用是连接 LIS 内供用户使用的计算机,并通过网卡和传输介质与服务器相连。

第三节   信息系统的管理要求

一、基本要求

1. 主程序核心模块   根据中华人民共和国原卫生部印发的《医院信息系统基本功能规范》,LIS基本功能应具备预约管理、检验单信息、登录功能、提示查对、检验业务执行、报告处理、检验管理、检验质控和统计等功能(表 31-1)。在此基础上,区域 LIS 主程序还具有以下几个特殊功能模块。

表 31-1　LIS 的主要功能

功能	分类	功能示例
检验流程信息化	检验前	检验申请、标本采集、标本转运
	检验中	标本接收、标本检测、结果复核、质量控制
	检验后	结果报告、报告打印、标本管理
	其他	检验计费、危急值发布
检验数据信息化	统计分析	工作量和业务收入、结果动态分析、超限查询、专业统计分析
	结果查询	支持多种方式查询、与电子病历相连
	信息共享	科内、院内、实验室间数据互通
实验室管理信息化	试剂管理	出入库信息、试剂有效期
	人员管理	建立人员技术档案和健康档案
	设备管理	建立动态设备档案
	主页管理	建立临床实验室网页

（1）物流管理：该模块是区域 LIS 的核心部件之一。物流模块集成了现代物流及供需链管理系统的功能，尤其在标本运输方面发挥了重要作用。该模块要求能够记录标本采集、运送和接收的日期与时间、人员信息及运输方式；能够打印包括交接人员、交接时间、标本种类数量、目的地、运送人等明细在内的物流标签；能够设计合理的运输路线并查询物流中标本的具体定位；能够根据不同检验项目的要求，提示运输时限；能够实时监控运送环境的主要参数，如温湿度、机械振动、时间、路径等信息，确保运输质量可查可控；能够接收符合运输条件的标本，对不合格检验和病理标本退回。

（2）质控管理：主要包括室内质控和室间质控两大部分。室内模块主要用于监控和评估某一实验室的工作质量，用于决定常规检验报告能否发出所采取的一系列检查、控制手段。除收集室内质控数据外，还可以记录每一批次质控品和质控数据的信息，进行质控统计和报表、室内质控规则的管理和数据查询，显示在控和失控状态。室间质控模块可根据室内质控的结果，实现对使用相同质控品的不同实验室间的数据比对，并将分析结果转换为室间质控报表和图形，如 Levey-Jennings 质控图、Z- 分数质控图、Grubbs 异常值取舍、Westgard 多规则质控等。综合室内和室间模块的数据评估，可以判断区域内实验室是否能够达到互联互通、结果互认的标准。

（3）代理检验：申请方可从数据中心获得受理方的检验资源，并存入本地医疗机构检验项目数据库中并生成相应检验申请单号。申请方采样员将条形码标识粘贴在标本上，交付第三方物流中心进行配送。该模块主要由预约检验申请、接收核实标本和提交检验结果三部分组成。

（4）结果查询：区域 LIS 可以通过远程提取信息发布检验结果，通过条形码信息、患者编号、身份证号等唯一标识在任一联网实验室查询并打印结果。此外，系统还可以将检验结果以手机、电子邮件或 App 的形式通知患者，节省患者等待时间。

（5）远程会诊：支持区域内各医疗机构借阅就诊患者的临床信息和检验数据，实现区域化数据互联互通。建立区域医学数据资源专家库和远程会诊中心。

2. 运行要求　根据中华人民共和国原卫生部印发的《医院信息系统基本功能规范》，LIS 系统的主要运行要求如下。

（1）输入数据和信息：提供多种输入格式和内容，提高录入速度。

（2）权限控制功能：录入者及审核者应具有不同的管理权限。审核者对医嘱进行审核、校对后方能执行任务，并对审核后医嘱的正确性承担责任。对未经审核的医嘱可提供修改和删除的功能。

（3）自动生成检验单号：由病历号 / 处方号自动生成检验单号，并保证检验单号的唯一性，用于查询检验结果。

（4）信息录入接口：仪检仪器能够提供自动数据采集的接口，镜检仪器能够提供手工录入的接口，并对两者提供相关的核准操作手续。

（5）无缝对接临床信息：每次检查的检验单号必须与患者在院资料相对应。

（6）逢检必审制度：每次检验的数据都要经过严格核准后方可生效。

（7）图示功能：检验数据具备图形显示功能。

（8）查询和修改：提供多种格式的单项和多项查询显示，对未存档数据可提供修改。

（9）网络运行：提供的数据和信息快速准确可靠。

3. LIS 管理

（1）基础信息维护：主要指患者姓名、性别、年龄、标本类型等信息的维护。

（2）用户管理：设定 LIS 使用用户、所属组别以及每组用户的使用权限。

（3）数据管理：提供数据备份和数据恢复服务。可对数据备份路径、自动备份时间等参数进行设置。在自动备份无法进行时，能够用手动备份的方式进行操作。

（4）接口管理：主要作用是设置临床实验室与医院其他系统、不同实验室间的 LIS 连接方式。例如直接读取 HIS 中患者信息并将其转换成本系统的电子申请单。

（5）主任管理：设定每组用户可使用的功能和模块。审核检验报告、查询试剂库存情况、查询仪器质控和统计工作量等。

二、实验室管理

1. 健全管理制度　建立健全涵盖机房、服务器、网络、设备、用户、分级授权、技术文档等管理制度。确立系统、网络、数据库、信息安全等管理岗位的职责，定期检查执行情况和结果。明确各个 LIS 站点负责人和管理专员，并接受计算机中心的管理及抽查，一旦发现违章行为，应及时向上级报告。制定严格的出入管理制度，实行分区管理方案。可考虑从以下方面健全 LIS 管理制度。

（1）权限受理：LIS 使用权限由个人申请，检验科、病理科、人事科和信息科主任审核通过后授权 LIS 管理员，由管理员根据岗位设定使用权限和相应功能模块。

（2）系统登录：本科室人员凭借个人用户名和密码进入 LIS 系统，有条件单位可以采用指纹登录或人脸识别，访问患者信息和检验结果，非本科室人员禁止使用 LIS。

（3）数据审核：已授权的审核人员可以更改检验数据，并记录说明更改数据的原因，其他人员不能更改 LIS 内的数据和信息。

（4）故障申报：任何人员发现 LIS 出现问题时，均应及时上报管理员。

2. 指定专员负责　由于 LIS 开发人员不完全了解检验和病理的具体工作，所以需要检验科和病理科内部人员协助管理。指定维护人员，主要负责 LIS 的建立、测试、维护以及管理，进行关键数据备份、软硬件和网络的维护管理工作及病毒防护，并对其他工作人员进行使用培训。LIS 中心主管或其指定的负责专员方有权限存取和修改特权口令。

3. 操作的培训与考核　LIS 操作人员的培训需要纳入实验室业务培训计划，经考核合格后授权使用 LIS。

（1）操作人员培训：操作人员经基础培训后，能够使用 LIS 完成日常业务工作。此后，定期组织操作人员学习日常维护基本知识，了解如何通过 LIS 管理、监测使用仪器设备。

（2）维护人员培训：全面了解区域 LIS 的运营模式及检验系统的业务处理目的，能够为操作人员提供 LIS 使用方面的帮助。培训内容多种多样，例如：简单故障的排查和处理、如何使用快捷键、如何审核检验结果。维护人员需由具有较高计算机应用水平和检验业务水平的实验室人员承担。

（3）系统管理人员培训：能够全面掌握检验系统的网络布线，进行硬件和软件的安装、设置和使用，能够确定系统故障原因并排除，保证系统的正常运行。系统管理人员需要有较强的计算机技术背景，熟悉计算机系统结构和软硬件管理技术，并且具有服务器操作系统工作经验，具备丰富的计算机及相关设备操作维护经验。

三、维护更新

鉴于各中心实验室、实验室间，以及独立医学实验室的工作业务均需要 LIS 支持来完成，因此，对其进行合理、有序、科学的维护与管理是保证区域 LIS 正常运营的关键。据此，应当安排专员定期对 LIS 数据库进行维护和管理，对 LIS 进行更新和升级，在维护更新的过程中应保证系统不间断运行。

1. 服务器的运行维护　　主要包括 LIS 硬件配置和软件安装的维护。此外，还包括机房上下架等技术维护、运行状况监控，以及服务器故障的诊断和排除等方面内容。

(1) 硬件维护：对服务器的硬件进行检测、更换和升级，最常见的是升级 CPU、内存和磁盘扩容。其中内存和磁盘扩充最常见，由于服务运行的时间越长，产生的数据量就越大，就需要用更多的磁盘进行信息存储。最好使用同一品牌的硬件进行扩容，如非同一品牌，则需在扩容前考察与服务器原有硬件的兼容性，以防止因设备硬件不兼容导致的服务器报错或崩溃。在增加硬盘之前，需要检查服务器是否有空余的硬盘支架、硬盘接口和电源接口，以及主板是否支持这种容量的硬盘。此外，还需对服务器各部件尤其是电源部分进行定期除尘。

(2) 软件维护：主要包括操作系统、功能软件、信息数据和安全管理等方面的维护和升级。操作系统是服务器运行的基础，目前 LIS 服务器广泛使用 Windows 作为操作系统，定期打开事件查看器，在系统日志、安全日志和应用程序日志中查看异常记录。此外，需要到官方网站（如服务器采用 Windows 系统，则登录微软网站）定期升级各种补丁来保护系统安全，规避因系统漏洞导致的错误。功能软件指 LIS 服务器上运行的各种软件。为实现软件的长期运行和功能拓展，满足用户新的需求，需要进行定期升级和更新。在数据维护方面，主要是对检验结果进行备份，防止因意外情况导致的数据丢失。在安全管理方面，可以通过检查数据库、系统的运行日志，甄别攻击行为，并进行防范。

2. LIS 的安全防护措施　　为了保证系统的稳定有效地运行，应当制定相关政策、规章制度或采取适当硬件手段、软件程序和技术工具，避免 LIS 系统被未授权的用户进入、使用或修改，防止系统数据被非法利用或破坏。

(1) LIS 的系统安全：LIS 系统上安装的软件必须具有合法的授权使用证书，软件安全可以防止软件被破坏、篡改或伪造，防止软件滥用、窃取或非法复制，保证信息的安全和可靠。建立 LIS 管理员或经授权人复核审批的使用手册。应制定遇突发状况导致的 LIS 系统故障时的应急预案。采取一定措施保证 LIS 使用者口令或密码的安全性，可以通过指纹登录 LIS 系统。

(2) LIS 的网络安全：对于服务器、路由器等重要设备必须配有不间断电源（UPS）。UPS 的作用为：①作为应急使用，UPS 可以保障计算机在停电之后继续工作一段时间使得用户能够紧急保存数据信息，防止突然断电而影响临床工作。②UPS 可以稳定电压、消除电线噪声、改善电源质量，为计算机提供高质量的电源。通过用户验证、访问授权、时间限制、路由器过滤等方式对客户端和网上文件进行控制管理，增加网络安全性。LIS 使用人员严格按照口令、密码或指纹登录系统。禁止使用外来软盘、闪存、U 盘等外接移动设备连接 LIS 客户端。网络中心和工作站应安装防火墙和杀毒软件，定期查杀病毒。

(3) LIS 的数据安全：网络参数和系统设置应符合规范要求，并有完整记录。重大调整需要遵守工作流程和审批程序。建立监管机制，有效防止未经授权人员接触或篡改患者信息、检验数据。此外，LIS 数据应保存至少 10 年以上。

3. 系统故障的应急预案

(1) 常规应急预案：当 LIS 系统出现故障，无法提供正常业务服务时，应急系统应当对实验室状态、原始检验数据给予拯救性恢复。如果计算机出现严重瘫痪时，检验人员应当能够用手工方式将数据进行保存，待系统修复后再重新录入。

(2) 单机应急预案：当某一客户端出现故障时，特别是急诊检验的单机出现问题时，应能用手工方式将检验数据录入到其他工作站并保存检验报告。系统修复重启后,及时检查数据的完整性。如果当前数据文件受到破坏无法恢复,应当将最近一次的数据库全部备份并取出归档日志,并按要求恢复至主机系统中。

(3) 数据库应急预案:至少每周进行 1 次全数据库系统的备份,其中归档日志需要实时备份。一旦数据库崩溃,信息网络中心维护人员应立即向分管领导汇报,及时对主机系统进行维修,同时通知检验操作人员暂缓业务操作。如遇到无法解决的问题,可以向 LIS 服务商请求紧急支援。LIS 工作站应能选用与 HIS 系统相互连接的数据库管理系统,通过下载服务器上的数据信息,形成全新的镜像数据库作为应急防范。

(4) 服务器应急预案:能够把 LIS 设置为独立运行的服务器,以保证检验数据的准确性和高效性。选择独立服务器主要有以下两个优点。①稳定性:在独立主机的环境下,可以对用户行为和程序严格把关,不会由于共享主机引起负荷过重导致服务器瘫痪;②安全性:在独立主机环境下,用户能够自主设置管理权限,自由选择防火墙和杀毒软件。

(5) 灾难性事故的恢复措施:灾难性事故主要指突发的或因不可抗力因素导致的意外事件,如火灾、水灾、地震、房屋倒塌、电力供应中断、硬件的人为损坏等,对信息系统造成毁灭性的破坏。为减少灾难性事故对 LIS 不良影响,管理员应事先考虑可能发生的事故并制定缜密的应急预案。计划中应明确备用系统的启动和软件数据的恢复方法,并指明通信设备的具体恢复措施。

(谷雅君)

参 考 文 献

1. 王惠民,王清涛.临床实验室管理学[M].2 版.北京:高等教育出版社,2016.
2. 赵伟,曹永彤,湛玉良,等.第三方医学检验服务支撑平台模式的建立与探讨[J].检验医学与临床,2015,12(20): 2979-2980,2983.
3. 费阳,王薇,王治国.临床实验室信息系统的基本要求[J].中国医院管理,2014,34(12):36-38.
4. 李广权,周卫东,李隆勇,等.实时监控对缩短检验结果回报时间的作用[J].中国医疗设备,2014,29(5):92-94.
5. 熊怀民,蒋廷旺,周金保.区域性临床检验服务集约化的实践[J].中华检验医学杂志,2013,36(1):92.
6. 赵希顿.基于预制条码模式的临床实验室信息系统设计与实现[J].中国数字医学,2013,8(11):51-53.
7. 杨大干,何剑虎,胡长爱,等.临床实验室信息系统的标准研究进展[J].中国数字医学,2011,6(12):79-82.
8. 王会中,张金树,孙宇,等.B/S 结构 LIS 系统的应用体会[J].国际检验医学杂志,2011,32(5):621-622.
9. 唐凯,管世俊,黄钊.区域医疗信息化中的医疗数据交换平台[J].医疗卫生装备,2010,31(5):35-37,40.
10. 吴晓华,冯伟国,黄南杰.区域内医院实验室信息系统设计方法[J].中国数字医学,2010,5(10):77-79.
11. 孙晓玮,冷金昌,彭坤,等.区域协同医疗代理检验系统的实现[J].中国医疗设备,2009,24(5):30-34.

第三十二章

安 全 管 理

"安全"是指风险处在可接受的水平之内,应承认风险的客观性。安全管理在实验室操作中起着至关重要的作用。本章主要介绍医学实验室的主要危害源以及针对常见危害的防护设备使用及防护措施,实验室废物处理办法以及危害发生后的应急措施。

第一节 概 述

自医学实验室投入使用起,危害源始终与其如影相随。这些危害源大致可分为3类:①生物危害源;②化学危害源;③物理危害源。各实验室所存在的危害源由于规模或所承担的任务各异而不同,但无论如何,危害源的存在是客观的,而危害是否发生、发生后的危害程度可通过科学的管理加以控制。

一、生物危害源

生物危害源是指对人类和动物有危害或潜在危害的传染源,来自患者各种标本的病原微生物或其他生物因子,主要包括细菌、真菌、病毒和寄生虫等。

二、化学危害源

化学危害源是指实验室所使用的一些危险化学品,主要包括易燃易爆化学品、强酸强碱化学品、腐蚀性化学品以及有毒有害化学品等。实验室操作人员一旦暴露于化学危害源,将会受到一定程度的危害。化学品危害途径包括皮肤及黏膜的接触或吸收、呼吸道吸入、饮食摄入、皮肤针刺或注射等。化学危害可以累及某些组织器官,如皮肤及黏膜组织、呼吸系统、消化系统、泌尿系统、造血系统、神经系统等,导致局部或全身症状,有些化学品还具有致癌性或致畸性。

三、物理危害源

物理危害源主要包括火、电、电离辐射、紫外线、噪声及超低温等。

1. 火危害 各种原因导致的火灾除了可危及工作人员、患者、来访者等相关人员的人身安全以外,还会对实验室设施设备造成不同程度的损害。严重的火灾可导致毁灭性的损失,应高度重视并严加防范。在实验室中,引起火灾的常见原因有:超负荷用电、电器保养不良、供气管和电线过长、设备在不使用时未关闭电源、实验室中使用明火、供气管老化腐蚀、易燃物品使用不当、在普通冰箱中储存易燃易爆化学试剂等。

2. 电危害 电危害包括直接电危害和间接电危害。间接电危害是由于用电不规范导致火灾而产生的危害;而直接电危害是由于用电不规范或操作不当导致的用电意外,可致人伤亡或电器损毁。导致实验室直接电危害的常见因素有:电器老化、电源无接地系统或接地系统不完善、电路中未配备短路器或漏电保护器、未定期检查和测试电器设备等。

3. 电离辐射危害 电离辐射是一切能引起物质电离的辐射总称,其种类很多,高速带电粒子有 α

粒子、β粒子、质子,不带电粒子有中子以及X射线、γ射线。电离辐射以4种方式作用于人体:①外照射:辐射源位于人体之外;②内照射:辐射源进入人体内,在体内造成辐射;③放射性核素体表沾染;④复合照射:以上三种方式复合作用于人体。电离辐射对人体的危害是多方面的,如可导致皮肤损伤、贫血、脱发等症状,也可导致人类恶性肿瘤,还可通过损害人类生殖系统、致畸等影响人类遗传。

4. 紫外线危害　电磁波谱中介于电离辐射和可见光辐射之间的部分为紫外线,其波长介于100~400nm之间。紫外线辐射对人体危害主要体现以下两方面:①在受到强烈的紫外线辐射后,表皮会生成各种化学介质,并释放扩散到真皮,引起局部血管扩张,具体表现为皮肤出现红斑,还可使皮肤色素沉着形成黑斑,严重的可诱发皮肤癌变;②紫外线辐射对眼睛会产生伤害,强烈的紫外辐射能够损伤眼组织,导致结膜炎,损害角膜、晶状体,是白内障的主要诱因。临床实验室内的紫外线辐射主要来自紫外线灯和仪器,一些仪器在运行过程中可产生紫外线,在规范操作的前提下,紫外线一般不会泄漏。

5. 噪声危害　实验室噪声危害主要源自各种仪器设备的运转,其对人类的危害主要体现在生理和心理两方面。生理危害包括听力受损以及对神经系统、心血管系统、内分泌系统和消化系统等的影响;心理危害表现为烦躁、情绪低落、疲劳感等。一般建议噪声应<75分贝,若超标,应采取必要的防护措施,如向工作人员提供耳塞等。

6. 超低温危害　最常见的超低温危害源是液氮,氮的沸点是−196℃,在正常大气压下温度低于−196℃就会形成液氮,如果加压,可以在比较高的温度下形成液氮。其危害主要为冻伤,另外,如在常压下汽化产生的氮气过量,可使空气中氧分压下降,引起缺氧窒息。

第二节　生物危害与防护管理

一、病原微生物分类及生物安全防护水平分级

生物危害程度主要取决于病原微生物的种类及其在患者标本中的浓度及活性。卫生部于2006年1月公布了《人间传染的病原微生物名录》,根据病原微生物的传染性、感染后对个体或者群体的危害程度,将病原微生物分为4类:第一类病原微生物,是指能够引起人类或者动物非常严重疾病的微生物,以及我国尚未发现或者已经宣布消灭的微生物,如天花病毒、埃博拉病毒等;第二类病原微生物,是指能够引起人类或者动物严重疾病,比较容易直接或者间接在人与人、动物与人、动物与动物间传播的微生物,如口蹄疫病毒、高致病性禽流感病毒、人免疫缺陷病毒(HIV)、结核分枝杆菌等;第三类病原微生物,是指能够引起人类或者动物疾病,但一般情况下对人、动物或者环境不构成严重危害,传播风险有限,实验室感染后很少引起严重疾病,并且具备有效治疗和预防措施的微生物,如巨细胞病毒、肺炎克雷伯菌、表皮葡萄球菌等;第四类病原微生物,是指在通常情况下不会引起人类或者动物疾病的微生物,如豚鼠疱疹病毒等。第一类、第二类病原微生物统称为高致病性病原微生物。

国务院于2004年11月公布并实施《病原微生物实验室生物安全管理条例》,对接触和处理含病原微生物标本的实验室的设立和管理作了明确规定。根据实验室对病原微生物的生物安全防护水平,并依照实验室生物安全国家标准的规定,将生物安全实验室(biological safety laboratory,BSL)分为一级、二级、三级和四级,即BSL-1、BSL-2、BSL-3和BSL-4,国际上也分别称之为P1、P2、P3和P4实验室,“P”是protect(保护)的缩写。

二、临床实验室生物安全防护措施

生物安全实验室根据所处理的病原微生物或潜在因子的类型,决定实验室的级别。一级、二级实验室不得从事高致病性病原微生物实验活动。

（一）一级和二级生物安全防护实验室的建筑设计与设施要求

一级实验室只能从事灭活和无感染性材料的操作，一般适用于教学用示教实验室；二级实验室只能处理或接触第三、第四类病原微生物，或未经培养的含有第二类病原微生物的标本。对于一级和二级生物安全防护实验室的设施要求概括如下。

（1）提供足够的空间，以保证实验室安全运行；实验室应合理分区。

（2）实验室墙壁、天花板和地面应当平整、易清洁、防渗漏并耐化学品和消毒剂的腐蚀，地面应防滑。

（3）应保证足够的照明，避免不必要的反光和闪光。

（4）应有足够的空间来摆放随时使用的物品，以避免实验台和走廊内混乱。

（5）每个实验室都应有洗手池，最好靠近出口处。

（6）应有足够的应急淋浴以及洗眼设施，且分布合理。

（7）应在显著位置配备急救箱，急救箱应装有常用的应急抢救材料，如快速阅读卡片、单独包装的不同尺寸无菌包扎敷料、三角绷带、消毒用乙醇、带有绷带的无菌眼垫等。

（8）应当设置机械通风系统，以使实验室内空气合理流动并及时更新。如果没有机械通风系统，那么实验室的窗户应当能够开启，同时应安装防蚊虫纱窗。

（9）应为实验室提供可靠的水源。

（10）应为实验室提供可靠和充足电力，备用发电机或安装大容量不间断电源（UPS）以保证重要设备地正常运转。

（11）安装应急照明系统，确保紧急情况下的安全。

（12）在实验室的工作区外应当有存放外衣和私人物品的空间。

（13）在实验室的工作区外应当有进食、饮水和休息的场所。

（14）二级生物安全水平时，应配备高压灭菌器或其他消毒设备。

（15）实验室应设置污物专用通道。

（16）实验室的门应坚固且有可视窗，应达到适当的防火等级，能自动关闭并有门禁装置。

（二）实验室安全防护设备

实验室应配备足够的安全设备，最重要的是生物安全柜。

1. 生物安全柜　生物安全柜（biological safety cabinet, BSC）是为操作具有感染性实验材料时，用于保护操作者、实验室内外环境及实验材料，使其避免暴露于上述操作过程中可能产生的感染性气溶胶和溅出物而设计的一种实验室安全防护设备。气溶胶是直径为 0.001~100μm 的固态或液态微小粒子形成的相对稳定的分散体系。当操作液体或半流体，如摇动、倾注、搅拌，或将液体滴加到固体表面或另一种液体时，均可能产生气溶胶。由于肉眼一般无法看到直径 <5μm 的气溶胶，因此，实验室工作人员通常意识不到有这样大小的颗粒在生成，并可能吸入人体或污染工作台面。生物安全柜可有效减少由于气溶胶暴露所造成的实验室感染以及培养物交叉污染。生物安全柜的排风系统安装有高效微粒空气过滤器（high efficiency particulate air filter, HEPA），对于直径为 0.3μm 的颗粒，可以截留99.97%，对于直径 >0.3μm 的颗粒则可以截留 99.99%。HEPA 能够有效截留所有已知传染因子，并确保从安全柜中排出的是完全不含微生物的空气。生物安全柜的作用是保护实验人员，而超净工作台无此功能。依据我国生物安全柜标准 YY0569—2005，生物安全柜包括三大类共 6 种型号，即Ⅰ级生物安全柜、Ⅱ级 A1 型和 A2 型生物安全柜、Ⅱ级 B1 型和 B2 型生物安全柜、Ⅲ级生物安全柜。

（1）Ⅰ级生物安全柜：实验室内空气从生物安全柜前面的开口处以 0.38m/s 的低速率进入安全柜，空气经过工作台表面，并经排风管排出安全柜。定向流动的空气可以将工作台面上可能形成的气溶胶迅速带离，送入排风管内（图 32-1）。安全柜内的空气可以通过 HEPA 过滤器按下列方式排出：①排到实验室中，然后再通过实验室排风系统排到建筑物外；②通过建筑物的排风系统排到建筑物外；③直接排到建筑物外。Ⅰ级生物安全柜是最早得到认可的，且由于设计简单，目前仍在世界各地被广泛使用。Ⅰ级生物安全柜能够为人员和环境提供保护,也可用于操作放射性核素和挥发性有毒化学品。但由于未灭菌的房间空气通过生物安全柜正面的开口处直接吹到工作台面上,因此,Ⅰ级生物安全柜对实验材料不能提供切实可靠的保护。

(2)Ⅱ级 A1 和 A2 型生物安全柜:Ⅱ级 A1 和 A2 型生物安全柜的特点是有部分经 HEPA 的空气参加了内循环(图 32-2、图 32-3)。以 A1 型为例,内置风机将房间空气(供给空气)经前面的开口引入安全柜内并进入前面的进风格栅。在正面开口处的空气流入速度至少应达 0.38m/s。然后,供气先通过供风 HEPA 过滤器,再向下流动通过工作台面。空气在向下流动到距工作台面大约 6~18cm 处分开,其中的一半会通过前面的排风格栅排出,而另一半则通过后面的排风格栅排出。所有在工作台面形成的气溶胶立刻被这样向下的气流带走,并经两组排风格栅排出,从而为实验对象提供最好的保护。气流接着通过后面的压力通风系统到达位于安全柜顶部、介于供风和排风过滤器之间的空间。由于过滤器大小不同,大约 70% 的空气经过供风 HEPA 过滤器重新返回到生物安全柜内的操作区域,而剩余的 30% 则经过排风过滤器进入房间内或被排到外面。安全柜所排出的经过加热和(或)冷却的空气重新排入房间内使用,与直接排到外环境相比,具有降低能源消耗的优点。

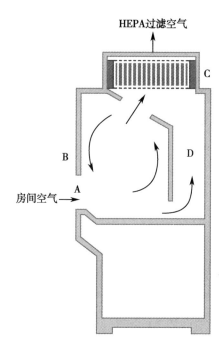

图 32-1 Ⅰ级生物安全柜工作原理图
注:A:前窗开口;B:窗扇;C:HEPA 过滤装置;D:废气室

(3)Ⅱ级 B1 型和 B2 型生物安全柜:它们均由 A 型生物安全柜演变而来,所不同的是所有的气流通过工作台面后,B1 型大部分排出生物安全柜外(约 70%),B2 型则全部排出,不再参加内循环,因此,B 型生物安全柜有更好的安全性,尤其适用于有毒化学品和放射性核素的处理,工作原理见图 32-4 和图 32-5。

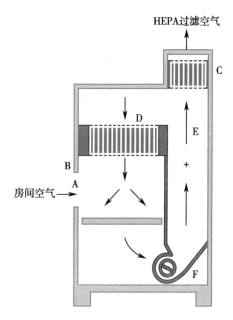

图 32-2 Ⅱ级 A1 型生物安全柜工作原理图
注:A:前窗开口;B:窗扇;C:废气 HEPA 过滤装置;D:进气 HEPA 过滤装置;E:共用风室;F:风机

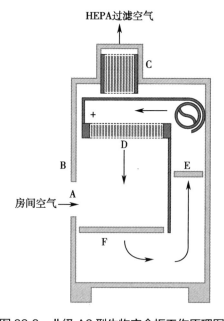

图 32-3 Ⅱ级 A2 型生物安全柜工作原理图
注:A:前窗开口;B:窗扇;C:废气 HEPA 过滤装置;D:进气 HEPA 过滤装置;E:正压共用风室;F:负压风室

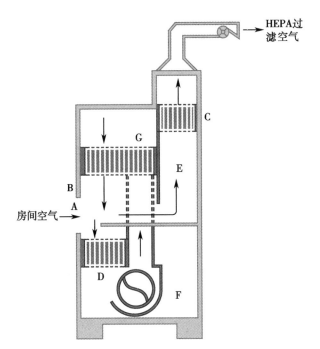

图 32-4　Ⅱ级 B1 型生物安全柜工作原理图

注:A:前窗开口;B:窗扇;C:废气 HEPA 过滤装置;D:进气 HEPA 过滤装置;E:专用负压排气室;F:风机;G:进气 HEPA 过滤装置

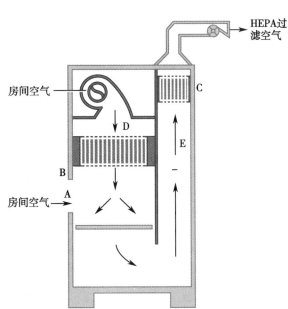

图 32-5　Ⅱ级 B2 型生物安全柜工作原理图

注:A:前窗开口;B:窗扇;C:废气 HEPA 过滤装置;D:进气 HEPA 过滤装置;E:负压排气室

(4) Ⅲ级生物安全柜:用于操作含第一类病原微生物(危险度最高)的实验材料,可以提供最好的个体防护(图 32-6)。Ⅲ级生物安全柜的所有接口都是"密封的",其送风经 HEPA 过滤,排风则经过两个 HEPA 过滤器。Ⅲ级生物安全柜由一个外置的专门的排风系统来控制气流,使安全柜内部始终处于负压状态(大约 124.5Pa)。只有通过连接在安全柜上结实的橡胶手套,手才能伸到工作台面。Ⅲ级生物安全柜适用于三级和四级生物安全水平的实验室。

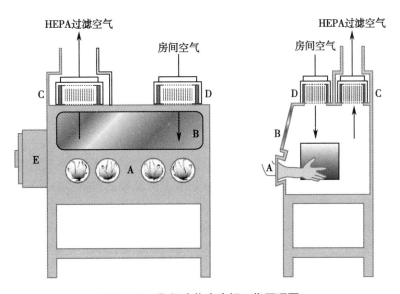

图 32-6　Ⅲ级生物安全柜工作原理图

注:A:手套舱口;B:窗扇;C:废气 HEPA 过滤装置;D:进气 HEPA 过滤装置;E:双开门高压灭菌器或传递箱

不同级别和型号生物安全柜的性能和作用见表 32-1、表 32-2。

表 32-1　不同级别和型号生物安全柜性能特征

生物安全柜	正面气流速度（m/s）	气流百分数（%）		排风系统
		重新循环部分	排出部分	
Ⅰ级	0.38	0	100	硬管
Ⅱ级 A1 型	0.38~0.51	70	30	排到房间或套管连接处
Ⅱ级 A2 型	0.51	70	30	排到房间或套管连接处
Ⅱ级 B1 型	0.51	30	70	硬管
Ⅱ级 B2 型	0.51	0	100	硬管
Ⅲ级	—	0	100	硬管

表 32-2　不同类型生物安全柜的作用

保护类型	生物安全柜的选择
个体防护，针对第一类病原微生物	Ⅲ级生物安全柜
个体防护，针对第三、四类病原微生物	Ⅰ级、Ⅱ级生物安全柜
保护实验对象	Ⅱ级生物安全柜
少量挥发性放射性核素 / 化学品的防护	Ⅱ级 B1 型、Ⅱ级 A2 型生物安全柜
挥发性放射性核素 / 化学品的防护	Ⅰ级、Ⅱ级 B2 型、Ⅲ级生物安全柜

2. 超净工作台　超净工作台（clean bench）与生物安全柜无论在工作原理上还是在实际用途方面都有本质区别，这两种设备工作时气流模式截然不同。超净工作台的气流是由外部经 HEPA 过滤后进入操作区，通过操作区后由超净工作台前侧开口区流向操作者一侧进入实验室。生物安全柜除了能保护实验材料免受污染外，还可保护操作人员及环境；而超净工作台只能保护实验材料，不能保护操作人员及环境。如果将超净工作台代替生物安全柜进行有感染性的实验材料操作，将会造成致命伤害。超净工作台只适于无毒、无味、无刺激性的挥发性气体以及无感染性实验材料的操作。其工作原理见图 32-7、图 32-8。

3. 通风柜　在实验操作过程中，有时会产生一些有害气体、刺激性气体、潮湿气体以及易燃、易爆、腐蚀性物质，为了保护操作者的安全，防止实验中的污染物向实验室内扩散，在污染源附近要使用排风设备。通风柜是能够有效遏制毒性、刺激性或者易燃材料影响人体和环境的排风设备，尤其是当实验过程中出现操作失误，有害气体或粉尘大量泄出时，通风柜可起到安全保护作用。

（三）实验室安全个人防护

在处理血液、体液和器官、组织标本时应采取普遍防护和标准防护。

普遍防护（universal precautions）是一个涉及血源性疾病控制的概念，要求把所有人的血标本和其他有潜在感染性的物质都当作已感染了 HIV、HBV、HCV 或其他血源携带性病原体的标本对待，不考虑某人或某群体为低风险人群。

标准防护（standard precautions）或机体物质隔离（body substance isolation），指把所有体液和物质都看作感染性的。所有健康的工作人员在处理血样本或其他可能的体液标本时，应采取适当的隔离防护措施以防止皮肤和黏膜与样本直接地接触。

（四）个人防护用具

个人防护用具（personal protective equipment，PPE）主要包括防护服、护目镜、面罩、手套和防护鞋等（表 32-3）。

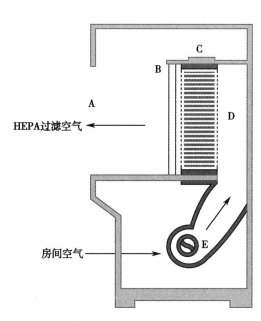

图 32-7 水平流层式超净工作台原理

注:A:前窗开口;B:进气格栅;C:进气 HEPA 过滤装置;D:进气风室;E:风机

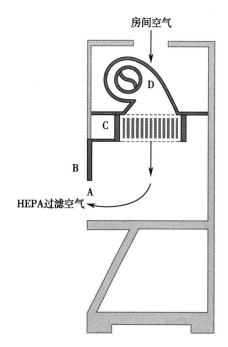

图 32-8 垂直流层式超净工作台原理

注:A:前窗开口;B:窗扇;C:进气 HEPA 过滤装置;D:风机

表 32-3 个体防护装备及其所能提供的保护

装备	避免的伤害	安全性特征
实验服、隔离衣、连体衣	污染衣服	罩在日常服装外
塑料围裙	污染衣物	防水
鞋袜	碰撞和喷溅	不露脚趾
护目镜	碰撞和喷溅	防碰撞镜片(必须有视力矫正或外戴视力矫正眼镜);侧面有护罩
面罩	碰撞和喷溅	罩住整个面部 发生意外时容易取下
口罩	碰撞和喷溅,吸入气溶胶和飞沫	罩住颜面部和口鼻 过滤净化空气
防毒面具	吸入气溶胶	在设计上包括一次性使用的、整个面部或一半面部空气净化的、整个面部或加罩的动力空气净化的以及供气的防毒面具
手套	直接接触微生物划破	乳胶、乙烯树脂或聚腈类材料;保护手;网孔结构

1. 防护服 防护服包括一般操作服、隔离衣、连体衣和围裙等。一般操作服用于最基本的防护。隔离衣及连体衣为长袖、背面开口,其防护效果比一般操作服好,因此适合在微生物学实验室以及操作生物安全柜时使用。在针对化学溶液、血液或培养液等物质可能的溢出提供进一步防护时,应该在实验服或隔离衣外面再穿上围裙。防护服不得穿离实验室区域。

(1) 实验室日常操作中应穿工作服装或隔离衣,禁止穿短裤、短裙或超短裙,可在其外加穿一件得体的实验室服或工作服,工作服应干净、整洁。当工作中有危险物喷溅到身上的可能时,应使用一次性塑料围裙或防渗外罩。

(2) 实验室备有足够的有适当防护水平的清洁防护服可供使用。不用时,清洁的防护服置于专用存放处。污染的防护服置于适当标记的防漏袋中放置及搬运。

(3) 个人防护服装应定期更换以保持清洁,当被危险物品严重污染时,则应立即更换。

(4) 实验服、工作服或防渗外罩应与个人生活服装分类清洗,防止交叉污染。

(5) 禁止穿实验服、工作服进入餐饮间。

2. 护目镜、面罩及防护帽　为了避免因实验物品飞溅对眼睛和面部造成危害,应根据危害评估报告及所进行的具体操作选择相应防护用品,如护目镜和面罩。护目镜应该戴在常规视力矫正眼镜外面,以防外来的飞溅和撞击。面罩(面具)采用防碎塑料制成,形状与脸型相配,通过头带或帽子佩戴。护目镜和面罩均不得戴离实验室区域。

(1) 防护要求:①工作人员在实验室的危险区内不要佩戴隐形眼镜,除非同时使用护目镜或面罩;②处理腐蚀性或毒性物质时,应使用安全镜、面罩或其他保护眼睛和面部的防护用品;③使用、处理能够通过黏膜和皮肤感染的试剂,或有可能发生试剂溅溢的情况时,必须佩戴护目镜、面罩或面具式呼吸器。

(2) 安全眼镜:制备屈光眼镜或平光眼镜配以专门镜框,将镜片从镜框前面装上,这种镜框用可弯曲的或侧面有护罩的防碎材料制成(安全眼镜)。安全眼镜即使侧面带有护罩也不能对喷溅提供充分的保护。

(3) 口罩:外科口罩可以防护部分面部免受生物危害物质如血液、体液、分泌物以及排泄物等喷溅物的污染。一般在使用时可同时佩戴面罩,单独使用不能对工作人员提供呼吸保护。

N95 型或以上的防颗粒物口罩可以预防由患者体液或血液飞溅引起的飞沫传染,用于职业性呼吸防护,包括某些微生物颗粒(如病毒、细菌、霉菌、炭疽杆菌、结核分枝杆菌等),暴露在结核分枝杆菌下的医务人员应佩戴 N95 标准以上的口罩。

(4) 防毒面具:当进行高度危险性的操作(如清理溢出的感染性物质)时,可采用防毒面具进行防护。根据危险类型来选择防毒面具。防毒面具中装有一种可更换的过滤器,可以保护佩戴者免受气体、蒸汽、颗粒和微生物的影响。过滤器必须与防毒面具的正确类型相配套。外科面罩在设计上只能保护患者,而不能对工作人员提供呼吸保护。有些单独使用的一次性防毒面具设计用来保护工作人员避免生物因子暴露。

(5) 防护帽:在生物安全实验室中佩戴防护帽可保护工作人员,避免化学和生物危害物质飞溅至头部(头发)所造成的污染,还可以避免头发卷入某些仪器,因此要求人员在实验操作时戴防护帽。

3. 手套　在实验室工作时应有可供使用的手套,以防化学品、生物危险物、辐射污染、冷和热、产品污染、刺伤和擦伤。

手套应按所从事操作的种类符合舒服、合适、灵活、握牢、耐磨、耐扎和耐撕的要求,并应对所涉及的危险提供足够防护。实验室应提供未扑粉的手套和(或)可替代材料,供对天然橡胶、滑石、淀粉或乙烯基过敏和有其他反应的工作人员使用。

(1) 应对实验室工作人员进行手套选择、佩戴和摘除的培训:①使用合适的手套;②穿坏或污染后及时更换手套;③不要通过清洗和消毒重新利用手套;④当患者要求或健康史需要时,使用低致敏性手套;⑤脱掉手套后洗手。

(2) 当存在下列情况时应戴手套:①接触实验室中的标本及组织物;②接触污染物品;③接触患者的黏膜及破损皮肤;④处理可能污染的场所,如清洗生物危险品的溢出物。

(3) 手套使用注意事项:①在佩戴前检查漏损。②在戴好后完全遮住手及腕部,如适用,可覆盖实验室长罩服或外衣的袖子。③在撕破、损坏或怀疑内部污染时更换,并进行手部消毒。④为工作专用,即仅在接触有潜在感染性材料时使用。在工作完成或中止后应摘掉并按规范处置。⑤在接触参考资料、电话和键盘等之间应摘掉污染的手套。

4. 防护用鞋　在工作区内,禁止穿高跟鞋、露趾鞋、凉鞋或用其他编织物品做的鞋。应穿舒适、防滑、并能保护整个脚面的鞋。推荐使用皮制或合成材料的不渗液体的鞋类。在从事可能出现液体材料漏出的工作时,可穿一次性防水鞋套。在实验室的特殊区域(如有防静电要求的区域)或BSL-3和BSL-4实验室使用专用鞋(如一次性或橡胶靴子)。

接触大量化学品、从事危险活动、日常使用刀或其他利器的组织病理区要求使用经过核准的安全鞋。

5. 工作环境要求

(1) 工作人员根据区域标识识别:清洁区(绿色)、缓冲区(黄色)、污染区(红色),并遵守相关区域要求。

(2) 应严格区分清洁区与非清洁区的清洁用品如拖把、抹布等。

(3) 生活清洁区内只能存放清洁的物品,不能存放可能或确定被污染的物品。

(4) 严禁工作人员穿戴工作区的防护用品(如工作服、手套、帽子、口罩、鞋套等)进入生活清洁区。

(5) 进入生活清洁区前应进行手部消毒。

(6) 在实验区内划分的相对清洁区,应保持台面、工作人员的手部清洁,以保持与其接触的物品清洁。

(7) 在非清洁区允许戴手套接触所有物品(如电话、门柄、计算机终端和其他物品),所有这些物品的表面都认为是不清洁的。未戴手套的人员如果使用该区域内的电话、计算机终端或其他设备,应该戴上手套,或在使用后立即彻底洗手。

(8) "清洁"和"非清洁"区都应保持整洁。实验台至少每天清洁、消毒一次,如有必要可以多次清洗、消毒。在处理溅溢的样品或严重污染的工作面时,应戴手套和其他个人防护装备,使用相应合适的清洁剂清除所有的溅溢物。

(9) "清洁"和"非清洁"的个人防护服要分开存放。外衣(实验服、工作服和围裙)应悬挂在远离散热器、蒸汽管道、供暖装置,以及有明火的地方,不要挂在压缩气瓶或灭火器上,也不要挂在门的玻璃隔板上,妨碍视线。为便于清洁消毒,实验室工作区内不应有织物装饰的用具或椅子。

(10) 个人物品:实验工作区不得存放个人物品,如钱包、外套、皮靴、水杯、运动服、预包装的食品和药品等。

(11) 定期进行开窗通风并检查防蚊蝇装置是否完整。

(12) 应定期投撒灭蟑螂、老鼠的药物。

(13) 禁止口吸移液。

(14) 用后的废弃物品应及时清理,具有危险性的液体(如酸性或碱性液体)应放在视平线以下。较大的废弃物容器应靠近地面存放。

(15) 保持实验室出口通路畅通,不准堆放物品、垃圾或设备等。

(16) 所有具潜在感染性或毒性的质控物和参考物质在存放、处理和使用时,应按未知风险样本操作同等对待。如果标本在收到时有损坏或泄漏,应由受过培训的人员穿着适当的个人防护设备开启标本装置,以防止漏出或气溶胶的伤害。如果污染过量或认为标本不可接受的损害,应将标本安全地废弃而勿开启。

(五) 一级和二级生物安全防护实验室基本要求

1. 一级生物安全防护实验室基本要求

(1) 在工作区内不得饮食、咀嚼口香糖、吸烟、化妆,也不得储存食品。

(2) 在工作区内不得存放个人用品,如外套、鞋、包和书籍等。

(3) 在操作完毕,摘除手套和防护服后,离开实验区前均应规范洗手。

(4) 在工作区内不得用手触摸口、鼻、眼睛、脸和头发。

(5) 在吸液或移液时,不得用嘴吸,应使用机械或手工装置。

(6) 穿戴适度的个人防护用具(PPE)。

2. 二级生物安全防护实验室感染性物质操作基本程序与要求

(1) 首先应完全满足一级生物安全防护实验室的基本要求。

(2) 应有适用的安全手册,对实验活动及操作进行明确说明。

(3) 对所有相关人员进行培训,确保其知晓可能出现的危害。

(4) 实验室应配备门禁系统,且应保持关闭状态,对人员进入应有明确限制。

(5) 在实验室入口明显位置张贴生物危害标识。

(6) 在离开实验室前,应弃去所有个人防护用具(PPE)。

(7) 应配备并规范使用生物安全柜。

(8) 尽量避免使用玻璃器材或其他危险锐器,锐器使用后,应丢弃至锐器收集盒。

(9) 应建立生物危害应急预案,一旦出现生物危害事件应执行报告制度。

(10) 加强内务管理,使操作者具备好的工作习惯,确保实验室整洁。

(11) 加强对保洁人员的培训与管理。

三、临床实验室消毒与灭菌

临床实验室生物安全防护工作常用的消毒与灭菌方式有 4 种,即化学消毒、高压消毒、紫外线照射以及焚烧。应根据具体情况来选择不同的消毒方式。

1. 化学消毒　目前,实验室所使用的化学消毒剂种类较多,要根据具体情况进行选择。消毒剂的最适浓度以及作用时间因具体的品种和生产商而不同。因此,所有消毒剂的使用方法应遵守生产商的说明。实验室应提供消毒剂的配制方法,明确有效消毒浓度及配制日期及有效期,确保相关人员知晓。消毒剂的配制及使用均应有记录,记录应得到妥善保管。应测试消毒剂的实际含量,并评估消毒效果,整个过程有记录。

2. 高压蒸汽灭菌　高压蒸汽灭菌是对实验材料及感染性物品进行灭菌的最有效和最可靠的方法之一,所使用的高压灭菌器主要包括:重力置换式("下排气式")高压灭菌器、预真空式高压灭菌器和燃料加热压力锅式高压灭菌器。使用高压灭菌器时,既要达到理想的灭菌效果,又要确保高压容器的使用安全,以下是高压灭菌器使用注意事项。

(1) 人员:应由受过良好培训的人员负责高压灭菌器的操作和日常维护,要求持证上岗。

(2) 维护:由有资质的人员定期检查灭菌器柜腔、门的密封性及所有的仪表和控制器,灭菌器的排水过滤器(如果有)应当每天拆下清洗。

(3) 灭菌物品放置方式:所有要高压灭菌的物品都应放在空气能够排出并具有良好热渗透性的容器中;灭菌器柜腔装载要松散,以便蒸汽可以均匀作用于装载物。

(4) 安全措施:应安装互锁安全装置,当灭菌器内部加压时,可以防止门被打开。

(5) 物品置放方式:应确保安全阀未被灭菌物品堵塞。当高压灭菌液体时,由于取出液体时可能因过热而沸腾,故应采用慢排式设置。

(6) 打开方式:即使温度下降到 80℃以下,操作者打开门时也应戴手套和面罩进行防护。

(7) 灭菌效果监测:进行高压灭菌效果的常规监测中,生物指示剂或热电偶计应置于每件高压灭菌物品的中心。最好在"最大"装载时用热偶计和记录仪进行定时监测,以确定灭菌程序是否有效。如达不到灭菌效果,应及时汇报安全负责人。

(8) 工作记录:高压灭菌操作应按规范记录,并妥善保存记录。

3. 紫外线消毒　紫外线对某些微生物(如细菌、病毒、芽孢等病原体)可产生辐射损伤并破坏其核酸功能,使微生物致死,从而达到消毒目的。对紫外线辐射敏感的微生物包括细菌繁殖体、芽孢、分枝杆菌、病毒、真菌、立克次体和支原体等,凡被上述微生物污染的物体表面,水和空气均可采用紫外线消毒。紫外线辐照能量低,穿透力弱,仅能杀灭直接照射到的微生物,因此消毒时应使消毒部位充分暴露于紫外线下。紫外线消毒的最适宜温度范围是 20~40℃,温度过高或过低均会影响消毒效果,可适当延长消毒时间。用于空气消毒时,消毒环境的相对湿度低于80%为好,否则应适当延长照射时间。应定期监测紫外线辐射强度,达不到要求应及时更换紫外灯管。操作过程中应避免紫外线对人体伤害。

4. 焚烧　焚烧工作一般由实验室外的部门完成,也是医疗废物消毒的终末环节。在处理经过或事先未经清除污染的动物尸体以及解剖组织或其他实验室废物时,焚烧是一种有效的方法。许多焚烧炉,尤其是只有单个焚烧室的,不能满足处理感染性物质、动物尸体和塑料制品的要求。这些材料可能不能被完全销毁,微生物、有毒化学品和烟尘还可能通过烟囱排放而污染大气。一般应使用多级焚烧炉,一级焚烧室的温度至少应达到800℃,二级焚烧室的温度至少达1 000℃。需要焚烧的材料(即使事先已清除污染)应当用袋子运送到焚烧室,最好使用塑料袋。负责焚烧的工作人员应当接受关于如何装载和控制温度等的正确指导。还需要注明的是,焚烧炉的操作是否有效主要取决于对需要处理的废物中物品的正确混合与否。实验室应将医疗废物与生活垃圾严格分类,不应将非传染性的生活垃圾混入医疗废物中进行焚烧,不仅可以节省焚烧处理费用,还可以节约能源,有利于环境保护。

四、生物安全风险评估

生物安全风险评估是在考虑病原体危害、实验室本身存在固有危害等前提下,由专业人员作出判断的过程。目前尚无统一的、标准的评估方法。

生物安全风险评估时,首先应认真分析实验室标本中可能存在的病原微生物及其特征,包括病原体的传染性、致病性、易感人群等,了解对这些病原微生物可采取的预防措施和有效处理方法。

根据识别出的主要病原体特征,确定实验室的生物安全等级。在评估过程中应特别关注可通过气溶胶和微小液滴传播的病原体,分析实验室的设施设备是否符合相应的生物安全等级。实验室生物安全风险评估的目的是使病原体的危害等级和临床实验室的生物安全等级之间建立联系。

评估过程中应考虑实验室内个体间易感性的差异。应认识到有基础疾病的、正在进行临床干预治疗的、免疫系统功能低下的、处于孕期或哺乳期的女性等在实验室内感染的概率可能增加。此外,还应评估工作人员是否正确掌握了操作病原体标本和使用防护设备的方法,员工是否有处理感染性病原体的经验和消毒技能,是否能熟练使用生物安全柜,是否具有应对突发事件的能力及在工作中自我保护和保护他人的责任感等。

实验室的生物安全风险评估报告应由医疗机构内的生物安全委员会审核、批准生效。

第三节　化学危害与防护管理

化学危害源是指实验室所使用的一些危险化学品,主要包括易燃易爆类、腐蚀类、毒物类和放射类等。实验室操作人员一旦暴露于化学危害源,将会受到一定程度的危害。化学品危害途径包括皮肤及黏膜的接触或吸收、呼吸道吸入、饮食摄入、皮肤针刺或注射等。化学危害可以累及某些组织器官,如皮肤及黏膜组织、呼吸系统、消化系统、泌尿系统、造血系统、神经系统等,导致局部或全身症状,有些化学品还具有致癌或致畸性。

实验室应制订适合本实验室的化学卫生计划(chemical hygiene plan,CHP)及化学品材料安全数据清单(material safety data sheet,MSDS)。化学卫生计划至少应包括:①化学品安全通用要求;②化学品购买、领用及贮存要求;③针对化学品的环境监测;④可能的医学救助;⑤可提供的防护装置和服装;⑥各种记录的保存制度;⑦员工培训与告知程序;⑧对化学品进行标识;⑨化学品对人体的潜在危害;⑩化学品废物的处理程序;⑪建立应急预案;⑫明确安全负责人。

实验室应将危险化学品进行分类贮存,如易燃易爆类、强酸类、强碱类、毒物类应分别贮存在不同的专用贮存柜内。

常用危险化学品的危害及防护措施见表32-4。

表 32-4　常用危险化学品的危害及防护措施

化学品	对人体的危害	防护措施
乙醚 $C_2H_5OC_2H_5$	影响中枢神经系统,导致嗜睡或意识丧失;对眼、呼吸道有刺激作用	操作环境通风良好,操作人员佩戴过滤式防毒面具,戴化学安全防护眼镜,操作应远离火种及热源,工作场所严禁吸烟
甲醇 CH_3OH	对中枢神经系统有麻醉作用;对视神经和视网膜有特殊选择作用;可致代谢性酸中毒	操作人员佩戴过滤式防毒面具,戴化学安全防护眼镜,穿防静电工作服,戴橡胶手套;远离火种及热源
二甲苯 $C_6H_4(CH_3)_2$	对眼及呼吸道有刺激作用,高浓度对中枢神经有麻醉作用	呼吸道防护:建议佩戴空气呼吸器;眼睛防护:戴化学安全防护眼镜;肢体防护:穿防毒物渗透工作服;手部防护:戴橡胶手套
三氯甲烷 $CHCl_3$	主要作用于中枢神经系统,具有麻醉作用,对心、肝、肾有损害	肢体防护:穿防护服;手部防护:戴橡胶手套;眼睛防护:戴化学安全防护眼镜;呼吸道防护:佩戴过滤式防毒面具,使用通风柜
苦味酸 $C_6H_2(NO_2)_3OH$	长期接触可引起头痛、头晕、恶心呕吐、食欲减退、腹泻等症状,并致红细胞损伤,引起出血性肾炎、肝炎、黄疸等	防吸入:使用合适有效的个人防护用具;防皮肤接触:使用有效防护用具;眼睛:戴化学安全防护眼镜
甲醛 CH_2O	对人体健康的影响主要表现在嗅觉异常、刺激、过敏、肺功能异常、肝功能异常和免疫功能异常等方面,具有强烈的致癌和促癌作用	始终在化学通风橱内操作;佩戴好个人防护用品(如防毒面具、防护服、手套、安全鞋等),防飞溅、喷射、皮肤接触及吸入
盐酸 HCl	主要是腐蚀危害	密闭操作,注意通风;建议操作人员佩戴自吸过滤式防毒面具(全面罩),穿橡胶耐酸碱服,戴橡胶耐酸碱手套
30% 过氧化氢溶液	对皮肤有一定的侵蚀作用,产生灼烧感和针刺般疼痛;通过呼吸道进入可导致肺损伤;眼直接接触液体可致不可逆损伤甚至失明	呼吸系统及眼睛防护:可能接触其蒸汽时,应该佩戴自吸过滤式防毒面具(全面罩);身体防护:穿聚乙烯防毒服;手防护:戴氯丁橡胶手套
二氨基联苯胺(DAB)显色液	有致癌性,主要是通过皮肤接触和吸入两种途径对人体造成伤害	在通风柜中操作,戴手套和口罩,避免皮肤接触和呼吸道吸入

一、易燃易爆品的危害与防护

易燃化学品指燃点较低、容易燃烧的化学品。易爆化学品指那些被点燃后会在短时间内放出巨大热量、同时产生大量气体的化学品,这些气体在热量作用下急剧膨胀,造成爆炸现象。一般易爆品都是易燃品,而易燃品不一定为易爆品。

易燃化学品的易燃性可用闪点(flash point,FP)表示,闪点是指在规定的试验条件下,施用某种点火源造成汽化而着火的最低温度,闪点低于 15℃的化学品可按易燃化学品处理。常用液体化学品的闪点见表 32-5。

临床实验室可能接触到的易爆品主要有苦味酸、叠氮钠等。

易燃易爆品应置于专用的危险化学品仓库由专人保管,实验室应少量领用,应与易产生火花的设备隔离放置,并置于阴凉处。试剂库房应通风散热、阴凉干燥,并有防热降温措施。配制易燃易爆品试剂时,应轻拿轻放,避免撞击和泼洒。

表 32-5　常见液体化学品的闪点

化学品	闪点（℃）	化学品	闪点（℃）
乙醚（$C_2H_5OC_2H_5$）	–45	甲醇（CH_3OH）	10
甲苯（$C_6H_5CH_3$）	4.4	苯（C_6H_6）	–11
丙酮（CH_3COCH_3）	–18	乙醇（CH_3CH_2OH）	12

二、腐蚀品和毒物品的危害与防护

腐蚀性化学品指能灼伤人体组织并对金属等物品造成损坏的固体或液体。与皮肤接触在 4 小时内出现可见坏死现象，或在 55℃时对 20 号钢表面腐蚀率超过 6.25 毫米 / 年，均被视为腐蚀性化学品，主要为酸、碱和氧化剂类。

化学试剂一般都是有毒的，可分为有毒品和剧毒品，一些易挥发性化学品对人体的危害可用最高允许呼吸限量（respiration limitation，RL）值表示（表 32-6），该值越小对人体危害越大。

表 32-6　常见危险化学品的最高允许 RL 值

化学品	RL（mg/m³）	化学品	RL（mg/m³）
三氯甲烷（$CHCl_3$）	50	苦味酸［$C_6H_2(NO_2)_3OH$］	0.1
苯胺（$C_6H_5NH_2$）	10	苯（C_6H_6）	30
甲酚（$CH_3C_6H_4OH$）	22		

腐蚀类与毒物类化学品对人体的危害是极为严重的，除了对皮肤、眼睛、呼吸道、消化道腐蚀或灼伤外，还会产生致畸、致癌、致死等危害。所以，在操作此类化学品时，首先应备齐冲淋装置、洗眼器以及通风柜等设备，并确保其都处于可用状态；其次要科学使用必要的个人防护用品；另外还要明确规定化学品暴露的安全剂量。实验室腐蚀性化学品应置于抗腐蚀材料制成的货品架上或容器内贮存。剧毒化学品应锁在铁柜或保险箱内，由两人保管，取用时需两人均在场，每次取用都要对用量、用途、取用人姓名和使用时间等进行严格规范。杜绝剧毒品流入实验室外。

三、放射性物品的危害与防护

电离辐射对人体的危害可表现在细胞水平，也可表现在分子水平，导致相应的组织器官功能异常或造成遗传缺陷。对于具有潜在电离辐射危害的实验室，在正式启用前应进行严格的危害评估，了解可能的辐射源类别、特性及防护要求，将辐射危害分级别并加以标识。常见放射性同位素的防护要求见表 32-7。

表 32-7　常见放射性同位素相关指标与防护要求

放射性同位素	半衰期（年）	年总摄入限量（μCi）	防护屏	污水排放标准（μCi/mL）	备注
^3H	12.3	$\leq 8 \times 10^4$	无需	$\leq 1 \times 10^{-2}$	皮肤可吸收，需 PPE
^{14}C	5730	$\leq 2 \times 10^3$	1cm 树脂玻璃	$\leq 9 \times 10^{-5}$	不可使其形成 CO_2，以免吸入；不可用铅屏
^{32}P	14.3	$\leq 6 \times 10^2$	1cm 树脂玻璃	$\leq 9 \times 10^{-5}$	不可用铅屏；加强眼部防护
^{35}S	87.4	$\leq 6 \times 10^3$	1cm 树脂玻璃	$\leq 1 \times 10^{-3}$	操作含 ^{35}S 且具挥发性物质时，应用通风柜
^{51}Cr	27.7	$\leq 4 \times 10^4$	3mm 铅	$\leq 5 \times 10^{-3}$	
^{125}I	60 天	≤ 40	0.02mm 铅	$\leq 2 \times 10^{-5}$	

对具有电离辐射工作场所的通用安全要求如下：①操作人员应得到相应的培训与告知，并掌握危险性材料的安全使用方法；②工作区入口应有门禁系统、有明显警示语及标识；③工作结束后应立即离开具有电离辐射的工作区域，尽最大可能缩短辐射时间；④尽可能加大操作者与辐射源之间的距离；⑤根据电离辐射的类型选用不同材质的防护屏，如铅质、树脂玻璃或塑料等；⑥穿戴必要的个人防护用品，如实验服、手套等，并掌握规范的清除沾染的方法；⑦不得将食品与放置放射性物质的冰箱、容器或烤箱等接触；⑧工作环境通风良好；⑨配置放射量测定装置。

第四节　物理危害与防护管理

医学实验室的物理危害源主要包括火、电、紫外线、噪声、超低温及机械性损伤等。

一、火危害与防护

实验室火灾带来的损失不仅限于实验室内，如火情严重，还可危及周围设施及相关人员。因此实验室应高度重视并严加防范。

实验室应采取消防安全管理措施：①建立消防安全相关的文件，明确报警流程；②建立用电安全规范，按规范贮存和使用易燃易爆品；③实验室的建筑与装修材料应符合国家消防技术标准；④实验室应有足够的疏散出口，确保出口畅通并有醒目标识；⑤实验室应安装坚固的防火门；⑥实验室应备有逃生绳（如果适用）、应急灯、手电筒以及足够的毛巾等；⑦消防监测与报警系统应齐备并处于良好工作状态；⑧配备足够的消防器材，如灭火器等，并确保在有效期内；⑨定期进行全员培训和演练，所有员工均能知晓灭火器放置处并能正确使用。

二、电危害与防护

电危害包括直接电危害和间接电危害。实验室应及时进行用电的安全培训，定期进行用电安全检查，及时排除隐患。

三、低温、超低温危害与防护

术中冰冻切片分析要求 30 分钟之内发出报告。由于时间紧迫、制备冰冻切片过程中容易损伤工作人员。因此，在制备冰冻切片时，要求严格遵守操作规程，做好防冻措施，避免持续低温操作，以防不必要的冻伤。

在临床实验室中最常见的超低温危害源是液氮，在向超低温冰箱或液氮罐存放或拿取物品时应戴棉手套，避免皮肤直接接触超低温冰箱的冷冻部分或液氮，以免冻伤。

四、机械性损伤与防护

在病理标本取材及制备切片过程中，可导致机械性损伤。为避免器械划伤、切割伤、刀刺伤，取材室应保持肃静，工作人员严格遵守规章制度，严禁嬉笑打闹，分散注意力；操作方法应准确规范，取材过程中器械应置入固定位置；大体标本取材及切片所用的器械设备要定期普查，检修，防止操作时出现误差。

第五节　实验室废物

医学实验室废物处理是实验室安全管理的重要环节，根据 2003 年 10 月卫生部、国家环保总局发布的《医疗废物分类目录》将其分为五类（表 32-8）。由于不同类别废物的处理方法不尽相同，因此，应将实验室废物严格分类收集。

表 32-8 医疗废物分类目录

类别	特征	常见组分或者废物名称
感染性废物	携带病原微生物具有引发感染性疾病传播危险的医疗废物	1. 被患者血液、体液、排泄物污染的物品,包括 ——棉球、棉签、引流棉条、纱布及其他各种敷料 ——一次性使用卫生用品、一次性使用医疗用品及一次性医疗器械 ——废弃的被服 ——其他被患者血液、体液、排泄物污染的物品 2. 医疗机构收治的隔离传染病患者或者疑似传染病患者产生的生活垃圾 3. 病原体的培养基、标本和菌种、毒种保存液 4. 各种废弃的医学标本 5. 废弃的血液、血清 6. 使用后的一次性使用医疗用品及一次性医疗器械视为感染性废物
病理性废物	诊疗过程中产生的人体废物和医学实验动物尸体等	1. 手术及其他诊疗过程中产生的废弃的人体组织、器官等 2. 医学实验动物的组织、尸体 3. 病理切片后废弃的人体组织、病理蜡块等
损伤性废物	能够刺伤或者割伤人体的废弃医用锐器	1. 医用针头、缝合针 2. 各类医用锐器,包括:解剖刀、手术刀、备皮刀、病理切片刀片、手术锯等 3. 载玻片、盖玻片、玻璃试管、玻璃安瓿等
药物性废物	过期、淘汰、变质或者被污染的废弃药品	1. 废弃的一般性药品,如抗生素、非处方类药品等 2. 废弃的细胞毒性药物和遗传毒性药物,包括 ——致癌性药物,如硫唑嘌呤、苯丁酸氮芥、萘氮芥、环孢素、环磷酰胺、苯丙氨酸氮芥、司莫司汀、三苯氧氨、硫替派等 ——可疑致癌性药物,如顺铂、丝裂霉素、阿霉素、苯巴比妥等 ——免疫抑制剂 3. 废弃的疫苗、血液制品等
化学性废物	具有毒性、腐蚀性、易燃易爆性的废弃化学物品	1. 医学影像室、实验室废弃的化学试剂 2. 废弃的过氧乙酸、戊二醛等化学消毒剂 3. 废弃的汞血压计、汞温度计

一、实验室废物的处置原则

医学实验室包括检验标本在内的医疗废物具有生物性危害性。因此,处理这些标本、容器,以及检验过程中接触到的相关材料,均要符合国家和地区生物安全的相关要求。实验室应按《医疗卫生机构医疗废物管理办法》及《医疗废物管理条例》相关规定建立《医疗废物处理程序》,以此为原则处置实验室废弃标本及各种医疗废物。

二、实验室废物处置要点

1. 操作感染性或任何有潜在危害的废物时,应进行个体防护(如使用手套、护目镜、防护服等)。对于多种成分混合的感染废料,应按危害等级较高者处理。处理含有锐器物品的感染性废料时,应使用防刺破手套。

2. 实验室应当对废弃标本进行登记,登记内容应包括废弃标本的来源、种类、重量或者数量、交接时间、最终去向及经办人签名等项目。登记资料至少保存 3 年。

3. 各种废弃标本、培养物、被污染物应储存于专用的有明显标识的生物危险废物储存袋内(符合《医疗废物专用包装物、容器的标准和警示标识的规定》的要求);从实验室转移前需进行高温高压或化学法消毒,在盛装转移医疗废物前,应对医疗废物包装物或者容器进行认真检查,确保无破损渗漏和其他缺陷。

4. 应严格区分感染性废物和非感染性废物,非感染性废物不要混入感染性废物中,以免增加废物处理成本,同时也有利于节省能源。感染性废物用黄色袋盛装,生活垃圾用黑色袋盛装。

5. 医疗废物中病原体的培养基、标本和菌种、毒种保存液等高危险废物,首先,应当在产生地点进行高压灭菌或者化学消毒处理,然后按感染性废物收集处理。对检验烈性传染病的标本(如霍乱、布鲁氏菌病、炭疽、HIV),检测完立即高压灭菌后交专人销毁处理,并有详细记录。

6. 盛装的医疗废物达到包装物或者容器的 3/4 时,应当使用有效的封口方式,使包装物或者容器的封口紧实、严密。不得对废弃针头等锐器进行折弯、折断、回帽等操作。使用后的锐器应当直接放入耐刺、防渗漏的利器盒,以防刺伤。锐器达到容器容积的 3/4 时,应交专人销毁处理。

7. 盛装医疗废物的每个包装物、容器外表面应当有警示标识。在每个包装物、容器上应当是中文标签,中文标签的内容应当包括医疗废物的产生单位、产生日期、类型及必要的特别说明。

8. 标本处理过程中出现的潜在性环境污染的化学废液,如甲醛、二甲苯、二氨基联苯胺(DAB)等,应进行无害化处理,统一倒入专用废液桶,再交由专业性的废液处理机构处理,严禁倒入公用下水道。

9. 废弃的批量化学试剂和消毒剂应当交由专门机构处置;批量的含有汞的体温计、血压计等医疗器具报废时,应当交由专门机构处置。

10. 医疗卫生机构应当建立医疗废物暂时贮存设施,不得露天存放医疗废物,且医疗废物暂时贮存的时间不得超过 2 天。医疗废物暂时贮存设施应达到《医疗卫生机构医疗废物管理办法》要求。

第六节　应急事故处理

实验室内应常备急救药品和急救器材,以保证事故处理的顺利进行。此外,应详细记录事故发生过程、处理方法以及相应治疗措施,并及时通知安全负责人,必要时上报区域临床检验与病理诊断中心生物安全管理委员会。

一、容器破碎及感染性物质溢出时的处理

1. 外溢于实验场所的污物处理步骤

(1) 用布或纸巾覆盖并吸收溢出物。

(2) 向纸巾上倾倒 0.5% 的次氯酸钠消毒剂,并立即覆盖周围区域;使用消毒剂时,从溢出区域的外围开始,向中心进行处理。

(3) 作用 30 分钟后,将所处理物质清理掉,如果含有碎玻璃或其他锐器,则使用簸箕或硬的厚纸板收集处理过的物品,并将它们置于防刺透容器中以待处理。

(4) 对溢出区域再次清洁并用 0.5% 的次氯酸钠消毒剂消毒。

(5) 将污染材料置于防漏、防穿透的废物处理容器中;消毒后,通知有关部门或人员目前溢出区域的清除污染工作已经完成。

2. 外溢于实验人员不同部位的处理

(1) 外溢防护服:应立即小心脱下防护服,进行局部消毒,更换防护服,污染的防护服用消毒液浸泡后进行高压灭菌处理。

(2) 外溢皮肤:①如感染性培养物或标本液外溢到皮肤、黏膜,视为很大危险,应立刻停止工作,

并在其他操作者的配合下对被溢洒的皮肤采用 75% 乙醇或聚维酮碘进行消毒处理,然后用清水冲洗 15~20 分钟;②处理后安全撤离,视情况隔离观察,期间根据条件进行适当的预防治疗;③填写意外事故报告,并报相关负责人。

(3) 溅入眼睛:①眼睛被溅入感染性液体时,在其他操作者的配合下,用洗眼器冲洗眼睛 15 分钟,如条件允许可再用生理盐水连续冲洗(注意动作不要过猛,以免损伤眼睛);②处理后安全撤离,视情况隔离观察,期间根据条件进行适当的预防治疗;③填写意外事故报告,并报相关负责人。

3. 外溢于试验表格或其他打印或手写材料的处理　应及时将这些信息拷贝到其他载体上,并将原件置于盛放污染性废物的容器内消毒处理。

二、潜在危害性气溶胶释放时的处理

所有实验人员应立即屏住呼吸撤离相关区域并通知实验室负责人,小心脱去个人防护用具并确保防护用具暴露面朝内,用皂液和水仔细洗手,在实验室入口处张贴"禁止入内"标志。实验室排风至少 1 小时,污染清除后,人员方可再次进入,消毒人员应穿戴适当的防护服和呼吸保护装备。

三、刺伤、割伤及擦伤时的处理

在实验过程中实验人员发生刺伤、割伤和擦伤时,当事人不必惊慌,应保持清醒头脑,立即停止工作,并在其他实验人员配合下按以下步骤处理:①脱掉最外层手套,尽量挤出损伤部位处的血液,用皂液和清水冲洗,同时对污染的皮肤和伤口用聚维酮碘或 75% 乙醇擦洗消毒;②伤口进行适当包扎,在同事配合下,按照正常退出程序退出实验室;③及时送院感染科,告知医生受伤原因及污染的微生物,在具有潜在感染性危险时,应进行医学处理;④事后记录受伤原因,并保留完整的、适当的医疗记录;⑤视情况隔离观察,其间根据条件进行适当的预防治疗。

四、潜在感染性物质的食入

实验人员意外食入危害性物质,应立即用含漱、洗胃和催吐药等方式进行处理,严重者应送往医院急救室,根据食入物质不同采取相应的预防和治疗措施,并保留完整的事件发生过程和医疗过程记录。

五、离心机内盛有潜在感染性物质的离心管破裂时的处理

如果发生破裂或机器正在运行时怀疑发生破裂,应立即关闭机器电源,让机器密闭静置 30 分钟。如果机器停止后发现离心管破裂,应立即将离心机盖子盖上,使其密闭 30 分钟。操作时应戴结实手套(如厚橡胶手套),必要时在外面加戴一次性手套。当清理玻璃碎片时应当用镊子或用镊子夹着棉花进行操作。

所有破碎的离心管、玻璃碎片、吊篮、十字轴和转子都应放在 75% 乙醇内浸泡至少 24 小时,然后高压灭菌。未破损的带盖离心管应放在另一容器内用 75% 乙醇消毒并浸泡 60 分钟后再取出。

离心机内腔用 75% 乙醇反复擦拭,然后用水擦洗并干燥。清理时使用的所有材料都应按感染性废物处理。发生以上情况时,应及时通知安全负责人。

(高志琪)

参 考 文 献

1. 中华人民共和国国家质量监督检验检疫总局,中国国家标准化管理委员会 . GB 19489—2008 实验室:生物安全通用要求[M].北京:中国标准出版社,2009.

2. 中华人民共和国国务院 . 中华人民共和国国务院令(第 424 号)——病原微生物实验室生物安全管理条例[EB/

OL]. 2004-11-12[2004-11-12].http://www.nhc.gov.cn/zwgkzt/wsbysj/200804/20386.shtml.

3. 中华人民共和国国务院 . 中华人民共和国国务院令(第 380 号)——医疗废物管理条例[EB/OL]. 2003-06-16[2003-06-16]. http://www.nhc.gov.cn/zwgk/fagui/200804/31d39591e46447cab6fa9e3884c9aa26.shtml.

4. 祁国明 . 病原微生物实验室生物安全[M]. 北京 : 人民卫生出版社,2005.

5. 陈文祥 . 医院管理学 : 临床实验室管理分册[M]. 2 版 . 北京 : 人民卫生出版社,2011.

6. 中华人民共和国住房和城乡建设部,中华人民共和国国家质量监督检验检疫总局 . GB 50346—2011 生物安全实验室建筑技术规范[M]. 北京 : 中国建筑工业出版社,2012.

7. 王惠民,王清涛 . 临床实验室管理学[M]. 2 版 . 北京 : 高等教育出版社,2016.

第三十三章

实验室的风险评估

ISO 9001:2015《质量管理体系——要求》中指出:在策划质量管理体系时,组织应确定需要应对的风险和机遇,应有风险和机遇的应对措施。ISO/IEC17025:2017《检测和校准实验室能力的通用要求》将"应对风险和机遇的措施"作为一个单独的要素进行论述,要求实验室应考虑与实验室活动有关联的风险和机遇,以预防或减少实验室活动中的不利影响和可能的失败。ISO 15189:2012 指出:"当检验结果影响患者安全时,实验室应评估工作过程和可能存在的问题对检验结果的影响,应修改过程以降低或消除识别出的风险,并将做出的决定和所采取的措施文件化。"

质量管理体系及实验室中的风险越来越受到关注,实验室的风险可存在于检验前、检验中和检验后过程及支持性过程。

第一节 概 述

一、风险评估基本概念

1. 风险 风险(risk)指不确定性的影响。该影响可以是正面的,也可是负面的,而大多数情况下视为负面的影响。在某些情况下,风险起因于与预期的后果或事件偏离的可能性。

2. 风险准则 风险准则(risk criteria)指评价风险严重性的依据。风险准则包括相关的成本及收益、法律法规要求、社会经济及环境因素、利益相关方的态度、优先次序和在评估过程中的其他要素。

3. 风险管理 风险管理(risk management)指的是指导和控制某一组织与风险相关问题的协调活动。风险管理通常包括风险评估、风险处理、风险承受和风险沟通。

4. 风险管理体系 风险管理体系(risk management system)指组织的管理体系中与管理风险有关的要素集合。管理体系要素可以包括战略规划、决策以及处理风险的其他过程。风险管理体系体现了组织的文化。

5. 风险沟通 风险沟通(risk communication)指决策者和其他利益相关者之间交换或分享关于风险的信息。这些信息可能是风险的存在情况、自然特性、形态、概率、严重程度、可接受程度、处理措施及风险的其他方面。

6. 风险评估 风险评估(risk assessment)指包括风险分析和风险评价在内的全部过程。

7. 风险分析 风险分析(risk analysis)指系统地运用相关信息来确认风险的来源,并对风险进行评估。

8. 风险识别 风险识别(risk identification)指发现、列举和描述风险要素的过程。要素可以包括来源或危险(源)、事件、后果和概率。风险识别也可以反映利益相关者关注的问题。

9. 风险评价 风险评价(risk evaluation)指估计后的风险与给定的风险准则对比,来决定风险严重性的过程。风险评价有助于作出接受还是处理某一个风险的决策。关于安全方面的风险评价参见GB/T 20000.4—2003。

10. 风险处理   风险处理(risk treatment)指选择及实施调整风险应对措施的过程。术语"风险处理"有时指应对措施本身。风险处理措施包括规避、优化、转移或保留风险。

11. 风险控制   风险控制(risk control)指实施风险管理决策的行为。风险控制可能包括监测、再评价和执行决策。

二、风险评估过程

风险评估包括风险识别、风险分析和风险评价的整个过程,是风险管理的基础。

1. 风险识别   风险识别的关键在于参与人员的经验、知识水平、对活动过程的了解程度、风险源的特性和信息的全面性。首先应做的是对前人经验和教训的收集、分析和整理,要十分了解实验室质量管理体系建设、设施设备、实验室活动过程和人员能力。应注意,同样的危险因素,对不同的实验室或人而言,风险是可能完全不同的。根据实验室各自的特点,制订并不断完善"危险源清单"是十分有助于风险识别的做法。识别风险的角度可不同,但随着实验室风险管理体系运行经验的积累,风险清单应越来越接近实际情况、越来越实用。一般可从质量和安全两方面识别实验室的风险。

2. 风险分析   风险涉及事件发生的频率和其后果的严重程度,若想精确计算风险,特别是生物风险,是相当困难的。根据风险类型、分析的目的、可获得的信息数据和资源,风险分析可以有不同的详细程度。实际上,从风险管理的有效性和成本看,风险分析越精确,后续措施就会越有针对性,成本就会降低,风险管理的有效性就会提高。但是,对于一些控制措施简单、单一或代价很低的风险的管理,过于追求风险分析的精确性也是不必要的。

定性分析方法是凭借分析者的知识、经验和直觉,为事件发生的概率(表 33-1)和后果(表 33-2)的大小或高低程度进行定性和分级,如分为"很可能""有可能""实际不可能""极大""重大""可以忽略"等。分析的方法包括小组讨论、检查列表、问卷、人员访谈、调查、模型分析等多种方式,要求分析者具有足够的经验和能力。

表 33-1   概率分级示例表

发生情况	概率范围	发生情况	概率范围
实际不能发生	$10^{-7} \sim 10^{-6}$	发生的可能性较小	$10^{-3} \sim 10^{-2}$
极为不可能发生	$10^{-6} \sim 10^{-5}$	有可能发生	$10^{-2} \sim 10^{-1}$
非常不可能发生	$10^{-5} \sim 10^{-4}$	很可能发生	$10^{-1} \sim 1$
一般不可能发生	$10^{-4} \sim 10^{-3}$		

表 33-2   后果分级示例表

后果	描述	后果	描述
可以忽略	损失等无关紧要	较大	损失等严重
很小	损失等不是很重要	重大	损失等严重、重大
中度	损失等中等	极大	损失等惨重、灾难

3. 风险评价   风险识别和风险分析的目标是要回答以下 3 个问题:①会有什么问题发生? ②发生的概率有多大? ③如果发生后果是什么? 而风险评价需要回答的问题是:风险是否低至可以忽略,是否不再有任何理由去考虑风险或者风险已降到合理可行的低水平,是否所有的风险是可以接受的?

从安全角度考虑,风险可分为可接受、合理和不容许三种情况。在有些情况下,当风险低至可以忽略时,是可以接受并且不需要主动采取风险处理措施的;有些风险,如果不能降低到一定水平,是不容许的。风险评价的关键是确定风险准则,通常要基于法律、法规、标准、惯例、相关方的承受能力等确定风险准则。风险评价的目的就是要做出决策:哪些风险是可以接受的,哪些是需要处理的问题,优先方案是什么?

三、风险评估技术

1. 风险评估原则　在实践中,由于实验室的差异、人员对风险评估的了解程度不同,没有统一的风险评估方法,导致了风险评估活动的复杂及详细程度不一。同时,风险评估的结果具有不确定性,这是其本质。风险评估应建立在"合理的最坏"情形的基础之上,对每个因素的评估既不应过于悲观,也不应过于乐观。

针对事件发生的特征,存在不同的评估工具,选择合适的风险评估技术和方法,有助于实验室高效地获取可靠结果。

2. 常见风险评估技术

(1) 头脑风暴法:用于风险评估是指刺激并鼓励一群知识渊博、经验丰富的人员畅所欲言,以发现潜在的失效模式及相关危险。

(2) 情景分析:通过设计不同的发展目标,研究达到各目标的可行性和必要条件的一种方法。

(3) 预先危险分析:一种归纳分析法,在每项活动之前,特别是在设计的开始阶段,对特定活动、设备或系统存在的危险类别、出现条件、事故后果等进行概略分析,尽可能识别与评价潜在的危险。

(4) 危害分析与关键控制点法:20世纪50年代末,由美国航天部门和军队实验室研发,主要目的是通过控制食品的物理或化学或生物污染物,保证美国航天食品的质量和安全,如今被广泛应用于食品和医疗产品领域。

(5) 保护层分析:对每一假定事件情景的每一个保护措施进行分析,即分析防止事件情景发生的保护措施是否有效,每种保护措施的有效程度为多少,各种保护措施综合运用后对降低风险的作用有多大,是否需要增加保护措施,所增加的保护措施对降低风险的作用有多大,这些分析最终通过具体的数学模型估算。

(6) 人因可靠性分析:注重在分析过程中建立人的认知过程模型,试图从认知方面着手,通过分析环境条件、操作人员本身和设备自身状态等,分析、预测人的失误,以达到在人机系统中减少和预防人的失误带来的损失。

(7) 根本原因分析:通过识别问题,分析导致问题的根本原因,并针对根本原因制订可行的纠正或预防措施,以达到解决问题和预防问题再次发生的目的。

(8) 故障树分析:用来识别并分析造成特定不良事件因素的手段,可以做定性分析或定量分析,识别的因素可以是系统硬件故障、人为错误或造成不良事件的其他相关事项。

(9) 事件树分析:一种由事故原因、事件发生时间先后,逐步推向事故后果的一种归纳分析方法,既能定性分析又能定量分析。

(10) 失效模式和影响分析:对系统进行分析,以识别潜在失效模式、失效原因及其对系统性能影响的系统化程序。

四、风险控制措施

1. 风险控制措施的基本原则

(1) 全过程控制:系统一般是多个输入、输出过程的有机集合,最终的安全保证是建立在所有过程的协调与按预期方向发展的基础之上。因此,系统的方法是以过程为基础,研究输入、输出、反馈和控制输入,以达到控制系统输出的目的。可见,信息反馈和控制措施是保证输出的重要环节。对每个具体的过程/活动,应按"3R"原则(替代、减少、优化),进行再造。

(2)分级控制:国际上通常将风险分为4级,包括对生物风险的分级。分级控制的优点是充分利用了专家系统,提高了效率,目标明确。

(3)分层控制:设定层次,并按层次进行控制,不仅可以降低控制成本,而且任务清晰,可以达到事半功倍的效果。根据实验室各自的特点和风险特征,可从以下6个层次考虑:根本的预防性控制、补充性控制、防止事故扩大的预防性控制、维护性控制、经常性控制以及紧急性控制。

(4)动态控制:系统是运动的,系统内部的过程是相互作用的,人们对风险的认识和控制手段也是变化的。应充分认识系统的变化规律,识别关键控制点和时机,适时正确地进行控制。

2. 风险控制措施

(1)消除:消除产生风险的根本原因是安全措施的最高追求。实验室应首先考虑是否可通过替代、流程再造等方法对实验室的风险进行消除。

(2)减少:很多固有危险源是不可消除的。可采取降低使用量、减少使用频次等措施降低其发生的可能性。

(3)隔离:隔离是指通过时间或空间的隔离,避免与人或环境接触,是生物安全实验室最主要的安全措施,比如,隔离器、个体防护装备等的使用。

(4)保留:当危险不能消除时,如果其后果不严重或可以有效得到控制,也可以保留危险。

(5)转移:转移是指将危险转嫁他处,将危险从一些关键、重要的部位转移到非关键部位。比如,将实验室建设在尽量远离人口密集的区域。

(6)控制:控制是指通过管理和技术措施,控制危险的发生和控制危害的程度。比如预警、冗余、反馈、连锁、限制、缓冲、安全阀、培训、演练等措施。

第二节　实验室生物风险概述

一、生物风险概述

第二次世界大战结束后,随着世界范围内对生物战的重视,以及微生物学科的蓬勃发展,涉及病原微生物的实验室操作日益普遍。当时,由于对实验室感染的认识不足和防护措施有限,在世界范围内出现了大量的实验室感染事件,有的甚至是群发性事件。1950—1980年,有多篇关于实验室获得性感染的分析报道,每一篇都包括了上千例的实验室获得性感染案例。

为了有效防控微生物的危害,根据其传染性和危害程度,世界卫生组织将微生物的风险等级划分为4个等级,即风险等级一级、二级、三级和四级,具体参见第三十二章。

二、实验活动的生物风险来源

生物安全实验室的任务是从事与生物相关的科研、检测、检疫、教学等活动,主要的工作流程包括:标本采集、运输、接收、处理、实验操作和保存、废物处理等。这些实验活动均涉及病原体,可能造成人员感染。此外,在操作过程中难免失误,或因其他事件导致意外事故发生,可能造成人员感染。

1. 标本采集和运输过程的主要生物风险　标本采集和运输是实验室活动的关键环节。标本采集的对象非常广泛和复杂,许多操作过程可能导致微生物感染。在采集标本前,一定要先进行风险评估,充分估计可能存在的危险和需要的防护措施。制订详细的采样程序和计划。标本采集和运输相关的各种实验操作的主要危险因素见表33-3。

表 33-3　标本采集和运输过程的主要生物风险

实验操作	危险因素
直接接触患者/动物	接触感染或气溶胶感染
	动物抓咬
	野外作业的不利因素
	跌倒
咽拭子	患者呕吐物/装修
	抓伤、咬伤
	刺伤
	标本溢洒
取组织	利器刺伤
	腐败组织的挥发物
	体液喷射
	余下组织的处理
	包装表面的残留
	采样人员手部和体表的污染
	标本溢洒
包装	标识不清楚
	包装不牢固
	包装材料不足或不符合要求
	操作不熟练
	意外失手
	样品体积过大或过小
	样品易产生气溶胶
	包装材料损坏
采血	注射器针刺
	针头从注射器脱落
	注射器失落
	标本溢洒
运输	包装破碎
	渗漏
	标本遗失
	运输工具倾覆、失火等
	盗抢

　2. 标本接收过程的主要生物风险　接收和打开标本是在实验室内进行的。实验室应有标本接收和打开标本的程序和操作指导书,包括检查标识和包装的程序、防护要求、开启包装的地点、应急措施等。与标本接收相关的各种实验操作的主要危险因素见表 33-4。

表 33-4　标本接收过程的主要生物风险

实验操作	危险因素
接收	标识不清楚或丢失
	包装不牢固
	包装材料不足或不符合要求
	不熟悉接收程序
	登记的信息不足或有误
	意外失手
	体积过大或过小
	包装材料损坏
	表面已经污染
	个体防护不符合规定
开启	损坏
	容器体积过大或过小
	难以开启
	不熟悉容器开启方法
	未按规定的程序和地点开启
	消毒剂不敏感或失效
	标本与接收登记的不符
	标本易产生气溶胶
	容器内样品变质产生正压
	有活动性的样品
	意外失手

3. 实验操作过程的主要生物风险　生物安全实验室一般是多学科交叉的实验室,操作过程十分复杂,涉及手工操作的环节多,个体防护要求高,实验室空间较小,操作灵活性受到限制,风险高,人员心理压力大。上述诸多因素极易导致操作失误,以致带来严重的后果。实验操作过程主要的危险因素见表 33-5。

表 33-5　实验操作过程的主要生物风险

实验操作	危险因素
取样	溢洒
	刺手
	产生气溶胶
匀浆	匀浆器破碎
	刺手
	产生气溶胶
	机械伤害
超声处理	容器破碎
	刺手
	产生气溶胶
	机械伤害

续表

实验操作	危险因素
组织研磨	容器破碎
	刺手
	产生气溶胶
	机械伤害
离心	容器破碎
	产生气溶胶
	机械伤害
移液操作	样品滴落
	样品溢洒
	意外失手
动物接种	抓伤、咬伤
	动物逃脱
	动物分泌物
	动物排泄物
	动物毛发
	刺伤
	注射器针刺
	针头从注射器上脱落
	注射器失落
	注射时喷射
	样品溢洒
	容器破损
病原培养	培养皿破损
	容器内样品变质产生挥发物
	跌落
	标识不清
病原菌冻干	容器破损
	产生气溶胶
	冻干设备异常
	标识不清
样品保存	容器/安瓿破损
	容器/安瓿质量不符合要求
	容器/安瓿中盛放样品过多或过少
	标识不清楚
	误用
	容器内样品变质产生挥发物
	失窃
	意外失手
	保存设备异常

　　4. 废物处置过程的主要生物风险　　实验室不可避免产生各种废物,安全、环保地处理处置实验室废物是实验室的责任,也是保证实验室自身生物安全的最关键环节之一。一级和二级生物安全实

验室,可以委托有资质的机构处置实验室废物,但应保证包装符合要求。三级和四级生物安全实验室产生的有潜在生物危险的废物应在实验室内消毒灭菌,无害化后方可移出实验室。废物处置相关的各种实验操作的主要危险因素见表33-6。

表 33-6　废物处置过程中的主要生物风险

实验操作	危险因素
配制消毒剂	消毒剂选择有误
	消毒剂失效
	配制错误
	标识不清
	未做验证
废物收集	盛放容器受损
	盛放过满
	盛放容器材料不符合要求
	标识不清
	盛放锐器的材料不符合要求
	盛放容器有误
	不相容物品混放
	未分类收集废物
废物转运	盛放容器破损
	转运工具不可靠
	标识不清
高压灭菌	废物过多
	不符合高压灭菌方法的要求
	设备的示值有误
	指示剂的示值有误
	灭菌设备异常
	生物密闭失效
	含有放射性、易燃易爆、高毒等材料
废水处理	容器的容量不足
	废液回流
	管道破损
	管道堵塞
	在管道内形成有害气溶胶
	设备的示值有误
	指示剂的示值有误
	设备泄漏气体或液体
废气处理	高效过滤器破损
	高效过滤器不能检漏
	检漏报告有误
	定向流失控
	压力倒置
	管道破碎
	设备的示值有误
	设备异常
	设备泄漏气体或液体

实验操作	危险因素
动物尸体处理	体积过大
	有芽孢产生
	动物毛发、排泄物、分泌物
	无适应的设备
	容器的容量不足
	废液回流
	管道破损
	管道堵塞
	在管道内形成有害气溶胶
普通废物处理	标识不清
	未做分类收集
	分类有误或收集错误
	可能含有生物风险材料
	可能含有放射性、易燃易爆、高毒等材料

5. 意外事故的主要生物风险　运行良好的实验室,发生意外事故是小概率事件,但是不可避免的。通过风险识别和采取及时有效的应急措施以降低或避免产生严重的后果。相关意外事故的主要风险因素见表 33-7。

表 33-7　意外事故的主要生物风险

意外事故	危险因素
溢洒	无足够的消毒剂
	消毒剂失效
	处理工具不适应
	现场人员不足
	无专用的个体防护装备
	未发现溢洒
	发现溢洒未报告
	消毒不彻底
针刺	未报告发生针刺
	无消毒剂
	消毒剂失效
	处理工具不适宜
	现场人员不足
	现场人员经验不足
	消毒不彻底
	医学处理不适宜
	跟踪措施不适宜
人员晕倒	处在监控死角
	现场人员不足
	现场人员经验不足
	医学处理不适宜
	跟踪措施不适宜
	风险评估未做
	处理工具不适宜
	无专用的个体防护设备

续表

意外事故	危险因素
设施设备异常	未发现
	无报警
	现场人员不足
	现场人员经验不足
	风险评估未做
	无应急预案
	处理工具不适宜
	无足够的消毒剂
	消毒剂失效
	无专用的个体防护设备
火灾和自然灾害	无报警
	风险评估未做
	无应急预案
	处理工具不适应
	现场人员不足
	逃生标识不清
	逃生路线过于复杂或狭窄
	报告不及时
	设施设备不符合要求

6. 涉及人员的主要风险　工作人员是实验室的灵魂,通常来说,绝大多数的实验室事故与人员的失误有关。要通过长年累月的培养和实际工作建立安全意识和安全文化,建立人员培训和考核机制,合理安排工作,最大限度地降低人因失误。涉及人员的主要风险见表 33-8。

表 33-8　涉及人员的主要风险

风险来源	危险因素
人员	未达到上岗要求
	心理素质
	运动能力
	认知能力
	职业禁忌证
	压力
	身体状态
	精神状态
	忠实度

第三节　实验室生物风险评估要求

一、实验室生物风险评估内容

1. 生物因子已知或未知的特性　如生物因子的种类、来源、传染性、传播途径、易感性、潜伏期、剂量 - 效应(反应)关系、致病性、变异性、在环境中的稳定性及转归、与其他生物和环境的交互作用、相关实验数据、流行病学资料、预防和治疗方案等。

2. 已发生的事故分析　如已经发生的同样或类似的事故及其事故调查报告等,事故分析是风险评估的重要手段。

3. 实验室相关所有常规活动和非常规活动过程中的风险　通常风险是伴随活动而发生的,应系统分析实验室的各种常规和可能发生的非常规活动,识别并分析危险源。

4. 设施、设备等相关的风险　如设施、设备的固有风险,包括生物污染、辐射、毒害、紫外线、低温和高热等危害,储存或运行偏离预定的环境条件、与其他设备的不相容性、意外的机械破坏、不正确的能量和物质输出等情况的发生,除可造成直接伤害外还均可能带来生物性危害。

5. 人员相关风险　如身体状况、免疫状态、能力、可能影响工作的压力等,包括所有可能进入工作场所的人员。

6. 被误用和恶意使用的风险　如危险物品被作为财物被盗或被不正当使用的风险等。

在确定了风险的来源后,还应分析风险发生的概率和可能产生后果,确定可容许的风险。风险有时是不可能消除的,风险管理的目的是以合理的代价,将事件发生的概率或后果控制在法规、社会、相关方可接受的水平。因而,实验室还应对降低风险和控制危害所需资料、资源和方法等进行评估。应特别注意,不要为了避免一个"风险",而引入另一个不可接受的"新风险"。

二、生物安全实验室风险评估关键环节

风险评估是控制实验室生物安全事故的基础性工作。对于一个给定的过程或实验或设备等可以选择不同的方法对其风险进行评估,并作出专业判断。

(一) 初始的风险评估

1. 含已知的病原微生物的物质　对使用已分离并鉴定的、来源清晰的、购买或赠送的病原微生物,可根据对该病原微生物实验室研究、疾病监测和流行病学研究以及相关教科书或其他资料进行评估。在评估中应重点考虑:①对病原微生物的鉴定应明确到属、种,确定该病原微生物是感染人、感染动物还是可导致人畜共患,确定该病原微生物是否可能感染环境中的其他生物;②风险分析应首先参考该病原微生物的风险级别和防护水平,并注意该病原微生物对人的感染剂量、感染模式、途径以及在环境中的稳定性;③应考虑是否有可靠的诊断手段,是否有疫苗,疫苗是否有效,以及是否有有效的治疗药物;④应注意实验操作样品中该病原微生物的数量,实验的类型(在体实验、体外实验、气溶胶);⑤是否涉及基因重组。

2. 含未知的病原微生物的物质　在待检样品信息不足时应重点考虑:①该样品为何被视为可疑的含未知的病原微生物;②对现有的流行病学资料进行分析;③根据发病率和病死率评估其风险级别;④利用患者的医学资料初步判断。

3. 综合分析　确定处理这些标本的防护要求。在信息有限的情况下,通常应当谨慎地采取保守方法:①对于取自患者的标本,均应当遵循 SOP 操作,并采用隔离防护措施(如手套、防护服、眼睛保护等);②处理此类标本时至少需要 2 级生物安全防护水平;③标本的运送应当遵循国家和(或)国际相关的规定;④在暴发病因不明的疾病时,应根据国家主管部门和(或)世界卫生组织制定的专门指南进行标本的运输,并按规定的生物安全等级进行相关操作;⑤提高防护等级。

4. 涉及病原微生物实验活动的风险评估　对特定的病原微生物实验进行风险评估是实验室在进行实验前必须做的工作。评估内容应包括:拟进行病原微生物实验的具体活动和范围;该项目哪些实验步骤可能导致有害气溶胶或有害物质产生或对操作者造成危害;采用何种预防措施可规避危险。应根据风险评估的结果制定包括如何安全操作、如何防护和如何应急的 SOP。在进行风险评估时应特别考虑以下内容。

(1) 操作所致的非自然途径感染:因实验操作而导致非自然途径感染的机会是很多的。例如:对感染性材料的去污染过程和操作可能导致手部污染,操作中产生的较大(直径 >55μm)的粒子和液滴会迅速沉降到工作台面和操作者的手上,手被污染就可能会发生感染性物质的食入或皮肤和眼睛的

污染;破损玻璃器皿的刺伤,使用注射器操作不当扎伤而引起的经血液感染;离心、注射时发生喷溅经呼吸道感染或误入眼睛而发生感染;进行动物实验时被动物咬伤、抓伤导致的感染等。

(2) 病原微生物的浓度:病原体的浓度(每单位体积中感染性生物因子的数量)与其风险大小密切相关。确定浓度大小的影响时,还应考虑含有生物因子的样品特征和实验操作特点。此外,样品的体积也很重要。在大多数情况下,需要添加液体进行操作或处理,体积增大后风险通常会增加。在操作大量病原微生物时,应事先进行风险评估,有时需要特定的防护措施或提高防护等级。操作临床待检样品比培养物样品对工作人员造成的风险相对来说要小。

(3) 基因操作:对涉及基因操作的工作进行风险评估时,应包括对下列方面内容的评估:宿主的易感性,宿主病原的致病性(受体的免疫程度以及免疫系统的状态),暴露后果的严重性,直接由插入的外源性基因片段所产生的危害,插入外源性基因后产物的生物学特性等。应评估基因修饰后生物因子的潜在危险(包括长期危险)、发生频率和后果的严重性。

(4) 实验室操作:应预先确定拟进行的实验项目并识别实验操作中可能存在风险的环节。在实验室,搅拌、离心、匀浆、振荡、超声波粉碎、混合、吹打、注射是易导致气溶胶发生的操作。

(5) 工作人员的素质:风险评估内容应包括对处于危险环境中的人员的知识背景、工作经验、工作能力、个人心理素质、健康状态、疫苗接种、培训考核、血清留样等情况进行评估。另外,还应对实验室管理人员的管理能力与处理紧急事故的能力进行评估。持续教育对生物安全实验室而言是必不可少的,对培训或教育效果的评估特别重要。

(二) 影响风险评估的因素

风险评估具有不确定性。影响风险评估可靠性的因素主要包括以下几方面:①信息不完整性:缺乏可用的信息是实验室生物安全风险评估发展较慢的主要原因;②微生物本身特性的不稳定性:如病毒的变异;③基因操作的风险在短时间内难评估;④人体的易感性不同:病原微生物侵入宿主机体内,有些宿主不出现可以观察到的临床症状,但该隐性感染者可能将病原微生物传给他人而致他人发病;⑤与环境的关系复杂。

其实,以上几点是关联的。人、生物因子、环境三者之间的交互关系过于复杂,三者既是自变量又是因变量。因此,在很多情况下采取谨慎保守的做法不失为明智的选择,风险评估的终极目的是保证安全而非"精确评估"。

(三) 监督与检查

监督与检查是及时发现问题、避免损失和持续改进的重要手段,也是管理体系中的一个核心环节。实验室应建立明确的监督程序与监督计划。一般而言,内部审核和管理评审是实验室重要的核查机制。此外,应根据实验室活动的特点,针对重点领域和环节,建立定期和不定期的安全检查制度。应注意,对工作中潜在风险的识别是随时的,是全员参与的过程。要及时解决发现的问题,同时,也要决定是否需要进行风险再评估。监督和检查的另外一个重要目的是改进和完善风险评估工作,使风险评估程序越来越实用、越来越精确、越来越客观。

对风险评估工作监督和检查的重点是:收集的信息是否全面、风险准则的依据是否充分、风险识别的范围是否足够广、风险识别的程序是否严密、风险分析的方法是否恰当、负责风险评价人员的能力是否胜任等等。根据监督和检查的结果,或进一步完善风险评估程序,或进一步抓落实,或进一步评估相关风险,或停止相关活动。

三、实验室生物风险评估举例

风险评估对于保证实验室安全的意义十分重要。在新发传染病流行时,实验室工作人员需要在第一时间了解与该疾病有关的生物风险。中国疾病预防控制中心病毒病预防控制所于 2013 年 3 月 25 日收到标本,30 日确定了从 2013 年 2 月观察到的导致严重呼吸道疾病的病毒为 H_7N_9 禽流感病毒。卫生部于 3 月 31 日宣布了确诊的最早 3 例人感染 H_7N_9 禽流感病例。半年内中国已有上海、江苏、浙江、北京等约 12 个地市检测出此病毒。随着 H_7N_9 疫情持续发展,境内感染病例明显增多,防控形势不容乐观。为了深入了解甲型 H_7N_9 病毒特性,分析疫情在我国及世界各地区流行形态,评估甲型 H_7N_9 流感病毒实验室传播的风险和危害,并将风险控制在容许水平,依据国家相关规定和标准,通过分析与甲型 H_7N_9 流感病毒相关的已知数据,结合作者的实际工作经验,对甲型 H_7N_9 流感病毒进行生物风险评估,以期为有关实验室进一步做好与实验活动相关的风险评估,制定甲型 H_7N_9 流感操作规范、管理规定和切实有效的防护措施提供科学依据。

1. 病原学 H_7N_9 禽流感病毒属于正粘病毒科甲型流感病毒属。与其他甲型流感病毒一样,H_7N_9 禽流感病毒为有包膜分节段的单负链 RNA 病毒,基因组包括 8 个片段,编码病毒的包膜糖蛋白血凝素(hemagglutinin,HA)和神经氨酸酶(neuraminidase,NA)、基质蛋白(matrix protein,M1、M2)、依赖 RNA 的 RNA 聚合酶(PB1、PB2、PA)、核蛋白(nucleoprotein,NP)和非结构蛋白(nonstructural protein,NS1、NS2)。系统进化分析结果表明,此次引起人类感染的 H_7N_9 禽流感病毒与以前在禽类中发现的禽流感病毒完全不同,是一种从未出现过的新型禽流感病毒。

流感病毒的包膜糖蛋白 HA 以三聚体的形式存在于包膜上,具有血凝活性、受体结合活性和膜融合活性,且是流感病毒的主要抗原成分,可刺激机体产生中和抗体,因此,在病毒的致病与免疫中具有重要作用。NA 是流感病毒包膜上除 HA 之外的另一种重要糖蛋白,其既是病毒的重要抗原成分又具有酶活性,可水解细胞膜上受体末端的 N- 乙酰神经氨酸,从而促进病毒的释放和扩散。

2. 流行病学 对患者流行病学资料的调查包括患者的疾病史,季节性流感疫苗接种史,最近对猪、禽或其他动物及与患者密切接触情况等等。

(1) 传染源与传染能力调查:大部分患者都因接触禽鸟而感染发病,133 例中 92 例(64%)有活禽市场暴露史;8 例(6%)有哺乳动物(猪、狗、猫)暴露史;8 例(6%)是涉禽职业人员。患者一般在接触禽类 3~8 天后发病,这表明此病毒最近可能在家禽中传播,但禽类并没有表现出任何疾病的症状。显然,H_7N_9 禽流感传染给人并发生更多基因突变的机会,而从禽到人的动物源性感染显然与活禽市场有关。

(2) 传播途径:应该还没有 H_7N_9 禽流感病毒通过空气传播的证据,目前尚处于有限的人传人阶段。3 起家庭聚集性的例子表明人与人之间密切接触有传播 H_7N_9 禽流感病毒的可能。现有的流行病学研究仅能够确认,在与感染者近距离长时间紧密接触的特殊环境下,携带 H_7N_9 禽流感病毒的感染者可能具有有限的传播能力。研究推测,可能少数人群对于禽流感病毒具有遗传易感性,但目前还没找到相关证据。

(3) 人群易感性:在人感染 H_7N_9 禽流感住院病例中,年龄分布明显不均。患者年龄范围涉及 2~91 岁,主要分布在 50~70 岁,死亡主要在 60~80 岁,这表明老年可能是疾病严重性的危险因子之一。严重的 H_7N_9 病例多发生在老年人,可能与老年人暴露的频度(退休的老年人更常去活禽市场采购,因而接触病毒机会更大)有关;也可能跟老年人免疫力的下降有关,基础疾病也是疾病严重性的危险因素之一;也可能跟混合感染有关,混合感染降低了机体对 H_7N_9 禽流感病毒的抵抗力。由于 H_7N_9 禽流感病毒以前未曾在人类出现过,因此,全球各年龄段的人群可能都易感。目前血清学分析表明与季节性流感无交叉反应抗体。

3. 临床表现

(1) 一般表现:患者一般表现为流感样症状,如发热、咳嗽、少痰,可伴有头痛、肌肉酸痛和全身不适。重症患者病情发展迅速,表现为重症肺炎,体温大多持续在 39℃以上,出现呼吸困难,可伴有咯血痰;可迅速进展,出现急性呼吸窘迫综合征(ARDS)、纵隔气肿、脓毒症、休克、意识障碍及急性肾损伤等。

(2) 实验室检查:①血常规:白细胞总数一般不高或降低。重症患者多有白细胞总数及淋巴细胞减少,并有血小板降低。②血生化检查:多有肌酸激酶、乳酸脱氢酶、天门冬氨酸氨基转移酶、丙氨酸氨基转移酶升高,C 反应蛋白升高,肌红蛋白可升高。③病原学检测:对患者呼吸道标本(如鼻咽分泌物、口腔含漱液、气管吸出物或呼吸道上皮细胞)采用实时荧光定量 PCR 检测到 H_7N_9 禽流感病毒核酸；从患者呼吸道标本中分离 H_7N_9 禽流感病毒。

(3) 胸部影像学检查：发生肺炎的患者肺内出现片状影像。重症患者病变进展迅速，呈双肺多发磨玻璃影及肺实变影像，可合并少量胸腔积液。发生 ARDS 时，病变分布广泛。

(4) 预后：人感染 H_7N_9 禽流感重症患者预后差。影响预后的因素可能包括患者年龄、基础疾病、合并症等。

4. 诊断　根据流行病学接触史、临床表现及实验室检查结果，可进行人感染 H7N9 禽流感的诊断。诊断标准如下。

(1) 疑似病例：符合上述临床症状及血常规、生化及胸部影像学特征，甲型流感病毒通用引物阳性并排除了季节性流感，可以有流行病学接触史。

(2) 确诊病例：符合疑似病例诊断标准，并且呼吸道分泌物标本中分离出 H_7N_9 禽流感病毒或 H_7N_9 禽流感病毒核酸检测阳性。

(3) 重症病例：肺炎合并呼吸功能衰竭或其他器官功能衰竭者为重症病例。

5. 治疗　为了达到对 H_7N_9 禽流感患者早发现、早诊断、早治疗的目的，原卫生部下发的第 2 版诊疗指南调整了患者的诊断程序，把关口前移，原来以重症肺炎作为发现患者的入口，现在提前到发热 38℃、有急性呼吸道感染症状的流感样患者，推荐医生对有上述症状患者进行快速实验室筛查，如果阳性，就及时实施抗病毒治疗；但快速诊断试剂的敏感度还不够高，可能有部分患者会被漏掉，为了弥补这个不足，推荐医生如果有相应的临床和流行病证据，也可以尝试使用抗病毒治疗；由于流感对有慢性基础性疾病的人容易导致严重并发症，如果患者发热 38℃ 以上，有慢性基础性疾病，可先启动抗病毒治疗；另外，如果患者有比较明确的禽类暴露史，又有流感样疾病，也可以实施抗病毒治疗。为了避免轻症患者向重症发展，通过早期抗病毒治疗进行干预，来达到减少重症发生和减少死亡的目的。

6. 评估结果　现在以美国疾病预防控制中心于 2017 年 3 月 3 日在其主办的公共卫生学术刊物《发病率和死亡率周报》上发表的对 2016 年 10 月至 2017 年 2 月期间发生在中国的第五波甲型 H_7N_9 人感染禽流感疫情进行的初步的风险评估分析为例，进行阐述。

根据世界卫生组织(WHO)的数据，甲型 H_7N_9 人感染禽流感病毒自首次在上海发现以来，2013 年 3 月~2017 年 2 月，已在中国引发了五波疫情的流行，共造成 1258 例甲型禽流感(H_7N_9)人感染病例。与前四波流行相比较，第五波流行期间病例的临床特点和感染的危险因素等并没有发生显著改变，但所报道的感染人数与前四次相比有了显著增加。

美国 CDC 对第五波流行期间从感染者或活禽市场环境中收集的 74 份 H_7N_9 病毒样品进行血凝素(HA)基因序列的分析，发现 H_7N_9 病毒已分化成两个不同的遗传谱系，即珠江三角洲谱系和长江三角洲谱系。而现有的第五次流行病毒分属于这两个不同的谱系，74 个 HA 序列中的 69 个(93%)属于长江三角洲谱系。对从最近在香港病例中分离出的长江三角洲谱系病毒进行的抗原性分析中发现，与现有候选疫苗株(CVVs)的交叉反应降低；而其他属于珠江三角洲谱系的病毒仍然能被疫苗株抗血清很好地抑制。这些初步数据表明，来自长江三角洲谱系的病毒抗原性不同于早期的 H_7N_9 病毒和现有的 CVVs。

此外，对第五次流行病毒的神经氨酸酶(NA)基因进行遗传分析表明，迄今为止，约 7%~9% 的病毒存在一种或多种与神经氨酸酶抑制剂类抗病毒药物敏感性下降有关的基因突变，而神经氨酸酶抑制剂类抗病毒药物是目前推荐用于治疗人类感染 H_7N_9 病毒的候选治疗药物。

自 2013 年 4 月起，美国 CDC 已使用流感风险评估工具(influenza risk assessment tool，IRAT)，评估新型甲型流感病毒所带来的生物安全风险。虽然从公共卫生角度来看，H_7N_9 病毒目前风险较低，但在用 IRAT 评估的 12 种新型甲型流感病毒中，H_7N_9 病毒具有最高的风险评分并被定性为中 - 高度潜在的大流行风险。2017 年 2 月 27 日至 3 月 1 日，来自世界卫生组织(WHO)和全球流感监测和响应系统(GISRS)的专家们在瑞士的日内瓦举行会议。会议回顾了现有的与 H_7N_9 病毒相关的流行病学和病毒学数据,认为需要生产额外的候选疫苗病毒(CVVs),为 H_7N_9 流感大流行做好最大限度的准备工作。被推荐的两个 H_7N_9 新候选疫苗病毒中,一个是 2016 年从广东分离的 17SF003 毒株(A/Guangdong/17SF003/2016-like virus),属于长江三角洲谱系的高致病性病毒;另一个是来自湖南的2650 毒株(A/Hunan/2650/2016-like virus),属于长江三角洲谱系的低致病性病毒。目前,美国 CDC 在上述湖南毒株的基础上,利用反向遗传学方法研发新疫苗株。美国 CDC 将继续与中国疾病预防控制中心紧密合作,对 H_7N_9 病毒的遗传进化、抗原性和流行病学数据进行持续分析,以对 H_7N_9 病毒的生物安全风险进行更为准确地评估。

第四节　实验室质量分析的风险评估

医学实验室质量风险来源于检验前、检验中和检验后过程及支持性过程中,虽然实验室也采取了诸多措施来降低可能存在的质量风险,如实施室内质量控制、参加室间质评计划、技术人员教育培训等,然而,根据研究显示,分析阶段的误差仍占到 15%,分析前和分析后的差错分别占了 61.9% 和23.1%,因此,实验室有必要对其质量管理体系进行全方位地质量分析评估,识别可能存在的质量风险,并采取相应的措施降低或消除这种风险。

一、质量风险识别

风险管理第一步应识别潜在的质量风险并进行原因分析。对临床实验室而言,应审核检验前、检验中和检验后及支持性过程。

1. 检验前质量风险　检验前的质量风险可能存在于以下方面:申请单上患者信息错误、标本信息录入错误、标本采集时间错误、标本采集量不足或过多、标本采集类型错误、标本运输条件不合格、抗凝标本凝集及血培养污染等。

2. 检验中质量风险　包括不精密度、偏倚、室内质控失控、实验室内部比对、分析设备故障数、能力验证、室间质评结果可接受性及 LIS 授权与实际是否相符等。

3. 检验后质量风险　包括常规和急诊报告周转时间、检验报告错误率、危急值报告是否及时有效、检测后标本的储存及处置是否符合规范要求等。

4. 支持性过程中的质量风险　包括患者和临床人员是否对实验室服务满意,实验室 LIS 是否符合规范要求,实验室人员能力是否满足要求,试剂和耗材是否满足质量要求,实验室环境是否满足相关规范的要求等。

二、质量风险评估

当识别到潜在的质量风险后,实验室应立即组织估计可能导致质量风险的概率和严重程度,为其后的风险评估及控制提供依据。

1. 风险出现概率的评估　实验室最好能定量评估预期风险发生的概率,但往往没有充足的数据,这种情况下可采取半定量描述性方法,如 ISO 14971 推荐的半定量分级:经常(每周 1 次)、可能(每月 1 次)、偶尔(每年 1 次)、稀有(几年 1 次)、不可能(测量体系使用期间仅 1 次)。

2. 风险损害严重程度的评估　质量风险包括不正确结果、结果延迟及无结果,其后果可能引起患者损害。例如,不正确的结果导致错误的诊断,患者可能接受不正确或未接受治疗。目前对于严重的估计也采用半定量方法,ISO 14971 推荐的严重程度半定量分级:可忽略(临时不适)、很小(临时伤害,不需要专业的医学干扰)、严重(需要专业的医学干扰的伤害)、危急(永久的或危及生命的伤害)、灾难性(引起患者死亡)。实验室估计质量风险的概率时可利用平时的各种质量及技术记录、临床对检验结果的反馈,而估计严重度时应考虑试验的预期临床用途,并与临床医生进行协商决定。

3. 质量风险估计　将质量风险估计的结果与实验室既定的风险可接受标准进行比较,评价风险的可接受性。评估时应考虑试验的临床用途及现阶段能达到的技术水平,完全阻止故障或者检出所有不正确结果是不现实的,如果不正确结果的频率降低至可接受水平时,其风险也是可接受的。结合概率和严重度与实验室临床可接受标准比较来评估质量风险的可接受性。可接受质量风险的标准应根据试验的预期临床用途而定。ISO 14971结合概率和危害严重度制订了风险可接受性一览表(表33-9)。

表 33-9　风险可接受性一览表

危害概率	危害严重度				
	可忽略	很小	严重	危急	灾难性
经常	不接受	不接受	不接受	不接受	不接受
可能	接受	不接受	不接受	不接受	不接受
偶尔	接受	接受	接受	不接受	不接受
稀有	接受	接受	接受	接受	不接受
不可能	接受	接受	接受	接受	接受

当实验室识别到可能发生的检验质量风险时,可根据危害概率和危害严重度,对照上表,获知该风险的可接受性,以得出评估的定性结果,为进一步的风险控制提供评估依据。

三、质量指标在质量风险管理中的作用

通过质量风险评估识别质量管理体系中存在的风险,实验室应对这种风险进行监控,当监控的结果表现为不可接受的失效模式,实验室需明确相应的控制措施,使质量风险降低至可接受水平。质量指标的使用能够帮助实验室对整个工作研究中的风险进行量化评估和监控。科学完整的质量指标可以有效地识别、纠正和持续监测检验全过程中的潜在差错。因此,质量指标对实验室而言是十分重要的性能改进和监督工具。

ISO 15189:2012将质量指标定义为对一组固有特征满足要求的程度的度量,并指出"实验室应建立质量指标以监控和评估检验前、检验中和检验后过程的关键环节,并定期评审质量指标以确保其持续适宜"。因此,实验室应选择相应的质量指标进行监控。

质量指标使用基本流程至少应包括:选择合适的质量指标对质量风险进行监控;测量质量指标执行的效果;当质量指标监控表明质量风险为不可接受的失效模式时,实验室需采取相应的控制措施。通过对质量指标中出现异常的因素进行统计分析,找出导致质量风险的关键原因,并采取相应的整改措施,从而改善医学实验室的工作流程,减少检验风险,最大限度保障患者的安全。

(王春新)

参 考 文 献

1. 中国合格评定国家认可中心. 认可管理与技术系列:生物安全实验室认可与管理基础知识风险评估技术指南[M]. 北京:中国标准出版社,2012.

2. 中华人民共和国国家卫生和计划生育委员会. 2013年6月人感染H7N9禽流感疫情概况[EB/OL]. [2013-07-10]. http://www.moh.gov.cn/yjb/s3578/201307/75a172fb9cf54ede8f96da5c3f72efd4.shtml.

3. 李臣,李振勤. 检验科全程质量控制的措施[J]. 国际检验医学杂志,2011,32(15):1774-1775.

4. Tong S,Li Y,Rivailler P,et al. A distinct lineage of influenza A virus from bats[J]. Proc Natl Acad Sci USA,2012,109(11):4269-4274.

5. Paules C,Subbarao K. Influenza[J]. Lancet,2017,12;390(10095):697-708.

6. Colman PM, Varghese JN, Laver WG. Structure of the catalytic and antigenic sites in influenza virus neuraminidase [J]. Nature, 1983, 303(5912):41-44.

7. Han J, Jin M, Zhang P, et al. Epidemiological link between exposure to poultry and all influenza A(H7N9) confirmed cased in Huzhou city, China, March to May 2013 [J]. Euro Surveill, 2013, 18(20)pii:20481.

8. Guan Y, Farooqui A, Zhu H, et al. H7N9 Incident, immune status, the elderly and a warning of an influenza pandemic [J]. J Infect Dev Ctries, 2013, 7(4):302-307.

9. Qi X, Qian YH, Bao CJ, et al. Probable person to person transmission of novel avian influenza A(H7N9) virus in Eastern China, 2013: epidemiological investigation [J]. BMJ, 2013, 347:f4752.

10. Gao HN, Lu HZ, Cao B, et al. Clinical findings in 111 cases of influenza A(H7N9) virus infection [J]. N Engl J Med, 2013, 368(24):2277-2285.

11. Skowronski DM, Janjua NZ, Kwindt TL, et al. Virus-host interactions and the unusual age and sex distribution of human cases of influenza A(H7N9) in China, April 2013 [J]. Euro Surveill, 2013, 18(17):20465.

12. Gao R, Cao B, Hu Y, et al. Human infection with a novel avian-origin influenza A(H7N9) virus [J]. N Engl J Med, 2013, 368(20):1888-1897.

中英文名词对照索引